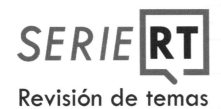

# SERIE RT
## Revisión de temas

# Fisiología

8.ª EDICIÓN

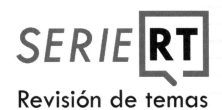

## SERIE RT
### Revisión de temas

# Fisiología

**8.ª EDICIÓN**

## Linda S. Costanzo, PhD

Professor of Physiology and Biophysics
School of Medicine
Virginia Commonwealth University
Richmond, Virginia

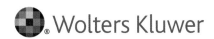
. Wolters Kluwer

Philadelphia • Baltimore • New York • London
Buenos Aires • Hong Kong • Sydney • Tokyo

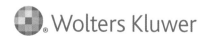

Av. Carrilet, 3, 9.ª planta, Edificio D - Ciutat de la Justícia
08902 L'Hospitalet de Llobregat, Barcelona (España)
Tel.: 93 344 47 18    Fax: 93 344 47 16    e-mail: consultas@wolterskluwer.com

**Revisión científica**

*Mónica Méndez Díaz*
Doctora en Ciencias Biomédicas, Profesor Titular C, Investigador Nacional Nivel I, Departamento de Fisiología, Facultad de Medicina, Universidad Nacional Autónoma de México, México.

**Traducción**

*Armando Anthony Robles Hmilowicz*
Traductor y editor profesional. Director de Doctores de Palabras

*Eduardo Besares Coria*
Traductor y editor profesional

*Arturo Alberto Peña Reyes*
Traductor y editor profesional

Dirección editorial: Carlos Mendoza
Editora de desarrollo: Núria Llavina
Mercadotecnia: Pamela González
Cuidado de la edición: Doctores de Palabras
Diseño de portada: Jesús Esteban Mendoza
Impresión: Command Digital / Impreso en Estados Unidos

Se han adoptado las medidas oportunas para confirmar la exactitud de la información presentada y describir la práctica más aceptada. No obstante, los autores, los redactores y el editor no son responsables de los errores u omisiones del texto ni de las consecuencias que se deriven de la aplicación de la información que incluye, y no dan ninguna garantía, explícita o implícita, sobre la actualidad, integridad o exactitud del contenido de la publicación. Esta publicación contiene información general relacionada con tratamientos y asistencia médica que no debería utilizarse en pacientes individuales sin antes contar con el consejo de un profesional médico, ya que los tratamientos clínicos que se describen no pueden considerarse recomendaciones absolutas y universales.

El editor ha hecho todo lo posible para confirmar y respetar la procedencia del material que se reproduce en este libro y su copyright. En caso de error u omisión, se enmendará en cuanto sea posible. Algunos fármacos y productos sanitarios que se presentan en esta publicación solo tienen la aprobación de la Food and Drug Administration (FDA) para uso limitado al ámbito experimental. Compete al profesional sanitario averiguar la situación de cada fármaco o producto sanitario que pretenda utilizar en su práctica clínica, por lo que aconsejamos consultar con las autoridades sanitarias competentes.

Two Commerce Square
2001 Market Street
Philadelphia, PA 19103

ISBN de la edición original: 978-1-9751-5360-8

*Para Richard*
*y*
*para Dan, Rebecca y Sheila*
*y*
*para Elise y Max*

# Prefacio

La materia de Fisiología es la base de la práctica de la medicina, y un firme conocimiento de sus principios es esencial para el médico. Este libro está diseñado para ayudar al estudiante a prepararse para el United States Medical Licensing Examination (USMLE) Step 1. Se trata de una revisión concisa de los principios fisiológicos clave y está pensado para ayudar al estudiante a recordar el material enseñado durante el primer y segundo año de la facultad de Medicina. No pretende sustituir a los libros de texto completos ni a los programas de los cursos, pero el estudiante puede encontrar en él un complemento útil para los cursos de Fisiología y Fisiopatología.

El material está organizado por sistema de órganos en siete capítulos. El primer capítulo revisa los principios generales de la fisiología celular. Los seis capítulos restantes exploran los principales sistemas orgánicos: neurofisiología, cardiovascular, respiratorio, renal y ácido-base, gastrointestinal y endocrino.

Los conceptos difíciles se explican paso a paso, de forma concisa y clara, con ejemplos ilustrativos adecuados y problemas de muestra. Se incluyen numerosas correlaciones clínicas para que el estudiante pueda entender la fisiología en relación con la medicina. Se utiliza un abordaje integrador, cuando es posible, para demostrar cómo los sistemas de órganos trabajan juntos para mantener la homeostasis. Más de 130 ilustraciones y diagramas de flujo y más de 50 tablas ayudan al estudiante a visualizar el material rápidamente y facilitan la retención a largo plazo. Los apéndices contienen «Temas clave de fisiología para el USMLE Step 1», «Ecuaciones clave de fisiología para el USMLE Step 1» y «Concentraciones sanguíneas normales».

Al final de cada capítulo y en una autoevaluación general al final del libro se incluyen preguntas que reflejan el contenido y el formato del USMLE Step 1. Estas preguntas, muchas de ellas con relevancia clínica, requieren habilidades de resolución de problemas más que de recuerdo directo. Explicaciones claras y concisas acompañan a las preguntas y guían al estudiante por los pasos correctos del razonamiento. Las preguntas pueden utilizarse como prueba previa para identificar los puntos débiles o como prueba posterior para determinar el dominio. Debe prestarse especial atención a la autoevaluación general al final del libro, ya que sus preguntas integran varias áreas de la fisiología y conceptos relacionados con la fisiopatología y la farmacología.

Nuevo en esta edición:

- Incorporación de nuevas figuras
- Organización y texto actualizados
- Cobertura ampliada de la fisiología respiratoria, renal, gastrointestinal, endocrina y reproductiva
- Adición de recuadros de Correlación clínica
- Adición de nuevas preguntas de varios pasos

¡Mucha suerte en tu preparación para el USMLE Step 1!

*Linda S. Costanzo, PhD*

# Agradecimientos

Ha sido un placer formar parte de la Serie Revisión de Temas y trabajar con el personal de Wolters Kluwer. Lindsey Porambo y Andrea Vosburgh han prestado asistencia editorial especializada.

Mi más sincero agradecimiento a los estudiantes de la Facultad de Medicina de la Virginia Commonwealth University/Medical College of Virginia, que han aportado tantas sugerencias útiles para la obra. Gracias también a los numerosos estudiantes de otras facultades de Medicina que se han tomado la molestia de escribirme sobre sus experiencias con este libro.

*Linda S. Costanzo, PhD*

# Contenido

# Capítulo 1

# Fisiología celular

## I. MEMBRANAS CELULARES

- Están compuestas principalmente por fosfolípidos y proteínas.

### A. Bicapa lipídica

1. Los **fosfolípidos** tienen una **columna estructural de glicerol**, la cual es la cabeza hidrófila (soluble en agua), y dos **colas de ácidos grasos** que son hidrófobas (insolubles en agua). Las colas hidrófobas se contraponen y forman una bicapa.

2. Las **sustancias liposolubles** (p. ej., $O_2$, $CO_2$, hormonas esteroideas) atraviesan las membranas celulares porque pueden disolverse en la bicapa lipídica hidrófoba.

3. Las **sustancias hidrosolubles** (p. ej., $Na^+$, $Cl^-$, glucosa, $H_2O$) no pueden disolverse en los lípidos de la membrana, pero pueden cruzar a través de canales o poros llenos de agua; también pueden ser trasladadas por transportadores.

### B. Proteínas

#### 1. Proteínas integrales

- Se anclan y se incrustan en la membrana celular mediante interacciones **hidrófobas**.
- Pueden atravesar la membrana celular.
- Comprenden moléculas de adhesión, canales iónicos, proteínas de transporte, receptores y proteínas de señalización celular, incluidas las proteínas de unión al trifosfato de guanosina (proteínas G).

#### 2. Proteínas periféricas

- *No* están incrustadas en la membrana celular.
- *No* están unidas covalentemente a los componentes de la membrana.
- Se encuentran débilmente unidas a la membrana celular por medio de interacciones **iónicas**.

### C. Conexiones intercelulares

#### 1. Uniones herméticas (zona de oclusión)

- Son las uniones entre las células (a menudo células epiteliales).
- Pueden ser una vía intercelular para los solutos, dependiendo del tamaño, la carga y las características de la unión.
- Pueden ser «**herméticas**» (impermeables), como en el túbulo distal renal, o «**comunicantes**» (permeables), como en el túbulo proximal renal y en la vesícula biliar.

#### 2. Uniones comunicantes

- Son las uniones que permiten una comunicación intercelular.
- Por ejemplo, permiten el flujo de corriente y el **acoplamiento eléctrico** entre las células del miocardio o las células de músculo liso (p. ej., el útero).

## II. TRANSPORTE A TRAVÉS DE MEMBRANAS CELULARES (TABLA 1-1)

A. **Difusión simple**

1. **Características de la difusión simple**

   ■ Es la única forma de transporte que **no está mediada por un transportador**.
   ■ Se produce en un **gradiente electroquímico** («de mayor a menor»).
   ■ No requiere energía metabólica y, por lo tanto, es pasiva.

2. **La difusión puede medirse mediante la siguiente ecuación:**

$$J = -PA(C_1 - C_2)$$

   *donde:*

   $J$ = flujo (mmol/s)
   $P$ = permeabilidad (cm/s)
   $A$ = área (cm$^2$)
   $C_1$ = concentración$_1$ (mmol/L)
   $C_2$ = concentration$_2$ (mmol/L)

3. **Ejemplo de cálculo de la difusión**

   ■ La concentración de urea en la sangre es de 10 mg/100 mL. La concentración de urea del líquido tubular proximal es de 20 mg/100 mL. Si la permeabilidad a la urea es de $1 \times 10^{-5}$ cm/s y la superficie es de 100 cm$^2$, ¿cuál es la magnitud y la dirección del flujo de la urea?

$$\text{Flujo} = \left(\frac{1 \times 10^{-5}\,\text{cm}}{\text{s}}\right)(100\,\text{cm}^2)\left(\frac{20\,\text{mg}}{100\,\text{mL}} - \frac{10\,\text{mg}}{100\,\text{mL}}\right)$$

$$= \left(\frac{1 \times 10^{-5}\,\text{cm}}{\text{s}}\right)(100\,\text{cm}^2)\left(\frac{10\,\text{mg}}{100\,\text{mL}}\right)$$

$$= \left(\frac{1 \times 10^{-5}\,\text{cm}}{\text{s}}\right)(100\,\text{cm}^2)\left(\frac{0.1\,\text{mg}}{\text{cm}^3}\right)$$

$$= 1 \times 10^{-4}\,\text{mg/s de la luz a la zona vascularizada}$$
   (de mayor a menor concentración)

   **Nota:** el signo negativo que precede a la ecuación de la difusión indica que la dirección del flujo es de una alta a una baja concentración. Se puede ignorar si la concentración más alta se denomina $C_1$ y la más baja $C_2$.

   **También hay que considerar que:** 1 mL = 1 cm$^3$.

4. **Permeabilidad**

   ■ Es la P de la ecuación de la difusión.
   ■ Describe la facilidad con la que un soluto se difunde a través de una membrana.

**Tabla 1-1**  Características de los distintos tipos de transporte

| Tipo | Gradiente electroquímico | Mediado por transportador | Energía metabólica | Gradiente de Na$^+$ | Inhibición de la bomba de Na$^+$-K$^+$ |
|---|---|---|---|---|---|
| Difusión simple | De mayor a menor | No | No | No | — |
| Difusión facilitada | De mayor a menor | Sí | No | No | — |
| Transporte activo primario | De menor a mayor | Sí | Sí | — | Inhibe (si hay bomba de Na$^+$-K$^+$) |
| Cotransporte | De menor a mayor$^a$ | Sí | Indirecta | Sí, en la misma dirección | Inhibe (al suprimir el gradiente de Na$^+$) |
| Contratransporte | De menor a mayor$^a$ | Sí | Indirecta | Sí, en sentido contrario | Inhibe (al suprimir el gradiente de Na$^+$) |

$^a$Uno o más solutos son transportados de menor a mayor; el Na$^+$ es transportado de mayor a menor.

■ Depende de las características del soluto y de la membrana.

**a. Factores que aumentan la permeabilidad:**

■ El aumento del **coeficiente de reparto aceite/agua** del soluto aumenta la solubilidad en los lípidos de la membrana.

■ La reducción del **radio (tamaño) del soluto** incrementa tanto el coeficiente como la velocidad de la difusión.

■ La disminución del **grosor de la membrana** reduce la distancia de difusión.

**b.** Los solutos hidrófobos pequeños (p. ej., $O_2$, $CO_2$) tienen las permeabilidades más altas en las membranas lipídicas.

**c.** Los solutos hidrófilos (p. ej., $Na^+$, $K^+$) deben atravesar las membranas celulares por medio de canales o poros llenos de agua o mediante transportadores. Si el soluto es un ion (tiene carga), su flujo dependerá tanto de la diferencia de concentración como de la diferencia de potencial (eléctrico) a través de la membrana.

**B. Transporte mediado por transportadores**

■ Incluye la difusión facilitada y los transportes activos primario y secundario.

■ Las **características** del transporte mediado por transportadores son:

**1. Estereoespecificidad.** Por ejemplo, la D-glucosa (el isómero natural) se transporta mediante difusión facilitada, pero el isómero L no. La difusión simple, en cambio, no distinguiría entre los dos isómeros porque no implica un transportador.

**2. Saturación.** La velocidad de transporte aumenta a medida que se incrementa la concentración del soluto, hasta que los transportadores se saturan. En cinética enzimática, la velocidad **máxima de transporte** es análoga a la **velocidad máxima**.

**3. Competición.** Los solutos relacionados estructuralmente compiten por los sitios de transporte en las moléculas transportadoras. Por ejemplo, la galactosa es un inhibidor competitivo del transporte de glucosa en el intestino delgado.

**C. Difusión facilitada**

**1. Características de la difusión facilitada**

■ Se debe a un **gradiente electroquímico** («de mayor a menor»), de forma similar a la difusión simple.

■ No requiere energía metabólica y, por lo tanto, es **pasiva**.

■ Es más **rápida** que la difusión simple.

■ Es **mediada por un transportador**; por ello, presenta estereoespecificidad, saturación y competición.

**2. Ejemplos de difusión facilitada**

■ El transporte de glucosa en las células musculares y adiposas, por medio del transportador **GLUT4**, ocurre «de mayor a menor», es mediado por un transportador y es inhibido por azúcares como la galactosa; por lo tanto, se clasifica como difusión facilitada. En la **diabetes mellitus**, la captación de la glucosa por parte de las células musculares y adiposas está alterada porque los transportadores para facilitar la difusión de la glucosa necesitan la **insulina**.

■ La reabsorción de la urea en los túbulos colectores medulares internos se produce mediante un transportador de difusión facilitada (**UT₁**) regulado por la hormona antidiurética o vasopresina.

**D. Transporte activo primario**

**1. Características del transporte activo primario**

■ Se produce **en contra de un gradiente electroquímico** («de menor a mayor»).

■ Requiere un **aporte directo de energía metabólica** en forma de **trifosfato de adenosina** (ATP, *adenosine triphosphate*) y, por lo tanto, es **activo**.

■ Es **mediado por un transportador**; por ello, presenta estereoespecificidad, saturación y competición.

**2. Ejemplos de transporte activo primario**

**a.** La **ATPasa de $Na^+$, $K^+$** (o **bomba de $Na^+$-$K^+$**) en las membranas celulares transporta el $Na^+$ del líquido intracelular al extracelular y el $K^+$ del líquido extracelular al intracelular; mantiene así una baja concentración intracelular de $Na^+$ y una alta de $K^+$.

■ **Tanto el $Na^+$ como el $K^+$ son transportados en contra de sus gradientes electroquímicos.**

■ La energía se obtiene del enlace fosfato terminal del ATP.

■ **La estequiometría habitual es 3 $Na^+$/2 $K^+$.**

■ Los inhibidores específicos de la ATPasa de $Na^+$, $K^+$ son los glucósidos cardiotónicos ouabaína y **digitalina**.

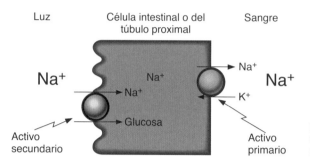

**FIGURA 1-1** Cotransporte de Na$^+$-glucosa (co-transporte unidireccional) en la célula epitelial del túbulo intestinal o proximal.

**b.** La **ATPasa de Ca$^{2+}$** (o **bomba de Ca$^{2+}$**) en el retículo sarcoplasmático (RS), o en las membranas celulares, transporta Ca$^{2+}$ contra un gradiente electroquímico.

- La ATPasa de Ca$^{2+}$ en los retículos sarcoplasmático y endoplasmático se denomina **SERCA** (*sarco-endoplasmic reticulum calcium ATPase*).

**c.** La **ATPasa de H$^+$, K$^+$** (o **bomba de protones**) en las células parietales gástricas y en las células α intercaladas de los riñones transporta el H$^+$ a la luz (del estómago o del túbulo renal) en contra de su gradiente electroquímico.

- Es inhibida por los inhibidores de la bomba de protones como el **omeprazol**.

**E. Transporte activo secundario**

**1. Características del transporte activo secundario**

**a.** Es el transporte **acoplado** de dos o más solutos.

**b.** Uno de los solutos (normalmente el Na$^+$) es transportado «de mayor a menor» y proporciona la energía para el transporte «de menor a mayor» de otro(s) soluto(s).

**c.** La energía metabólica no se proporciona de forma directa, sino indirectamente, a partir del **gradiente del Na$^+$** que se mantiene a través de las membranas celulares. Por lo tanto, la inhibición de la ATPasa de Na$^+$, K$^+$ disminuirá el transporte del Na$^+$ hacia afuera de la célula, reducirá el gradiente transmembrana del Na$^+$ y, finalmente, inhibirá el transporte activo secundario.

**d.** Si los solutos se mueven en la misma dirección a través de la membrana celular, entonces el transporte se denomina *cotransporte* o *cotransporte unidireccional*.

- Algunos ejemplos son el **cotransporte de glucosa y Na$^+$** en el intestino delgado y el túbulo proximal inicial de los riñones y el **cotransporte de Na$^+$-K$^+$-2Cl$^-$** en la rama ascendente gruesa de los riñones.

**e.** Si los solutos se mueven en direcciones opuestas a través de las membranas celulares, entonces el transporte se denomina *contratransporte*, *intercambio* o *cotransporte bidireccional*.

- Algunos ejemplos son el **intercambio de Na$^+$ y Ca$^{2+}$** y el **intercambio de Na$^+$ y H$^+$**.

**2. Ejemplo de cotransporte de glucosa y Na$^+$** (fig. 1-1)

**a.** El transportador para el cotransporte de Na$^+$ y glucosa se encuentra en la membrana luminal de las células de la mucosa intestinal y del túbulo proximal renal.

**b.** La glucosa se transporta «de menor a mayor», mientras que el Na$^+$ se transporta «de mayor a menor».

**c.** La energía se deriva de la disminución del Na$^+$. El gradiente del Na$^+$ dirigido hacia el interior es mantenido por la bomba de Na$^+$-K$^+$ en la membrana basolateral (lado vascularizado). El envenenamiento de la bomba de Na$^+$-K$^+$ reduce el gradiente transmembrana del Na$^+$ y, en consecuencia, inhibe el cotransporte de Na$^+$ y glucosa.

**3. Ejemplo de contratransporte o intercambio de Na$^+$-Ca$^{2+}$** (fig. 1-2)

**a.** Muchas membranas celulares contienen un intercambiador de Na$^+$ y Ca$^{2+}$ que transporta el Ca$^{2+}$ «de menor a mayor», desde una concentración intracelular de Ca$^{2+}$ baja hasta una extracelular alta. El Ca$^{2+}$ y el Na$^+$ se mueven en direcciones opuestas a través de la membrana celular.

**b.** La energía se obtiene del movimiento «de mayor a menor» del Na$^+$. Como en el caso del cotransporte, el gradiente del Na$^+$ dirigido hacia el interior se mantiene gracias a la bomba de Na$^+$-K$^+$. Por lo tanto, el envenenamiento de la bomba de Na$^+$-K$^+$ inhibe el intercambio de Na$^+$ y Ca$^{2+}$.

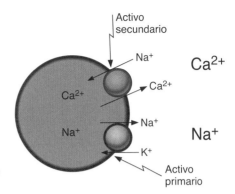

**FIGURA 1-2** Contratransporte de $Na^+$-$Ca^{2+}$ (cotransporte bidireccional).

# III. ÓSMOSIS

## A. Osmolaridad

- Es la concentración de partículas osmóticamente activas en una solución.
- Es una propiedad «coligativa» que puede medirse mediante la disminución del punto de congelación.
- **Puede calcularse mediante la siguiente ecuación:**

$$\text{Osmolaridad} = g \times C$$

*donde:*

Osmolaridad = concentración de partículas (Osm/L)

g = número de partículas en solución (Osm/mol)

[es decir: $g_{NaCl} = 2$; $g_{glucosa} = 1$]

C = concentración (mol/L)

- Dos soluciones que tienen la misma osmolaridad calculada son **isoosmóticas**. Si dos soluciones tienen osmolaridades calculadas diferentes, la solución con la osmolaridad más alta es **hiperosmótica** y la solución con la osmolaridad más baja es **hipoosmótica**.
- **Cálculo de la muestra:** ¿cuál es la osmolaridad de una solución de 1 M de NaCl?

$$\begin{aligned} \text{Osmolaridad} &= g \times C \\ &= 2\,\text{Osm/mol} \times 1\,\text{M} \\ &= 2\,\text{Osm/L} \end{aligned}$$

## B. Ósmosis y presión osmótica

- La *ósmosis* es el **flujo de agua** a través de una membrana semipermeable de una solución con baja concentración de soluto a una solución con alta concentración de soluto.
1. **Ejemplo de ósmosis** (fig. 1-3)
   a. Las soluciones 1 y 2 están separadas por una membrana semipermeable. La solución 1 contiene un soluto demasiado grande para atravesar la membrana. La solución 2 es agua pura. La presencia del soluto en la solución 1 produce una **presión osmótica**.
   b. La diferencia de presión osmótica a través de la membrana hace que el agua fluya de la solución 2 (que no tiene soluto y tiene la presión osmótica más baja) a la solución 1 (que tiene el soluto y la presión osmótica más alta).
   c. Con el tiempo, el volumen de la solución 1 aumenta y el de la solución 2 disminuye.

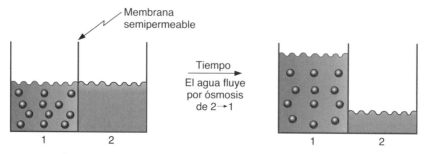

**FIGURA 1-3** Ósmosis de $H_2O$ a través de una membrana semipermeable.

## 2. Cálculo de la presión osmótica (ley de van't Hoff)

**a.** La **presión osmótica** de la solución 1 (*véase* fig. 1-3) puede calcularse mediante la ley de van't Hoff, la cual establece que la presión osmótica depende de la concentración de partículas osmóticamente activas. La concentración de partículas se convierte en presión según la siguiente ecuación:

$$\pi = g \times C \times RT$$

*donde:*

$\pi$ = presión osmótica (mm Hg o atm)

$g$ = número de partículas en solución (Osm/mol)

$C$ = concentración (mol/L)

$R$ = constante de los gases (0.082 L atm/mol K)

$T$ = temperatura absoluta

**b. La presión osmótica aumenta cuando se incrementa la concentración de soluto.** Una solución de 1 M de $CaCl_2$ tiene una presión osmótica mayor que una solución de 1 M de KCl porque, para un volumen dado, el número de partículas osmóticamente activas es mayor.

**c.** Cuanto mayor sea la presión osmótica de una solución, mayor será el flujo de agua hacia ella.

**d.** Dos soluciones que tienen la misma presión osmótica efectiva son **isotónicas** porque no fluye agua a través de una membrana semipermeable que las separa. Si dos soluciones separadas por una membrana semipermeable tienen diferentes presiones osmóticas efectivas, la solución con mayor presión osmótica efectiva es **hipertónica** y la solución con menor presión osmótica efectiva es **hipotónica**. El agua fluye de la solución hipotónica a la hipertónica.

**e.** La **presión osmótica coloide**, o **presión oncótica**, es la presión osmótica creada por las proteínas (p. ej., las proteínas plasmáticas).

## 3. Coeficiente de reflexión ($\sigma$)

■ Es un número entre cero y uno que describe la facilidad con la que un soluto permea por una membrana.

**a. Si el coeficiente de reflexión es uno,** el soluto es impermeable. Por lo tanto, se retiene en la solución original, crea una presión osmótica y produce el flujo de agua. La **albúmina sérica** (un soluto grande) tiene un coeficiente de reflexión cercano a uno.

**b. Si el coeficiente de reflexión es cero,** el soluto es completamente permeable. Por lo tanto, no ejercerá ningún efecto osmótico y no producirá el flujo de agua. La **urea** (un soluto pequeño) suele tener un coeficiente de reflexión cercano a cero y es, por lo tanto, un **osmol ineficaz**.

## 4. Cálculo de la presión osmótica efectiva

■ La presión osmótica efectiva es la presión osmótica (calculada mediante la ley de van't Hoff) multiplicada por el coeficiente de reflexión.

■ Si el coeficiente de reflexión es uno, el soluto ejercerá la máxima presión osmótica efectiva. Si es cero, el soluto no ejercerá presión osmótica alguna.

# IV. POTENCIAL DE DIFUSIÓN, POTENCIAL DE MEMBRANA EN REPOSO Y POTENCIAL DE ACCIÓN

## A. Canales iónicos

■ Son **proteínas integrales** que abarcan la membrana y, cuando están abiertos, permiten el paso de ciertos iones.

1. **Los canales iónicos son selectivos**; los filtros de selectividad permiten el paso de algunos iones, pero no el de otros. La selectividad se basa en el tamaño del canal y la distribución de las cargas que lo recubren.

   ■ Por ejemplo, un pequeño canal revestido con grupos cargados negativamente será selectivo para los cationes pequeños y excluirá los solutos y los aniones grandes. Por el contrario, un pequeño canal revestido con grupos cargados positivamente será selectivo para los aniones pequeños y excluirá los solutos y los cationes grandes.

2. **Los canales iónicos pueden estar abiertos o cerrados.** Cuando el canal está abierto, el ion para el que es selectivo puede pasar. Cuando está cerrado, los iones no pueden pasar.

3. La **conductancia de un canal** depende de la probabilidad de que el canal esté abierto. Cuanto mayor sea la probabilidad de que un canal esté abierto, mayor será su conductancia o **permeabilidad**. La apertura y el cierre de los canales se controlan mediante **compuertas**.

   a. Los **canales dependientes del voltaje** se abren o cierran por cambios en el potencial de membrana.

      ■ La **compuerta de activación del canal de Na$^+$** en el nervio (axón) se abre mediante despolarización.
      ■ La **compuerta de inactivación del canal de Na$^+$** en el nervio se cierra mediante despolarización.
      ■ Cuando las compuertas de activación e inactivación de los canales de Na$^+$ están abiertas, los canales están abiertos y son permeables al Na$^+$ (p. ej., durante el ascenso del potencial de acción de un nervio).
      ■ Si la compuerta de activación o inactivación del canal de Na$^+$ está cerrada, el canal está cerrado y es impermeable al Na$^+$. Por ejemplo, en el potencial en reposo, las compuertas de activación están cerradas y, por lo tanto, los canales de Na$^+$ están cerrados.

   b. Los **canales activados por ligando** se abren o cierran por medio de hormonas, segundos mensajeros o neurotransmisores.

      ■ Por ejemplo, el **receptor nicotínico** de la acetilcolina (ACh, *acetylcholine*) en la placa motora terminal es un canal iónico que se abre cuando la ACh se une a él. Cuando está abierto, es permeable al Na$^+$ y al K$^+$, lo que hace que la placa motora terminal se despolarice.

## B. Potenciales de difusión y equilibrio

■ Un *potencial de difusión* es la diferencia de potencial generada a través de una membrana debido a diferencias de concentración de un ion.

■ Solo se puede generar un potencial de difusión si la membrana es permeable al ion.

■ La **magnitud del potencial de difusión** depende de la magnitud del gradiente de concentración.

■ El **signo del potencial de difusión** depende de si el ion difundido está cargado positiva o negativamente.

■ Los potenciales de difusión son creados por la difusión de **muy pocos iones** y, por lo tanto, no dan lugar a cambios en la concentración de los iones difundidos.

■ El *potencial de equilibrio* es la diferencia de potencial que equilibraría exactamente (se opondría) la tendencia a la difusión por una diferencia de concentración. En el **equilibrio electroquímico**, las fuerzas motoras químicas y eléctricas que actúan sobre un ion son iguales y opuestas, por lo que no se produce ninguna difusión neta del ion.

1. **Ejemplo de un potencial de difusión de Na$^+$** (fig. 1-4)

   a. Dos soluciones de NaCl están separadas por una membrana permeable al Na$^+$, pero no al Cl$^-$. La concentración de NaCl de la solución 1 es mayor que la de la solución 2.

   b. Como la membrana es permeable al Na$^+$, este se difundirá de la solución 1 a la solución 2 por su gradiente de concentración. El Cl$^-$ es impermeable y, por lo tanto, no acompañará al Na$^+$.

   c. Como resultado, se desarrollará un **potencial de difusión** en la membrana y la solución 1 se volverá negativa con respecto a la solución 2.

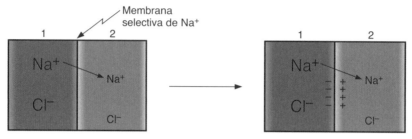

**FIGURA 1-4** Generación de un potencial de difusión del Na⁺ a través de una membrana selectiva del Na⁺.

**d.** Finalmente, la diferencia de potencial será lo suficientemente grande como para oponerse a una mayor difusión neta de Na⁺. La diferencia de potencial que contrarresta exactamente la difusión de Na⁺ por su gradiente de concentración es el **potencial de equilibrio del Na⁺**. En el equilibrio electroquímico, las fuerzas impulsoras químicas y eléctricas que actúan sobre el Na⁺ son iguales y opuestas, por lo que no hay difusión neta de Na⁺.

**2. Ejemplo de potencial de difusión de Cl⁻** (fig. 1-5)

   **a.** Dos soluciones idénticas a las mostradas en la figura 1-4 están ahora separadas por una membrana permeable al Cl⁻, pero no al Na⁺.

   **b.** El Cl⁻ se difundirá de la solución 1 a la solución 2 por su gradiente de concentración. El Na⁺ es impermeable y, por lo tanto, no acompañará al Cl⁻.

   **c.** Se establecerá un **potencial de difusión** en la membrana de tal modo que la solución 1 se volverá positiva con respecto a la solución 2. La diferencia de potencial que contrarresta exactamente la difusión del Cl⁻ por su gradiente de concentración es el **potencial de equilibrio del Cl⁻**. En el equilibrio electroquímico, las fuerzas impulsoras químicas y eléctricas que actúan sobre el Cl⁻ son iguales y opuestas, por lo que no hay difusión neta de Cl⁻.

**3. Ecuación de Nernst para calcular potenciales de equilibrio**

   **a.** La **ecuación de Nernst** se utiliza para calcular el potencial de equilibrio a una determinada diferencia de concentración de un ion permeable a través de una membrana celular. Nos dice qué potencial equilibraría exactamente la tendencia a la difusión por el gradiente de concentración, o en otras palabras, **a qué potencial el ion estaría en equilibrio electroquímico**.

$$E = -2.3 \frac{RT}{zF} \log_{10} \frac{[C_i]}{[C_e]}$$

   *donde:*

        E = potencial de equilibrio (mV)

$$2.3 \frac{RT}{zF} = \frac{60\,mV}{z} \text{ a } 37\,°C$$

        z = carga del ion (+1 para Na⁺, 2+ para Ca²⁺, −1 para Cl⁻)

        $C_i$ = concentración intracelular (mM)

        $C_e$ = concentración extracelular (mM)

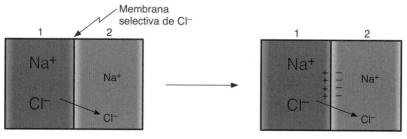

**FIGURA 1-5** Generación de un potencial de difusión del Cl⁻ a través de una membrana selectiva del Cl⁻.

**b. Ejemplo de cálculo con la ecuación de Nernst**

■ Si la concentración intracelular de $Na^+$ es de 15 mM y la extracelular es de 150 mM, ¿cuál es el potencial de equilibrio del $Na^+$?

$$E_{Na^+} = \frac{-60 \, mV}{z} \log_{10} \frac{[C_i]}{[C_e]}$$
$$= \frac{-60 \, mV}{+1} \log_{10} \frac{15 \, mM}{150 \, mM}$$
$$= -60 \, mV \log_{10} 0.1$$
$$= +60 \, mV$$

**Nota:** no es necesario recordar qué concentración va en el numerador. Como se trata de una función logarítmica, realice el cálculo en cualquier sentido para obtener el valor absoluto de 60 milivoltios (mV). A continuación, use un «abordaje intuitivo» para determinar el signo correcto (abordaje intuitivo: la concentración de $Na^+$ es mayor en el líquido extracelular que en el intracelular, por lo que los $Na^+$ se difundirán desde el espacio extracelular hacia el intracelular, haciendo que el interior de la célula sea positivo [es decir, +60 mV en el equilibrio]).

**c. Valores aproximados de los potenciales de equilibrio en el nervio y el músculo esquelético**

| | |
|---|---|
| $E_{Na^+}$ | +65 mV |
| $E_{Ca^{2+}}$ | +120 mV |
| $E_{K^+}$ | −85 mV |
| $E_{Cl^-}$ | −85 mV |

## C. Fuerza motora y flujo de corriente

■ La **fuerza motora** sobre un ion es la diferencia entre el potencial real de la membrana ($E_m$) y el potencial de equilibrio del ion (calculado con la ecuación de Nernst). En otras palabras, la *fuerza motora* es la diferencia entre el potencial real de la membrana y lo que al ion le «gustaría» que fuera el potencial de membrana; al ion le «gustaría» que el potencial de membrana fuera su potencial de equilibrio, calculado mediante la ecuación de Nernst.

■ El **flujo de corriente** se produce si hay una fuerza impulsora sobre el ion y si la membrana es permeable al ion. La *dirección* del flujo de corriente es la misma dirección que la de la fuerza motora. La *magnitud* del flujo de corriente viene determinada por la magnitud de la fuerza motora y la permeabilidad (o conductancia) del ion. Si no hay fuerza motora en el ion, no puede haber flujo de corriente, y ocurre lo mismo si la membrana es impermeable al ion.

## D. Potencial de membrana en reposo

■ Se expresa como la diferencia de potencial medida a través de la membrana celular en mV.

■ Por convención, se expresa como el potencial intracelular en relación con el potencial extracelular. Así, un potencial de membrana en reposo de −70 mV significa **70 mV, célula negativa**.

1. **El potencial de membrana en reposo se establece mediante los potenciales de difusión** que resultan de las diferencias de concentración entre los iones permeados.

2. **Cada ion permeable intenta conducir el potencial de membrana hacia su potencial de equilibrio.** Los iones con las permeabilidades o conductancias más altas serán los que más contribuyan al potencial de membrana en reposo, mientras que los que tengan las permeabilidades o conductancias más bajas contribuirán poco o nada.

3. **Por ejemplo**, el potencial de membrana en reposo del nervio (axón) es de −70 mV, que está cerca del potencial de equilibrio del $K^+$ calculado de −85 mV, pero lejos del potencial de equilibrio del $Na^+$ calculado de +65 mV. **En reposo, la membrana nerviosa es mucho más permeable al $K^+$ que al $Na^+$.**

4. **La bomba de $Na^+$-$K^+$ contribuye solo indirectamente** al potencial de membrana en reposo al mantener, a través de la membrana celular, los gradientes de concentración del $Na^+$ y el $K^+$ que luego producen los potenciales de difusión. La contribución **electrógena** directa de la bomba (3 $Na^+$ bombeados fuera de la célula por cada 2 $K^+$ bombeados dentro de la célula) es pequeña.

### E. Potenciales de acción

**1. Definiciones**

   **a.** La **despolarización** hace que el potencial de membrana sea **menos negativo** (el interior de la célula se vuelve menos negativo).

   **b.** La **hiperpolarización** hace que el potencial de membrana sea **más negativo** (el interior de la célula se vuelve más negativo).

   **c.** La **corriente de entrada** es el flujo de carga positiva hacia la célula. **Despolariza** el potencial de membrana.

   **d.** La **corriente de salida** es el flujo de carga positiva hacia afuera de la célula. **Hiperpolariza** el potencial de membrana.

   **e.** El *potencial de acción* es una propiedad de las células excitables (es decir, del nervio, del músculo) que consiste en una despolarización rápida, o ascendente, seguida de una repolarización del potencial de membrana. Los potenciales de acción tienen **una magnitud y una forma estereotipados, se propagan** y son del tipo **todo o nada**.

   **f.** El *umbral* es el potencial de membrana en el cual el potencial de acción es inevitable. En el potencial umbral, la corriente neta de entrada es mayor que la corriente neta de salida. La despolarización resultante se vuelve autosostenible y da lugar al ascenso del potencial de acción. Si la corriente neta de entrada es menor que la corriente neta de salida, no se producirá ningún potencial de acción (es decir, respuesta de todo o nada).

**2. Base iónica del potencial de acción en el nervio** (fig. 1-6)

   **a. Potencial de membrana en reposo**

   ■ Es de cerca de $-70$ mV, célula negativa.

   ■ Es resultado de la **alta conductancia en reposo al K⁺**, la cual conduce el potencial de membrana hacia el potencial de equilibrio del K⁺.

   ■ En reposo, aunque las compuertas de inactivación de los canales de Na⁺ estén abiertas (por la repolarización del potencial de acción precedente), las compuertas de activación de los canales de Na⁺ están cerradas y, por ende, los canales de Na⁺ están cerrados y la conductancia del Na⁺ es baja. En el potencial de membrana en reposo, se dice que los canales de Na⁺ están **cerrados, pero disponibles**.

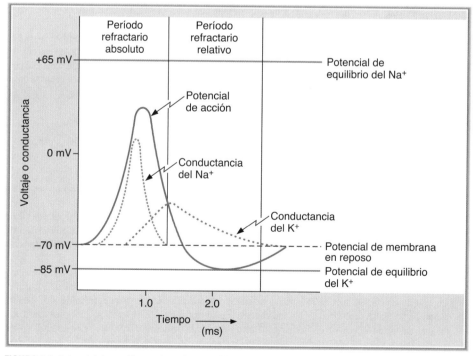

**FIGURA 1-6** Potencial de acción en el nervio y cambios asociados en la conductancia del Na⁺ y el K⁺.

**b. Ascenso del potencial de acción**

**(1)** La corriente de entrada despolariza el potencial de membrana hasta el umbral.

**(2)** **La despolarización ocasiona una rápida apertura de las compuertas de activación de los canales de Na$^+$.** Ahora ambas compuertas, de activación e inactivación, están abiertas y la conductancia del Na$^+$ de la membrana aumenta rápidamente.

**(3)** La conductancia del Na$^+$ se vuelve mayor que la del K$^+$ y el potencial de membrana se dirige hacia el potencial de equilibrio del Na$^+$ de +65 mV (pero no lo alcanza). Así, la rápida despolarización durante el ascenso es causada por una **corriente de entrada del Na$^+$.**

**(4)** El *exceso* es la breve porción en el pico del potencial de acción cuando el potencial de membrana es positivo.

**(5)** La **tetrodotoxina** y la **lidocaína** bloquean estos canales de Na$^+$ dependientes del voltaje y suprimen los potenciales de acción.

**c. Repolarización del potencial de acción**

**(1)** **La despolarización también cierra las compuertas de inactivación de los canales de Na$^+$** (pero más lentamente de lo que abre las compuertas de activación). El cierre de estas compuertas da como resultado el cierre de los canales de Na$^+$ y el regreso a cero de la conductancia del Na$^+$.

**(2)** **La despolarización abre lentamente los canales de K$^+$ y aumenta su conductancia a cifras aún más altas que en reposo.** El **tetraetilamonio** bloquea estos canales de K$^+$ dependientes del voltaje.

**(3)** El efecto combinado del cierre de los canales de Na$^+$ y la mayor apertura de los canales de K$^+$ hace que la conductancia del K$^+$ sea mayor que la del Na$^+$ y el potencial de membrana se repolariza. Por lo tanto, la repolarización es causada por una **corriente de salida del K$^+$.**

**d. Subdisparo (pospotencial de hiperpolarización)**

- La conductancia del K$^+$ permanece más alta que en reposo durante algún tiempo después del cierre de los canales de Na$^+$. Durante este período, el potencial de membrana es conducido muy cerca del potencial de equilibrio del K$^+$.

**3. Períodos refractarios** (*véase* fig. 1-6)

**a. Período refractario absoluto**

- Es el período durante el cual no se puede producir otro potencial de acción, por muy grande que sea el estímulo.
- Coincide con casi toda la duración del potencial de acción.
- **Explicación.** Recordemos que las compuertas de inactivación de los canales de Na$^+$ se cierran cuando el potencial de membrana se despolariza. Permanecen cerradas hasta que se produce la repolarización. No puede producirse ningún potencial de acción hasta que se abran las compuertas de inactivación.

**b. Período refractario relativo**

- Comienza al final del período refractario absoluto y continúa hasta que el potencial de membrana vuelve al nivel de reposo.
- Se puede causar un potencial de acción durante este período solo si se proporciona una corriente de entrada mayor que la habitual.
- **Explicación.** La conductancia del K$^+$ es más alta que en reposo y el potencial de membrana está más cerca del potencial de equilibrio del K$^+$ y, por lo tanto, más lejos del umbral; se requiere más corriente de entrada para llevar la membrana al umbral.

**c. Adaptación** (*véase* Correlación clínica: hipercalemia)

- Se produce cuando la membrana de la célula se mantiene en un estado despolarizado tal que se pasa el potencial umbral sin activar un potencial de acción.
- Ocurre porque la despolarización cierra las compuertas de inactivación de los canales de Na$^+$.

---

**CORRELACIÓN CLÍNICA**

La adaptación se demuestra en la **hipercalemia**, en la que las membranas del músculo esquelético se despolarizan debido a la elevada concentración sérica de K$^+$. Aunque el potencial de membrana está más cerca del umbral, no se producen potenciales de acción porque las compuertas de inactivación de los canales de Na$^+$ están cerradas (y permanecen cerradas) por la despolarización. Con las compuertas de inactivación cerradas, no puede producirse ningún potencial de acción, lo que ocasiona **debilidad muscular**.

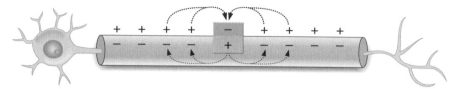

**FIGURA 1-7** Axón amielínico que muestra la propagación de la despolarización por el flujo de corriente local. En el *recuadro* se muestra la zona activa donde el potencial de acción ha invertido la polaridad.

**4. Propagación de los potenciales de acción** (fig. 1-7)

- Se produce debido a la propagación de **corrientes locales** a zonas adyacentes de la membrana, las cuales se despolarizan hasta el umbral y generan potenciales de acción.
- **La velocidad de conducción aumenta por:**
- a. **Incremento del tamaño de la fibra.** El aumento del diámetro de una fibra nerviosa produce una disminución de la resistencia interna; por lo tanto, la velocidad de conducción por el nervio es más rápida.
- b. **Mielinización.** La mielina actúa como aislante alrededor de los axones nerviosos y aumenta la velocidad de conducción. Los nervios mielinizados tienen una **conducción saltatoria** porque los potenciales de acción solo pueden generarse en los **nódulos de Ranvier**, donde hay huecos en la vaina de mielina (fig. 1-8).

# V. TRANSMISIÓN NEUROMUSCULAR Y SINÁPTICA

**A. Características generales de las sinapsis químicas**
  1. Un **potencial de acción en la célula presináptica** causa la despolarización de la terminal presináptica.
  2. Como resultado de la despolarización, **el Ca²⁺ entra en la terminal presináptica**, lo que produce la **liberación del neurotransmisor** en la hendidura sináptica.
  3. El neurotransmisor se difunde a través de la hendidura sináptica y se combina con los **receptores de membrana de la célula postsináptica**, lo que ocasiona un cambio en su permeabilidad a los iones y, en consecuencia, un cambio en su potencial de membrana.
  4. Los **neurotransmisores inhibidores** hiperpolarizan la membrana postsináptica; los **neurotransmisores excitadores** la despolarizan.

**B. Unión neuromuscular (fig. 1-9 y tabla 1-2)**
  - Es la sinapsis entre los axones de las motoneuronas y el músculo esquelético.
  - El neurotransmisor liberado por la terminal presináptica es la **ACh** y la membrana postsináptica contiene un **receptor nicotínico**.

  **1. Síntesis y almacenamiento de la ACh en la terminal presináptica**

   - La **colina-acetiltransferasa** cataliza la formación de la ACh a partir de la acetil-coenzima A (CoA) y la colina en la terminal presináptica.
   - La ACh se almacena en **vesículas sinápticas** con ATP y proteoglucanos para su posterior liberación.

  **2. Despolarización de la terminal presináptica y captación de Ca²⁺**

   - Los potenciales de acción son conducidos por la motoneurona. La despolarización de la terminal presináptica **abre los canales de Ca²⁺**.

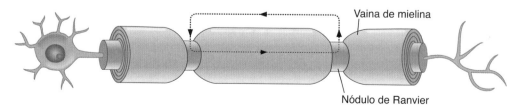

Vaina de mielina

Nódulo de Ranvier

**FIGURA 1-8** Axón mielínico. Los potenciales de acción pueden producirse en los nódulos de Ranvier.

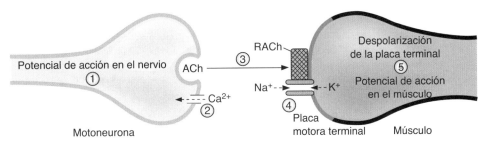

**FIGURA 1-9** Unión neuromuscular. ACh: acetilcolina; RACh: receptor de acetilcolina.

■ Cuando la permeabilidad al $Ca^{2+}$ aumenta, el $Ca^{2+}$ se precipita hacia la terminal presináptica por su gradiente electroquímico.

**3. La captación de $Ca^{2+}$ produce la liberación de la ACh en la hendidura sináptica**

■ Las vesículas sinápticas se fusionan con la membrana plasmática y vacían su contenido en la hendidura por medio de **exocitosis**.

**4. Difusión de la ACh a la membrana postsináptica (placa terminal del músculo) y unión de la ACh a los receptores nicotínicos**

■ El receptor nicotínico de la ACh es también un **canal de $Na^+$ y $K^+$**.

■ La unión de la ACh a las subunidades α del receptor causa un cambio conformacional que abre el núcleo central del canal y aumenta su conductancia al $Na^+$ y al $K^+$. Estos son ejemplos de **canales activados por ligando**.

**5. Potencial de la placa motora terminal (PPMT) en la membrana postsináptica**

■ Dado que los canales abiertos por la ACh conducen tanto $Na^+$ como $K^+$, el potencial de la membrana postsináptica se despolariza hasta un valor intermedio entre los potenciales de equilibrio de $Na^+$ y $K^+$ (~0 mV).

■ El contenido de una vesícula sináptica (un cuanto) produce un **potencial de placa motora terminal en miniatura** (PPMTM), el PPMT más pequeño posible.

■ Los PPMTM se suman para dar lugar a un PPMT completo. **El PPMT no es un potencial de acción**, sino simplemente una despolarización de la placa terminal muscular especializada.

**6. Despolarización de la membrana muscular adyacente hasta el umbral**

■ Una vez que la región de la placa motora terminal se despolariza, las corrientes locales causan despolarización y potenciales de acción en el tejido muscular adyacente. Los potenciales de acción en el músculo van seguidos de una contracción.

**7. Degradación de la ACh**

■ El PPMT es transitorio porque la ACh es degradada a acetil-CoA y colina por la **acetilcolinesterasa** (AChE, *acetylcholinesterase*) en la placa terminal del músculo.

**T a b l a** **1-2** Sustancias que afectan la transmisión neuromuscular

| Ejemplo | Acción | Efecto en la transmisión neuromuscular |
|---|---|---|
| Toxina botulínica | Bloquea la liberación de la ACh de las terminales presinápticas | Bloqueo total |
| Curare | Compite con la ACh por los receptores de la placa motora terminal | Disminuye la magnitud del PPMT; las dosis máximas producen parálisis de los músculos respiratorios y la muerte |
| Neostigmina | Inhibe la acetilcolinesterasa | Prolonga y potencia la acción de la ACh en la placa terminal del músculo |
| Hemicolinio | Bloquea la recaptación de la colina en la terminal presináptica | Agota las reservas de ACh de la terminal presináptica |

ACh: acetilcolina; PPMT: potencial de la placa motora terminal.

- La mitad de la colina es llevada de vuelta a la terminal presináptica mediante el cotransporte de $Na^+$-colina y es utilizada para sintetizar nueva ACh.
- Los **inhibidores de la AChE (neostigmina)** bloquean la degradación de la ACh, prolongan su acción en la placa terminal del músculo y aumentan la magnitud del PPMT (*véase* Correlación clínica: miastenia grave).
- El **hemicolinio** bloquea la recaptación de la colina y agota las reservas de ACh de las terminales presinápticas.

---

**CORRELACIÓN CLÍNICA**

La **miastenia grave** es causada por anticuerpos contra los receptores de la ACh. Se caracteriza por la debilidad y la fatiga del músculo esquelético como resultado de un **número reducido de receptores de ACh** en las placas terminales del músculo. La magnitud de los PPMT disminuye y, por lo tanto, es más difícil despolarizar las membranas del músculo esquelético hasta el umbral y producir potenciales de acción. El **tratamiento con inhibidores de la AChE** (p. ej., **neostigmina**) evita la degradación de la ACh y prolonga su acción en las placas terminales del músculo, lo que compensa parcialmente el número reducido de receptores de ACh.

---

## C. Transmisión sináptica

### 1. Tipos de comunicación

#### a. Sinapsis uno a uno (como las que se encuentran en la unión neuromuscular)

- Un potencial de acción en el elemento presináptico (el nervio motor) produce un potencial de acción en el elemento postsináptico (el músculo).

#### b. Sinapsis múltiples (como las que se encuentran en las motoneuronas espinales)

- Un potencial de acción en una sola célula presináptica es insuficiente para producir un potencial de acción en la célula postsináptica. En cambio, muchas células hacen sinapsis en la célula postsináptica para despolarizarla hasta el umbral. La entrada presináptica puede ser excitadora o inhibidora.

### 2. Entrada a las sinapsis

- La célula postsináptica integra las entradas excitadoras e inhibidoras.
- Cuando la suma de las entradas lleva el potencial de membrana de la célula postsináptica al umbral, esta activa un potencial de acción.

#### a. Potenciales postsinápticos excitadores

- Son entradas que **despolarizan** la célula postsináptica, acercándola al umbral y aproximándola a activar un potencial de acción.
- Son causados por la **apertura de canales permeables al $Na^+$ y al $K^+$**, similares a los canales de ACh. El potencial de membrana se despolariza hasta un valor intermedio entre los potenciales de equilibrio del $Na^+$ y el $K^+$ (~0 mV).
- Los **neurotransmisores excitadores** incluyen la ACh, la noradrenalina, la adrenalina, la dopamina, el glutamato y la serotonina.

#### b. Potenciales postsinápticos inhibidores

- Son entradas que **hiperpolarizan** la célula postsináptica, alejándola del umbral y de activar un potencial de acción.
- Son causados por la **apertura de los canales de $Cl^-$**. El potencial de membrana se hiperpolariza hacia el potencial de equilibrio del $Cl^-$ (−90 mV).
- Los **neurotransmisores inhibidores** son el **ácido γ-aminobutírico** (GABA) y la **glicina**.

### 3. Suma en las sinapsis

#### a. La **suma espacial** se produce cuando dos entradas excitadoras llegan simultáneamente a una neurona postsináptica. Juntas, producen una mayor despolarización.

#### b. La **suma temporal** ocurre cuando dos entradas excitadoras llegan a una neurona postsináptica en una rápida sucesión. Como las despolarizaciones postsinápticas resultantes se solapan en el tiempo, se suman de forma escalonada.

#### c. La **facilitación**, el **incremento** y la **potenciación postetánicos** se producen tras la estimulación tetánica de la neurona presináptica. En cada una de ellas, la despolarización de la neurona postsináptica es mayor de lo esperado porque se liberan cantidades de neurotransmisor mayores de lo normal, posiblemente debido a la acumulación de $Ca^{2+}$ en la terminal presináptica.

- La **potenciación a largo plazo** (memoria) implica la síntesis de nuevas proteínas.

**4. Neurotransmisores**

   **a. ACh** (*véase* secc. V-B)

   **b. Noradrenalina, adrenalina y dopamina** (fig. 1-10; *véase* Correlación clínica: feocromocitoma)

     **(1) Noradrenalina**

- Es el principal transmisor liberado por las **neuronas simpáticas posganglionares**.
- Se sintetiza en la terminal nerviosa y se libera en la sinapsis para unirse a los **receptores α o β** de la membrana postsináptica.
- Se elimina de la sinapsis por **recaptación** o es metabolizada en la terminal presináptica por la **monoaminooxidasa** (MAO) y la **catecol-*O*-metiltransferasa** (COMT). Los **metabolitos** son:

    **(a)** Ácido 3,4-dihidroximandélico

    **(b)** Normetanefrina

    **(c)** 3-metoxi-4-hidroxifenilglicol

    **(d)** Ácido 3-metaxi-4-hidroximandélico o ácido vanililmandélico (VMA, *vanillylmandelic acid*)

---

**CORRELACIÓN CLÍNICA**

El *feocromocitoma* es un tumor de la médula suprarrenal que segrega adrenalina y noradrenalina; la excreción urinaria del **VMA** está aumentada.

---

     **(2) Adrenalina**

- Es sintetizada a partir de la noradrenalina por la acción de la feniletanolamina-*N*-metil-transferasa en la **médula suprarrenal**.
- Se transfiere un grupo metilo a la noradrenalina desde la *S*-adenosilmetionina.

     **(3) Dopamina**

- Es abundante en las neuronas del **mesencéfalo**.
- Se libera desde el hipotálamo e **inhibe la secreción de la prolactina**; en este contexto, se denomina *factor inhibidor de la prolactina*.
- Es metabolizada por la MAO y la COMT.

    **(a)** Los **receptores $D_1$** activan la adenilato-ciclasa a través de una proteína $G_s$.

    **(b)** Los **receptores $D_2$** inhiben la adenilato-ciclasa a través de una proteína $G_i$ (*véase* Correlación clínica: enfermedad de Parkinson).

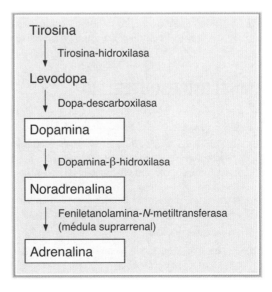

**FIGURA 1-10** Vía de la síntesis de dopamina, noradrenalina y adrenalina.

> **CORRELACIÓN CLÍNICA**
>
> La **enfermedad de Parkinson** implica la degeneración de las neuronas dopaminérgicas que utilizan los receptores $D_2$. La **esquizofrenia** implica un aumento de las concentraciones de los receptores $D_2$.

### c. Serotonina

- Está presente en altas concentraciones en el **tronco del encéfalo**.
- Se forma a partir del triptófano.
- Se convierte en melatonina en la glándula pineal.

### d. Histamina

- Se forma a partir de la histidina.
- Está presente en las neuronas del **hipotálamo**.

### e. Glutamato

- Es el **neurotransmisor inhibidor predominante** en el cerebro.
- Existen cuatro subtipos de receptores del glutamato.
- Tres subtipos son **receptores ionotrópicos** (canales iónicos activados por ligando), incluido el receptor **N-metil-D-aspartato**.
- Un subtipo es un **receptor metabotrópico**, el cual se acopla a los canales iónicos a través de una proteína G heterotrimérica.

### f. GABA

- Es un **neurotransmisor inhibidor**.
- Es sintetizado a partir del glutamato por la glutamato-descarboxilasa.
- Tiene dos tipos de receptores:

  **(1)** El **receptor GABA$_A$** aumenta la conductancia del $Cl^-$ y es el sitio de acción de las **benzodiazepinas** y de los **barbitúricos**.

  **(2)** El **receptor GABA$_B$** aumenta la conductancia del $K^+$.

### g. Glicina

- Es un **neurotransmisor inhibidor** que se encuentra principalmente en la médula espinal y el tronco del encéfalo.
- Incrementa la conductancia del $Cl^-$.

### h. Óxido nítrico (NO)

- Es un **neurotransmisor inhibidor** de acción corta en el tubo digestivo, los vasos sanguíneos y el sistema nervioso central.
- Se sintetiza en las terminales nerviosas presinápticas, donde la **NO-sintasa** convierte la arginina en citrulina y NO.
- Es un gas permeable que se difunde desde la terminal presináptica hasta su célula efectora.
- También funciona en la transducción de señales de la guanilato-ciclasa en una variedad de tejidos, incluyendo el músculo liso vascular.

# VI. MÚSCULO ESQUELÉTICO

## A. Estructura y filamentos del músculo (fig. 1-11)

- Cada fibra muscular es multinucleada y se comporta como una entidad individual. Contiene haces de **miofibrillas**, rodeados de **RS** e invaginados por **túbulos transversales** (**túbulos T**).
- Cada miofibrilla contiene **filamentos gruesos y finos** interdigitados, dispuestos longitudinalmente en **sarcómeros**.
- Las unidades repetitivas de sarcómeros explican el patrón en bandas característico del músculo estriado. Un sarcómero transcurre **de una línea Z a otra línea Z**.

### 1. Filamentos gruesos

- Están presentes en la **banda A** en el centro del sarcómero.
- Contienen **miosina**.

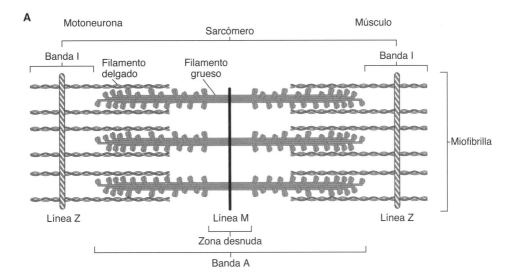

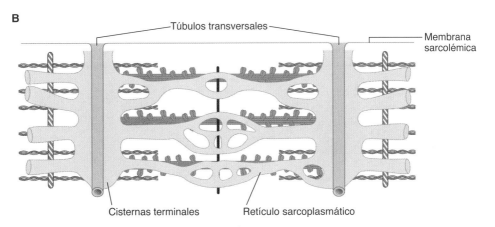

**FIGURA 1-11** Estructura del sarcómero en el músculo esquelético. **A.** Disposición de los filamentos gruesos y delgados. **B.** Túbulos transversales y retículo sarcoplasmático.

**a.** La miosina tiene seis cadenas polipeptídicas, incluyendo un par de **cadenas pesadas** y dos pares de **cadenas ligeras**.

**b.** Cada molécula de miosina tiene **dos «cabezas»** unidas a una única «cola». Las cabezas de miosina se unen al ATP y a la actina y participan en la formación de puentes cruzados.

2. **Filamentos delgados**

- Están anclados a las líneas Z.
- Están presentes en las **bandas I**.
- Se interdigitan con los filamentos gruesos en una parte de la banda A.
- Contienen **actina, tropomiosina** y **troponina**.
- No están presentes en la **zona desnuda**, donde no se pueden formar puentes cruzados.

**a.** La troponina es la proteína reguladora que permite la formación de puentes cruzados cuando se une al $Ca^{2+}$.

**b.** La **troponina** es un complejo de tres proteínas globulares:

- La **troponina T** («T» de tropomiosina) une el complejo de la troponina a la tropomiosina.
- La **troponina I** («I» de inhibición) inhibe la interacción de la actina y la miosina.
- La **troponina C** («C» de $Ca^{2+}$) es la proteína de unión al $Ca^{2+}$ que, cuando se une a dicho elemento, permite la interacción de la actina y la miosina.

### 3. Túbulos T

- Son una extensa red tubular, abierta al espacio extracelular, que lleva la despolarización desde la membrana sarcolémica hasta el interior de la célula.
- Se encuentran en las uniones de las bandas A e I.
- Contienen una proteína sensible al voltaje llamada *receptor de dihidropiridina*; la despolarización produce un cambio conformacional en el receptor de dihidropiridina.

### 4. Retículo sarcoplasmático

- Es la estructura tubular interna donde se **almacena y libera el $Ca^{2+}$** para el acoplamiento de excitación-contracción.
- Tiene **cisternas terminales** en contacto directo con los túbulos T en una disposición de tríada.
- La membrana contiene la **ATPasa de $Ca^{2+}$** (**bomba de $Ca^{2+}$**), la cual transporta el $Ca^{2+}$ del líquido intracelular al interior del RS, lo que mantiene baja la concentración intracelular de $Ca^{2+}$.
- Contiene $Ca^{2+}$ unido débilmente a la **calsecuestrina**.
- Tiene un canal de liberación de $Ca^{2+}$ llamado *receptor de rianodina*.

## B. Pasos del acoplamiento de excitación-contracción en el músculo esquelético (figs. 1-12 a 1-14)

1. Los **potenciales de acción** en la membrana de una célula muscular inician la despolarización de los túbulos T.
2. La **despolarización de los túbulos T** produce un cambio conformacional en su receptor de dihidropiridina, el cual abre los **canales de liberación de $Ca^{2+}$** (receptores de rianodina) en el **RS** cercano, lo que genera la liberación de $Ca^{2+}$ del RS al líquido intracelular.
3. **La concentración intracelular de $Ca^{2+}$ aumenta**.
4. **El $Ca^{2+}$ se une a la troponina C** en los filamentos delgados, lo que ocasiona un cambio de conformación en la troponina que desplaza a la tropomiosina. El **ciclo de puentes cruzados** comienza (*véase* fig. 1-13):

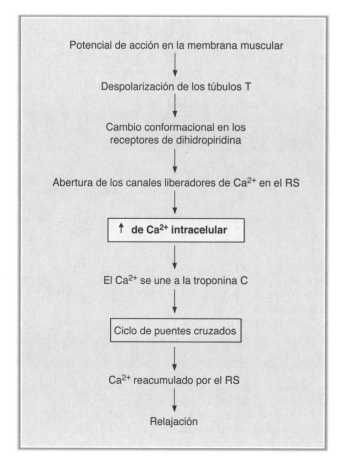

**FIGURA 1-12** Pasos del acoplamiento de excitación-contracción en el músculo esquelético. RS: retículo sarcoplasmático.

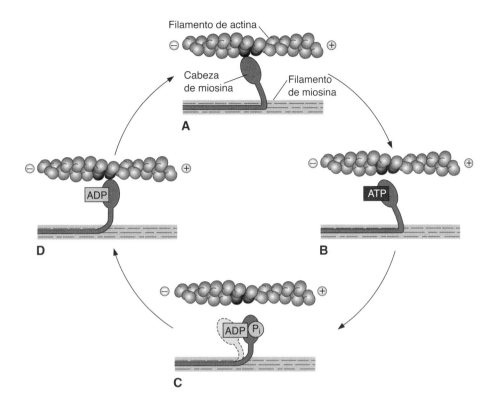

**FIGURA 1-13** Ciclo de puentes cruzados. La miosina «camina» hacia el extremo positivo de la actina para produ-cir el acortamiento y la generación de fuerza motora. ADP: difosfato de adenosina; ATP: trifosfato de adenosina; $P_i$: fosfato inorgánico.

a. Al principio, **no hay ATP unido** a la miosina **(A)** y esta última está fuertemente unida a la actina. En el músculo de contracción rápida, esta etapa es breve. En ausencia del ATP, este estado (**rigidez**) es permanente.

b. **El ATP se une entonces a la miosina (B)** produciendo un cambio conformacional en esta que hace que se libere de la actina.

c. **La miosina se desplaza hacia el extremo positivo de la actina.** Hay hidrólisis del ATP a difosfato de adenosina (ADP, *adenosine diphosphate*) y fosfato inorgánico. El ADP permanece unido a la miosina **(C)**.

d. La miosina se une a un nuevo sitio en la actina, lo que genera un **jalón** (**generador de fuerza**) **(D)**. Entonces, el ADP se libera devolviendo la miosina a su estado de rigidez.

e. El ciclo se repite mientras el $Ca^{2+}$ esté unido a la troponina C. Cada ciclo de puentes cruzados «hace avanzar» la miosina a lo largo del filamento de actina.

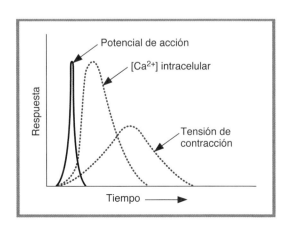

**FIGURA 1-14** Relación entre el potencial de acción, el aumento del $Ca^{2+}$ intracelular y la contracción muscular en el músculo esquelético.

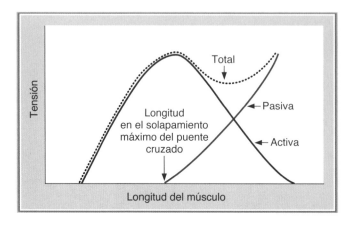

**FIGURA 1-15** Relación entre la longitud y la tensión en el músculo esquelético.

5. La **relajación** se produce cuando el $Ca^{2+}$ es reacumulado por la **ATPasa de $Ca^{2+}$ del RS** (SERCA). La concentración intracelular de $Ca^{2+}$ disminuye, el $Ca^{2+}$ se libera de la troponina C y la tropomiosina vuelve a bloquear el sitio de unión a la miosina en la actina. Mientras el $Ca^{2+}$ intracelular sea bajo, no puede producirse el ciclo de puentes cruzados.

6. **Mecanismo del tétanos.** Un único potencial de acción causa la liberación de una cantidad estándar de $Ca^{2+}$ desde el RS y produce una única contracción. Sin embargo, si el músculo se estimula repetidamente, se libera más $Ca^{2+}$ del RS y se genera un aumento acumulativo del $Ca^{2+}$ intracelular, lo que prolonga el tiempo del ciclo de puentes cruzados. El músculo no se relaja (tétanos).

**C. Relaciones longitud-tensión y fuerza-velocidad en el músculo**

■ Las **contracciones isométricas** se miden cuando **la longitud es constante**. Se establece la longitud del músculo (**precarga**), se estimula su contracción y se mide la tensión desarrollada. **No hay acortamiento.**

■ Las **contracciones isotónicas** se miden cuando **la carga es constante**. Se establece la carga contra la que se contrae el músculo (**poscarga**), se estimula la contracción del músculo y se mide su **acortamiento.**

**1. Relación longitud-tensión** (fig. 1-15)

■ Mide la tensión desarrollada durante las **contracciones isométricas**, cuando el músculo se ajusta a longitudes fijas (precarga).

**a.** La *tensión pasiva* es la que se desarrolla al estirar el músculo a diferentes longitudes.

**b.** La *tensión total* es la que se desarrolla cuando se estimula al músculo para que se contraiga a diferentes longitudes.

**c.** La *tensión activa* es la diferencia entre la tensión total y la tensión pasiva.

■ La tensión activa representa la fuerza activa desarrollada por la contracción del músculo. Puede explicarse mediante el modelo de ciclo de puentes cruzados.

■ **La tensión activa es proporcional al número de puentes cruzados formados.** La tensión será máxima cuando haya un solapamiento máximo de los filamentos gruesos y delgados. Cuando el músculo se estira a mayores longitudes, el número de puentes cruzados se reduce porque hay menos solapamiento. Cuando disminuye la longitud del músculo, los filamentos delgados chocan y la tensión se reduce.

**2. Relación fuerza-velocidad** (fig. 1-16)

■ Mide la velocidad de acortamiento de las **contracciones isotónicas** cuando el músculo es desafiado con diferentes poscargas (la carga contra la que el músculo debe contraerse).

■ **La velocidad de acortamiento disminuye a medida que aumenta la poscarga.**

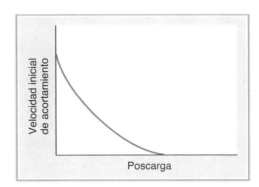

**FIGURA 1-16** Relación fuerza-velocidad en el músculo esquelético.

# VII. MÚSCULO LISO

- Tiene filamentos gruesos y delgados que no están dispuestos en sarcómeros; por lo tanto, parecen homogéneos en lugar de estriados.

A. **Tipos de músculo liso**

1. **Músculo liso multiunitario**

   - Está presente en el **iris**, el **músculo ciliar del cristalino** y el **conducto deferente**.
   - Se comporta como una unidad motora aislada.
   - Tiene poco o ningún acoplamiento eléctrico entre sus células.
   - Está **densamente inervado**; la contracción está controlada por la inervación neuronal (p. ej., el sistema nervioso autónomo).

2. **Músculo liso unitario (de una sola unidad)**

   - Es el tipo más frecuente y está presente en el **útero**, el **tubo digestivo**, los **uréteres** y la **vejiga**.
   - Es espontáneamente activo (con **ondas lentas**) y tiene actividad de «marcapasos» (*véase* cap. 6 III A) modulada por las hormonas y los neurotransmisores.
   - Tiene un alto grado de acoplamiento eléctrico entre sus células y, por lo tanto, permite la contracción coordinada de un órgano (p. ej., la vejiga).

3. **Músculo liso vascular**

   - Tiene propiedades tanto de músculo liso multiunitario como de músculo unitario.

B. **Pasos en el acoplamiento de excitación-contracción en el músculo liso (fig. 1-17)**

- El mecanismo del acoplamiento de excitación-contracción es diferente al del músculo esquelético.
- *No* **hay troponina**; en cambio, el $Ca^{2+}$ regula la miosina en los filamentos gruesos.

  1. **La despolarización de la membrana celular abre los canales de $Ca^{2+}$ dependientes del voltaje** y el $Ca^{2+}$ fluye hacia la célula por su gradiente electroquímico, lo que aumenta la concentración intracelular de $Ca^{2+}$. Las **hormonas** y los **neurotransmisores** pueden abrir canales de $Ca^{2+}$ activados por ligandos en la membrana celular. La entrada de $Ca^{2+}$ en la célula produce la liberación de más $Ca^{2+}$ desde el RS en un proceso denominado *liberación de $Ca^{2+}$ inducida por $Ca^{2+}$*. Las hormonas y los neurotransmisores también liberan $Ca^{2+}$ directamente del RS a través de los **canales de $Ca^{2+}$ activados por inositol 1,4,5-trisfosfato**.
  2. **La concentración intracelular de $Ca^{2+}$ aumenta.**
  3. El $Ca^{2+}$ se une a la **calmodulina**. El complejo $Ca^{2+}$-calmodulina se une a la **cinasa de la cadena ligera de miosina** y la activa. Cuando se activa, la cinasa de la cadena ligera de miosina **fosforila la miosina** y le permite unirse a la actina, con lo que se inicia el ciclo de puentes cruzados. La cantidad de tensión producida es proporcional a la concentración intracelular de $Ca^{2+}$.
  4. Una disminución de la concentración intracelular de $Ca^{2+}$ produce la relajación.

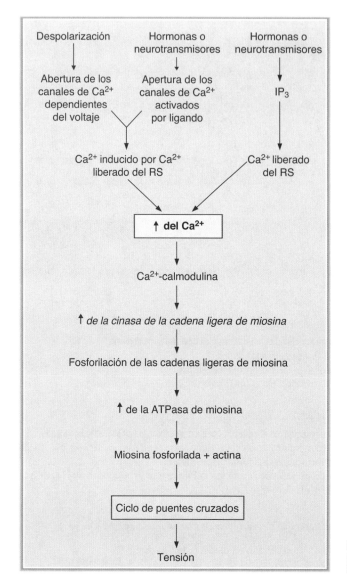

FIGURA 1-17 Secuencia de los pasos en la contracción del músculo liso. IP$_3$: inositol 1,4,5-trisfosfato.

## VIII.  COMPARACIÓN ENTRE EL MÚSCULO ESQUELÉTICO, EL MÚSCULO LISO Y EL MÚSCULO CARDÍACO

■ En la tabla 1-3 se compara la base iónica del potencial de acción y el mecanismo de contracción en los músculos esquelético, liso y cardíaco.

■ El músculo cardíaco se analiza en el capítulo 3.

| T a b l a **1-3** Comparación entre los músculos esquelético, liso y cardíaco |

| Característica | Músculo esquelético | Músculo liso | Músculo cardíaco |
|---|---|---|---|
| Aspecto | Estriado | Sin estrías | Estriado |
| Ascenso del potencial de acción | Corriente de entrada del $Na^+$ | Corriente de entrada del $Ca^{2+}$ | Corriente de entrada del $Ca^{2+}$ (nódulo SA)<br>Corriente de entrada del $Na^+$ (aurículas, ventrículos, fibras de Purkinje) |
| Meseta | No | No | No (nódulo SA)<br>Sí (aurículas, ventrículos, fibras de Purkinje; debido a la corriente entrante del $Ca^{2+}$) |
| Duración del potencial de acción | ~1 ms | ~10 ms | 150 ms (nódulo SA, aurículas)<br>250-300 ms (ventrículos y fibras de Purkinje) |
| Acoplamiento de excitación-contracción | Potencial de acción → túbulos T<br><br>$Ca^{2+}$ liberado por el RS cercano<br><br>↑ $Ca^{2+}_i$ | El potencial de acción abre los canales de $Ca^{2+}$ dependientes del voltaje en la membrana celular<br><br><br>Las hormonas y los transmisores abren canales de $Ca^{2+}$ activados por $IP_3$ en el RS | Corriente de entrada del $Ca^{2+}$ durante la meseta del potencial de acción<br><br>Liberación de $Ca^{2+}$ inducida por el $Ca^{2+}$ del RS<br><br>↑ $ICa^{2+}_i$ |
| Bases moleculares de la contracción | $Ca^{2+}$-troponina C | $Ca^{2+}$-calmodulina ↑ la cinasa de la cadena ligera de miosina | $Ca^{2+}$-troponina C |

$IP_3$: inositol 1,4,5-trifosfato; RS: retículo sarcoplasmático; SA: sinoauricular.

**1.** ¿Cuál de las siguientes características comparten la difusión simple y la facilitada de la glucosa?

**(A)** Se producen por un gradiente electroquímico
**(B)** Son saturables
**(C)** Requieren energía metabólica
**(D)** Se inhiben por la presencia de la galactosa
**(E)** Requieren un gradiente del $Na^+$

**2.** Durante el ascenso del potencial de acción del nervio:

**(A)** Hay una corriente neta de salida y el interior de la célula se vuelve más negativo
**(B)** Hay una corriente neta de salida y el interior de la célula se vuelve menos negativo
**(C)** Hay una corriente neta de entrada y el interior de la célula se vuelve más negativo
**(D)** Hay una corriente neta de entrada y el interior de la célula se vuelve menos negativo

**3.** Las soluciones A y B están separadas por una membrana semipermeable que es permeable al $K^+$ pero no al $Cl^-$. La solución A es 100 mM de KCl y la solución B es 1 mM de KCl. ¿Cuál de las siguientes afirmaciones acerca de las soluciones A y B es verdadera?

**(A)** El $K^+$ se difundirá de la solución A a la B hasta que la concentración de $K^+$ de ambas soluciones sea de 50.5 mM
**(B)** El $K^+$ se difundirá de la solución B a la A hasta que la concentración de $K^+$ de ambas soluciones sea de 50.5 mM
**(C)** El KCl se difundirá de la solución A a la B hasta que la concentración de $K^+$ de ambas soluciones sea de 50.5 mM
**(D)** El $K^+$ se difundirá de la solución A a la B hasta que se desarrolle un potencial de membrana con la solución A negativa con respecto a la solución B
**(E)** El $K^+$ se difundirá de la solución A a la B hasta que se desarrolle un potencial de membrana con la solución A positiva con respecto a la solución B

**4.** La secuencia temporal correcta de los pasos en la unión neuromuscular es:

**(A)** Potencial de acción en el nervio motor, despolarización de la placa terminal del músculo y captación del $Ca^{2+}$ en la terminal nerviosa presináptica

**(B)** Captación del $Ca^{2+}$ en la terminal presináptica, liberación de la ACh y despolarización de la placa terminal del músculo
**(C)** Liberación de la ACh, potencial de acción en el nervio motor y potencial de acción en el músculo
**(D)** Captación del $Ca^{2+}$ en la placa motora terminal, potencial de acción en la placa motora terminal y potencial de acción en el músculo
**(E)** Liberación de la ACh, potencial de acción en la placa terminal del músculo y potencial de acción en el músculo

**5.** ¿Qué característica o componente comparten los músculos esquelético y liso?

**(A)** Filamentos gruesos y delgados dispuestos en los sarcómeros
**(B)** Troponina
**(C)** Elevación del $Ca^{2+}$ intracelular para el acoplamiento de excitación-contracción
**(D)** Despolarización espontánea del potencial de membrana
**(E)** Alto grado de acoplamiento eléctrico entre sus células

**6.** La estimulación repetida de una fibra muscular esquelética produce una contracción sostenida (tétanos). ¿La acumulación de qué soluto en el líquido intracelular es responsable del tétanos?

**(A)** $Na^+$
**(B)** $K^+$
**(C)** $Cl^-$
**(D)** $Mg^{2+}$
**(E)** $Ca^{2+}$
**(F)** Troponina
**(G)** Calmodulina
**(H)** ATP

**7.** Las soluciones A y B están separadas por una membrana permeable al $Ca^{2+}$ e impermeable al $Cl^-$. La solución A contiene 10 mM de $CaCl_2$ y la solución B contiene 1 mM de $CaCl_2$. Suponiendo que 2.3 RT/F = 60 mV, el $Ca^{2+}$ estará en equilibrio electroquímico cuando:

**(A)** La solución A sea +60 mV
**(B)** La solución A sea +30 mV
**(C)** La solución A sea −60 mV
**(D)** La solución A sea −30 mV
**(E)** La solución A sea +120 mV

**(F)** La solución A sea −120 mV

**(G)** Los $Ca^{2+}$ de las dos soluciones sean iguales

**(H)** Las concentraciones de las dos soluciones sean iguales

**8.** Un hombre de 42 años de edad con miastenia grave nota un aumento de la fuerza muscular cuando es tratado con un inhibidor de la AChE. El fundamento de su mejoría es el aumento de:

**(A)** La cantidad de ACh liberada por los nervios motores

**(B)** Las concentraciones de ACh en las placas terminales del músculo

**(C)** El número de receptores de la ACh en las placas terminales del músculo

**(D)** La cantidad de noradrenalina liberada por los nervios motores

**(E)** La síntesis de noradrenalina en los nervios motores

**9.** En un error hospitalario, a una mujer de 60 años de edad se le infunden grandes volúmenes de una solución que produce la lisis de sus eritrocitos. Lo más probable es que la solución haya sido:

**(A)** 150 mM de NaCl

**(B)** 300 mM de manitol

**(C)** 350 mM de manitol

**(D)** 300 mM de urea

**(E)** 150 mM de $CaCl_2$

**10.** Durante un potencial de acción nervioso se emite un estímulo tal y como indica la flecha de la siguiente figura. En respuesta al estímulo, un segundo potencial de acción:

Estímulo

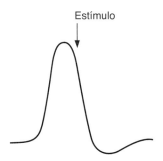

**(A)** De menor magnitud se producirá

**(B)** De magnitud normal se producirá

**(C)** De magnitud normal se producirá, pero se retrasará

**(D)** Se producirá, pero no tendrá un exceso

**(E)** No se producirá

**11.** Las soluciones A y B están separadas por una membrana permeable a la urea. La solución A

contiene 10 mM de urea y la solución B, 5 mM de urea. Si se duplica la concentración de urea en la solución A, el flujo de urea a través de la membrana:

**(A)** Será doble

**(B)** Será triple

**(C)** No se modificará

**(D)** Disminuirá a la mitad

**(E)** Disminuirá a un tercio

**12.** Una célula muscular tiene 14 mM de $Na^+$ intracelular y 140 mM de $Na^+$ extracelular. Suponiendo que $2.3\ RT/F = 60$ mV, ¿cuál sería el potencial de membrana si la membrana de la célula muscular fuera permeable solo al $Na^+$?

**(A)** −80 mV

**(B)** −60 mV

**(C)** 0 mV

**(D)** +60 mV

**(E)** +80 mV

**El siguiente diagrama de un potencial de acción nervioso se aplica a las preguntas 13-15.**

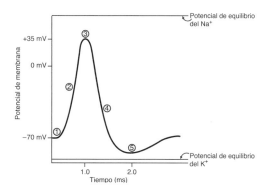

**13.** ¿En cuál de los puntos indicados del potencial de acción el $K^+$ está más cerca al equilibrio electroquímico?

**(A)** 1

**(B)** 2

**(C)** 3

**(D)** 4

**(E)** 5

**14.** ¿Qué proceso es responsable del cambio de potencial de membrana que se produce entre los puntos 1 y 3?

**(A)** Paso de $Na^+$ hacia adentro de la célula

**(B)** Paso de $Na^+$ hacia afuera de la célula

**(C)** Paso de $K^+$ hacia adentro de la célula

**(D)** Paso de $K^+$ hacia afuera de la célula

**(E)** Activación de la bomba de $Na^+$-$K^+$

**(F)** Inhibición de la bomba de $Na^+$-$K^+$

**15.** ¿Qué proceso es responsable del cambio de potencial de membrana que se produce entre los puntos 3 y 4?

**(A)**  Paso de $Na^+$ hacia adentro de la célula
**(B)**  Paso de $Na^+$ hacia afuera de la célula
**(C)**  Paso de $K^+$ hacia adentro de la célula
**(D)**  Paso de $K^+$ hacia afuera de la célula
**(E)**  Activación de la bomba de $Na^+$-$K^+$
**(F)**  Inhibición de la bomba de $Na^+$-$K^+$

**16.** La velocidad de conducción de los potenciales de acción a lo largo de un nervio se verá incrementada por:

**(A)**  Estimulación de la bomba de $Na^+$-$K^+$
**(B)**  Inhibición de la bomba de $Na^+$-$K^+$
**(C)**  Disminución del diámetro del nervio
**(D)**  Mielinización del nervio
**(E)**  Alargamiento de la fibra nerviosa

**17.** Las soluciones A y B están separadas por una membrana semipermeable. La solución A contiene 1 mM de sacarosa y 1 mM de urea. La solución B contiene 1 mM de sacarosa. El coeficiente de reflexión de la sacarosa es uno y el de la urea es cero. ¿Cuál de las siguientes afirmaciones sobre estas soluciones es correcta?

**(A)**  La solución A tiene una presión osmótica efectiva mayor que la solución B
**(B)**  La solución A tiene una presión osmótica efectiva menor que la solución B
**(C)**  Las soluciones A y B son isoosmóticas
**(D)**  La solución A es hiperosmótica con respecto a la solución B y las soluciones son isotónicas
**(E)**  La solución A es hipoosmótica con respecto a la solución B y las soluciones son isotónicas

**18.** El transporte de D- y L-glucosa procede a la misma velocidad por un gradiente electroquímico mediante cuál de los siguientes procesos?

**(A)**  Difusión simple
**(B)**  Difusión facilitada
**(C)**  Transporte activo primario
**(D)**  Cotransporte
**(E)**  Contratransporte

**19.** ¿Cuál de las siguientes opciones duplicará la permeabilidad de un soluto en una bicapa lipídica?

**(A)**  Duplicar el radio molecular del soluto
**(B)**  Duplicar el coeficiente de reparto aceite/agua del soluto
**(C)**  Duplicar el grosor de la bicapa
**(D)**  Duplicar la diferencia de concentración del soluto a través de la bicapa

**20.** Un anestésico local recientemente desarrollado bloquea los canales de $Na^+$ en los nervios. ¿Cuál de los siguientes efectos en el potencial de acción se espera que produzca?

**(A)**  Disminuir la velocidad de ascenso del potencial de acción
**(B)**  Acortar el período refractario absoluto
**(C)**  Suprimir el pospotencial de hiperpolarización
**(D)**  Aumentar el potencial de equilibrio del $Na^+$
**(E)**  Reducir el potencial de equilibrio del $Na^+$

**21.** En la placa terminal del músculo, la ACh produce la apertura de:

**(A)**  Los canales de $Na^+$ y la despolarización hasta el potencial de equilibrio del $Na^+$
**(B)**  Los canales de $K^+$ y la despolarización hasta el potencial de equilibrio del $K^+$
**(C)**  Los canales de $Ca^{2+}$ y despolarización hasta el potencial de equilibrio del $Ca^{2+}$
**(D)**  Los canales de $Na^+$ y $K^+$ y la despolarización hasta un valor intermedio entre los potenciales de equilibrio del $Na^+$ y el $K^+$
**(E)**  Los canales de $Na^+$ y $K^+$, así como la hiperpolarización hasta un valor intermedio entre los potenciales de equilibrio del $Na^+$ y el $K^+$

**22.** Un potencial postsináptico inhibidor:

**(A)**  Despolariza la membrana postsináptica abriendo los canales de $Na^+$
**(B)**  Despolariza la membrana postsináptica abriendo los canales de $K^+$
**(C)**  Hiperpolariza la membrana postsináptica mediante la apertura de canales de $Ca^{2+}$
**(D)**  Hiperpolariza la membrana postsináptica abriendo los canales de $Cl^-$

**23.** Se ha descubierto que un fármaco experimental inhibe la ATPasa de $Na^+$, $K^+$. ¿Cuál de los siguientes efectos se espera de este fármaco?

**(A)**  Disminución del $Na^+$ intracelular
**(B)**  Incremento del $K^+$ intracelular
**(C)**  Elevación del $Ca^{2+}$ intracelular
**(D)**  Aumento del cotransporte de $Na^+$-glucosa
**(E)**  Incremento del intercambio de $Na^+$-$Ca^{2+}$

**24.** ¿Cuál de las siguientes secuencias temporales es correcta para el acoplamiento de excitación-contracción en el músculo esquelético?

**(A)**  Aumento del $Ca^{2+}$ intracelular, potencial de acción en la membrana muscular y formación de puentes cruzados
**(B)**  Potencial de acción en la membrana muscular, despolarización de los túbulos T y liberación de $Ca^{2+}$ del RS
**(C)**  Potencial de acción en la membrana muscular, desdoblamiento del ATP y unión del $Ca^{2+}$ a la troponina C
**(D)**  Liberación de $Ca^{2+}$ del RS, despolarización de los túbulos T y unión del $Ca^{2+}$ a la troponina C

**25.** ¿Cuál de los siguientes procesos de transporte está implicado si se inhibe el transporte de glucosa, desde la luz intestinal hacia una célula del intestino delgado, al suprimir el gradiente habitual del $Na^+$ a través de la membrana celular?

**(A)** Difusión simple
**(B)** Difusión facilitada
**(C)** Transporte activo primario
**(D)** Cotransporte
**(E)** Contratransporte

**26.** En el músculo esquelético, ¿cuál de los siguientes pasos ocurre antes de la despolarización de los túbulos T en el mecanismo de acoplamiento de excitación-contracción?

**(A)** Despolarización de la membrana sarcolémica
**(B)** Apertura de canales de liberación de $Ca^{2+}$ en el RS
**(C)** Captación de $Ca^{2+}$ en el RS por la ATPasa de $Ca^{2+}$
**(D)** Unión del $Ca^{2+}$ a la troponina C
**(E)** Unión de la actina y la miosina

**27.** ¿Cuál de los siguientes es un neurotransmisor inhibidor en el sistema nervioso central?

**(A)** Noradrenalina
**(B)** Glutamato
**(C)** GABA
**(D)** Serotonina
**(E)** Histamina

**28.** ¿Para cuál de los siguientes procesos se utiliza indirectamente el ATP?

**(A)** Acumulación de $Ca^{2+}$ por el RS
**(B)** Transporte de $Na^+$ del líquido intracelular al extracelular
**(C)** Transporte de $K^+$ del líquido extracelular al intracelular
**(D)** Transporte de $H^+$ desde las células parietales hasta la luz del estómago
**(E)** Absorción de la glucosa por las células epiteliales intestinales

**29.** ¿Cuál de las siguientes causas produce rigidez en el músculo esquelético?

**(A)** Falta de potenciales de acción en las motoneuronas
**(B)** Aumento del $Ca^{2+}$ intracelular
**(C)** Disminución del $Ca^{2+}$ intracelular
**(D)** Aumento del ATP
**(E)** Disminución del ATP

**30.** La degeneración de las neuronas dopaminérgicas se ha relacionado con:

**(A)** Esquizofrenia
**(B)** Enfermedad de Parkinson
**(C)** Miastenia grave

**(D)** Intoxicación por curare

**31.** Suponiendo la disociación completa de todos los solutos, ¿cuál de las siguientes soluciones sería hiperosmótica a 1 mM de NaCl?

**(A)** 1 mM de glucosa
**(B)** 1.5 mM de glucosa
**(C)** 1 mM de $CaCl_2$
**(D)** 1 mM de sacarosa
**(E)** 1 mM de KCl

**32.** Un paciente con úlceras gástricas es tratado con un fármaco que bloquea el transportador de la secreción de $H^+$ en las células parietales gástricas. ¿Cuál de los siguientes procesos de transporte está siendo inhibido?

**(A)** Difusión simple
**(B)** Difusión facilitada
**(C)** Transporte activo primario
**(D)** Cotransporte
**(E)** Contratransporte

**33.** Una mujer de 56 años de edad, con debilidad muscular grave, es hospitalizada. La única anomalía en sus valores de las pruebas de laboratorio es un $K^+$ sérico elevado. El $K^+$ sérico alto causa debilidad muscular porque:

**(A)** El potencial de membrana en reposo está hiperpolarizado
**(B)** El potencial de equilibrio del $K^+$ está hiperpolarizado
**(C)** El potencial de equilibrio del $Na^+$ está hiperpolarizado
**(D)** Los canales de $K^+$ se cierran mediante la despolarización
**(E)** Los canales de $K^+$ se abren mediante la despolarización
**(F)** Los canales de $Na^+$ se cierran mediante la despolarización
**(G)** Los canales de $Na^+$ se abren mediante la despolarización

**34.** En la contracción del músculo liso gastrointestinal, ¿cuál de los siguientes acontecimientos se produce tras la unión del $Ca^{2+}$ a la calmodulina?

**(A)** Despolarización de la membrana sarcolémica
**(B)** Liberación de $Ca^{2+}$ inducida por $Ca^{2+}$
**(C)** Aumento de la cinasa de la cadena ligera de miosina
**(D)** Incremento del $Ca^{2+}$ intracelular
**(E)** Abertura de los canales de $Ca^{2+}$ activados por ligando

**35.** En una preparación experimental de un axón nervioso se puede medir el potencial de membrana ($E_m$), el potencial de equilibrio del $K^+$ ($E_K$) y también su conductancia. ¿Qué combinación de valores creará el mayor flujo de corriente de salida?

| | $E_m$ (mV) | $E_K$ (mV) | Conductancia del $K^+$ (unidades relativas) |
|---|---|---|---|
| (A) | −90 | −90 | 1 |
| (B) | −100 | −90 | 1 |
| (C) | −50 | −90 | 1 |
| (D) | 0 | −90 | 1 |
| (E) | +20 | −90 | 1 |
| (F) | −90 | −90 | 2 |

**36.** Un hombre de 68 años de edad con carcinoma microcítico de pulmón tiene una crisis tónico-clónica generalizada. En el servicio de urgencias, con base en la medición de la osmolaridad plasmática, el médico le diagnosticó síndrome de secreción inadecuada de hormona antidiurética y lo trató inmediatamente con solución salina hipertónica para evitar más convulsiones. ¿Cuál de los siguientes es el valor más probable para la osmolaridad plasmática del hombre antes del tratamiento?

(A)   235 mOsm/L

(B)   290 mOsm/L

(C)   300 mOsm/L

(D)   320 mOSm/L

(E)   330 mOSm/L

# Respuestas y explicaciones

1. **A [II A 1, C 1].** Ambos tipos de transporte se producen por un gradiente electroquímico («de mayor a menor») y no requieren energía metabólica. La saturabilidad y la inhibición por otros glúcidos son características únicamente del transporte de glucosa mediado por un transportador; así, la difusión facilitada es saturable e inhibida por la galactosa, mientras que la difusión simple no lo es.

2. **D [IV E 1 a, b, 2 b].** Durante el ascenso del potencial de acción, la célula se despolariza o se vuelve menos negativa. La despolarización es causada por la corriente de entrada que es, por definición, la entrada de carga positiva a la célula. En el nervio y en la mayoría de los tipos de músculo, esta corriente de entrada es transportada por el $Na^+$.

3. **D [IV B].** Dado que la membrana es permeable solo al $K^+$, este se difundirá por su gradiente de concentración de la solución A a la B, dejando algunos iones de $Cl^-$ en la solución A. Se creará un potencial de difusión, con la solución A negativa respecto a la solución B. La generación de un potencial de difusión implica el movimiento de solo unos pocos iones y, por lo tanto, no causa un cambio en la concentración general de las soluciones.

4. **B [V B 1-6].** La ACh se almacena en vesículas y se libera cuando un potencial de acción en el nervio motor abre los canales de $Ca^{2+}$ en la terminal presináptica. La ACh se difunde a través de la hendidura sináptica y abre los canales de $Na^+$ y $K^+$ en la placa terminal del músculo, despolarizándola (pero sin producir un potencial de acción). La despolarización de la placa terminal del músculo genera corrientes locales en la membrana muscular adyacente, lo que despolariza la membrana hasta el umbral y produce potenciales de acción.

5. **C [VI A, B 1-4; VII B 1-4].** Una elevación de la concentración intracelular de $Ca^{2+}$ es paralela al mecanismo de acoplamiento de excitación-contracción en los músculos esquelético y liso. En el músculo esquelético, el $Ca^{2+}$ se une a la troponina C, iniciando el ciclo de puentes cruzados. En el músculo liso, el $Ca^{2+}$ se une a la calmodulina. El complejo $Ca^{2+}$-calmodulina activa la cinasa de la cadena ligera de miosina, la cual fosforila la miosina para que pueda producirse el acortamiento. El aspecto estriado de los sarcómeros y la presencia de la troponina son característicos del músculo esquelético, no del liso. Las despolarizaciones espontáneas y las uniones comunicantes son características del músculo liso unitario, pero no del músculo esquelético.

6. **E [VI B 6].** Durante la estimulación repetida de una fibra muscular, el $Ca^{2+}$ se libera del RS más rápidamente de lo que puede volver a acumularse; por lo tanto, la concentración intracelular de $Ca^{2+}$ no vuelve a las concentraciones en reposo como lo haría después de una sola contracción. El aumento del $Ca^{2+}$ permite que se formen más puentes cruzados y, por lo tanto, produce un incremento de la tensión (tétanos). El $Na^+$ y el $K^+$ intracelulares no cambian durante el potencial de acción. Muy pocos $Na^+$ o $K^+$ entran o salen de la célula muscular, por lo que las concentraciones generales no se ven afectadas. Las concentraciones de ATP disminuirían, en todo caso, durante el tétanos.

7. **D [IV B 7].** La membrana es permeable al $Ca^{2+}$, pero impermeable al $Cl^-$. Aunque existe un gradiente de concentración a través de la membrana para ambos iones, solo el $Ca^{2+}$ puede difundirse por este gradiente. El $Ca^{2+}$ se difundirá de la solución A a la B dejando carga negativa en la solución A. La magnitud de este voltaje puede calcularse para el equilibrio electroquímico con la ecuación de Nernst como sigue: $E_{Ca^{2+}} = 2.3\ RT/zF \log C_A/C_B = 60\ mV/+2\ (\log 10\ mM/1\ mM = 30\ mV, \log 10 = 30\ mV)$. El signo se determina mediante un abordaje intuitivo: el $Ca^{2+}$ se difunde de la solución A a la B, por lo que la solución A desarrolla un voltaje negativo ($-30\ mV$). La difusión neta del $Ca^{2+}$ cesará cuando se alcance este voltaje, es decir, cuando la fuerza motora química esté exactamente equilibrada por la fuerza motora eléctrica (no cuando las concentraciones intracelulares de $Ca^{2+}$ de las soluciones se igualen).

8. **B [V B 7].** La miastenia grave se caracteriza por la disminución de la densidad de los receptores de la ACh en la placa terminal del músculo. Los inhibidores de la AChE bloquean la degradación de la ACh en la unión neuromuscular, por lo que las concentraciones en la placa terminal del músculo se mantienen altas, compensando parcialmente la deficiencia de receptores.

9. **D [III B 2 d].** La lisis de los eritrocitos de la paciente fue causada por la entrada de agua y la inflamación de las células hasta el punto de rotura. El agua fluiría hacia los eritrocitos si el líquido extracelular se volviera hipotónico (tuviera una presión osmótica menor) en relación con el líquido intracelular. Por definición, las soluciones isotónicas no hacen que el agua entre o salga de las células porque la presión osmótica es la misma en ambos lados de la membrana celular. Las soluciones hipertónicas producirían la contracción de los eritrocitos; 150 mM de NaCl y 300 mM de manitol son isotónicos; 350 mM de manitol y 150 mM de $CaCl_2$ son hipertónicos. Como el coeficiente de reflexión de la urea es menor de 1.0, 300 mM de urea son hipotónicos.

10. **E [IV E 3 a].** Debido a que el estímulo se administró durante el período refractario absoluto, no se produce ningún potencial de acción. Las compuertas de inactivación del canal de $Na^+$ se cerraron con la despolarización y permanecen cerradas hasta que la membrana se repolarice. Mientras las compuertas de inactivación estén cerradas, los canales de $Na^+$ no podrán abrirse para permitir otro potencial de acción.

11. **B [II A].** El flujo es proporcional a la diferencia de concentración a través de la membrana, $J = -PA$ $(C_A - C_B)$. Originalmente, $C_A - C_B = 10$ mM $- 5$ mM $= 5$ mM. Cuando se duplicó la concentración de urea en la solución A, la diferencia de concentración pasó a ser de 20 mM $- 5$ mM $= 15$ mM o tres veces la diferencia original. Por lo tanto, el flujo también se triplicaría. Obsérvese que el signo negativo que precede a la ecuación se ignora si la concentración inferior se resta de la superior.

12. **D [IV B 3 a, b].** La ecuación de Nernst se emplea para calcular el potencial de equilibrio de un solo ion. Al aplicar la ecuación de Nernst, suponemos que la membrana es libremente permeable solo a ese ion. $E_{Na^+} = 2.3$ RT / zF log $C_e$ / $C_i = 60$ mV (log $140 / 14 = 60$ mV, log $10 = 60$ mV). Obsérvese que se han ignorado los signos y que la mayor concentración se ha colocado simplemente en el numerador para simplificar el cálculo logarítmico. Para determinar si $E_{Na^+}$ es $+60$ mV o $-60$ mV, utilice el abordaje intuitivo: el $Na^+$ se difundirá del líquido extracelular al intracelular por su gradiente de concentración, haciendo que el interior de la célula sea positivo.

13. **E [IV E 2 d].** El pospotencial de hiperpolarización representa el período durante el cual la permeabilidad del $K^+$ es más alta y el potencial de membrana está más cerca del potencial de equilibrio del $K^+$. En ese momento, el $K^+$ está más cerca del equilibrio electroquímico. La fuerza que impulsa el movimiento del $K^+$ fuera de la célula por su gradiente químico se equilibra con la fuerza que impulsa al $K^+$ dentro de la célula por su gradiente eléctrico.

14. **A [IV E 2 b (1)-(3)].** El ascenso del potencial de acción nervioso se produce por la apertura de los canales de $Na^+$ (una vez que la membrana se despolariza hasta el umbral). Cuando los canales de $Na^+$ se abren, el $Na^+$ entra en la célula por su gradiente electroquímico, conduciendo el potencial de membrana hacia el potencial de equilibrio del $Na^+$.

15. **D [IV E 2 c].** El proceso responsable de la repolarización es la apertura de los canales de $K^+$. La permeabilidad del $K^+$ se vuelve muy alta y conduce el potencial de membrana hacia el potencial de equilibrio del $K^+$ mediante el flujo del $K^+$ fuera de la célula.

16. **D [IV E 4 b].** La mielina aísla el nervio, lo que aumenta la velocidad de conducción; los potenciales de acción solo pueden generarse en los nódulos de Ranvier, donde se produce una rotura del aislamiento. La actividad de la bomba de $Na^+$-$K^+$ no afecta directamente la formación o conducción de los potenciales de acción. La disminución del diámetro del nervio aumentaría la resistencia interna y, por lo tanto, reduciría la velocidad de conducción.

17. **D [III A, B 4].** La solución A contiene tanto sacarosa como urea en concentraciones de 1 mM, mientras que la solución B solo contiene sacarosa en una concentración de 1 mM. La osmolaridad calculada de la solución A es de 2 mOsm/L, mientras que la osmolaridad calculada de la solución B es de 1 mOsm/L. Así, la solución A, la cual tiene una mayor osmolaridad, es hiperosmótica con respecto a la solución B. En realidad, las soluciones A y B tienen la misma presión osmótica efectiva (es decir, son isotónicas) porque el único soluto «eficaz» es la sacarosa, la cual tiene la misma concentración en ambas soluciones. La urea no es un soluto eficaz porque su coeficiente de reflexión es cero.

18. **A [II A 1, C 1].** Solo se producen dos tipos de transporte «de mayor a menor»: la difusión simple y la facilitada. Si no hay estereoespecificidad para el isómero D o L, se puede concluir que el transporte no está mediado por un transportador y, por lo tanto, debe tratarse de difusión simple.

19. **B [II A 4 a-c].** La elevación del coeficiente de reparto aceite/agua aumenta la solubilidad en una bicapa lipídica y, con ello, la permeabilidad. El aumento del radio molecular y el incremento del grosor de la

membrana disminuyen la permeabilidad. La diferencia de concentración del soluto no tiene ningún efecto en la permeabilidad.

**20. A [IV E 1-3].** El bloqueo de los canales de $Na^+$ impediría los potenciales de acción. El ascenso del potencial de acción depende de la entrada del $Na^+$ en la célula a través de estos canales y, por lo tanto, también se vería reducido o suprimido. El período refractario absoluto se alargaría porque se basa en la disponibilidad de los canales de $Na^+$. El pospotencial de hiperpolarización está relacionado con el aumento de la permeabilidad del $K^+$. El potencial de equilibrio del $Na^+$ se calcula a partir de la ecuación de Nernst y es el potencial teórico en el equilibrio electroquímico (y no depende de si los canales de $Na^+$ están abiertos o cerrados).

**21. D [V B 5].** La unión de la ACh a los receptores de la placa terminal del músculo abre canales que permiten el paso del $Na^+$ y el $K^+$. El $Na^+$ entrará en la célula por su gradiente electroquímico y el $K^+$ saldrá de la célula también por su gradiente electroquímico. El potencial de membrana resultante se despolarizará hasta un valor que está aproximadamente a medio camino entre sus respectivos potenciales de equilibrio.

**22. D [V C 2 b].** Un potencial postsináptico inhibidor hiperpolariza la membrana postsináptica alejándola del umbral. La apertura de los canales de $Cl^-$ hiperpolarizaría la membrana postsináptica conduciendo el potencial de membrana hacia el potencial de equilibrio del $Cl^-$ (cerca de $-90$ mV). La apertura de los canales de $Ca^{2+}$ despolarizaría la membrana postsináptica conduciéndola hacia el potencial de equilibrio del $Ca^{2+}$.

**23. C [II D 2 a].** La inhibición de la ATPasa de $Na^+$, $K^+$ conduce a un aumento de la concentración intracelular de $Na^+$. Este incremento disminuye el gradiente del $Na^+$ a través de la membrana celular, lo que inhibe el intercambio de $Na^+$-$Ca^{2+}$ y genera un incremento del $Ca^{2+}$ intracelular. El aumento del $Na^+$ intracelular también inhibe el cotransporte de $Na^+$-glucosa.

**24. B [VI B 1-4].** La secuencia correcta es: potencial de acción en la membrana del músculo, despolarización de los túbulos T, liberación de $Ca^{2+}$ del RS, unión del $Ca^{2+}$ a la troponina C, formación de puentes cruzados y división del ATP.

**25. D [II D 2 a, E 1].** En el gradiente «habitual» del $Na^+$, la concentración de $Na^+$ es mayor en el líquido extracelular que en el intracelular (mantenido por la bomba de $Na^+$-$K^+$). Este gradiente del $Na^+$ dinamiza dos formas de transporte: el cotransporte y el contratransporte. Como la glucosa se mueve en la misma dirección que el $Na^+$, se puede concluir que se trata de un cotransporte.

**26. A [VI A 3].** En el mecanismo de acoplamiento de excitación-contracción, la excitación siempre precede a la contracción. La *excitación* se refiere a la activación eléctrica de la célula muscular, la cual comienza con un potencial de acción (despolarización) en la membrana sarcolémica que se extiende a los túbulos T. La despolarización de los túbulos T conduce entonces a la liberación de $Ca^{2+}$ del RS cercano, seguida de un aumento del $Ca^{2+}$ intracelular, su unión a la troponina C y, a continuación, la contracción.

**27. C [V C 2 a, b].** El GABA es un neurotransmisor inhibidor. La noradrenalina, el glutamato, la serotonina y la histamina son neurotransmisores excitadores.

**28. E [II D 2].** Todos los procesos enumerados son ejemplos de transporte activo primario (por eso utilizan directamente el ATP), excepto la absorción de la glucosa por parte de las células epiteliales intestinales, la cual se produce mediante el transporte activo secundario (es decir, cotransporte). Este transporte utiliza el gradiente del $Na^+$ como fuente de energía y, por lo tanto, también usa el ATP indirectamente (para mantener el gradiente del $Na^+$).

**29. E [VI B].** La *rigidez* es un estado de contracción permanente que se produce en el músculo esquelético cuando se agota el ATP. Sin la unión al ATP, la miosina permanece unida a la actina y el ciclo de puentes cruzados no puede continuar. Si no hubiera potenciales de acción en las motoneuronas, las fibras musculares que inervan no se contraerían en absoluto, ya que los potenciales de acción son necesarios para la liberación de $Ca^{2+}$ del RS. Cuando la concentración intracelular de $Ca^{2+}$ se incrementa, el $Ca^{2+}$ se une a la troponina C permitiendo que se produzca el ciclo de puentes cruzados. La disminución del $Ca^{2+}$ intracelular produce la relajación.

**30. B [V C 4 b (3)].** Las neuronas dopaminérgicas y los receptores $D_2$ son deficientes en las personas con la enfermedad de Parkinson. La esquizofrenia implica un aumento de las concentraciones de los receptores $D_2$. La miastenia grave y la intoxicación por curare afectan la unión neuromuscular, la cual utiliza ACh como neurotransmisor.

**31.** **C [III A].** La osmolaridad es la concentración de partículas (osmolaridad = g × C). Cuando se comparan dos soluciones, la de mayor osmolaridad es hiperosmótica. La solución de 1 mM de $CaCl_2$ (osmolaridad = 3 mOsm/L) es hiperosmótica respecto de 1 mM de NaCl (osmolaridad = 2 mOsm/L). Las soluciones de 1 mM de glucosa, 1.5 mM de glucosa y 1 mM de sacarosa son hipoosmóticas respecto a 1 mM de NaCl, mientras que 1 mM de KCl es isoosmótico.

**32.** **C [II D c].** La secreción del $H^+$ por parte de las células parietales gástricas se produce por la ATPasa de $H^+$-$K^+$, un transportador activo primario.

**33.** **F [IV E 2].** Una concentración sérica de $K^+$ elevada produce la despolarización del potencial de equilibrio del $K^+$ y, por lo tanto, la despolarización del potencial de membrana en reposo en el músculo esquelético. La despolarización sostenida cierra las compuertas de inactivación de los canales de $Na^+$ e impide la aparición de potenciales de acción en el músculo.

**34.** **C [VII B].** Los pasos que generan la contracción en el músculo liso se producen en el siguiente orden: varios mecanismos que elevan la concentración intracelular de $Ca^{2+}$, incluida la despolarización de la membrana sarcolémica, la cual abre los canales de $Ca^{2+}$ dependientes del voltaje, y la apertura de los canales de $Ca^{2+}$ activados por ligando; el $Ca^{2+}$ inducido por el $Ca^{2+}$ que se libera del RS; el aumento de la concentración intracelular de $Ca^{2+}$; la unión del $Ca^{2+}$ a la calmodulina; el aumento de la cinasa de la cadena ligera de miosina; la fosforilación de la miosina; la unión de la miosina a la actina y el ciclo de puentes cruzados, el cual produce la contracción.

**35.** **E [IV C].** Los conjuntos de datos A y F no tienen diferencia entre el potencial de membrana y el potencial de equilibrio y, por ende, no tienen fuerza motora ni flujo de corriente; aunque el conjunto de datos F tiene la conductancia del $K^+$ más alta, esto es irrelevante ya que la fuerza motora es cero. Los conjuntos de datos C, D y E tendrán todos una corriente de salida del $K^+$, ya que el potencial de membrana es menos negativo que el potencial de equilibrio; de ellos, el conjunto de datos E tendrá la mayor corriente de salida del $K^+$ porque tiene la mayor fuerza motora. El conjunto de datos B tendrá una corriente de entrada del $K^+$, ya que el potencial de membrana es más negativo que el potencial de equilibrio.

**36.** **A [III B].** El hombre tiene el síndrome de secreción inadecuada de hormona antidiurética y sufre crisis tónico-clónicas generalizadas, lo que sugiere que las concentraciones inadecuadas de la ADH causaron una reabsorción excesiva de agua en los túbulos colectores de los riñones. El exceso de retención de agua diluyó su osmolaridad extracelular y produjo una disminución de la presión osmótica extracelular. El descenso de la presión osmótica extracelular generó un flujo de agua osmótica hacia todas las células, incluidas las cerebrales, aumentando el volumen intracelular y ocasionando la inflamación celular. Como el cerebro está encerrado en una estructura sólida, el cráneo, la inflamación de las células cerebrales produjo las convulsiones. El otro indicio que sugiere que el problema es la disminución de la osmolaridad extracelular (y la presión osmótica) es que el tratamiento empleado para prevenir otra crisis es la solución salina hipertónica; este tratamiento aumentaría la osmolaridad del líquido extracelular, reduciendo o eliminando así la fuerza impulsora osmótica que generaba el flujo de agua hacia adentro de las células. De las respuestas, el único valor de la osmolaridad plasmática antes del tratamiento que es hipoosmótico e hipotónico es 235 mOsm/L. Los demás valores son esencialmente isoosmóticos (290 y 300 mOsm/L) o hiperosmóticos (320 y 330 mOsm/L).

# 2 Neurofisiología

## I. SISTEMA NERVIOSO AUTÓNOMO

- Se trata de un conjunto de vías hacia y desde el sistema nervioso central (SNC) que inerva y regula el **músculo liso**, el **músculo cardíaco** y las **glándulas**.
- Es diferente al sistema nervioso somático que inerva el músculo esquelético.
- Tiene tres divisiones: **simpática**, **parasimpática** y **entérica** (la división entérica se analiza en el cap. 6).

A. **Organización del sistema nervioso autónomo (SNA) (tabla 2-1 y fig. 2-1)**
   1. **En los ganglios autonómicos se produce la sinapsis entre las neuronas.**
      a. Los **ganglios parasimpáticos** están situados en los órganos efectores o cerca de ellos.
      b. Los **ganglios simpáticos** se encuentran en la cadena paravertebral.
   2. Las **neuronas preganglionares** tienen sus cuerpos celulares en el SNC y hacen sinapsis en los ganglios autonómicos.

      - Las neuronas preganglionares del **sistema nervioso simpático** se originan en los segmentos T1-L3 de la médula espinal o en la región **toracolumbar**.
      - Las neuronas preganglionares del **sistema nervioso parasimpático** se originan en los núcleos de los nervios craneales y en los segmentos S2-S4 de la médula espinal o en la región **craneosacra**.
   3. Las **neuronas posganglionares** de ambas divisiones tienen sus cuerpos celulares en los ganglios autonómicos y hacen sinapsis en los órganos efectores (p. ej., corazón, vasos sanguíneos, glándulas sudoríparas).
   4. La **médula suprarrenal** es un ganglio especializado del sistema nervioso simpático (*véase* Correlación clínica: feocromocitoma).

      - Las fibras preganglionares hacen sinapsis directamente en las **células cromafines** de la médula suprarrenal.
      - Las células cromafines secretan **adrenalina** (80%) y noradrenalina (20%) a la circulación (*véase* fig. 2-1).

---

**CORRELACIÓN CLÍNICA**

El *feocromocitoma* es un tumor de la médula suprarrenal que secreta cantidades excesivas de catecolaminas y se asocia con el incremento de la excreción de **ácido vanililmandélico**.

---

B. **Neurotransmisores del sistema nervioso autónomo**
   - Las **neuronas adrenérgicas** liberan **noradrenalina** como neurotransmisor.
   - Las **neuronas colinérgicas**, ya sean del sistema nervioso simpático o del parasimpático, liberan **acetilcolina** (ACh, *acetylcholine*) como neurotransmisor.
   - Las **neuronas no adrenérgicas y no colinérgicas** incluyen *algunas* neuronas parasimpáticas posganglionares del tubo digestivo (TD) que liberan sustancia P, péptido intestinal vasoactivo u óxido nítrico.

| T a b l a   **2-1**   Organización del sistema nervioso autónomo | | | |
|---|---|---|---|
| **Característica** | **Simpático** | **Parasimpático** | **Somático**[a] |
| Origen del nervio preganglionar | Núcleos de los segmentos T1-T12 de la médula espinal; L1-L3 (toracolumbares) | Núcleos de los nervios craneales III, VII, IX y X; segmentos S2-S4 de la médula espinal (craneosacros) | |
| Longitud del axón del nervio preganglionar | Corto | Largo | |
| Neurotransmisor en el ganglio autonómico | ACh | ACh | |
| Tipo de receptor en el ganglio autonómico | Nicotínico | Nicotínico | |
| Longitud del axón del nervio posganglionar | Largo | Corto | |
| Órganos efectores | Músculos liso y cardíaco; glándulas | Músculos liso y cardíaco; glándulas | Músculo esquelético |
| Neurotransmisor en los órganos efectores | Noradrenalina (excepto las glándulas sudoríparas, que usan ACh) | ACh | ACh (la sinapsis es la unión neuromuscular) |
| Tipos de receptores en los órganos efectores | $\alpha_1$, $\alpha_2$, $\beta_1$ y $\beta_2$ | Muscarínico | Nicotínico |

[a]El sistema nervioso somático se ha incluido para la comparación.
ACh: acetilcolina.

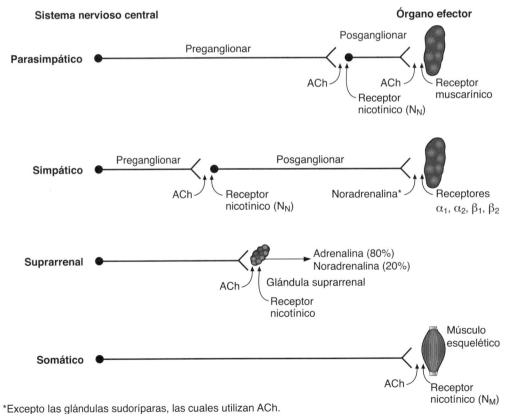

*Excepto las glándulas sudoríparas, las cuales utilizan ACh.

**FIGURA 2-1** Organización del sistema nervioso autónomo. ACh: acetilcolina.

| T a b l a | **2-2** | Vías y mecanismos de señalización de los receptores autónomos | | |
| --- | --- | --- | --- | --- |

| Receptor | Ubicación | Proteína G | Mecanismo |
| --- | --- | --- | --- |
| **Adrenérgico** | | | |
| $\alpha_1$ | Músculo liso | $G_q$ | ↑ el $IP_3$ o el $Ca^{2+}$ |
| $\alpha_2$ | Tubo digestivo | $G_i$ | ↓ el cAMP |
| $\beta_1$ | Corazón | $G_s$ | ↑ el cAMP |
| $\beta_2$ | Músculo liso | $G_s$ | ↑ el cAMP |
| **Colinérgico** | | | |
| $N_M$ ($N_1$) | Músculo esquelético | — | Abertura de los canales de $Na^+$ o $K^+$ |
| $N_N$ ($N_2$) | Ganglios autonómicos | — | Abertura de los canales de $Na^+$ o $K^+$ |
| $M_1$ | SNC | $G_q$ | ↑ el $IP_3$ o el $Ca^{2+}$ |
| $M_2$ | Corazón | $G_i$ | ↓ el cAMP |
| $M_3$ | Glándulas, músculo liso | $G_q$ | ↑ el $IP_3$ o el $Ca^{2+}$ |

cAMP: monofosfato de adenosina cíclico; $IP_3$: inositol 1,4,5-trifosfato; $N_M$: nicotínico muscular; $N_N$: nicotínico neuronal; SNC: sistema nervioso central.

C. **Tipos de receptores en el sistema nervioso autónomo (tabla 2-2)**
   1. **Receptores adrenérgicos (adrenorreceptores)**
      a. **Receptores $\alpha_1$**
         - Se localizan en el músculo liso vascular de la piel y en las regiones viscerales, los esfínteres del TD y de la vejiga, así como en el músculo radial del iris.
         - Producen **excitación** (p. ej., contracción o constricción).
         - Son igualmente sensibles a la noradrenalina que a la adrenalina. Sin embargo, solo la noradrenalina liberada por las neuronas adrenérgicas está presente en concentraciones lo suficientemente altas como para activar los receptores $\alpha_1$.
         - **Mecanismo de acción. Proteína $G_q$:** estimulación de la fosfolipasa C, aumento del **inositol 1,4,5-trifosfato** ($IP_3$) y del $Ca^{2+}$ intracelular.

      b. **Receptores $\alpha_2$**
         - Se localizan en las terminales nerviosas posganglionares simpáticas (autorreceptores), en los trombocitos, en los adipocitos y en las paredes del TD (heterorreceptores).
         - A menudo producen inhibición (p. ej., relajación o dilatación).
         - **Mecanismo de acción. Proteína $G_i$:** inhibición de la adenilato-ciclasa y **disminución del monofosfato de adenosina cíclico** (cAMP, *cyclic adenosine monophosphate*).

      c. **Receptores $\beta_1$**
         - Se encuentran en los nódulos sinoauricular (SA) y auriculoventricular (AV), así como en el músculo ventricular del **corazón**.
         - Producen **excitación** (p. ej., aumentos de la frecuencia cardíaca, de la velocidad de conducción y de la contractilidad).
         - Son sensibles tanto a la noradrenalina como a la adrenalina; son más sensibles que los receptores $\alpha_1$.
         - **Mecanismo de acción. Proteína $G_s$:** estimulación de la adenilato-ciclasa y **aumento del cAMP**.

      d. **Receptores $\beta_2$**
         - Se localizan en el músculo liso vascular del músculo esquelético, en el músculo liso bronquial y en las paredes del TD y de la vejiga.
         - Producen **relajación** (p. ej., dilatación del músculo liso vascular, dilatación de los bronquiolos, relajación de la pared de la vejiga).
         - Son más sensibles a la adrenalina que a la noradrenalina.
         - Son más sensibles a la adrenalina que los receptores $\alpha_1$.
         - **Mecanismo de acción. Proteína $G_s$:** estimulación de la adenilato-ciclasa y **aumento del cAMP**.

2. **Receptores colinérgicos (colinorreceptores)**
   a. **Receptores nicotínicos**

   ■ Se localizan en los **ganglios autonómicos** (nicotínicos neuronales [$N_N$]) del sistema nervioso simpático y parasimpático, en la **unión neuromuscular** (nicotínicos neuromusculares [$N_M$]) y en la **médula suprarrenal** ($N_N$). Los receptores de estos sitios son similares, pero no idénticos.

   ■ **Son activados por la ACh o la nicotina.**

   ■ Producen **excitación**.

   ■ Son bloqueados por **bloqueadores ganglionares** (p. ej., **hexametonio**) en los ganglios autonómicos, pero no en la unión neuromuscular.

   ■ **Mecanismo de acción:** la ACh se une a las subunidades $\alpha$ del receptor nicotínico de ACh. Los receptores nicotínicos de ACh son también canales iónicos para el $Na^+$ y el $K^+$.

   b. **Receptores muscarínicos**

   ■ Se localizan en el **corazón** ($M_2$), el **músculo liso** ($M_3$) y las **glándulas** ($M_3$).

   ■ **Son inhibidores en el corazón** (p. ej., disminución de la frecuencia cardíaca y la velocidad de conducción en el nódulo AV).

   ■ **Son excitadores en el músculo liso y en las glándulas** (p. ej., aumento de la motilidad en el TD, incremento de la secreción).

   ■ **Son activados por la ACh y la muscarina.**

   ■ Son bloqueados por la **atropina**.

   ■ **Mecanismo de acción:**

   **(1)** *Nódulo SA del corazón.* **Proteína $G_i$:** inhibición de la adenilato-ciclasa, la cual produce la abertura de los canales de $K^+$, reducción de la tasa de despolarización espontánea de la fase 4 y disminución de la frecuencia cardíaca.

   **(2)** *Músculo liso y glándulas.* **Proteína $G_q$:** estimulación de la fosfolipasa C y aumento del $IP_3$ y del $Ca^{2+}$ intracelular.

3. **Fármacos que actúan sobre el SNA** (tabla 2-3)

D. **Efectos del sistema nervioso autónomo en diversos órganos (tabla 2-4)**

E. **Centros autónomos: tronco del encéfalo e hipotálamo**
   1. **Bulbo raquídeo**

   ■ Centro vasomotor
   ■ Centro respiratorio
   ■ Centros de deglución, tos y vómito

   2. **Protuberancia**

   ■ Centro neumotáctico

---

**T a b l a   2-3**   Fármacos que afectan la actividad autonómica

| Tipo de receptor | Agonista | Antagonista |
|---|---|---|
| **Adrenérgico** | | |
| $\alpha_1$ | Norepinefrina<br>Fenilefrina | Fenoxibenzamina<br>Fentolamina<br>Prazosina |
| $\alpha_2$ | Clonidina | Yohimbina |
| $\beta_1$ | Norepinefrina<br>Isoproterenol<br>Dobutamina | Propranolol<br>Metoprolol |
| $\beta_2$ | Isoproterenol<br>Albuterol | Propranolol<br>Butaxamina |
| **Colinérgico** | | |
| Nicotínico | Acetilcolina<br>Nicotina<br>Carbacol | Curare (receptores $N_1$ de la unión neuromuscular)<br>Hexametonio (receptores $N_2$ ganglionares) |
| Muscarínico | Acetilcolina<br>Muscarina<br>Carbacol | Atropina |

**T a b l a** **2-4** Efecto del sistema nervioso autónomo en los distintos órganos

| Órgano | Acción simpática | Receptor simpático | Acción parasimpática | Receptor parasimpático |
|---|---|---|---|---|
| Corazón | ↑ frecuencia cardíaca | $\beta_1$ | ↓ frecuencia cardíaca | $M_2$ |
| | ↑ contractilidad | $\beta_1$ | ↓ contractilidad (aurículas) | $M_2$ |
| | ↑ conducción del nódulo AV | $\beta_1$ | ↓ conducción del nódulo AV | $M_2$ |
| Músculo liso vascular | Constriñe los vasos sanguíneos de la piel; los vasos viscerales | $\alpha_1$ | — | |
| | Dilata los vasos sanguíneos del músculo esquelético | $\beta_2$ | — | |
| Tubo digestivo | ↓ motilidad | $\alpha_2, \beta_2$ | ↑ motilidad | $M_3$ |
| | Constriñe los esfínteres | $\alpha_1$ | Relaja los esfínteres | $M_3$ |
| Bronquiolos | Dilata el músculo liso bronquiolar | $\beta_2$ | Constriñe el músculo liso bronquiolar | $M_3$ |
| Órganos sexuales masculinos | Eyaculación | $\alpha$ | Erección | M |
| Vejiga | Relaja la pared de la vejiga | $\beta_2$ | Contrae la pared de la vejiga | $M_3$ |
| | Constriñe el esfínter | $\alpha_1$ | Relaja el esfínter | $M_3$ |
| Glándulas sudoríparas | ↑ sudoración | M (colinérgico simpático) | — | |
| Ojo Músculo radial del iris | Dilata las pupilas (midriasis) | $\alpha_1$ | — | |
| Músculo esfínter circular del iris | — | | Constriñe las pupilas (miosis) | M |
| Músculo ciliar | Dilata (visión lejana) | $\beta$ | Contrae (visión de cerca) | M |
| Riñones | ↑ secreción de la renina | $\beta_1$ | — | |
| Adipocitos | ↑ lipólisis | $\beta_1$ | — | |

AV: auriculoventricular; M: muscarínico.

### 3. Mesencéfalo
- Centro de la micción

### 4. Hipotálamo
- Centro de regulación de la temperatura
- Centros reguladores de la sed y la ingesta de alimentos

# II. ORGANIZACIÓN DEL SISTEMA NERVIOSO

## A. Divisiones del sistema nervioso

- El sistema nervioso está compuesto por el SNC y el sistema nervioso periférico (SNP).
- El SNC incluye el cerebro y la médula espinal.
- Las principales divisiones del SNC son la médula espinal, el tronco del encéfalo (bulbo raquídeo, puente y mesencéfalo), el cerebelo, el diencéfalo (tálamo e hipotálamo) y los hemisferios cerebrales (corteza cerebral, núcleos basales, hipocampo y amígdala).
- Los nervios sensitivos o aferentes aportan información al sistema nervioso.
- Los nervios motores o eferentes transportan la información hacia afuera del sistema nervioso.

## B. Células del sistema nervioso

**1. Estructura de la neurona**

a. El cuerpo celular rodea el núcleo y es responsable de la síntesis de proteínas.

b. Las dendritas surgen del cuerpo celular y reciben información de las neuronas adyacentes.

c. El axón se proyecta desde el cono axónico, donde se originan los potenciales de acción y se envía información a otras neuronas o al músculo.

- El citoplasma del axón contiene matrices paralelas de microtúbulos y microfilamentos que mueven rápidamente los orgánulos y las vesículas desde el cuerpo celular hasta el extremo del axón (anterógrado). Este proceso, denominado **transporte axoplasmático rápido**, utiliza una proteína motora dependiente del trifosfato de adenosina (ATP, *adenosine triphosphate*) llamada **cinesina**. Los elementos del citoesqueleto y varias proteínas solubles también se desplazan desde el cuerpo celular hacia abajo del axón mediante un **transporte axoplasmático lento**.

**2. Las células gliales funcionan como células de apoyo para las neuronas.**

a. Los astrocitos suministran combustibles metabólicos a las neuronas, secretan factores tróficos y sintetizan neurotransmisores.

b. Los oligodendrocitos sintetizan la mielina en el SNC (mientras que las células de Schwann lo hacen en el SNP).

c. Los microgliocitos proliferan después de una lesión neuronal y sirven como fagocitos de restos celulares.

# III. SISTEMAS SENSITIVOS

## A. Receptores sensitivos generales

- Son células epiteliales o neuronas especializadas que **transducen las señales ambientales** en señales neuronales.
- Las señales ambientales que pueden detectarse son la **fuerza mecánica**, la **luz**, el **sonido**, las **sustancias químicas** y la **temperatura**.

**1. Tipos de transductores sensitivos**

a. **Mecanorreceptores**

- Corpúsculos de Pacini
- Receptores articulares
- Receptores de estiramiento en el músculo
- Células ciliadas en los sistemas auditivo y vestibular
- Barorreceptores en el seno carotídeo

b. **Fotorreceptores**

- Bastones y conos de la retina

c. **Quimiorreceptores**

- Receptores olfatorios
- Receptores del gusto
- Osmorreceptores
- Receptores de $O_2$ del cuerpo carotídeo

d. **Temperaturas y dolores extremos**

- Nociceptores

**2. Tipos de fibras y velocidad de conducción** (tabla 2-5)

- Las fibras nerviosas más grandes tienen velocidades de conducción más rápidas, en tanto que las más pequeñas tienen velocidades de conducción más lentas.

**3. Campo receptivo**

- Es una zona del cuerpo que, al ser estimulada, cambia la frecuencia de descarga de una neurona sensitiva. Si esta frecuencia aumenta, el campo receptivo es **excitador**. Si disminuye, el campo receptivo es **inhibidor**.

**4. Pasos de la transducción sensitiva**

a. **El estímulo llega al receptor sensitivo.** El estímulo puede ser un fotón de luz en la retina, una molécula de NaCl en la lengua, presión sobre la piel, etcétera.

| T a b l a **2-5** Características de los tipos de fibras nerviosas | | | |
|---|---|---|---|
| **Tipo de fibra general y ejemplo** | **Tipo de fibra sensitiva y ejemplo** | **Diámetro** | **Velocidad de conducción** |
| **A-α** | **Ia** | El más grande | La más rápida |
| Motoneuronas α grandes | Aferentes del huso muscular | | |
| | **Ib** | El más grande | La más rápida |
| | Órganos tendinosos de Golgi | | |
| **A-β** | **II** | Medio | Media |
| Tacto, presión | Aferentes secundarios de los husos musculares; tacto y presión | | |
| **A-γ** | — | | |
| Motoneuronas γ para los husos musculares (fibras intrafusales) | | Medio | Media |
| **A-δ** | **III** | Pequeño | Media |
| Tacto, presión, temperatura y dolor | Tacto, presión, dolor rápido y temperatura | | |
| **B** | — | Pequeño | Media |
| Fibras viscerales preganglionares | | | |
| **C** | **IV** | El más pequeño | La más lenta |
| Dolor lento; fibras viscerales posganglionares | Dolor y temperatura (amielínica) | | |

    **b. Los canales de iones se abren en el receptor sensitivo**, lo que permite que fluya la corriente.

       ■ Por lo general, la corriente es de entrada, lo que produce la **despolarización** del receptor.

       ■ La excepción está en el **fotorreceptor**, donde la luz genera una *disminución* de la corriente de entrada y una **hiperpolarización**.

    **c.** El cambio en el potencial de membrana por el estímulo es el **potencial receptor** o **generador** (fig. 2-2).

       ■ Si el potencial receptor es despolarizante, acerca el potencial de membrana a su umbral. Si el potencial receptor es lo suficientemente grande, el potencial de membrana superará su umbral y se descargará un potencial de acción en la neurona sensitiva.

       ■ Los potenciales receptores **se clasifican en función de la magnitud del estímulo**.

**5. Adaptación de los receptores sensitivos**

    **a.** Receptores de **adaptación lenta** o **tónica** (huso muscular, de presión, de dolor lento)

       ■ Responden repetidamente a un estímulo prolongado.

       ■ Detectan un **estímulo constante**.

    **b.** Receptores de **adaptación rápida** o **fásicos** (corpúsculo de Pacini, de tacto fino)

       ■ Con el tiempo, disminuye la frecuencia del potencial de acción debido a un estímulo constante.

       ■ Detectan, principalmente, el **inicio** y la **terminación** de un estímulo.

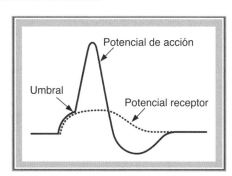

**FIGURA 2-2** Potencial receptor (generador) y cómo puede conducir a un potencial de acción.

**6. Vías sensitivas desde el receptor sensitivo hasta la corteza cerebral**

**a. Receptores sensitivos**

- Se activan por estímulos ambientales.
- Pueden ser células epiteliales especializadas (p. ej., fotorreceptores, receptores del gusto, células ciliadas auditivas).
- Pueden ser neuronas aferentes primarias (p. ej., quimiorreceptores olfatorios).
- **Transducen** el estímulo en **energía eléctrica** (es decir, en potencial receptor).

**b. Neuronas de primer orden**

- Son las **neuronas aferentes primarias** que reciben la señal transducida y envían la información al SNC. Los cuerpos celulares de las neuronas aferentes primarias se encuentran en los **ganglios de la raíz dorsal o de la médula espinal**.

**c. Neuronas de segundo orden**

- Se encuentran en la médula espinal o en el tronco del encéfalo.
- Reciben información de una o de varias neuronas aferentes primarias de los **núcleos de relevo** y la transmiten al **tálamo**.
- Los axones de las neuronas de segundo orden pueden **cruzar la línea media** de un núcleo de relevo en la médula espinal antes de ascender al tálamo. Por lo tanto, **la información sensitiva originada en un lado del cuerpo asciende al tálamo contralateral**.

**d. Neuronas de tercer orden**

- Se encuentran en los núcleos de relevo del tálamo. Desde allí, la información sensitiva codificada asciende a la corteza cerebral.

**e. Neuronas de cuarto orden**

- Se ubican en el área sensitiva adecuada de la corteza cerebral. La información recibida da lugar a una **percepción consciente** del estímulo.

**B. Sistema somatosensitivo**

- Incluye las sensaciones de tacto, movimiento, temperatura y dolor.

**1. Vías del sistema somatosensitivo**

**a. Sistema del asta posterior**

- Procesa las sensaciones de **tacto fino, presión, discriminación entre dos puntos, vibración** y **propiocepción**.
- Se compone principalmente de **fibras del grupo II**.
- **Trayecto:** las neuronas aferentes primarias tienen cuerpos celulares en la raíz dorsal. Sus axones ascienden ipsilateralmente al **núcleo grácil** y al **núcleo cuneiforme** de la médula. Desde la médula, las neuronas de segundo orden cruzan la línea media y ascienden al tálamo contralateral, donde hacen sinapsis con las neuronas de tercer orden. Estas últimas ascienden a la corteza somatosensitiva, donde hacen sinapsis con las neuronas de cuarto orden.

**b. Sistema anterolateral**

- Procesa las sensaciones de **temperatura, dolor** y **tacto fino**.
- Está formado principalmente por **fibras de los grupos III y IV**, las cuales entran en la médula espinal y terminan en el asta posterior.
- **Trayecto:** las neuronas de segundo orden cruzan la línea media hasta el cuadrante anterolateral de la médula espinal y ascienden al tálamo contralateral, donde hacen sinapsis con las neuronas de tercer orden. Estas últimas ascienden a la corteza somatosensitiva, donde hacen sinapsis con las neuronas de cuarto orden.

**2. Mecanorreceptores para el tacto y la presión** (tabla 2-6)

**3. Tálamo**

- La información de las diferentes partes del cuerpo se organiza somatotópicamente.
- La **destrucción de los núcleos talámicos** produce la pérdida de sensibilidad en el lado contralateral del cuerpo.

**4. Corteza somatosensitiva: homúnculo sensitivo**

- Las principales áreas somatosensitivas de la corteza cerebral son la **somatosensitiva primaria** y la **somatosensitiva secundaria**.

| T a b l a **2-6** Tipos de mecanorreceptores | | | |
|---|---|---|---|
| Tipo de mecanorreceptor | Descripción | Sensación codificada | Adaptación |
| Corpúsculos de Pacini | Estructuras en forma de cebolla en la piel subcutánea (que rodean las terminaciones nerviosas amielínicas) | Vibración; golpeteo | Rápida |
| Corpúsculos de Meissner | Presentes en la piel no velluda | Velocidad | Rápida |
| Corpúsculos de Ruffini | Encapsulados | Presión | Lenta |
| Discos de Merkel | El transductor está en las células epiteliales | Localización | Lenta |

- La somatosensitiva primaria tiene una representación somatotópica similar a la del tálamo.
- Este «mapa» del cuerpo se llama **homúnculo sensitivo**.
- Las áreas más grandes representan la **cara**, las **manos** y los **dedos**, donde la localización precisa es más importante.

**5. Dolor**

- Está asociado con la detección y la percepción de estímulos nocivos (**nocicepción**).
- Los receptores del dolor son **terminaciones nerviosas libres** en la piel, los músculos y las vísceras.
- Los neurotransmisores de los nociceptores incluyen la **sustancia P**. La inhibición de la liberación de la sustancia P es la base del alivio del dolor de los **opiáceos**.

**a. Fibras para el dolor rápido y el dolor lento**

- El **dolor rápido** es transportado por las fibras del grupo III. Tiene un inicio y una terminación rápidos y es localizado.
- El **dolor lento** es transportado por las fibras C. Se caracteriza por ser un dolor, ardor o palpitación poco localizado.

**b. Dolor referido**

- El dolor de origen visceral se remite a sitios de la piel y **se rige por su dermatoma**. Estos sitios están inervados por nervios que surgen de un mismo segmento de la médula espinal.
- **Por ejemplo**, el dolor cardíaco isquémico se irradia al tórax y al hombro.

**C. Visión**

**1. Óptica**

**a. Poder de refracción de una lente**

- Se mide en **dioptrías**.
- Es igual al recíproco de la distancia focal en metros.
- **Ejemplo:** 10 dioptrías = 1/10 m = 10 cm.

**b. Errores de refracción**

- **(1)** *Emetropía (normal)*. La luz se concentra en la retina.
- **(2)** *Hipermetropía*. La luz se enfoca detrás de la retina y se corrige con una **lente convexa**.
- **(3)** *Miopía*. La luz se enfoca delante de la retina y se corrige con una **lente bicóncava**.
- **(4)** *Astigmatismo*. La curvatura del cristalino no es uniforme y se corrige con una **lente cilíndrica**.
- **(5)** La *presbicia* es resultado de la pérdida del poder de acomodación del cristalino que se produce con el envejecimiento. El punto cercano (punto más cercano en el que se puede enfocar mediante la acomodación del cristalino) se aleja del ojo y se corrige con una **lente convexa**.

**2. Capas de la retina** (fig. 2-3)

**a. Células epiteliales pigmentadas**

- Absorben la luz difusa y también evitan la dispersión de la luz.
- Convierten el 11-*cis* retinal en todo-*trans* retinal.

**b. Las células receptoras son los bastones y los conos** (tabla 2-7).

- Los bastones y los conos no están presentes en la papila óptica; el resultado es un **punto ciego**.

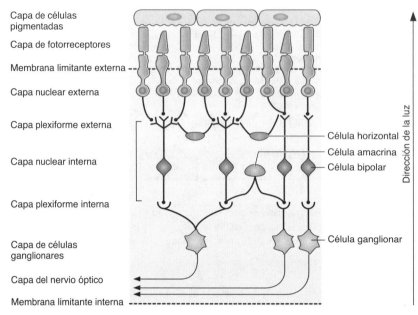

Capa de células pigmentadas

Capa de fotorreceptores

Membrana limitante externa

Capa nuclear externa

Capa plexiforme externa

Capa nuclear interna

Capa plexiforme interna

Capa de células ganglionares

Capa del nervio óptico

Membrana limitante interna

Célula horizontal

Célula amacrina

Célula bipolar

Célula ganglionar

Dirección de la luz

**FIGURA 2-3** Capas celulares de la retina (reproducida con autorización de Bullock J, Boyle J III, Wang MB. *NMS Physiology*. 4.ª ed. Baltimore: Lippincott Williams & Wilkins, 2001:77, fig. 6-5).

c. **Células bipolares.** Las células receptoras (es decir, los bastones y los conos) hacen sinapsis con las células bipolares, las cuales a su vez hacen sinapsis con las células ganglionares.

   **(1)** *Pocos conos hacen sinapsis con una sola célula bipolar*, la cual hace sinapsis con una sola célula ganglionar. Esta disposición es el fundamento de la **alta agudeza** y la **baja sensibilidad** de los conos. En la fóvea, donde la agudeza es mayor, la proporción entre conos y células bipolares es de 1:1.

   **(2)** *Muchos bastones hacen sinapsis con una sola célula bipolar.* Como resultado, hay **menos agudeza** en los bastones que en los conos. También hay una **mayor sensibilidad** en los bastones porque la luz que incide en cualquiera de ellos activa la célula bipolar.

d. Las **células horizontales y amacrinas** forman circuitos locales con las células bipolares.

e. Las **células ganglionares** son las células de salida de la retina.

   ▪ Los axones de las células ganglionares conforman el nervio óptico.

3. **Vías ópticas y sus lesiones** (fig. 2-4)

   ▪ Los axones de las células ganglionares conforman el nervio óptico y la cintilla óptica, y terminan en el cuerpo geniculado lateral del tálamo.

   ▪ Las fibras de cada **hemirretina nasal se cruzan** en el **quiasma óptico**, mientras que las fibras de cada hemirretina temporal permanecen ipsilaterales. Por lo tanto, las fibras de la **hemirretina nasal izquierda** y las fibras de la **hemirretina temporal derecha** forman la **cintilla óptica derecha** y hacen sinapsis en el cuerpo geniculado lateral derecho.

   ▪ Las fibras del cuerpo geniculado lateral forman la **vía geniculocalcarina** y pasan al **lóbulo occipital de la corteza**.

| T a b l a  **2-7** | Funciones de los bastones y los conos | |
|---|---|---|
| **Función** | **Bastones** | **Conos** |
| Sensibilidad a la luz | Sensibles a la luz de baja intensidad; visión nocturna | Sensibles a la luz de alta intensidad; visión diurna |
| Agudeza visual | Menor agudeza visual<br>No están presentes en la fóvea | Mayor agudeza visual<br>Presentes en la fóvea |
| Adaptación a la oscuridad | Los bastones se adaptan más tarde | Los conos se adaptan primero |
| Visión del color | No | Sí |

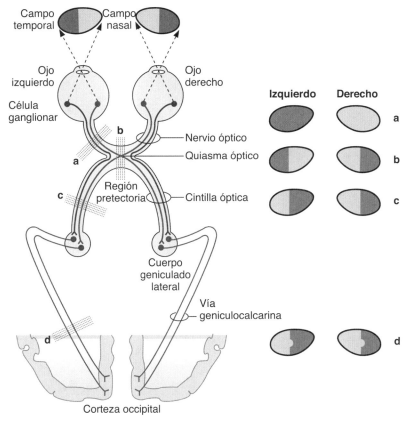

**FIGURA 2-4** Efectos de las lesiones en varios niveles de la vía óptica (modificada con autorización de Ganong WF. *Review of Medical Physiology*. 20.ª ed. Nueva York: McGraw-Hill, 2001:147).

**a.** El **corte de un nervio óptico** produce ceguera en el ojo ipsilateral.

**b.** El **corte de un quiasma óptico** causa hemianopsia bitemporal heterónima.

**c.** El **corte de la cintilla óptica** ocasiona hemianopsia contralateral homónima.

**d.** El **corte de la vía geniculocalcarina** genera hemianopsia homónima con **preservación macular**.

**4. Pasos de la fotorrecepción en los bastones** (fig. 2-5)

- El elemento fotosensitivo es la **rodopsina**, la cual se compone de **opsina** (una proteína) perteneciente a la superfamilia de receptores acoplados a proteínas G y **retinal** (un aldehído de la vitamina A).

**a.** La **luz** en la retina convierte el **11-*cis*** retinal en **todo-*trans*** retinal, un proceso llamado *fotoisomerización*. Se forman entonces varios productos intermedios, uno de los cuales es la **metarrodopsina II**.

  - La **vitamina A** es necesaria para la regeneración del 11-*cis* retinal. La insuficiencia de vitamina A produce **ceguera nocturna**.

**b.** La metarrodopsina II activa una proteína G llamada ***transducina***, la cual a su vez activa una **fosfodiesterasa**.

**c.** La fosfodiesterasa cataliza la conversión del monofosfato de guanosina cíclico (cGMP, *cyclic guanosine monophosphate*) en 5'-GMP y **las concentraciones de cGMP disminuyen**.

**d.** La disminución de las concentraciones de cGMP da lugar al **cierre de los canales de Na$^+$**, el decremento de la corriente de entrada del Na$^+$ y, como resultado, la **hiperpolarización** de la membrana de las células fotorreceptoras. El aumento de la intensidad de la luz incrementa el grado de hiperpolarización.

**e.** Cuando el fotorreceptor está hiperpolarizado, se produce una ***reducción* de la liberación de glutamato**, un neurotransmisor excitador. Hay dos tipos de receptores del glutamato en las células bipolares y horizontales, los cuales determinan si esas células se excitan o se inhiben.

  **(1) Los receptores del glutamato ionotrópicos son excitadores.** Por lo tanto, una menor liberación de glutamato de los fotorreceptores, el cual actúa sobre los receptores ionotrópicos, produce una hiperpolarización (inhibición) porque hay un *decremento de la excitación*.

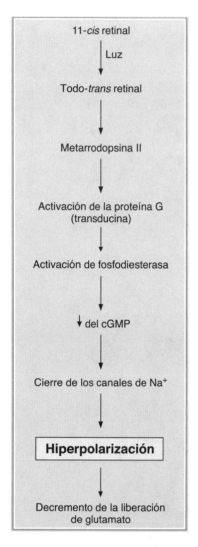

11-*cis* retinal

↓ Luz

Todo-*trans* retinal

↓

Metarrodopsina II

↓

Activación de la proteína G
(transducina)

↓

Activación de fosfodiesterasa

↓

↓ del cGMP

↓

Cierre de los canales de Na⁺

↓

**Hiperpolarización**

↓

Decremento de la liberación
de glutamato

**FIGURA 2-5** Pasos de la fotorrecepción en los bastones. cGMP: monofosfato de guanosina cíclico.

**(2)** **Los receptores del glutamato metabotrópicos son inhibidores.** Por lo tanto, la menor liberación de glutamato de los fotorreceptores que actúan sobre los receptores metabotrópicos ocasiona la despolarización (excitación) porque hay un *decremento de la inhibición*.

**5. Campos visuales receptivos**

**a. Campos receptivos de las células ganglionares y de las células geniculadas laterales**

**(1)** Cada célula bipolar recibe información de muchas células receptoras. A su vez, cada célula ganglionar recibe información de muchas células bipolares. Las células receptoras conectadas a una célula ganglionar forman el **centro de su campo receptor**. Las células receptoras conectadas a las células ganglionares a través de células horizontales forman el **entorno de su campo receptivo** (recuerde que la respuesta de las células bipolares y horizontales a la luz depende de si dichas células tienen receptores ionotrópicos o metabotrópicos).

**(2)** **Central y fuera del entorno** es el patrón de un campo receptivo de células ganglionares. La luz que incide en el centro del campo receptivo despolariza (excita) la célula ganglionar, mientras que la luz que incide en el entorno del campo receptivo hiperpolariza (inhibe) la célula ganglionar. **Descentrado y dentro del entorno** es otro patrón posible.

**(3)** Las células geniculadas laterales del tálamo conservan el patrón central o descentrado que se transmite desde la célula ganglionar.

**b. Campos receptivos de la corteza visual**

■ Las neuronas de la corteza visual detectan la forma y la orientación de las formas.

■ Están implicados tres tipos de células corticales:

**(1)** Las *células simples* tienen patrones centrados y descentrados, pero son bastones alargados en lugar de círculos concéntricos. Responden mejor a las **franjas de luz** que tienen la **posición** y **orientación** correctas.

**(2)** Las *células complejas* responden mejor a las **franjas** o **bordes de luz en movimiento** con la orientación correcta.

**(3)** Las *células hipercomplejas* responden mejor a las líneas con una **longitud** determinada y a las **curvas** y **ángulos**.

## D. Audición

### 1. Ondas sonoras

- La **frecuencia** se mide en **hercios**.
- La **intensidad** se mide en **decibelios**, una escala logarítmica.

$$dB = 20\log_{10}\frac{P}{P_0}$$

*donde:*

dB = decibel

P = presión del sonido medida

$P_0$ = presión de referencia medida en la frecuencia umbral

### 2. Estructura del oído

#### a. Oído externo

- Dirige las ondas sonoras hacia el conducto auditivo.

#### b. Oído medio

- Está lleno de aire.
- Contiene la **membrana timpánica** y los **huesecillos auditivos** (martillo, yunque y estribo). El estribo se inserta en la **ventana oval**, una membrana entre el oído medio y el oído interno.
- Las ondas sonoras hacen vibrar la membrana timpánica. A su vez, **los huesecillos vibran**, empujando el estribo hacia la ventana oval y **desplazando el líquido** en el **oído interno** (*véase* secc. III D 2 c).
- El **sonido se amplifica** por la acción de palanca de los huesecillos y la concentración de las ondas sonoras de la gran membrana timpánica en la ventana oval más pequeña.

#### c. Oído interno (fig. 2-6)

- Está lleno de líquido.
- Consta de un laberinto óseo (**conductos semicirculares**, **cóclea** y **vestíbulo**) y una serie de conductos denominados *laberinto membranoso*. El líquido fuera de los conductos es la **perilinfa**; el líquido dentro de los conductos es la **endolinfa**.

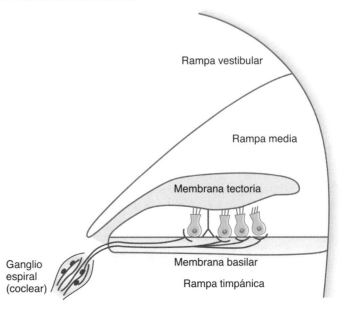

Rampa vestibular

Rampa media

Membrana tectoria

Membrana basilar

Ganglio espiral (coclear)

Rampa timpánica

**FIGURA 2-6** Órgano de Corti y transducción auditiva.

**(1)** *Estructura de la cóclea: tres conductos tubulares*

    **(a)** Las rampas vestibular y timpánica contienen **perilinfa**, la cual tiene una **alta concentración de Na⁺**.

    **(b)** La rampa media contiene **endolinfa**, la cual tiene una **alta concentración de K⁺**, al igual que el líquido intracelular (*véase* Correlación clínica: diuréticos de asa).

        ■ La gran cantidad de K⁺ de la endolinfa se crea mediante un proceso de varios pasos en la estría vascular (incluyendo el **cotransporte de Na⁺-2Cl⁻-K⁺**).

        ■ La rampa media está delimitada por la **membrana basilar**, que es donde se ubica el **órgano de Corti**.

---

**CORRELACIÓN CLÍNICA**

Los **diuréticos de asa**, los cuales inhiben el cotransporte de Na⁺-2Cl⁻-K⁺ en la rama ascendente gruesa de la nefrona, pueden causar **sordera** como efecto secundario.

---

**(2)** *Ubicación y estructura del órgano de Corti*

■ El órgano de Corti está situado en la membrana basilar.

■ Contiene las **células receptoras** (células ciliadas internas y externas) de los estímulos auditivos. Los **cilios** sobresalen de las células ciliadas y están incrustados en la membrana tectoria.

■ Las **células ciliadas internas** están dispuestas en filas simples y son **pocas**.

■ Las **células ciliadas externas** están dispuestas en filas paralelas y son **más** que las internas.

■ El **ganglio espiral** contiene los cuerpos celulares del nervio auditivo (nervio craneal [NC] VIII), los cuales hacen sinapsis con las células ciliadas.

**3. Etapas de la transducción auditiva mediante el órgano de Corti** (*véase* fig. 2-6)

■ Los cuerpos celulares de las células ciliadas están en contacto con la **membrana basilar**. Los cilios de las células ciliadas están incrustados en la **membrana tectoria**.

**a.** Las ondas sonoras producen la **vibración** del órgano de Corti. Dado que la membrana basilar es más elástica que la tectoria, la vibración de la membrana basilar hace que las células ciliadas se doblen debido a una fuerza de cizallamiento al empujar la membrana tectoria.

**b.** La **flexión de los cilios** genera cambios en la **conductancia del K⁺** de la membrana de la célula ciliada. La flexión en una dirección causa despolarización; la flexión en la otra dirección causa hiperpolarización. El potencial oscilante que resulta es el **potencial microfónico coclear**.

**c.** El potencial oscilante de las células ciliadas provoca el disparo intermitente de los nervios cocleares.

**4. Cómo se codifica el sonido**

■ La frecuencia que activa una célula ciliada en particular depende de la ubicación de la célula ciliada a lo largo de la membrana basilar.

**a.** La **base de la membrana basilar** (cerca de las ventanas oval y redonda) es estrecha y rígida. Responde mejor a las **frecuencias altas**.

**b.** El **vértice de la membrana basilar** (cerca del helicotrema) es ancho y flexible. Responde mejor a las **frecuencias bajas**.

**5. Vías auditivas centrales**

■ Las fibras ascienden a través del lemnisco lateral al **colículo inferior**, pasan por el núcleo geniculado medial del tálamo y ascienden hasta la **corteza auditiva**.

■ Las fibras pueden estar **con o sin cruzamiento**. Como resultado, una mezcla de fibras auditivas ascendentes representa ambos oídos en todos los niveles superiores. Por ello, las lesiones de la cóclea de un oído causan sordera unilateral, pero las lesiones unilaterales más centrales no.

■ Hay una **representación tonotópica** de las frecuencias en todos los niveles de la vía auditiva central.

■ La discriminación de características complejas (p. ej., reconocer una secuencia de patrones) es una propiedad de la corteza cerebral.

**E. Aparato vestibular**

■ Detecta la aceleración angular y lineal de la cabeza.

■ Los ajustes reflejos de la cabeza, los ojos y los músculos posturales proporcionan una imagen visual estable y una postura firme.

1. **Estructura del órgano vestibular**
   **a.** Se trata de un laberinto membranoso formado por **tres conductos semicirculares perpendiculares**, un **utrículo** y un **sáculo**. Los conductos semicirculares detectan la aceleración angular o la rotación. El utrículo y el sáculo detectan la aceleración lineal.
   **b.** Los conductos están llenos de **endolinfa** y están bañados en perilinfa.
   **c.** **Los receptores son células ciliadas** situadas en el extremo de cada conducto semicircular. Los cilios de las células ciliadas están incrustados en una estructura gelatinosa llamada *cúpula*. Un solo cilio largo se denomina *cinetocilio*; los cilios más pequeños se denominan *estereocilios* (fig. 2-7).

2. **Pasos de la transducción vestibular: aceleración angular** (*véase* fig. 2-7)
   **a.** Durante la **rotación** de la cabeza **en sentido antihorario** (hacia la izquierda), el conducto semicircular horizontal y su cúpula adjunta también giran hacia la izquierda. Al principio, la cúpula se mueve más rápidamente que el líquido endolinfático. Así, la cúpula es arrastrada por la endolinfa; como resultado, los cilios de las células ciliadas se doblan.
   **b.** Si **los estereocilios se doblan hacia el cinetocilio**, la célula ciliada **se despolariza** (excitación). Si **los estereocilios se alejan del cinetocilio**, la célula ciliada **se hiperpolariza** (inhibición). Así, durante la rotación inicial en sentido antihorario (hacia la izquierda), el conducto horizontal izquierdo se excita y el derecho se inhibe.
   **c.** Después de varios segundos, la endolinfa «acompasa» el movimiento de la cabeza y la cúpula. Los cilios vuelven a su posición vertical y dejan de estar despolarizados o hiperpolarizados.
   **d.** **Cuando la cabeza deja de moverse repentinamente**, la endolinfa sigue moviéndose en sentido antihorario (hacia la izquierda), arrastrando los cilios en la dirección opuesta. Por lo tanto, si la célula ciliada se despolarizó con la rotación inicial, ahora se hiperpolarizará. Si se hiperpolarizó inicialmente, ahora se despolarizará. De este modo, cuando la cabeza deja de moverse, el conducto horizontal izquierdo se inhibe y el derecho se excita.

3. **Reflejos vestibulooculares**
   **a. Nistagmo**
   ■ Una rotación inicial de la cabeza hace que los ojos se muevan de manera lenta en la dirección opuesta para mantener la fijación visual. Cuando se alcanza el límite del movimiento ocular, los ojos retroceden rápidamente (nistagmo) y luego vuelven a moverse de forma lenta.

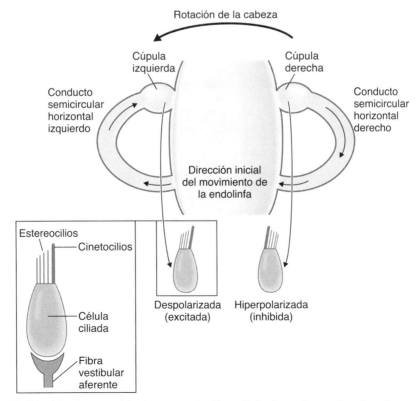

**FIGURA 2-7** Conductos semicirculares y transducción vestibular durante la rotación antihoraria.

- La **dirección del nistagmo** se define como la dirección del movimiento rápido del ojo. Por ello, el nistagmo se produce en la **misma dirección que la rotación de la cabeza**.

**b. Nistagmo posrotatorio**

- Se produce en el **sentido contrario al de la rotación de la cabeza**.

## F. Olfato

### 1. Vía olfatoria

**a. Células receptoras**

- Se encuentran en el epitelio olfatorio.
- Son **verdaderas neuronas** que conducen los potenciales de acción hacia el SNC.
- Las células basales del epitelio olfatorio son células madre indiferenciadas que generan **continuamente** y sustituyen a las células receptoras olfatorias (neuronas). Son las únicas neuronas del ser humano adulto que se reemplazan a sí mismas.

**b. NC I (olfatorio)**

- Lleva la información de las células receptoras olfatorias al bulbo olfatorio.
- Los axones de los nervios olfatorios son **fibras C amielínicas** y se encuentran entre **los más pequeños y lentos** del sistema nervioso.
- El epitelio olfatorio también está inervado por el NC V (trigémino), el cual detecta los **estímulos nocivos o dolorosos**, como el amoníaco.
- Los nervios olfatorios atraviesan la lámina cribosa en su camino hacia el bulbo olfatorio. Las **fracturas de la lámina cribosa** bloquean la entrada al bulbo olfatorio y reducen (**hiposmia**) o eliminan (**anosmia**) el sentido del olfato. La respuesta al amoníaco, sin embargo, estará intacta después de la fractura de la lámina cribosa porque esta respuesta se lleva a cabo en el NC V.

**c. Células mitrales en el bulbo olfatorio**

- Son neuronas de segundo orden.
- La salida de las células mitrales forma la cintilla olfatoria, la cual se proyecta hacia la **corteza prepiriforme**.

### 2. Pasos de la transducción en las neuronas receptoras olfatorias

**a.** Las **moléculas olorosas** se unen a **proteínas receptoras olfatorias** específicas situadas en los cilios de las células receptoras olfatorias.

**b.** Cuando los receptores se estimulan, **activan las proteínas G** ($G_{olf}$), las cuales a su vez activan la adenilato-ciclasa.

**c.** Se produce un **aumento del cAMP intracelular** que abre los canales de $Na^+$ en la membrana del receptor olfatorio y genera un **potencial receptor despolarizante**.

**d.** El potencial receptor despolariza el segmento inicial del axón hasta el umbral y los **potenciales de acción** se generan y propagan.

## G. Gusto

### 1. Vías gustativas

**a.** Las **células receptoras gustativas** recubren las papilas gustativas que están situadas en **papilas** especializadas. Las células receptoras están cubiertas de microvellosidades, las cuales aumentan la superficie de unión de las sustancias químicas gustativas. A diferencia de las células receptoras olfatorias, los receptores gustativos **no son neuronas**.

**b. Los dos tercios anteriores de la lengua:**

- Tienen **papilas fungiformes**.
- Detectan estímulos **salados**, **dulces** y **umami**.
- Están inervados por el NC VII (cuerda del tímpano).

**c. El tercio posterior de la lengua:**

- Tiene **papilas circunvaladas** y **foliadas**.
- Detecta estímulos **agrios** y **amargos**.
- Está inervado por el **NC IX** (glosofaríngeo).
- La parte posterior de la garganta y la epiglotis están inervadas por el **NC X**.

**d.** Los NC VII, IX y X entran en la médula, ascienden por el **fascículo solitario** y terminan en las neuronas gustativas de segundo orden del **núcleo solitario**. Se proyectan, principalmente de forma ipsilateral, hacia el núcleo ventral posteromedial del tálamo y, finalmente, hacia la corteza gustativa.

2. **Pasos en la transducción del gusto**

   - Las **sustancias químicas gustativas** (ácidas, dulces, saladas, amargas y umami) se unen a los recep-
     tores gustativos de las microvellosidades y producen un potencial receptor despolarizante en la
     célula receptora.

# IV. SISTEMA NERVIOSO MOTOR

A. **Unidad motora**

   - Consiste en **una sola motoneurona y las fibras musculares que inerva**. Para el **control fino** (p. ej., los
     músculos del ojo), una sola motoneurona inerva solo unas pocas fibras musculares. En el caso de
     los **movimientos más grandes** (p. ej., los músculos posturales), una sola motoneurona puede inervar
     miles de fibras musculares.
   - El **conjunto de motoneuronas** es el grupo neuronal que inerva las fibras de un mismo músculo.
   - La fuerza de la contracción muscular se gradúa mediante el **reclutamiento** de unidades motoras
     adicionales (principio del tamaño). El **principio del tamaño** establece que, a medida que se reclutan
     unidades motoras adicionales, se implican más motoneuronas y se genera más tensión.

   1. **Motoneuronas pequeñas**

      - **Inervan pocas fibras musculares.**
      - Tienen los umbrales más bajos y, por lo tanto, **se activan primero**.
      - Generan **la fuerza más pequeña**.

   2. **Motoneuronas grandes**

      - **Inervan muchas fibras musculares.**
      - Tienen los umbrales más altos y, en consecuencia, **se activan en último lugar**.
      - Generan **la fuerza más grande**.

B. **Sensor muscular**

   1. **Tipos de sensores musculares** (*véase* tabla 2-5)

      a. Los **husos musculares** (aferentes de los grupos Ia y II) se disponen en paralelo con las fibras extra-
         fusales. Detectan los **cambios estáticos y dinámicos de la longitud del músculo**.

      b. Los **órganos tendinosos de Golgi** (aferentes del grupo Ib) están dispuestos en serie con las fibras
         musculares extrafusales. Detectan la **tensión muscular**.

      c. Los **corpúsculos de Pacini** (aferentes del grupo II) están distribuidos por todo el músculo. Detectan
         la **vibración**.

      d. Las **terminaciones nerviosas libres** (aferentes de los grupos III y IV) detectan los **estímulos nocivos**.

   2. **Tipos de fibras musculares**

      a. **Fibras extrafusales**

         - Constituyen la mayor parte del músculo.
         - **Son inervadas por motoneuronas α.**
         - Proporcionan la **fuerza para realizar la contracción muscular**.

      b. **Fibras intrafusales**

         - Son más pequeñas que las fibras musculares extrafusales.
         - **Son inervadas por motoneuronas γ.**
         - Se encapsulan en vainas para formar **husos musculares**.
         - Discurren en paralelo con las fibras extrafusales, pero no en toda la longitud del músculo.
         - Son demasiado pequeñas para generar una fuerza significativa.

   3. **Husos musculares**

      - Se distribuyen por todo el músculo.
      - Consisten en pequeñas fibras intrafusales encapsuladas conectadas en paralelo con grandes
        fibras extrafusales (generadoras de fuerza).
      - Cuanto más fino sea el movimiento requerido, mayor será el número de husos musculares en un
        músculo.

      a. **Tipos de fibras intrafusales en los husos musculares** (fig. 2-8)

         **(1)** *Fibras en saco nuclear*

            - Detectan la frecuencia de cambio de la longitud del músculo (cambios rápidos y **dinámicos**).
            - Son inervadas por aferentes del grupo Ia.
            - Tienen núcleos acumulados en una región central o «saco».

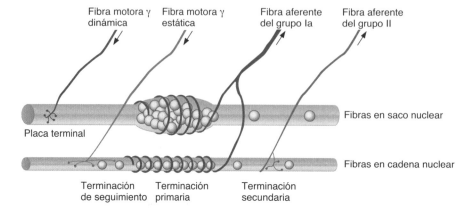

Fibra motora γ dinámica   Fibra motora γ estática   Fibra aferente del grupo Ia   Fibra aferente del grupo II

Fibras en saco nuclear

Placa terminal

Fibras en cadena nuclear

Terminación de seguimiento   Terminación primaria   Terminación secundaria

**FIGURA 2-8** Organización del huso muscular (modificada con autorización de Matthews PBC. Muscle spindles and their motor control. *Physiol Rev.* 1964;44:232).

**(2)** *Fibras en cadena nuclear*

- Detectan cambios **estáticos** en la longitud del músculo.
- Son inervadas por aferentes del grupo II.
- Son más numerosas que las fibras en saco nuclear.
- Tienen núcleos dispuestos en filas.

**b. Cómo funciona el huso muscular** (*véase* fig. 2-8)

- Los reflejos del huso muscular se oponen (corrigen) al aumento de la longitud del músculo (estiramiento).

**(1)** La información sensitiva sobre la longitud del músculo la reciben las fibras aferentes del grupo Ia (velocidad) y del grupo II (estática).

**(2)** Cuando un músculo se estira (se alarga), el huso muscular también lo hace, lo que estimula las fibras aferentes de los grupos Ia y II.

**(3)** La estimulación de las fibras aferentes del grupo Ia estimula las motoneuronas α en la médula espinal. Esta estimulación produce a su vez la contracción y el acortamiento del músculo. Así, se opone al estiramiento original y se mantiene la longitud del músculo.

**c. Función de las motoneuronas γ**

- Inervan las fibras musculares intrafusales.
- Ajustan la sensibilidad del huso muscular para que responda adecuadamente durante la contracción muscular.
- **Las motoneuronas α y γ se coactivan** para que los husos musculares sigan siendo sensibles a los cambios en la longitud del músculo durante la contracción.

**C. Reflejos musculares** (tabla 2-8)

**1. Reflejo de estiramiento (miotático): reflejo rotuliano** (fig. 2-9)

- **Es monosináptico.**

| T a b l a  **2-8** | Resumen de los reflejos musculares | | | |
|---|---|---|---|---|
| **Reflejo** | **Número de sinapsis** | **Estímulo** | **Fibras aferentes** | **Respuesta** |
| Reflejo de estiramiento (reflejo rotuliano) | Monosináptico | El músculo se estira | Ia | Contracción del músculo |
| Reflejo tendinoso de Golgi (de navaja) | Inverso | El músculo se contrae | Ib | Relajación del músculo |
| Reflejo de retirada de los flexores (después de tocar una estufa caliente) | Polisináptico | Dolor | II, III y IV | Flexión ipsilateral; extensión contralateral |

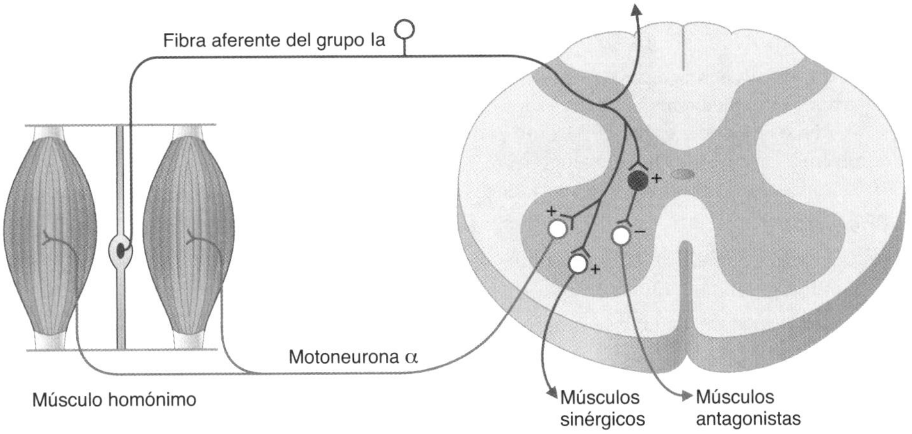

**FIGURA 2-9** Reflejo de estiramiento.

a. **El músculo se estira** y el estiramiento estimula las fibras aferentes del **grupo Ia**.

b. Las fibras aferentes del grupo Ia hacen sinapsis directamente en las **motoneuronas α** de la médula espinal. El conjunto de motoneuronas α que se activa inerva el músculo homónimo.

c. La estimulación de las motoneuronas α causa la **contracción del músculo estirado**. Cuando el músculo se contrae, se acorta, lo que disminuye el estiramiento del huso muscular y lo devuelve a su longitud original.

d. Al mismo tiempo, se activan los músculos sinérgicos y se inhiben los antagónicos.

e. **Ejemplo de reflejo rotuliano.** Los golpes en el tendón rotuliano hacen que el cuádriceps se estire. El estiramiento del cuádriceps estimula las fibras aferentes del grupo Ia, las cuales activan las motoneuronas α que hacen que el cuádriceps se contraiga. La contracción del cuádriceps obliga a extender la pierna.

> ■ El **aumento de la actividad de las motoneuronas γ** incrementa la sensibilidad del huso muscular y, de este modo, exagera el reflejo rotuliano.

**2. Reflejo tendinoso de Golgi (miotático inverso)**

■ **Es disináptico.**

■ Es lo contrario, o lo inverso, del reflejo de estiramiento.

a. La **contracción muscular activa** estimula los órganos tendinosos de Golgi y las aferentes del **grupo Ib**.

b. Las fibras aferentes del grupo Ib estimulan las **interneuronas inhibidoras** en la médula espinal. Estas interneuronas **inhiben las motoneuronas α** y generan la relajación del músculo que originalmente se contrajo.

c. Al mismo tiempo, los músculos antagonistas se excitan.

d. El **reflejo de navaja**, una forma exagerada del reflejo tendinoso de Golgi, puede ocurrir en **enfermedades de las vías corticoespinales** (hipertonicidad o espasticidad).

> ■ **Por ejemplo**, si el brazo está hipertónico, la mayor sensibilidad de los husos musculares de los músculos extensores (tríceps) produce una resistencia a la flexión del brazo. Finalmente, la tensión en el tríceps aumenta hasta el punto de activar el reflejo tendinoso de Golgi, lo que hace que el tríceps se relaje y el brazo se flexione cerrándose como una navaja.

**3. Reflejo de retirada de los flexores**

■ **Es polisináptico.**

■ Produce la **flexión del lado ipsilateral** y la **extensión del lado contralateral**. Las fibras aferentes somatosensitivas y del dolor causan la retirada de la parte del cuerpo estimulada por el estímulo nocivo.

a. El **dolor** (p. ej., tocar una estufa caliente) estimula las fibras aferentes reflejas de los **grupos II, III y IV** de los flexores.

b. Las fibras aferentes hacen polisinapsis (a través de interneuronas) en las motoneuronas de la médula espinal.

c. En el **lado ipsilateral** del estímulo del dolor, se estimulan los flexores (se contraen) y se inhiben los extensores (se relajan), con lo que el brazo se aleja de la estufa. En el **lado contralateral**, se inhiben los flexores y se estimulan los extensores (**reflejo de extensión cruzada**) para mantener el equilibrio.

d. Como resultado de la actividad neuronal persistente en los circuitos polisinápticos, se produce una **posdescarga**. La descarga posterior impide que el músculo se relaje durante algún tiempo.

**D. Organización espinal de los sistemas motores**

**1. Convergencia**

- Se produce cuando una sola motoneurona α recibe impulsos de muchas fibras aferentes del grupo Ia del huso muscular en el músculo homónimo.
- Produce una **suma espacial** porque, aunque un único estímulo no llevaría al músculo hasta el umbral, varios estímulos sí lo lograrían.
- También puede producir una **suma temporal** cuando los estímulos llegan en una sucesión rápida.

**2. Divergencia**

- Se produce cuando las fibras aferentes del grupo Ia del huso muscular se proyectan hacia todas las motoneuronas α que inervan el músculo homónimo.

**3. Inhibición recurrente (células de Renshaw)**

- Las células de Renshaw son células inhibidoras en el asta anterior de la médula espinal.
- Reciben estímulos de los axones colaterales de las motoneuronas y, cuando se estimulan, retroalimentan (inhiben) negativamente la motoneurona.

**E. Control de la postura por parte del tronco del encéfalo**

**1. Centros y vías motores**

- Las **vías piramidales** (corticoespinal y corticobulbar) pasan a través de las pirámides medulares.
- Todas las demás son **vías extrapiramidales** y se originan principalmente en las siguientes estructuras del tronco del encéfalo:

**a. Vía rubroespinal**

- Se origina en el núcleo rojo y se proyecta hacia las interneuronas de la médula espinal lateral.
- La estimulación del núcleo rojo produce la **estimulación de los flexores** y la **inhibición de los extensores**.

**b. Vía reticuloespinal pontina**

- Se origina en los núcleos de la protuberancia y se proyecta hacia la médula espinal posteromedial.
- La estimulación tiene un **efecto estimulante general tanto en los extensores como en los flexores**, con un efecto predominante en los extensores.

**c. Vía reticuloespinal medular**

- Se origina en la formación reticular medular y se proyecta hacia las interneuronas de la médula espinal en la zona gris intermedia.
- La estimulación tiene un **efecto inhibidor general tanto en los extensores como en los flexores**, con un efecto predominante en los extensores.

**d. Vía vestibuloespinal lateral**

- Se origina en el núcleo de Deiters y se proyecta hacia las motoneuronas e interneuronas ipsilaterales.
- La estimulación causa una potente **estimulación de los extensores** y la **inhibición de los flexores**.

**e. Vía tectoespinal**

- Se origina en el colículo superior y se proyecta hacia la médula espinal cervical.
- Participa en el **control de los músculos del cuello**.

**2. Efectos de las secciones transversales de la médula espinal**

**a. Paraplejía**

- Es la pérdida de movimientos voluntarios por debajo del nivel de la lesión.
- Es el resultado de la interrupción de las vías descendentes de los centros motores en el tronco del encéfalo y de los centros superiores.

**b. Pérdida de la sensibilidad por debajo del nivel de la lesión**

**c. Pérdida inicial de reflejos: sección medular**

- Inmediatamente después de la sección transversal, hay una pérdida de la influencia excitadora de las motoneuronas α y γ. **Los miembros se vuelven flácidos y los reflejos están ausentes.** Con el tiempo, se producirá una recuperación parcial y el retorno de los reflejos (o incluso hiperreflexia).

  **(1) Si la lesión está en C7**, habrá pérdida del tono simpático al corazón. Como resultado, la frecuencia cardíaca y la presión arterial disminuirán.

  **(2) Si la lesión está en C3**, la respiración se detendrá porque los músculos respiratorios se han desconectado de los centros de control en el tronco del encéfalo.

**(3) Si la lesión está en C1** (p. ej., como resultado de un ahorcamiento), se produce la muerte.
3. **Efectos de las secciones transversales por encima de la médula espinal**
   a. **Lesiones por encima del núcleo vestibular lateral**

   ■ Producen una **rigidez de descerebración** al eliminar la inhibición de los centros superiores, lo que da lugar a la excitación de las motoneuronas α y γ y a una postura rígida.

   b. **Lesiones por encima de la formación reticular pontina pero por debajo del mesencéfalo**

   ■ Ocasionan **rigidez de descerebración** al eliminar la inhibición central de la formación reticular pontina, lo que da origen a la excitación de las motoneuronas α y γ, así como a la postura rígida.

   c. **Lesiones por encima del núcleo rojo**

   ■ Dan como resultado una **postura de decorticación** y reflejos tónicos del cuello intactos.

F. **Cerebelo: control central del movimiento**
   1. **Funciones del cerebelo**
      a. **Arquicerebelo:** control del equilibrio y de los movimientos oculares.
      b. **Neocerebelo:** planificación e iniciación del movimiento.
      c. **Paleocerebelo:** sinergia, que es el control de la velocidad, la fuerza, el alcance y la dirección del movimiento.
   2. **Capas de la corteza cerebelosa**
      a. **Capa granular**

      ■ Es la capa más interna.
      ■ Contiene células granulares, células de Golgi tipo II y glomérulos.
      ■ En los **glomérulos**, los axones de las fibras musgosas forman conexiones sinápticas en las dendritas de las células granulares y de Golgi tipo II.

      b. **Capa de células de Purkinje**

      ■ Es la capa intermedia.
      ■ Contiene células de Purkinje.
      ■ **La salida es siempre inhibidora.**

      c. **Capa molecular**

      ■ Es la capa más externa.
      ■ Contiene astrocitos y células en cesta, dendritas de células de Purkinje y de células de Golgi tipo II, así como fibras paralelas (axones de células granulares).
      ■ Las **fibras paralelas** hacen sinapsis en las dendritas de las células de Purkinje, las células en cesta, los astrocitos y las células de Golgi tipo II.

   3. **Conexiones en la corteza cerebelosa**
      a. **Entrada a la corteza cerebelosa**
         **(1)** *Fibras trepadoras*

         ■ Se originan en una **sola región** de la médula (oliva inferior).
         ■ Realizan múltiples sinapsis en las células de Purkinje, lo que da lugar a ráfagas de alta frecuencia, o **espigas complejas**.
         ■ «Condicionan» las células de Purkinje.
         ■ Desempeñan un papel en el **aprendizaje motor** cerebeloso.

         **(2)** *Fibras musgosas*

         ■ Se originan en **muchos centros** del tronco del encéfalo y la médula espinal.
         ■ Incluyen aferentes arquicerebelosos, paleocerebelosos y neocerebelosos.
         ■ Realizan múltiples sinapsis en las fibras de Purkinje a través de las interneuronas. Las sinapsis en las células de Purkinje dan lugar a **espigas simples**.
         ■ Hacen sinapsis en las células granulares de los **glomérulos**.
         ■ Los axones de las células granulares se bifurcan y dan lugar a las **células paralelas**. Las fibras paralelas excitan diversas células de Purkinje, así como interneuronas inhibidoras (en cesta, astrocitos, de Golgi tipo II).

      b. **Salida de la corteza cerebelosa**

      ■ **Las células de Purkinje son la *única salida* de la corteza cerebelosa.**
      ■ La salida de las células de Purkinje es **siempre inhibidora**; el **ácido γ-aminobutírico** (GABA, *gamma-aminobutyric acid*) es el neurotransmisor.

■ La salida se proyecta hacia los núcleos cerebelosos profundos y hacia el núcleo vestibular. Esta salida inhibidora **modula** la salida del cerebelo y regula la velocidad, el alcance y la dirección del movimiento (**sinergia**).

#### c. Alteraciones clínicas del cerebelo: ataxia

■ Da lugar a una **falta de coordinación** que incluye el retraso en el inicio del movimiento, la ejecución deficiente de una secuencia de movimientos y la incapacidad para realizar movimientos alternativos rápidos (**disdiadococinesia**).

**(1)** El *temblor de intención* se produce durante los intentos de realizar movimientos voluntarios.

**(2)** El *fenómeno de rebote* es la incapacidad para detener un movimiento.

### G. Núcleos basales: control del movimiento

■ Consisten en el cuerpo estriado, el globo pálido, los núcleos subtalámicos y la sustancia negra.

■ Modulan el flujo talámico de salida hacia la corteza motora para **planificar y ejecutar movimientos suaves**.

■ Muchas conexiones sinápticas son inhibidoras y utilizan el **GABA** como neurotransmisor.

■ El cuerpo estriado se comunica con el tálamo y la corteza cerebral por medio de dos vías opuestas.

■ La **vía indirecta** es, por lo general, inhibidora.

■ La **vía directa** es, usualmente, excitadora.

■ Las conexiones entre el cuerpo estriado y la sustancia negra usan la **dopamina** como neurotransmisor. La dopamina es inhibidora en la vía indirecta (**receptores D$_2$**) y excitadora en la vía directa (**receptores D$_1$**). Así, la acción de la dopamina es, en general, excitadora.

■ Las lesiones de los núcleos basales incluyen:

#### 1. Lesiones del globo pálido

■ Producen incapacidad para mantener el apoyo postural.

#### 2. Lesiones del núcleo subtalámico

■ Son causadas por la liberación de la inhibición en el lado contralateral.

■ Dan lugar a movimientos bruscos y de vaivén (p. ej., hemibalismo).

#### 3. Lesiones del cuerpo estriado

■ Son causadas por la liberación de la inhibición.

■ Causan movimientos rápidos, continuos e incontrolables.

■ Ocurren en los pacientes con la **enfermedad de Huntington**.

#### 4. Lesiones de la sustancia negra

■ Son causadas por la **destrucción de las neuronas dopaminérgicas**.

■ Se producen en los pacientes con la **enfermedad de Parkinson**.

■ Dado que la dopamina inhibe la vía indirecta (inhibidora) y estimula la vía directa (excitadora), la destrucción de las neuronas dopaminérgicas **por lo general es inhibidora**.

■ Los síntomas incluyen **rigidez cérea**, **temblores** y **reducción del movimiento voluntario**.

### H. Corteza motora

#### 1. Corteza premotora y corteza motora suplementaria (área 6)

■ Son responsables de **generar un plan de movimiento** que se transfiere a la corteza motora primaria para su ejecución.

■ La corteza motora suplementaria programa secuencias motoras complejas y está activa durante el «**ensayo mental**» de un movimiento.

#### 2. Corteza motora primaria (área 4)

■ Es responsable de la **ejecución del movimiento**. Los patrones programados de las motoneuronas se activan en la corteza motora. La excitación de las motoneuronas superiores en la corteza motora se transfiere al tronco del encéfalo y a la médula espinal, donde las motoneuronas inferiores se activan y producen el movimiento voluntario.

■ Está organizada somatotópicamente (**homúnculo motor**). Los episodios epilépticos en la corteza motora primaria generan **convulsiones jacksonianas** que ilustran la organización somatotópica.

# V. FUNCIONES SUPERIORES DE LA CORTEZA CEREBRAL

## A. Hallazgos en el electroencefalograma (EEG)

■ Las **ondas del EEG** consisten en la alternancia de potenciales sinápticos excitadores e inhibidores en las células piramidales de la corteza cerebral.

■ Un **potencial evocado cortical** es un cambio en el EEG. Refleja los potenciales sinápticos evocados en un gran número de neuronas.

■ En los adultos despiertos con los ojos abiertos predominan las **ondas β**.

■ En los adultos despiertos con los ojos cerrados predominan las **ondas α**.

■ Durante el sueño, las **ondas lentas** predominan, los músculos se relajan y el ritmo cardíaco y la presión arterial disminuyen.

## B. Sueño

**1.** Los **ciclos de sueño-vigilia se producen con un ritmo circadiano**, con períodos de unas 24 h. Se cree que la periodicidad circadiana está dirigida por el núcleo supraquiasmático del **hipotálamo**, el cual recibe información de las retinas.

**2.** El **sueño con movimientos oculares rápidos** (REM, *rapid eye movement*) se produce cada 90 min.

■ Durante el sueño con REM, el **EEG** se asemeja al de una persona despierta o en la fase I del sueño sin REM.

■ La mayoría de los **sueños** se producen durante el sueño con REM.

■ El sueño con REM se caracteriza por los movimientos oculares, la **pérdida del tono muscular**, la constricción pupilar y la **erección del pene**.

■ El uso de **benzodiazepinas** y el **aumento de la edad** disminuyen la duración del sueño con REM.

## C. Lenguaje

■ La información se transfiere entre los dos hemisferios de la corteza cerebral a través del cuerpo calloso.

■ El **hemisferio derecho** es dominante en la expresión facial, la entonación, el lenguaje corporal y las tareas espaciales.

■ El **hemisferio izquierdo** suele ser dominante con respecto al **lenguaje**, incluso en las personas zurdas. Las lesiones del hemisferio izquierdo causan **afasia**.

**1.** Los daños en el **área de Wernicke** causan **afasia sensitiva**, en la que hay dificultad para comprender el lenguaje escrito o hablado.

**2.** Los daños en el **área de Broca** producen **afasia motora**, en la que el habla y la escritura se ven afectadas pero la comprensión está intacta.

## D. Aprendizaje y memoria

■ La **plasticidad sináptica** es la base del aprendizaje y la memoria y depende de la actividad previa en las sinapsis.

**1.** La plasticidad implica que el neurotransmisor **glutamato** actúe sobre su **receptor de *N*-metil-D-aspartato (NMDA)**. El receptor de NMDA es un canal de $Ca^{2+}$ activado por ligando.

**2.** La potenciación es el resultado de la activación repetida de una vía que conduce a un aumento posterior de la capacidad de respuesta. La potenciación puede ser a corto o largo plazo.

**3.** La habituación es el resultado de la activación repetida de una vía que conduce a la posterior disminución de su capacidad de respuesta.

**4.** **La plasticidad a corto plazo implica cambios en la actividad presináptica.** Por ejemplo, tras una estimulación repetitiva, el $Ca^{2+}$ puede permanecer en la terminal nerviosa y producir un incremento de la liberación de neurotransmisores.

**5.** **Plasticidad a largo plazo**

**a.** Reside en el **hipocampo**.

**b.** Las sinapsis del hipocampo son débiles y **requieren el emparejamiento de estímulos simultáneos.**

**c.** La cooperación entre estímulos emparejados crea asociaciones en las que ambos estímulos se ven reforzados.

**d.** Las lesiones del hipocampo bloquean la capacidad de formar nuevos recuerdos a largo plazo.

## VI. BARRERA HEMATOENCEFÁLICA Y LÍQUIDO CEFALORRAQUÍDEO

**A. Anatomía de la barrera hematoencefálica**

- Es la barrera entre la sangre capilar cerebral y el líquido cefalorraquídeo (LCR). El LCR llena los ventrículos y el espacio subaracnoideo.
- Está formada por las **células endoteliales de los capilares cerebrales** así como por el **epitelio del plexo coroideo**.

**B. Formación del líquido cefalorraquídeo por parte del epitelio del plexo coroideo**

- Las sustancias liposolubles ($CO_2$ y $O_2$) y el $H_2O$ atraviesan libremente la barrera hematoencefálica y se equilibran entre la sangre y el LCR.
- Otras sustancias son transportadas por transportadores en el epitelio del plexo coroideo. El $Na^+$, el $Cl^-$, el $HCO_3^-$ y el agua se secretan desde la sangre hacia el LCR. El $K^+$ se absorbe desde el LCR hacia la sangre.
- Las **proteínas** y el **colesterol** se excluyen del LCR debido a su gran tamaño molecular.
- La composición del LCR es aproximadamente la misma que la del líquido intersticial del cerebro, pero difiere de manera significativa de la sangre (tabla 2-9).
- Se pueden obtener muestras del LCR mediante una **punción lumbar**.

**C. Funciones de la barrera hematoencefálica**

1. **Mantiene un entorno constante** para las neuronas del SNC y protege el cerebro de toxinas endógenas o exógenas.
2. **Impide la salida de los neurotransmisores** de sus sitios funcionales en el SNC a la circulación general.
3. Los **fármacos** penetran la barrera hematoencefálica en distintos grados. Por ejemplo, los fármacos no ionizados (solubles en lípidos) cruzan más fácilmente que los ionizados (solubles en agua).

   - La **inflamación**, la **irradiación** y los **tumores** pueden destruir la barrera hematoencefálica y permitir la entrada al cerebro de sustancias normalmente excluidas (p. ej., antibióticos, radiomarcadores).

## VII. REGULACIÓN DE LA TEMPERATURA

**A. Fuentes de ganancia y pérdida de calor del cuerpo**

1. **Mecanismos de generación de calor en respuesta al frío**
   a. La **hormona tiroidea** incrementa el metabolismo y la producción de calor al estimular la ATPasa de $Na^+$ y $K^+$.
   b. **Las temperaturas frías activan el sistema nervioso simpático** y, a través de la activación de los receptores β en la **grasa parda**, aumentan el metabolismo y la producción de calor.
   c. Los **escalofríos** son el mecanismo más potente para incrementar la producción de calor.

      - Las temperaturas frías activan la respuesta de escalofrío, la cual es orquestada por el hipotálamo *posterior*.
      - Las motoneuronas α y γ se activan, lo que ocasiona la contracción del músculo esquelético y la producción de calor.

Tabla **2-9**   Comparación de concentraciones en el líquido cefalorraquídeo y en la sangre

| LCR ≈ sangre | LCR < sangre | LCR > sangre |
|---|---|---|
| $Na^+$ | $K^+$ | $Mg^{2+}$ |
| $Cl^-$ | $Ca^{2+}$ | Creatinina |
| $HCO_3^-$ | Glucosa | |
| Osmolaridad | Colesterol[a] | |
| | Proteínas[a] | |

[a]Concentración insignificante en el LCR.
LCR: líquido cefalorraquídeo.

2. **Mecanismos de pérdida de calor debido a su incremento**

   **a.** Las pérdidas de calor por **radiación** y **convección** aumentan cuando se eleva la temperatura ambiental.

      ■ La respuesta es orquestada por el hipotálamo *anterior*.

      ■ Los aumentos de temperatura causan una **disminución del tono simpático de los vasos sanguíneos cutáneos**, lo que incrementa el flujo sanguíneo a través de las arteriolas y la **derivación arteriovenosa de la sangre** hacia el plexo venoso cercano a la superficie de la piel. La derivación de sangre caliente a la superficie de la piel aumenta la pérdida de calor por radiación y convección.

   **b.** La pérdida de calor por **evaporación** depende de la actividad de las **glándulas sudoríparas**, las cuales están bajo control **muscarínico simpático**.

**B. Punto de ajuste hipotalámico para la temperatura corporal**

   **1.** Los **sensores de temperatura situados en la piel y en el hipotálamo** «leen» la temperatura central y transmiten esta información al **hipotálamo anterior**.

   **2.** El **hipotálamo anterior** compara la temperatura central detectada con la **temperatura de punto de ajuste**.

      **a. Si la temperatura central está por debajo del punto de ajuste**, el hipotálamo *posterior* activa los mecanismos de generación de calor (p. ej., aumento del metabolismo, escalofríos, vasoconstricción de los vasos sanguíneos cutáneos).

      **b. Si la temperatura central está por encima del punto de ajuste**, el hipotálamo *anterior* activa los mecanismos de pérdida de calor (p. ej., la dilatación de los vasos sanguíneos cutáneos, el aumento del flujo simpático hacia las glándulas sudoríparas).

   **3. Los pirógenos incrementan la temperatura de punto de ajuste.** El hipotálamo anterior reconocerá que la temperatura central es inferior a la nueva temperatura de punto de ajuste. Como resultado, se iniciarán los mecanismos de generación de calor (p. ej., escalofríos).

**C. Fiebre**

   **1.** Los **pirógenos** aumentan la producción de la **interleucina 1** (IL-1) en las células fagocíticas. Los macrófagos liberan citocinas a la circulación, las cuales atraviesan la barrera hematoencefálica.

      ■ La IL-1 actúa sobre el hipotálamo anterior para aumentar la producción de la prostaglandina $E_2$. **Las prostaglandinas elevan la temperatura de punto de ajuste**, lo que pone en marcha los mecanismos generadores de calor que elevan la temperatura corporal y producen la fiebre.

   **2.** El **ácido acetilsalicílico** reduce la fiebre al **inhibir la ciclooxigenasa**, con lo que se inhibe la producción de las prostaglandinas. Por lo tanto, el ácido acetilsalicílico **disminuye la temperatura de punto de ajuste**. En respuesta, se activan los mecanismos que generan la pérdida de calor (p. ej., sudoración, vasodilatación).

   **3.** Los **corticoides** reducen la fiebre al bloquear la liberación del ácido araquidónico de los fosfolípidos cerebrales, impidiendo así la producción de las prostaglandinas.

**D. Agotamiento y golpe de calor**

   **1.** El **agotamiento por calor** es causado por una sudoración excesiva. Como resultado, la volemia y la presión arterial disminuyen y se produce un síncope (desmayo).

   **2.** El **golpe de calor** ocurre cuando la temperatura corporal aumenta hasta el punto de dañar los tejidos. La respuesta normal al incremento de la temperatura ambiental (sudoración) se ve afectada y la temperatura central se eleva aún más.

**E. Hipotermia**

   ■ Se produce cuando la temperatura ambiental es tan baja que los mecanismos de generación de calor (p. ej., escalofríos, metabolismo) no pueden mantener adecuadamente la temperatura central cerca del punto de ajuste.

**F. Hipertermia maligna**

   ■ Es causada por anestésicos inhalados en individuos susceptibles.

   ■ Se caracteriza por un aumento masivo del consumo de oxígeno y de la producción de calor por parte del músculo esquelético, lo que ocasiona un rápido incremento de la temperatura corporal.

**1.** ¿Qué receptor autónomo es bloqueado por el hexametonio en los ganglios pero no en la unión neuromuscular?

**(A)** Receptores adrenérgicos $\alpha_1$
**(B)** Receptores adrenérgicos $\beta_1$
**(C)** Receptores adrenérgicos $\beta_2$
**(D)** Receptores muscarínicos colinérgicos
**(E)** Receptores nicotínicos colinérgicos

**2.** Un hombre de 66 años de edad con hipertensión crónica es tratado con prazosina por su médico. El tratamiento consigue disminuir su presión arterial hasta situarla dentro de los límites normales. ¿Cuál es el mecanismo de acción del fármaco?

**(A)** Inhibición de los receptores $\beta_1$ en el nodo SA
**(B)** Inhibición de los receptores $\beta_2$ en el nodo SA
**(C)** Estimulación de los receptores muscarínicos en el nodo SA
**(D)** Estimulación de los receptores nicotínicos en el nodo SA
**(E)** Inhibición de los receptores $\beta_1$ en el músculo ventricular
**(F)** Estimulación de los receptores $\beta_1$ en el músculo ventricular
**(G)** Inhibición de los receptores $\alpha_1$ en el músculo ventricular
**(H)** Estimulación de los receptores $\alpha_1$ en el nodo SA
**(I)** Inhibición de los receptores $\alpha_1$ en el nodo SA
**(J)** Inhibición de los receptores $\alpha_1$ en el músculo liso vascular
**(K)** Estimulación de los receptores $\alpha_1$ en el músculo liso vascular
**(L)** Estimulación de los receptores $\alpha_2$ en el músculo liso vascular

**3.** ¿Cuál de las siguientes respuestas está mediada por los receptores muscarínicos parasimpáticos?

**(A)** Dilatación del músculo liso bronquiolar
**(B)** Miosis
**(C)** Eyaculación
**(D)** Constricción de los esfínteres del TD
**(E)** Aumento de la contractilidad cardíaca

**4.** ¿Cuál de las siguientes es una propiedad de las fibras C?

**(A)** Tienen la velocidad de conducción más lenta de cualquier tipo de fibra nerviosa

**(B)** Tienen el mayor diámetro de cualquier tipo de fibra nerviosa
**(C)** Son los nervios aferentes de los husos musculares
**(D)** Son los nervios aferentes de los órganos tendinosos de Golgi
**(E)** Son fibras autonómicas preganglionares

**5.** En comparación con los conos de la retina, los bastones:

**(A)** Son más sensibles a la luz de baja intensidad
**(B)** Se adaptan a la oscuridad antes que los conos
**(C)** Están más concentrados en la fóvea
**(D)** Participan principalmente en la visión del color

**6.** ¿Cuál de las siguientes afirmaciones describe mejor la membrana basilar del órgano de Corti?

**(A)** El vértice responde mejor a las frecuencias bajas que la base
**(B)** La base es más ancha que el vértice
**(C)** La base es más flexible que el vértice
**(D)** Las altas frecuencias producen un desplazamiento máximo de la membrana basilar cerca del helicotrema
**(E)** El vértice es relativamente rígido en comparación con la base

**7.** ¿Cuál de las siguientes es una característica del sistema nervioso simpático pero no del parasimpático?

**(A)** Los ganglios están situados en los órganos efectores
**(B)** Las neuronas preganglionares son largas
**(C)** Las neuronas preganglionares liberan noradrenalina
**(D)** Las neuronas preganglionares liberan ACh
**(E)** Las neuronas preganglionares se originan en la médula espinal toracolumbar
**(F)** Las neuronas posganglionares hacen sinapsis en los órganos efectores
**(G)** Las neuronas posganglionares liberan adrenalina
**(H)** Las neuronas posganglionares liberan ACh

**8.** ¿Qué receptor autónomo media el aumento de la frecuencia cardíaca?

**(A)** Receptores adrenérgicos $\alpha_1$
**(B)** Receptores adrenérgicos $\beta_1$
**(C)** Receptores adrenérgicos $\beta_2$
**(D)** Receptores muscarínicos colinérgicos
**(E)** Receptores nicotínicos colinérgicos

**9.** ¿El corte de qué estructura en el lado izquierdo produce ceguera total en el ojo izquierdo?

**(A)** Nervio óptico
**(B)** Quiasma óptico
**(C)** Cintilla óptica
**(D)** Vía geniculocalcarina (radiación óptica)

**10.** ¿Qué reflejo es responsable de la excitación monosináptica del músculo homónimo ipsilateral?

**(A)** Reflejo de estiramiento (miotático)
**(B)** Reflejo tendinoso de Golgi (miotático inverso)
**(C)** Reflejo de retirada de los flexores
**(D)** Reflejo de oclusión subliminal

**11.** ¿Qué tipo de célula de la corteza visual responde mejor a una franja de luz en movimiento?

**(A)** Simple
**(B)** Compleja
**(C)** Hipercompleja
**(D)** Bipolar
**(E)** Ganglionar

**12.** ¿Qué fármaco está contraindicado en un niño de 10 años con antecedentes de asma?

**(A)** Albuterol
**(B)** Epinefrina
**(C)** Isoproterenol
**(D)** Norepinefrina
**(E)** Propranolol

**13.** ¿Qué receptor adrenérgico produce sus efectos estimulantes mediante la formación de $IP_3$ y un aumento del $Ca^{2+}$ intracelular?

**(A)** Receptores $\alpha_1$
**(B)** Receptores $\alpha_2$
**(C)** Receptores $\beta_1$
**(D)** Receptores $\beta_2$
**(E)** Receptores muscarínicos
**(F)** Receptores nicotínicos

**14.** El tono muscular excesivo que se produce en la rigidez de descerebración puede revertirse mediante:

**(A)** Estimulación de las fibras aferentes del grupo Ia
**(B)** Corte de las raíces dorsales
**(C)** Sección transversal de las conexiones cerebelosas con el núcleo vestibular lateral
**(D)** Estimulación de las motoneuronas α
**(E)** Estimulación de las motoneuronas γ

**15.** ¿Cuál de las siguientes partes del cuerpo tiene motoneuronas corticales en mayor número en la corteza motora primaria (área 4)?

**(A)** Hombro
**(B)** Tobillo

**(C)** Dedos
**(D)** Codo
**(E)** Rodilla

**16.** ¿Qué receptor autónomo media la secreción de la adrenalina por la médula suprarrenal?

**(A)** Receptores adrenérgicos $\alpha_1$
**(B)** Receptores adrenérgicos $\beta_1$
**(C)** Receptores adrenérgicos $\beta_2$
**(D)** Receptores muscarínicos colinérgicos
**(E)** Receptores nicotínicos colinérgicos

**17.** ¿El corte de qué estructura en el lado derecho ocasiona ceguera en el campo temporal del ojo izquierdo y en el campo nasal del ojo derecho?

**(A)** Nervio óptico
**(B)** Quiasma óptico
**(C)** Cintilla óptica
**(D)** Vía geniculocalcarina

**18.** Una bailarina de ballet gira hacia la izquierda. Durante el giro, sus ojos se mueven rápidamente hacia la izquierda. Este rápido movimiento ocular se conoce como:

**(A)** Nistagmo
**(B)** Nistagmo posrotatorio
**(C)** Ataxia
**(D)** Afasia

**19.** ¿Cuál de las siguientes sustancias tiene una concentración mucho menor en el LCR que en la sangre capilar cerebral?

**(A)** $Na^+$
**(B)** $K^+$
**(C)** Osmolaridad
**(D)** Proteínas
**(E)** $Mg^{2+}$

**20.** ¿Cuál de los siguientes fármacos que actúan en el sistema autónomo funciona estimulando la adenilato-ciclasa?

**(A)** Atropina
**(B)** Clonidina
**(C)** Curare
**(D)** Norepinefrina
**(E)** Fentolamina
**(F)** Fenilefrina
**(G)** Propranolol

**21.** ¿Cuál de las siguientes es una etapa de la fotorrecepción en los bastones?

**(A)** La luz convierte el todo-*trans* retinal en 11-*cis* retinal
**(B)** La metarrodopsina II activa la transducina
**(C)** Las concentraciones de cGMP aumentan
**(D)** Los bastones se despolarizan
**(E)** La liberación del glutamato aumenta

**22.** Los patógenos que producen la fiebre causan:

**(A)** Disminución de la producción de la IL-1
**(B)** Descenso de la temperatura de punto de ajuste en el hipotálamo
**(C)** Escalofríos
**(D)** Vasodilatación de los vasos sanguíneos de la piel

**23.** ¿Cuál de las siguientes afirmaciones sobre el aparato olfatorio es verdadera?

**(A)** Las células receptoras son neuronas
**(B)** Las células receptoras se desprenden y no son reemplazadas
**(C)** Los axones del NC I son fibras A-δ
**(D)** Los axones de las células receptoras hacen sinapsis en la corteza prepiriforme
**(E)** Las fracturas de la lámina cribosa pueden causar incapacidad para detectar el amoníaco

**24.** Una lesión del nervio de la cuerda del tímpano probablemente ocasionaría:

**(A)** Deterioro de la función olfatoria
**(B)** Daño a la función vestibular
**(C)** Afectación de la capacidad auditiva
**(D)** Deterioro de la función gustativa
**(E)** Sordera nerviosa

**25.** ¿Cuál de las siguientes opciones produciría la máxima excitación de las células ciliadas del conducto semicircular horizontal derecho?

**(A)** Hiperpolarización de las células ciliadas
**(B)** Doblamiento de los estereocilios alejándolos de los cinetocilios
**(C)** Ascenso rápido en un ascensor
**(D)** Rotación de la cabeza hacia la derecha

**26.** La incapacidad para realizar movimientos alternados rápidos (disdiadococinesia) se asocia con lesiones en:

**(A)** Corteza premotora
**(B)** Corteza motora
**(C)** Cerebelo
**(D)** Sustancia negra
**(E)** Bulbo raquídeo

**27.** ¿Qué receptor autónomo se activa con bajas concentraciones de adrenalina liberada por la médula suprarrenal y produce vasodilatación?

**(A)** Receptores adrenérgicos $\alpha_1$
**(B)** Receptores adrenérgicos $\beta_1$
**(C)** Receptores adrenérgicos $\beta_2$
**(D)** Receptores muscarínicos colinérgicos
**(E)** Receptores nicotínicos colinérgicos

**28.** La sección transversal completa de la médula espinal a nivel de T1 probablemente ocasionaría:

**(A)** Pérdida temporal de los reflejos de estiramiento por debajo del nivel de la lesión
**(B)** Ausencia temporal de la propiocepción consciente por debajo del nivel de la lesión
**(C)** Pérdida permanente del control voluntario del movimiento por encima del nivel de la lesión
**(D)** Pérdida permanente de la consciencia por encima del nivel de la lesión

**29.** Los potenciales de los receptores sensitivos:

**(A)** Son potenciales de acción
**(B)** Siempre llevan el potencial de membrana de una célula receptora hasta el umbral
**(C)** Siempre alejan del umbral el potencial de membrana de una célula receptora
**(D)** Se gradúan por tamaño, dependiendo de la intensidad del estímulo
**(E)** Son de todo o nada

**30.** ¿El corte de qué estructura produce ceguera en los campos temporales de los ojos izquierdo y derecho?

**(A)** Nervio óptico
**(B)** Quiasma óptico
**(C)** Cintilla óptica
**(D)** Vía geniculocalcarina

**31.** ¿Cuál de las siguientes estructuras tiene como función principal coordinar la velocidad, el alcance, la fuerza y la dirección del movimiento?

**(A)** Corteza motora primaria
**(B)** Corteza premotora y corteza motora suplementaria
**(C)** Corteza prefrontal
**(D)** Núcleos basales
**(E)** Cerebelo

**32.** ¿Qué reflejo es responsable de la excitación polisináptica de los extensores contralaterales?

**(A)** Reflejo de estiramiento (miotático)
**(B)** Reflejo tendinoso de Golgi (miotático inverso)
**(C)** Reflejo de retirada de los flexores
**(D)** Reflejo de oclusión subliminal

**33.** ¿Cuál de las siguientes es una característica de las fibras en saco nuclear?

**(A)** Son un tipo de fibra muscular extrafusal
**(B)** Detectan cambios dinámicos en la longitud del músculo
**(C)** Dan lugar a fibras aferentes del grupo Ib
**(D)** Están inervadas por motoneuronas $\alpha$

**34.** ¿De qué tipo de nervio causa un aumento directo de la frecuencia de descarga el estiramiento muscular?

**(A)** Motoneuronas $\alpha$
**(B)** Motoneuronas $\gamma$
**(C)** Fibras del grupo Ia
**(D)** Fibras del grupo Ib

**35.** Una mujer de 42 años con presión arterial elevada, alteraciones visuales y vómitos tiene un aumento de la excreción urinaria de ácido vanililmandélico. En una tomografía se observa un tumor suprarrenal compatible con el diagnóstico de feocromocitoma. Mientras se espera la operación para extirpar el tumor, se le trata con fenoxibenzamina para disminuir la presión arterial. ¿Cuál es el mecanismo de acción del fármaco?

**(A)** Aumento del cAMP
**(B)** Disminución del cAMP
**(C)** Incremento del $IP_3$ o $Ca^{2+}$
**(D)** Reducción del $IP_3$ o $Ca^{2+}$
**(E)** Apertura de los canales de $Na^+$ o $K^+$
**(F)** Cierre de los canales de $Na^+$ o $K^+$

**36.** Algunos pacientes se inscribieron en ensayos de un nuevo análogo de la atropina. ¿Cuál de las siguientes opciones se esperaría?

**(A)** Aumento de la velocidad de conducción del nódulo AV
**(B)** Intensificación de la acidez gástrica
**(C)** Contracción pupilar
**(D)** Erección sostenida
**(E)** Aumento de la sudoración

# Respuestas y explicaciones

1. **E [I C 2 a]**. El hexametonio es un bloqueador nicotínico, pero solo actúa en los receptores nicotínicos ganglionares (no en la unión neuromuscular). Esta distinción farmacológica subraya que los receptores nicotínicos en estas dos ubicaciones, aunque similares, no son idénticos.

2. **J [I C 1 a; tabla 2-2]**. La prazosina es un antagonista específico de los receptores $\alpha_1$, presentes en el músculo liso vascular, pero no en el corazón. La inhibición de los receptores $\alpha_1$ produce una vasodilatación de los lechos vasculares cutáneo y esplácnico, una disminución de la resistencia periférica total y una menor presión arterial.

3. **B [I C 2 b; tabla 2-6]**. La miosis es una respuesta muscarínica parasimpática que implica la contracción del músculo circular del iris. La dilatación de los bronquiolos, la eyaculación, la constricción de los esfínteres del TD y el aumento de la contractilidad cardíaca son respuestas simpáticas $\alpha$ o $\beta$.

4. **A [III A 2; tabla 2-5]**. Las fibras C (dolor lento) son las fibras nerviosas más pequeñas y, por lo tanto, tienen la velocidad de conducción más lenta.

5. **A [III C 2 b; tabla 2-7]**. De los dos tipos de fotorreceptores, los bastones son más sensibles a la luz de baja intensidad y, por ende, son más importantes que los conos para la visión nocturna. Se adaptan a la oscuridad después que los conos. Los bastones no están presentes en la fóvea. Los conos participan principalmente en la visión del color.

6. **A [III D 4]**. Las frecuencias sonoras pueden ser codificadas por el órgano de Corti debido a las diferencias de propiedades a lo largo de la membrana basilar. La base de la membrana basilar es estrecha y rígida, y sus células ciliadas se activan con las frecuencias altas. El vértice de la membrana basilar es ancho y flexible, y las células ciliadas que lo componen se activan con las frecuencias bajas.

7. **E [I A, B; tabla 2-1; figura 2-1]**. Las neuronas preganglionares simpáticas se originan en los segmentos T1-L3 de la médula espinal. Por lo tanto, la designación es toracolumbar. El sistema nervioso simpático se caracteriza, además, por neuronas preganglionares cortas que hacen sinapsis en ganglios situados en la cadena paravertebral (no en los órganos efectores) y neuronas posganglionares que liberan noradrenalina (no adrenalina). Las características comunes de los sistemas nerviosos simpático y parasimpático son las neuronas preganglionares que liberan ACh y las neuronas posganglionares que hacen sinapsis en los órganos efectores.

8. **B [I C 1 c]**. La frecuencia cardíaca aumenta debido al efecto estimulante de la noradrenalina en los receptores $\beta_1$ del nódulo SA. También hay receptores $\beta_1$ simpáticos en el corazón que regulan la contractilidad.

9. **A [III C 3]**. El corte del nervio óptico del ojo izquierdo produce ceguera en el ojo izquierdo porque las fibras aún no se han cruzado en el quiasma óptico.

10. **A [IV C 1]**. El reflejo de estiramiento es la respuesta monosináptica al estiramiento de un músculo. El reflejo produce la contracción y luego el acortamiento del músculo que se estiró originalmente (músculo homónimo).

11. **B [III C 5 b]**. Las células complejas responden a franjas o bordes en movimiento con la orientación correcta. Las células simples responden a franjas estacionarias, mientras que las hipercomplejas a líneas, curvas y ángulos. Las células bipolares y las ganglionares se encuentran en la retina, no en la corteza visual.

12. **E [I C 1 d; tabla 2-2]**. El asma, una enfermedad que implica un incremento de la resistencia de las vías respiratorias superiores, se trata administrando fármacos que producen dilatación bronquiolar (es decir, agonistas $\beta_2$). Los agonistas $\beta_2$ incluyen el isoproterenol, el albuterol, la epinefrina y, en menor medida, la norepinefrina. Los antagonistas $\beta_2$, como el propranolol, están estrictamente contraindicados porque causan la constricción de los bronquiolos.

13. **A [I C 1 a]**. Los receptores adrenérgicos $\alpha_1$ producen acciones fisiológicas estimulando la formación del $IP_3$ y ocasionando un posterior aumento de la $[Ca^{2+}]$ intracelular. Tanto los receptores $\beta_1$ como los $\beta_2$ actúan estimulando la adenilato-ciclasa y aumentando la producción del cAMP. Los receptores $\alpha_2$

inhiben la adenilato-ciclasa y disminuyen las concentraciones de cAMP. Los receptores muscarínicos y nicotínicos son colinérgicos.

14. **B [IV E 3 a, b].** La rigidez de descerebración es causada por el aumento de la actividad del huso muscular reflejo. La estimulación de las fibras aferentes del grupo Ia incrementaría, no disminuiría, esta actividad refleja. Cortar las raíces dorsales bloquearía los reflejos. La estimulación de las motoneuronas α y γ estimularía los músculos directamente.

15. **C [III B 4].** La representación en el homúnculo motor es mayor para aquellas estructuras que participan en los movimientos más complicados: los dedos, las manos y la cara.

16. **E [I C 2 a; figura 2-1].** Las fibras simpáticas preganglionares hacen sinapsis en las células cromafines de la médula suprarrenal en un receptor nicotínico. La adrenalina y, en menor medida, la noradrenalina se liberan en la circulación.

17. **C [III C 3 c].** Las fibras del campo temporal izquierdo y del campo nasal derecho ascienden juntas en la cintilla óptica derecha.

18. **A [III E 3].** El movimiento ocular rápido que se produce durante un giro es el nistagmo. Se produce en el mismo sentido que la rotación. Tras el giro, ocurre un nistagmo posrotatorio en el sentido contrario.

19. **D [VI B; tabla 2-9].** El LCR tiene una composición similar a la del líquido intersticial del cerebro. Por lo tanto, es similar a un ultrafiltrado de plasma y tiene una concentración de proteínas muy baja porque las grandes moléculas de proteínas no pueden cruzar la barrera hematoencefálica. Hay otras diferencias en la composición entre el LCR y la sangre que son creadas por los transportadores en el plexo coroideo, pero la baja concentración de proteínas del LCR es la diferencia más importante.

20. **D [I C 1 c, d; tabla 2-2].** Entre los fármacos que actúan en el sistema autónomo, solo los agonistas adrenérgicos $\beta_1$ y $\beta_2$ actúan estimulando la adenilato-ciclasa. La norepinefrina es un agonista $\beta_1$. La atropina es un antagonista colinérgico muscarínico. La clonidina es un agonista adrenérgico $\alpha_2$. El curare es un antagonista colinérgico nicotínico. La fentolamina es un antagonista adrenérgico $\alpha_1$. La fenilefrina es un agonista adrenérgico $\alpha_1$. El propranolol es un antagonista adrenérgico $\beta_1$ y $\beta_2$.

21. **B [III C 4].** La fotorrecepción implica los siguientes pasos. La luz convierte el 11-*cis* retinal en todo-*trans* retinal, el cual se convierte en intermediario como la metarrodopsina II. Esta activa una proteína G estimulante (transducina), la cual activa una fosfodiesterasa. Esta última descompone el cGMP, por lo que las concentraciones intracelulares de cGMP disminuyen, lo que ocasiona el cierre de los canales de $Na^+$ en la membrana de las células fotorreceptoras y la hiperpolarización. La hiperpolarización de la membrana de las células fotorreceptoras inhibe la liberación del neurotransmisor glutamato. Si la disminución de la liberación del glutamato se relaciona con los receptores ionotrópicos de las células bipolares, se producirá una inhibición (decremento de la excitación). Si la disminución de la liberación del glutamato se relaciona con los receptores metabotrópicos de las células bipolares, se producirá una excitación (decremento de la inhibición).

22. **C [VII C 1].** Los patógenos activan la liberación de la IL-1 por parte de las células fagocíticas. La IL-1 actúa entonces para aumentar la producción de las prostaglandinas, lo que eleva en última instancia la temperatura de punto de ajuste en el hipotálamo anterior. El hipotálamo ahora «piensa» que la temperatura corporal es demasiado baja (porque la temperatura central es inferior a la nueva temperatura de punto de ajuste) e inicia mecanismos para generar calor: escalofríos, vasoconstricción y desviación de la sangre del plexo venoso cerca de la superficie cutánea.

23. **A [III F 1 a, b].** El NC I inerva el epitelio olfatorio. Sus axones son fibras C. La fractura de la lámina cribosa puede desgarrar los delicados nervios olfatorios y eliminar así el sentido del olfato (anosmia); sin embargo, la capacidad para detectar el amoníaco queda intacta. Las células receptoras olfatorias son únicas porque son verdaderas neuronas que se reemplazan continuamente a partir de células madre indiferenciadas.

24. **D [III G 1 b].** La cuerda del tímpano (NC VII) interviene en el gusto; inerva los dos tercios anteriores de la lengua.

25. **D [III E 1 a, 2 a, b].** Los conductos semicirculares intervienen en la aceleración angular o la rotación. Las células ciliadas del conducto semicircular derecho se excitan (despolarizan) cuando hay rotación hacia la derecha. Esta rotación causa la flexión de los estereocilios hacia los cinetocilios; dicha flexión produce la despolarización de la célula ciliada. Subir en un ascensor activaría los sáculos, los cuales detectan la aceleración lineal.

**26. C [IV F 1 c, 3 c].** La coordinación del movimiento (sinergia) es tarea del cerebelo. Las lesiones del cerebelo producen ataxia, falta de coordinación, ejecución deficiente de los movimientos, retraso en su inicio e incapacidad para realizar movimientos de alternancia rápida. Las cortezas premotora y motora planifican y ejecutan los movimientos. Las lesiones de la sustancia negra, un componente de los núcleos basales, dan lugar a temblores, rigidez cérea y poco tono muscular (enfermedad de Parkinson).

**27. C [I C 1 d].** Los receptores $\beta_2$ del músculo liso vascular producen vasodilatación. Los receptores $\alpha_1$ del músculo liso vascular causan vasoconstricción. Dado que los receptores $\beta_2$ son más sensibles a la epinefrina que los receptores $\alpha$, las dosis bajas de este fármaco ocasionan vasodilatación y las dosis altas, vasoconstricción.

**28. A [IV E 2].** La sección transversal de la médula espinal produce «sección medular» y pérdida de todos los reflejos por debajo del nivel de la lesión. Estos reflejos, que son circuitos locales dentro de la médula espinal, volverán con el tiempo o se harán hipersensibles. La propiocepción se pierde de forma permanente (y no temporal) debido a la interrupción de las fibras nerviosas sensitivas. Las fibras por encima de la lesión están intactas.

**29. D [III A 4 c].** Los potenciales receptores son potenciales graduados que pueden llevar el potencial de membrana de la célula receptora hasta el umbral (despolarización) o lejos de él (hiperpolarización). Los potenciales receptores no son potenciales de acción, aunque los potenciales de acción (que son de todo o nada) pueden producirse si el potencial de membrana alcanza su umbral.

**30. B [III C 3 b].** Las fibras del nervio óptico de ambos campos receptores temporales se entrecruzan en el quiasma óptico.

**31. E [IV F 3 b].** La salida de las células de Purkinje desde la corteza cerebelosa hacia los núcleos cerebelosos profundos es inhibidora. Esta salida modula el movimiento y es responsable de la coordinación que permite «atrapar una mosca».

**32. C [IV C 3].** La retirada de los flexores es un reflejo polisináptico que se utiliza cuando una persona toca una estufa caliente o pisa una tachuela. En el lado ipsilateral del estímulo doloroso, hay flexión (retirada); en el lado contralateral, hay extensión para mantener el equilibrio.

**33. B [IV B 3 a (1)].** Las fibras en saco nuclear son un tipo de fibras musculares intrafusales que componen los husos musculares. Detectan cambios dinámicos en la longitud del músculo, dan lugar a fibras aferentes del grupo Ia y están inervadas por motoneuronas $\gamma$. El otro tipo de fibra intrafusal, la fibra en cadena nuclear, detecta los cambios estáticos en la longitud del músculo.

**34. C [IV B 3 b].** Las fibras aferentes del grupo Ia inervan las fibras intrafusales del huso muscular. Cuando las fibras intrafusales se estiran, las fibras del grupo Ia se activan y desencadenan el reflejo de estiramiento, que hace que el músculo vuelva a su longitud de reposo.

**35. D [I C; tablas 2-2 y 2-5].** El feocromocitoma es un tumor de la médula suprarrenal que secreta cantidades excesivas de noradrenalina y adrenalina. El aumento de la presión arterial se debe a la activación de los receptores $\alpha_1$ en el músculo liso vascular y a la activación de los receptores $\beta_1$ en el corazón. La fenoxibenzamina disminuye la presión arterial al actuar como un antagonista del receptor $\alpha_1$, disminuyendo así el $IP_3$ o $Ca^{2+}$ intracelular.

**36. A [I C 3; I D].** Un análogo de la atropina bloquearía los receptores muscarínicos y, por lo tanto, bloquearía las acciones mediadas por estos receptores. Los receptores muscarínicos lentifican la velocidad de conducción del nódulo AV; por ende, aumentarían la velocidad de conducción del nódulo AV. Los receptores muscarínicos incrementan la secreción de ácido gástrico, constriñen las pupilas, median la erección y producen la sudoración (a través de la inervación colinérgica simpática de las glándulas sudoríparas); así, el bloqueo de los receptores muscarínicos inhibirá todas esas acciones.

# Capítulo 3 — Fisiología cardiovascular

## I. CIRCUITOS DEL SISTEMA CARDIOVASCULAR (FIG. 3-1)

### A. El gasto cardíaco del hemicardio izquierdo es igual al del derecho

- El gasto cardíaco del hemicardio izquierdo es el flujo sanguíneo sistémico.
- El gasto cardíaco del hemicardio derecho es el flujo sanguíneo pulmonar.

### B. Dirección del torrente circulatorio

- La sangre fluye siguiendo este trayecto:

1. De los pulmones a la aurícula izquierda a través de la vena pulmonar.
2. De la aurícula izquierda al ventrículo izquierdo a través de la válvula mitral.
3. Del ventrículo izquierdo a la aorta a través de la válvula aórtica.
4. De la aorta a las arterias sistémicas y a los tejidos sistémicos (es decir, cerebral, coronario, renal, esplácnico, musculoesquelético y cutáneo).
5. De los tejidos a las venas sistémicas y a la vena cava.
6. De la vena cava (sangre venosa mixta) a la aurícula derecha.
7. De la aurícula derecha al ventrículo derecho a través de la válvula tricúspide.
8. Del ventrículo derecho a la arteria pulmonar a través de la válvula pulmonar.
9. De la arteria pulmonar a los pulmones para su oxigenación.

## II. HEMODINÁMICA

### A. Componentes de la vasculatura

#### 1. Arterias

- Llevan sangre oxigenada a los tejidos.
- Tienen paredes gruesas, con mucho **tejido elástico** y **músculo liso**.
- Están sometidas a **altas presiones**.
- La volemia contenida en las arterias se denomina *volumen con tensión*.

#### 2. Arteriolas

- Son las ramas más pequeñas de las arterias.
- Son el **lugar de mayor resistencia del sistema cardiovascular**.
- Tienen una pared muscular lisa ampliamente inervada por fibras nerviosas autónomas.
- La resistencia arteriolar es regulada por el sistema nervioso autónomo.
- Los receptores adrenérgicos $\alpha_1$ se encuentran en las arteriolas de la piel, la circulación esplácnica y la renal.
- Los receptores adrenérgicos $\beta_2$ se localizan en las arteriolas del músculo esquelético.

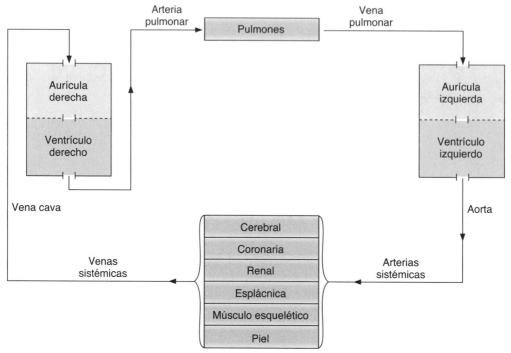

**FIGURA 3-1** Circuitos del sistema cardiovascular.

### 3. Capilares

- Tienen la **mayor área transversal y de superficie totales**.
- Consisten en una sola capa de células endoteliales rodeadas de lámina basal.
- Tienen paredes delgadas.
- Son el lugar de intercambio de nutrientes, agua y gases.

### 4. Vénulas

- Se forman a partir de capilares fusionados.

### 5. Venas

- Se fusionan progresivamente para formar venas más grandes. La vena cava, la más grande, devuelve la sangre al corazón.
- Tienen paredes delgadas.
- Están sometidas a **bajas presiones**.
- Contienen la **mayor cantidad de sangre** del sistema cardiovascular.
- La volemia contenida en las venas se denomina *volumen sin tensión*.
- Tienen receptores adrenérgicos $\alpha_1$.

## B. Velocidad del flujo sanguíneo

- Puede expresarse mediante la siguiente ecuación:

$$\mathbf{v = Q / A}$$

donde:

$v$ = velocidad (cm/s)

$Q$ = flujo sanguíneo (mL/min)

$A$ = área transversal (cm$^2$)

- La velocidad es directamente proporcional al flujo sanguíneo e inversamente proporcional al área transversal en cualquier nivel del sistema cardiovascular.
- **Por ejemplo**, la velocidad de la sangre es mayor en la aorta (área transversal pequeña) que en la suma de todos los capilares (área transversal grande). La menor velocidad de la sangre en los capilares optimiza las condiciones para el intercambio de sustancias a través de la pared capilar.

## C. Flujo sanguíneo

- Puede expresarse mediante la siguiente ecuación:

$$Q = \Delta P / R$$

o

$$\text{Gasto cardíaco} = \frac{\text{Presión arterial media} - \text{Presión auricular derecha}}{\text{Resistencia periférica total (RPT)}}$$

donde:

$Q$ = flujo o gasto cardíaco (mL/min)

$\Delta P$ = gradiente de presión (mm Hg)

$R$ = resistencia o RPT (mm Hg/mL/min)

- La ecuación del flujo sanguíneo (o gasto cardíaco) es análoga a la **ley de Ohm** para los circuitos eléctricos ($I = V/R$), donde el flujo es análogo a la corriente y la presión lo es al voltaje.
- El gradiente de presión ($\Delta P$) impulsa el flujo sanguíneo.
- Por lo tanto, la dirección del flujo sanguíneo es de alta presión a baja presión.
- El flujo sanguíneo es inversamente proporcional a la resistencia de los vasos sanguíneos.

## D. Resistencia

- La ecuación de Poiseuille indica los factores que modifican la resistencia de los vasos sanguíneos:

$$R = \frac{8\eta l}{\pi r^4}$$

donde:

$R$ = resistencia

$\eta$ = viscosidad de la sangre

$l$ = longitud del vaso sanguíneo

$r^4$ = radio del vaso sanguíneo a la cuarta potencia

- La resistencia es directamente proporcional a la viscosidad de la sangre. Por ejemplo, el aumento de la viscosidad mediante el incremento del hematócrito aumentará la resistencia y disminuirá el flujo sanguíneo.
- La resistencia es directamente proporcional a la longitud del vaso sanguíneo.
- La resistencia es inversamente proporcional a la **cuarta potencia del radio del vaso**. Esta relación es potente. **Por ejemplo**, si el radio del vaso sanguíneo disminuye por un factor de 2, la resistencia aumenta por un factor de 16 ($2^4$); en consecuencia, el flujo sanguíneo disminuye en esta misma proporción.

### 1. Resistencias en paralelo o en serie

**a.** La **resistencia en paralelo** se ilustra con la circulación general. Cada órgano es irrigado por una arteria que se desprende de la aorta. La resistencia total de esta disposición en paralelo se expresa mediante la siguiente ecuación:

$$\frac{1}{R_{total}} = \frac{1}{R_a} + \frac{1}{R_b} + \cdots \frac{1}{R_n}$$

$R_a$, $R_b$ y $R_n$ son las resistencias de las circulaciones renal, hepática y otras, respectivamente.

- Cada arteria en paralelo recibe una fracción del flujo sanguíneo total.
- La resistencia total es menor que la resistencia de cualquiera de las arterias individuales.
- Cuando **se añade una arteria en paralelo, la resistencia total disminuye**.
- La presión es la misma en cada arteria paralela.

**b.** La **resistencia en serie** se ilustra con la distribución de los vasos sanguíneos en un órgano determinado. Cada órgano es irrigado por una gran arteria, arterias más pequeñas, arteriolas, capilares y venas dispuestas en serie. La resistencia total es la suma de las resistencias individuales, como se muestra en la siguiente ecuación:

$$R_{total} = R_{arteria} + R_{arteriolas} + R_{capilares}$$

- Las **arteriolas** aportan la mayor proporción de resistencia en esta serie.

- Cada vaso sanguíneo (p. ej., la arteria más grande) o conjunto de vasos sanguíneos (p. ej., todos los capilares) en serie recibe el mismo flujo sanguíneo total. Por lo tanto, el flujo sanguíneo a través de la arteria más grande es el mismo que el flujo sanguíneo total a través de todos los capilares.
- A medida que la sangre fluye por la serie de vasos sanguíneos, la presión disminuye.

**2. Flujo laminar frente a flujo turbulento:** el flujo laminar es hidrodinámico (en línea recta); el turbulento, no.

- Los **ruidos de Korotkoff**, que se utilizan para medir la presión arterial con la auscultación, son causados por un flujo sanguíneo turbulento.
- El **número de Reynolds** predice si el flujo sanguíneo será laminar o turbulento.
- Cuando el número de Reynolds se incrementa, hay mayor tendencia a la **turbulencia**, lo que causa vibraciones audibles llamadas *soplos*. El número de Reynolds (y, por lo tanto, la turbulencia) se incrementa por los siguientes factores:
  - **a.** ↓ viscosidad de la sangre (p. ej., ↓ hematócrito, **anemia**).
  - **b.** ↑ velocidad de la sangre (p. ej., **estrechamiento de un vaso**) (*véase* Correlación clínica: valvulopatía cardíaca, ateroesclerosis y trombos).

**CORRELACIÓN CLÍNICA**
La **valvulopatía cardíaca** provoca un estrechamiento de la válvula, un aumento de la velocidad del flujo sanguíneo y un incremento del número de Reynolds. El aumento del número de Reynolds predice la turbulencia, que provoca una vibración o un **soplo** audible (el flujo de sangre a través de las válvulas normales es silencioso). Los soplos se clasifican del modo siguiente: los de grado 1 son apenas audibles con el estetoscopio, los de grado 6 se escuchan sin el instrumento.

**CORRELACIÓN CLÍNICA**
La **ateroesclerosis** causa un estrechamiento de las arterias y aumenta la velocidad del flujo sanguíneo, el número de Reynolds y una tendencia a la turbulencia. Con la enfermedad avanzada, se escuchan soplos en todas las grandes arterias, pero se detectan con mayor facilidad en las arterias carótidas y las femorales.

**CORRELACIÓN CLÍNICA**
Los **trombos** son coágulos en el lumen de un vaso sanguíneo que disminuyen su diámetro. Como resultado, hay un aumento de la velocidad de la sangre, lo que lleva a un incremento del número de Reynolds y de la turbulencia.

**3. Cizallamiento**
- El cizallamiento es una consecuencia de que las capas adyacentes de sangre viajen a diferentes velocidades dentro de un vaso sanguíneo.
- La velocidad de la sangre es nula en la pared y máxima en el centro del vaso sanguíneo.
- Por lo tanto, el cizallamiento es mayor en la pared, donde la *diferencia* de velocidad de la sangre de las capas adyacentes es mayor; y es menor en el centro del vaso, donde la velocidad es constante.

**E. Capacitancia (distensibilidad)**
- La capacitancia describe la **distensibilidad** de los vasos sanguíneos.
- Está **inversamente relacionada con la elasticidad** o rigidez. Cuanto mayor sea la cantidad de tejido elástico en un vaso sanguíneo, mayor será la elasticidad y menor la distensibilidad.
- Se expresa mediante la siguiente ecuación:

$$C = \frac{V}{P}$$

donde:

C = capacitancia o distensibilidad (mL/mm Hg)

V = volumen (mL)

P = presión (mm Hg)

■ Es directamente proporcional al volumen e inversamente proporcional a la presión.

■ Describe cómo cambia el volumen en respuesta a un cambio de presión.

■ Es **mucho mayor en las venas que en las arterias**. Como resultado, hay más volumen de sangre en las venas (**volumen sin tensión**) que en las arterias (**volumen con tensión**).

■ Los cambios en la capacitancia de las venas producen cambios en el volumen sin tensión. Por ejemplo, una reducción de la capacitancia venosa disminuye el volumen sin tensión y aumenta el volumen con tensión al desplazar la sangre de las venas a las arterias.

■ La capacitancia de las arterias **disminuye con la edad**; a medida que una persona envejece, las arterias se vuelven más rígidas y menos distensibles.

**F. Perfil de presión en los vasos sanguíneos**

■ A medida que la sangre fluye por la circulación general, la presión disminuye progresivamente debido a la resistencia al flujo sanguíneo.

■ Así, la presión es más alta en la aorta y las grandes arterias y más baja en las venas cavas.

■ La **mayor disminución de la presión se produce a través de las arteriolas** porque son el lugar de mayor resistencia.

■ Las presiones medias en la circulación general son las siguientes:

**1.** Aorta: 100 mm Hg
**2.** Arteriolas: 50 mm Hg
**3.** Capilares: 20 mm Hg
**4.** Vena cava: 4 mm Hg

**G. Presión arterial (fig. 3-2)**

■ Es pulsátil.

■ No es constante durante un ciclo cardíaco.

**1. Presión sistólica**

■ Es la presión arterial más alta durante un ciclo cardíaco.

■ La presión sistólica se mide después de que el corazón se contrae (sístole) y la sangre es expulsada al sistema arterial.

**2. Presión diastólica**

■ Es la presión arterial más baja durante un ciclo cardíaco.

■ La presión diastólica se mide cuando el corazón está relajado (diástole) y la sangre vuelve al corazón a través de las venas.

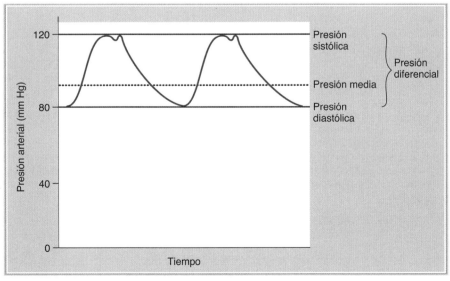

**FIGURA 3-2** Presión arterial durante el ciclo cardíaco.

3. **Presión diferencial**

- La presión diferencial es la diferencia entre las presiones sistólica y diastólica.
- El determinante más importante de la presión diferencial es el **volumen sistólico**. Cuando la sangre es expulsada del ventrículo izquierdo al sistema arterial, la presión arterial aumenta debido a la capacitancia relativamente baja de las arterias. Dado que la presión diastólica no se modifica durante la sístole ventricular, la presión diferencial aumenta en la misma medida que la presión sistólica.
- Las disminuciones de la capacitancia arterial, como las que se producen con el proceso de **envejecimiento**, provocan **aumentos de la presión diferencial**.

4. **Presión arterial media**

- Es la presión arterial promedio con respecto al tiempo.
- *No* es la simple media de las presiones diastólica y sistólica (porque una fracción mayor del ciclo cardíaco transcurre en la diástole).
- Puede calcularse aproximadamente como la **presión diastólica más un tercio de la presión diferencial**.

H. **Presión venosa**

- Es muy baja.
- Las venas tienen una gran capacitancia y, por lo tanto, pueden contener grandes volúmenes de sangre a baja presión.

I. **Presión auricular**

- Es ligeramente inferior a la venosa.
- La presión de la aurícula izquierda se calcula mediante la **presión de enclavamiento capilar pulmonar** (*véase* Correlación clínica: **presión de enclavamiento capilar pulmonar**).

**CORRELACIÓN CLÍNICA**   **Presión de enclavamiento capilar pulmonar**. Un catéter introducido en el hemicardio derecho y en las ramas más pequeñas de la arteria pulmonar entra en contacto casi directo con los capilares pulmonares. La presión capilar pulmonar medida es aproximadamente igual a la presión auricular izquierda.

# III. ELECTROFISIOLOGÍA CARDÍACA

A. **Electrocardiograma (ECG) (fig. 3-3)**

1. **Onda P**

- Representa la despolarización auricular.
- No incluye la repolarización auricular, que queda «enterrada» en el complejo QRS.

2. **Intervalo PR**

- Es el intervalo entre el comienzo de la onda P y el comienzo de la onda Q (despolarización inicial del ventrículo).
- Depende de la **velocidad de conducción a través del nodo auriculoventricular** (**AV**). Por ejemplo, si la conducción del nodo AV disminuye (como en el **bloqueo cardíaco**), el intervalo PR aumenta.
- Disminuye (es decir, aumenta la velocidad de conducción a través del nodo AV) por la estimulación del sistema nervioso simpático.
- Se incrementa (es decir, disminuye la velocidad de conducción a través del nodo AV) por la estimulación del sistema nervioso parasimpático.

3. **Complejo QRS**

- Representa la despolarización de los ventrículos.

4. **Intervalo QT**

- Es el intervalo desde el comienzo de la onda Q hasta el final de la onda T.
- Representa todo el período de despolarización y repolarización de los ventrículos.

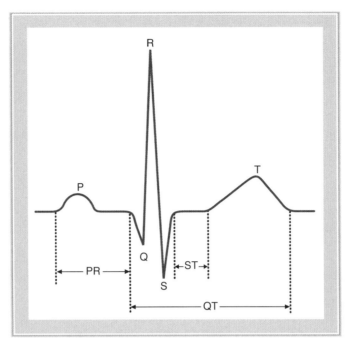

**FIGURA 3-3** Electrocardiograma normal medido desde la derivación II.

**5. Segmento ST**

■ Es el segmento que va desde el final de la onda S hasta el comienzo de la onda T.

■ Es isoeléctrico.

■ Representa el período de despolarización de los ventrículos.

**6. Onda T**

■ Representa la repolarización ventricular.

**B. Potenciales de acción cardíacos** (*véase* tabla 1-3, p. 74)

■ El **potencial de membrana en reposo** está determinado por la conductancia del K⁺ y se aproxima al potencial de equilibrio del K⁺.

■ La **corriente de entrada** aporta carga positiva a la célula y **despolariza** el potencial de membrana. La **corriente de salida** saca la carga positiva de la célula e **hiperpolariza** el potencial de membrana.

■ La función de la Na⁺/K⁺-trifosfatasa de adenosina (ATPasa) es mantener los gradientes iónicos a través de las membranas celulares.

**1. Ventrículos, aurículas y sistema de Purkinje** (fig. 3-4)

■ Tienen potenciales de membrana en reposo estables de unos −90 milivoltios (mV). Este valor se aproxima al potencial de equilibrio del K⁺.

■ Los potenciales de acción son de larga duración, especialmente en las fibras de Purkinje, donde duran 300 milisegundos (ms).

**a. Fase 0**

■ Es el **trayecto ascendente** del potencial de acción.

■ Es causada por un aumento transitorio de la **conductancia del Na⁺**. Este aumento da lugar a una corriente de entrada de Na⁺ que despolariza la membrana.

■ En el pico del potencial de acción, el potencial de membrana se aproxima al de equilibrio de Na⁺.

**b. Fase 1**

■ Es un breve período de repolarización inicial.

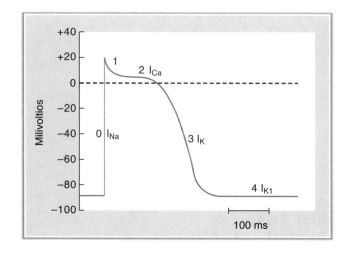

**FIGURA 3-4** Potencial de acción ventricular.

- La **repolarización inicial** es causada por una corriente de salida, en parte debido al movimiento de los iones $K^+$ (favorecido por los gradientes químicos y eléctricos) fuera de la célula y en parte debido a una disminución de la conductancia del $Na^+$.

c. **Fase 2**

- Es la **meseta** del potencial de acción.
- Es causada por un **aumento transitorio** de la **conductancia del $Ca^{2+}$**, que da lugar a una **corriente de entrada de $Ca^{2+}$**, y por un incremento de la conductancia del $K^+$.
- Durante la fase 2, las corrientes de salida y entrada son aproximadamente iguales, por lo que el potencial de membrana es estable en el nivel de meseta.

d. **Fase 3**

- Es la **repolarización**.
- Durante la fase 3, la conductancia del $Ca^{2+}$ disminuye y la del $K^+$ aumenta y, por lo tanto, predomina.
- La alta conductancia de $K^+$ da lugar a una gran **corriente de salida de $K^+$ ($I_K$)**, que hiperpolariza la membrana hacia el potencial de equilibrio de $K^+$.

e. **Fase 4**

- Es el **potencial de membrana en reposo**.
- Es un período durante el cual las corrientes de entrada y salida ($I_{K1}$) son iguales, y el potencial de membrana se aproxima al potencial de equilibrio de $K^+$.

2. **Nodo sinoauricular (SA)** (fig. 3-5)

- Por lo general, es el **marcapasos** del corazón.
- Tiene un **potencial de reposo inestable**.

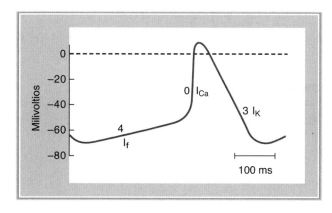

**FIGURA 3-5** Potencial de acción del nodo sinoauricular.

- Muestra despolarización de fase 4, o automaticidad.
- El nodo AV y los sistemas His-Purkinje son **marcapasos latentes** que pueden mostrar automatismo y anular el nodo SA si se suprime.
- La tasa intrínseca de despolarización de la fase 4 (y la frecuencia cardíaca) es más rápida en el nodo SA y más lenta en el sistema His-Purkinje:

Nodo SA > Nodo AV > His-Purkinje

**a. Fase 0**

- Es el **trayecto ascendente** del potencial de acción.
- Es causada por un aumento de la conductancia del $Ca^{2+}$. Este aumento produce una **corriente de entrada de $Ca^{2+}$** que conduce el potencial de membrana hacia el potencial de equilibrio del $Ca^{2+}$.
- La base iónica de la fase 0 en el nodo SA es diferente a la de los ventrículos, las aurículas y las fibras de Purkinje (donde es el resultado de una corriente de entrada de $Na^+$).

**b. Fase 3**

- Es la **repolarización**.
- Es causada por un aumento de la conductancia de $K^+$. Este aumento da lugar a una **corriente de salida de $K^+$** que provoca la repolarización del potencial de membrana.

**c. Fase 4**

- Es la **despolarización lenta**.
- Representa la actividad de marcapasos del nodo SA (automaticidad).
- Es causada por un aumento en la conductancia del $Na^+$, que da lugar a una **corriente de entrada de $Na^+$** llamada $I_f$.
- La $I_f$ **se activa por la repolarización** del potencial de membrana durante el potencial de acción precedente.

**d. Fases 1 y 2**

- Estas fases no están presentes en el potencial de acción del nodo SA.

**3. Nodo AV**

- El trayecto ascendente del potencial de acción en el nodo AV es el resultado de una **corriente de entrada de $Ca^+$** (como en el nodo SA).

## C. Velocidad de conducción

- Refleja el tiempo necesario para que la excitación se extienda por el tejido cardíaco.
- Depende del **tamaño de la corriente de entrada durante el trayecto ascendente** del potencial de acción. Cuanto mayor sea la corriente de entrada, mayor será la velocidad de conducción.
- Es **más rápido en el sistema de Purkinje**.
- Es **más lento en el nodo AV** (visto como el intervalo PR en el ECG), lo que da tiempo para el **llenado ventricular** antes de la contracción ventricular. Si la velocidad de conducción aumenta a través del nodo AV, el llenado ventricular puede verse comprometido.

## D. Excitabilidad

- Es la capacidad de las células cardíacas para iniciar potenciales de acción en respuesta a una corriente despolarizante de entrada.
- Refleja la recuperación de los canales que transportan las corrientes de entrada para el trayecto ascendente del potencial de acción.
- Cambia en el curso del potencial de acción. Estos cambios en la excitabilidad se describen con el concepto de **períodos refractarios** (fig. 3-6).

**1. Período refractario absoluto (PRA)**

- Comienza con el trayecto ascendente del potencial de acción y termina después de la meseta.
- Se produce porque, durante este período, la mayoría de los canales que transportan la corriente de entrada para el trayecto ascendente ($Na^+$ o $Ca^{2+}$) están cerrados y no disponibles.
- Refleja el período durante el cual **no se puede iniciar ningún potencial de acción**, independientemente de la cantidad de corriente de entrada que se suministre.

**2. Período refractario efectivo**

- Es ligeramente más largo que el PRA.
- Es el período durante el cual **no se puede provocar un potencial de acción** *conducido*.

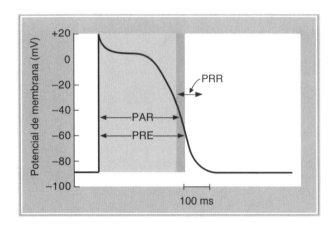

**FIGURA 3-6** Período refractario absoluto (PRA), período refractario efectivo (PRE) y período refractario relativo (PRR) en el ventrículo.

**3. Período refractario relativo**

■ Es el período inmediatamente posterior al PRA, cuando la repolarización es casi completa.

■ Es el período durante el cual **se puede provocar un potencial de acción, pero se requiere más de la corriente interna habitual**.

**E. Efectos autonómicos sobre la frecuencia cardíaca y la velocidad de conducción (tabla 3-1)**

■ *Véase* la sección IV C para un análisis de los efectos inótropos.

**1. Definiciones de los efectos cronótropos y dromótropos**
   **a. Efectos cronótropos**

   ■ Producen cambios en la frecuencia cardíaca.

   ■ Un **efecto cronótropo negativo** disminuye la frecuencia cardíaca al reducir la frecuencia de disparo del nodo SA.

   ■ Un **efecto cronótropo positivo** aumenta la frecuencia cardíaca al incrementar la frecuencia de disparo del nodo SA.

   **b. Efectos dromótropos**

   ■ Producen cambios en la velocidad de conducción, principalmente en el nodo AV.

   ■ Un **efecto dromótropo negativo** disminuye la velocidad de conducción a través del nodo AV, ralentizando la conducción de los potenciales de acción desde las aurículas hasta los ventrículos y aumentando el intervalo PR.

   ■ Un **efecto dromótropo positivo** aumenta la velocidad de conducción a través del nodo AV, acelerando la conducción de los potenciales de acción desde las aurículas hasta los ventrículos y disminuyendo el intervalo PR.

**2. Efectos parasimpáticos sobre la frecuencia cardíaca y la velocidad de conducción**

   ■ El nodo SA, las aurículas y el nodo AV tienen inervación vagal parasimpática, pero los ventrículos no. El neurotransmisor es la **acetilcolina** (ACh), que actúa en los **receptores muscarínicos**.

**T a b l a   3-1**  Efectos autonómicos sobre el corazón y la vasculatura

| | Simpático | | Parasimpático | |
|---|---|---|---|---|
| | **Efecto** | **Receptor** | **Efecto** | **Receptor** |
| Frecuencia cardíaca | ↑ | $\beta_1$ | ↓ | Muscarínico |
| Velocidad de conducción (nodo AV) | ↑ | $\beta_1$ | ↓ | Muscarínico |
| Contractilidad | ↑ | $\beta_1$ | ↓ (solo aurículas) | Muscarínico |
| Músculo liso vascular Piel, esplácnica Músculo esquelético | Constricción Constricción Relajación | $\alpha_1$ $\alpha_1$ $\beta_2$ | | |

AV: auriculoventricular.

### a. Efecto cronótropo negativo

- **Disminuye la frecuencia cardíaca** al reducir la tasa de despolarización de la fase 4.
- Se producen menos potenciales de acción por unidad de tiempo porque el potencial umbral se alcanza con mayor lentitud y, por lo tanto, con menor frecuencia.
- El mecanismo del efecto cronótropo negativo es la **disminución de la I$_f$**, la corriente de entrada de Na$^+$ que es responsable de la despolarización de la fase 4 en el nodo SA.

### b. Efecto dromótropo negativo

- **Disminuye la velocidad de conducción a través del nodo AV**.
- Los potenciales de acción se conducen con mayor lentitud desde las aurículas hasta los ventrículos.
- **Aumenta el intervalo PR**.
- El mecanismo del efecto dromótropo negativo es la **disminución** de la **corriente de entrada de Ca$^{2+}$** y el aumento de la corriente de salida de K$^+$.

## 3. Efectos simpáticos sobre la frecuencia cardíaca y la velocidad de conducción

- La **noradrenalina** es el neurotransmisor que actúa en los **receptores β$_1$**.

### a. Efecto cronótropo positivo

- **Aumenta la frecuencia cardíaca** al incrementar la tasa de despolarización de la fase 4.
- Se producen más potenciales de acción por unidad de tiempo porque el potencial umbral se alcanza con mayor rapidez y, por lo tanto, con más frecuencia.
- El mecanismo del efecto cronótropo positivo es el **aumento de la I$_f$**, la corriente de entrada de Na$^+$ que es responsable de la despolarización de la fase 4 en el nodo SA.

### b. Efecto dromótropo positivo

- **Aumenta la velocidad de conducción a través del nodo AV**.
- Los potenciales de acción se conducen con mayor rapidez desde las aurículas hasta los ventrículos, y el llenado ventricular puede verse comprometido.
- **Disminuye el intervalo PR**.
- El mecanismo del efecto dromótropo positivo es el **aumento de la corriente de entrada de Ca$^{2+}$**.

# IV. MÚSCULO CARDÍACO Y GASTO CARDÍACO

## A. Estructura celular del miocardio

### 1. Sarcómeros

- Los sarcómeros son la unidad contráctil de la célula miocárdica.
- Son similares a la unidad contráctil del músculo esquelético.
- Van de línea Z a línea Z.
- Contienen filamentos gruesos (miosina) y delgados (actina, troponina, tropomiosina).
- Al igual que en el caso del músculo esquelético, el acortamiento se produce según un modelo de filamentos deslizantes, que establece que los filamentos finos se deslizan a lo largo de los filamentos gruesos adyacentes formando y rompiendo puentes cruzados entre la actina y la miosina.

### 2. Discos intercalados

- Se producen en los extremos de las células.
- Mantienen la cohesión entre las células.

### 3. Uniones comunicantes

- Están presentes en los discos intercalados.
- Son **vías de baja resistencia** entre las células que permiten una rápida propagación eléctrica de los potenciales de acción.
- Explican el hallazgo de que el corazón se comporta como un **sincitio eléctrico**.

### 4. Mitocondrias

- Las mitocondrias son más numerosas en el músculo cardíaco que en el esquelético.

### 5. Túbulos T

- Se continúan con la membrana celular.

- ■ Invaginan las células en las líneas Z y **conducen los potenciales de acción al interior de la célula**.
- ■ Están bien desarrollados en los ventrículos, pero poco desarrollados en las aurículas.
- ■ Forman **díadas** con el retículo sarcoplasmático.

**6. Retículo sarcoplasmático (RS)**

- ■ Son túbulos de diámetro pequeño en las proximidades de los elementos contráctiles.
- ■ Son el lugar de **almacenamiento y liberación de $Ca^{2+}$ para el acoplamiento excitación-contracción**.

**B. Pasos en el acoplamiento excitación-contracción**

**1.** El potencial de acción se propaga desde la membrana celular hacia los túbulos T.

**2.** Durante la **meseta** del potencial de acción, la conductancia del $Ca^{2+}$ aumenta y el $Ca^{2+}$ entra en la célula desde el líquido extracelular (**corriente de entrada de $Ca^{2+}$**) a través de los canales de $Ca^{2+}$ de tipo L (**receptores de dihidropiridina**).

**3.** Esta entrada de $Ca^{2+}$ desencadena la liberación de aún más $Ca^{2+}$ desde el RS (**liberación de $Ca^{2+}$ inducida por $Ca^{2+}$**), a través de los canales de liberación de $Ca^{2+}$ (**receptores de rianodina**).

- ■ La cantidad de $Ca^{2+}$ liberada por el RS depende de:

    **a.** La cantidad de $Ca^{2+}$ previamente almacenada en el RS.

    **b.** El tamaño de la corriente de entrada de $Ca^{2+}$ durante la meseta del potencial de acción.

**4.** Como resultado de esta liberación de $Ca^{2+}$, **aumenta la $Ca^{2+}$ intracelular**.

**5.** El $Ca^{2+}$ se une a la troponina C, y la tropomiosina se aparta, eliminando la inhibición de la unión de la actina y la miosina.

**6.** La actina y la miosina se unen, los filamentos gruesos y finos se deslizan entre sí y la célula miocárdica se contrae. **La magnitud de la tensión que se desarrolla es proporcional al $Ca^{2+}$ intracelular**.

**7.** La **relajación** se produce cuando el $Ca^{2+}$ se vuelve a acumular en el RS mediante una bomba de $Ca^{2+}$-ATPasa activa, la concentración de Ca2+ intracelular disminuye y el $Ca^{2+}$ se disocia de la troponina C.

**C. Contractilidad**

- ■ La contractilidad es la **capacidad intrínseca del músculo cardíaco para desarrollar fuerza con una longitud muscular determinada**.
- ■ También se llama *inotropismo*.
- ■ Está relacionada con la **concentración intracelular de $Ca^{2+}$**.
- ■ Puede estimarse mediante la **fracción de eyección** (volumen sistólico/volumen telediastólico), que generalmente es de 0.55 (55%).
- ■ Los **fármacos inótropos positivos** (cardiotónicos) producen un aumento de la contractilidad.
- ■ Los **fármacos inótropos negativos** provocan una disminución de la contractilidad.

**1. Factores que aumentan la contractilidad (inotropismo positivo)** (*véase* tabla 3-1)

**a. Aumento de la frecuencia cardíaca**

- ■ Cuando se producen más potenciales de acción por unidad de tiempo, entra más $Ca^{2+}$ en las células miocárdicas durante las mesetas del potencial de acción, se almacena más $Ca^{2+}$ en el RS, se libera más $Ca^{2+}$ desde el RS y, además, se produce una mayor tensión durante la contracción.
- ■ Algunos ejemplos del efecto del aumento de la frecuencia cardíaca son los siguientes:

    **(1)** *Escalera positiva* o de Bowditch. El aumento de la frecuencia cardíaca incrementa la fuerza de contracción de forma escalonada a medida que el $Ca^{2+}$ intracelular aumenta de forma acumulativa durante varios latidos.

    **(2)** *Potenciación postextrasistólica*. El latido que se produce después de un latido extrasistólico tiene una mayor fuerza de contracción porque el $Ca^{2+}$ «adicional» entró en las células durante la extrasístole.

**b. Estimulación simpática (catecolaminas) a través de los receptores $\beta_1$** (*véase* tabla 3-1)

- ■ Aumenta la fuerza de contracción mediante dos mecanismos:

    **(1)** Incrementa la **corriente de entrada de $Ca^{2+}$** durante la meseta de cada potencial de acción cardíaco.

    **(2)** Aumenta la actividad de la bomba de $Ca^{2+}$ del RS. La estimulación simpática fosforila el **fosfolambano**, que estimula la $Ca^{2+}$-ATPasa; como resultado, hay una mayor captación y almacenamiento de $Ca^{2+}$ por el RS. A medida que se acumula más $Ca^{2+}$ en el RS, hay más $Ca^{2+}$ disponible para su liberación en los latidos posteriores.

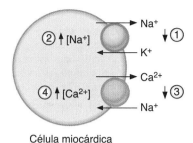

**FIGURA 3-7** Explicación paso a paso de cómo la uabaína, un digitálico, provoca un aumento del $Ca^{2+}$ intracelular y de la contractilidad miocárdica. Los *números marcados con un círculo* muestran la secuencia de acontecimientos.

Célula miocárdica

### c. Glucósidos cardíacos (digitálicos)

- Los glucósidos cardíacos aumentan la fuerza de contracción mediante la inhibición de la $Na^+/K^+$-ATPasa en la membrana celular del miocardio (fig. 3-7).
- Como resultado de esta inhibición, el $Na^+$ intracelular aumenta, lo que disminuye el gradiente de $Na^+$ a través de la membrana celular.
- El intercambio $Na^+$-$Ca^{2+}$ (un mecanismo que extrae el $Ca^{2+}$ de la célula) depende del tamaño del gradiente de $Na^+$ y, por lo tanto, disminuye, produciendo un aumento del $Ca^{2+}$ intracelular.

### 2. Factores que disminuyen la contractilidad (inotropismo negativo) (*véase* tabla 3-1)

- La **estimulación parasimpática (ACh) a través de los receptores muscarínicos** reduce la fuerza de contracción en las **aurículas** al disminuir la corriente de entrada de $Ca^{2+}$ durante la meseta del potencial de acción cardíaco.

## D. Relación longitud-tensión en los ventrículos (fig. 3-8)

- Esta relación describe el efecto de la longitud de la célula muscular ventricular en la fuerza de contracción.
- Es análoga a la relación en el músculo esquelético.

### 1. Precarga

- La precarga es el **volumen telediastólico**, que está relacionado con la **presión de la aurícula derecha**.
- Cuando el retorno venoso se incrementa, el volumen telediastólico aumenta y estira o alarga las fibras musculares ventriculares (*véase* la relación de Frank-Starling, IV D 5).

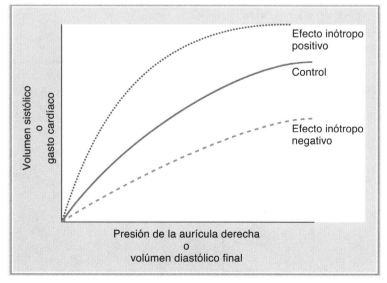

**FIGURA 3-8** Relación de Frank-Starling y el efecto de los fármacos inótropos positivos y negativos.

**2. Poscarga**

- Para el ventrículo izquierdo, es la **presión aórtica**. Los aumentos de la presión aórtica (es decir, la hipertensión sistémica) provocan un incremento de la poscarga en el ventrículo izquierdo.
- Para el ventrículo derecho, es la **presión de la arteria pulmonar**. El aumento de la presión de la arteria pulmonar (es decir, la hipertensión pulmonar) produce un incremento de la poscarga en el ventrículo derecho.

**3. Longitud de los sarcómeros**

- Determina la cantidad máxima de puentes cruzados que pueden formarse entre actina y miosina.
- Influye en la tensión máxima, o fuerza de contracción.

**4. Velocidad de contracción a una longitud muscular fija**

- Es máxima cuando la poscarga es cero.
- Disminuye al aumentar la poscarga.

**5. Relación de Frank-Starling**

- Describe los aumentos del volumen sistólico y del gasto cardíaco que se producen en respuesta a un incremento del retorno venoso o del volumen telediastólico (*véase* fig. 3-8).
- Se basa en la relación longitud-tensión en el ventrículo. **El aumento del volumen telediastólico provoca un incremento de la longitud de las fibras ventriculares, lo que produce una intensificación de la tensión desarrollada**.
- Es el mecanismo que **hace coincidir el gasto cardíaco con el retorno venoso**. Cuanto mayor sea el retorno venoso, mayor será el gasto cardíaco.
- Los cambios en la contractilidad desplazan la curva de Frank-Starling hacia arriba (aumento de la contractilidad) o hacia abajo (disminución de la contractilidad).

**a.** El **aumento de la contractilidad** produce un incremento del gasto cardíaco para cualquier nivel de presión auricular derecha o volumen telediastólico.

**b.** La **reducción de la contractilidad** causa una disminución del gasto cardíaco para cualquier nivel de presión auricular derecha o volumen telediastólico.

**E. Circuitos de presión-volumen ventricular (fig. 3-9)**

- Se construyen combinando las curvas de presión sistólica y diastólica.
- La curva de presión diastólica es la relación entre la presión diastólica y el volumen diastólico en el ventrículo.
- La curva de presión sistólica es la relación correspondiente entre la presión sistólica y el volumen sistólico en el ventrículo.
- Puede observarse **un único ciclo ventricular izquierdo de contracción, eyección, relajación y rellenado** combinando las dos curvas en un circuito presión-volumen.

**1. Etapas del ciclo**

**a. 1 → 2 (contracción isovolumétrica).** El ciclo comienza al final de la diástole en el punto 1. El ventrículo izquierdo se llena de sangre procedente de la aurícula izquierda y su volumen es de unos 140 mL (volumen telediastólico). La presión ventricular es baja porque el músculo ventricular está relajado. En la excitación, el ventrículo se contrae y la presión ventricular aumenta. La válvula mitral se cierra cuando la presión ventricular izquierda es mayor que la presión auricular izquierda. Como todas las válvulas están cerradas, no se puede expulsar sangre del ventrículo (isovolumétrico).

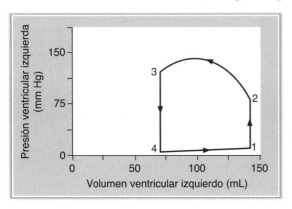

**FIGURA 3-9** Circuito de presión-volumen del ventrículo izquierdo.

**b. 2 → 3 (eyección ventricular).** La válvula aórtica se abre en el punto 2 cuando la presión en el ventrículo izquierdo supera la presión en la aorta. La sangre es expulsada hacia la aorta y el volumen ventricular disminuye. El volumen que se expulsa en esta fase es el **volumen sistólico**. Así, el volumen sistólico puede medirse gráficamente mediante la anchura del **circuito presión-volumen**. El volumen que queda en el ventrículo izquierdo en el punto 3 es el volumen telesistólico.

**c. 3 → 4 (relajación isovolumétrica).** En el punto 3, el ventrículo se relaja. Cuando la presión ventricular disminuye a menos de la presión aórtica, se cierra la válvula aórtica. Dado que todas las válvulas vuelven a estar cerradas, durante esta fase el volumen ventricular es constante (isovolumétrico).

**d. 4 → 1 (llenado ventricular).** Una vez que la presión del ventrículo izquierdo disminuye a menos de la presión de la aurícula izquierda, la válvula mitral se abre y comienza el llenado del ventrículo. Durante esta fase, el volumen ventricular aumenta hasta unos 140 mL (el volumen telediastólico).

**2.** Los **cambios en el circuito presión-volumen ventricular** son causados por diversos factores (fig. 3-10).

**a. Aumento de la precarga** (*véase* fig. 3-10A)

- Se refiere a un aumento del volumen telediastólico y es el resultado de un incremento del retorno venoso (p. ej., un aumento del volumen sanguíneo o una disminución de la capacitancia venosa).
- Produce un **aumento del volumen sistólico** según la relación de Frank-Starling.
- El aumento del volumen sistólico se refleja en el incremento de la anchura del circuito presión-volumen.

**b. Aumento de la poscarga** (*véase* fig. 3-10B)

- Se refiere a un aumento de la presión aórtica.
- El ventrículo debe expulsar la sangre contra una presión más alta, lo que provoca una **disminución del volumen sistólico**.
- La disminución del volumen sistólico se refleja en la disminución de la anchura del circuito presión-volumen.
- La disminución del volumen sistólico se traduce en un aumento del volumen telesistólico.

**c. Aumento de la contractilidad** (*véase* fig. 3-10C)

- El ventrículo desarrolla una tensión mayor que la habitual durante la sístole, lo que causa un **aumento del volumen sistólico**.
- El aumento del volumen sistólico da lugar a una disminución del volumen telesistólico.

**F. Curvas de función cardíaca y vascular (fig. 3-11)**

- Las curvas de función cardíaca son gráficos simultáneos del gasto cardíaco y del retorno venoso según la presión auricular derecha o del volumen telediastólico.

**1. La curva de función cardíaca (gasto cardíaco):**

- Representa la relación de Frank-Starling para el ventrículo.
- Muestra que el gasto cardíaco es una función del volumen telediastólico.

**2. La curva de función vascular (retorno venoso):**

- Representa la relación entre el flujo sanguíneo a través del sistema vascular (o retorno venoso) y la presión auricular derecha.

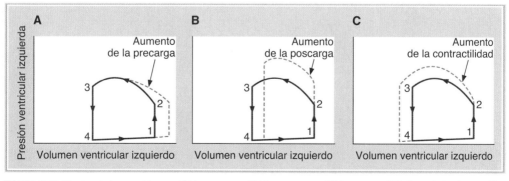

**FIGURA 3-10** Efectos de los cambios en (**A**) la precarga, (**B**) la poscarga y (**C**) la contractilidad en el circuito presión-volumen ventricular.

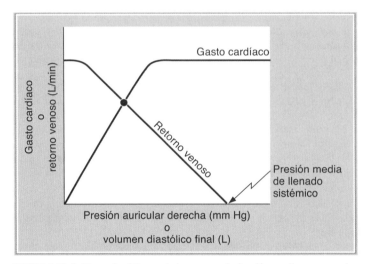

**FIGURA 3-11** Gráficos simultáneos de las curvas de función cardíaca y vascular. Las curvas se cruzan en el punto de equilibrio del sistema cardiovascular.

a. **Presión media de llenado sistémico**

■ Es el punto en el que la curva de la función vascular se cruza con el eje de las $x$.

■ Es igual a la presión auricular derecha cuando no hay «flujo» en el sistema cardiovascular.

■ Se mide cuando el corazón se detiene experimentalmente. En estas condiciones, el gasto cardíaco y el retorno venoso son nulos, y la presión es igual en todo el sistema cardiovascular.

**(1)** La presión media de llenado sistémico aumenta por un **incremento del volumen sanguíneo** o por una **disminución de la capacitancia venosa** (cuando la sangre se desplaza de las venas a las arterias). Un aumento de la presión media de llenado sistémico se refleja en un **desplazamiento de la curva de función vascular hacia la derecha** (fig. 3-12).

**(2)** La presión media de llenado sistémico disminuye por una **reducción del volumen sanguíneo** o por un **aumento de la capacitancia venosa** (cuando la sangre se desplaza de las arterias a las venas). La disminución de la presión media de llenado sistémica se refleja en un **desplazamiento de la curva de función vascular hacia la izquierda**.

b. **Pendiente de la curva de retorno venoso**

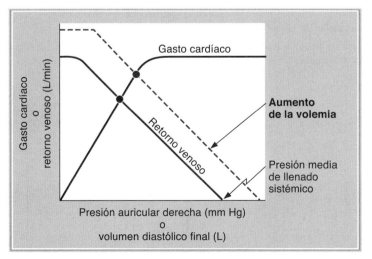

**FIGURA 3-12** Efecto del aumento del volumen sanguíneo sobre la presión media de llenado sistémico, la curva de función vascular, el gasto cardíaco y la presión auricular derecha.

■ Está determinada por la **resistencia de las arteriolas**.

**(1)** Un **giro en el sentido horario** (no ilustrado) de la curva de retorno venoso indica una **disminución de la resistencia periférica total** (RPT). Cuando la RPT disminuye para una presión auricular derecha determinada, se produce un aumento del retorno venoso (es decir, la vasodilatación de las arteriolas «permite» que fluya más sangre de las arterias a las venas y de vuelta al corazón).

**(2)** Una **rotación en sentido antihorario** de la curva de retorno venoso indica un **aumento de la RPT** (fig. 3-13). Cuando la RPT se incrementa para una presión auricular derecha determinada, se produce una disminución del retorno venoso al corazón (es decir, la vasoconstricción de las arteriolas disminuye el flujo sanguíneo de las arterias a las venas y de vuelta al corazón).

**3. Combinación de curvas de gasto cardíaco y retorno venoso**

■ Cuando el gasto cardíaco y el retorno venoso se representan simultáneamente en función de la presión auricular derecha, se cruzan en un único valor de presión auricular derecha.

■ El punto en el que se cruzan las dos curvas es el **punto de equilibrio o estado estacionario** (*véase* fig. 3-11). El equilibrio se produce cuando el gasto cardíaco es igual al retorno venoso.

■ El gasto cardíaco puede modificarse alterando la curva de gasto cardíaco, la curva de retorno venoso o ambas simultáneamente.

■ Las curvas superpuestas pueden utilizarse para predecir la dirección y la magnitud de los cambios en el gasto cardíaco y los valores correspondientes de la presión auricular derecha.

**a. Los fármacos inótropos modifican la curva del gasto cardíaco.**

**(1)** Los *inótropos positivos* (p. ej., los **glucósidos cardíacos**) producen un aumento de la contractilidad y del gasto cardíaco (fig. 3-14).

■ El punto de equilibrio, o de intersección, se desplaza hacia un mayor gasto cardíaco y una presión auricular derecha correspondientemente menor.

■ La presión de la aurícula derecha disminuye porque se expulsa más sangre del corazón en cada latido (aumento del volumen sistólico).

**(2)** Los *inótropos negativos* producen una disminución de la contractilidad y del gasto cardíaco (no ilustrados).

**b. Los cambios en el volumen sanguíneo o en la capacitancia venosa modifican la curva de retorno venoso.**

**(1)** *Los aumentos del volumen sanguíneo o las disminuciones de la capacitancia venosa* incrementan la presión media de llenado sistémico, desplazando paralelamente la curva de retorno venoso hacia la derecha (*véase* fig. 3-12). Se establece un nuevo punto de equilibrio, o intersección, en el que **aumentan tanto el gasto cardíaco como la presión de la aurícula derecha**.

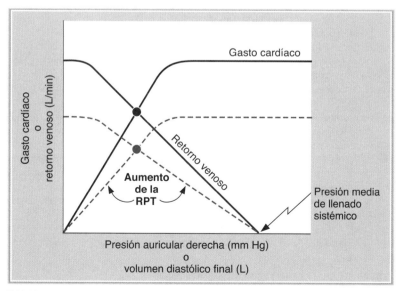

**FIGURA 3-13** Efecto del aumento de la resistencia periférica total (RPT) en las curvas de función cardíaca y vascular, y en el gasto cardíaco.

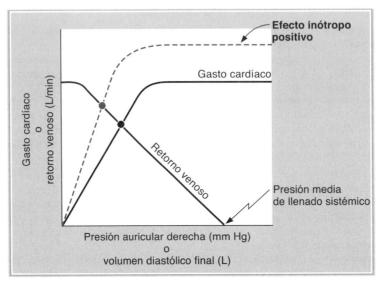

**FIGURA 3-14** Efecto de un fármaco inótropo positivo sobre la curva de función cardíaca, el gasto cardíaco y la presión auricular derecha.

**(2)** Las *disminuciones del volumen sanguíneo* (p. ej., hemorragia) o los *aumentos de la capacitancia venosa* tienen el efecto contrario: disminuyen la presión media de llenado sistémica y desplazan la curva de retorno venoso hacia la izquierda de forma paralela. Se establece un nuevo punto de equilibrio en el que **disminuyen tanto el gasto cardíaco como la presión auricular derecha** (no ilustrado).

**c. Los cambios en la RPT modifican tanto el gasto cardíaco como las curvas de retorno venoso.**

■ Alteran simultáneamente ambas curvas; por lo tanto, las respuestas son más complejas que las señaladas en los ejemplos anteriores.

**(1)** El *aumento de la RPT causa una disminución tanto del gasto cardíaco como del retorno venoso* (*véase* fig. 3-13).

**(a)** Se produce una **rotación de la curva de retorno venoso en sentido antihorario**. El aumento de la RPT provoca una disminución del retorno venoso, ya que la sangre queda retenida en el lado arterial.

**(b)** El **desplazamiento hacia abajo de la curva de gasto cardíaco** es causado por el incremento de la presión aórtica (aumento de la poscarga), pues el corazón bombea contra una presión más alta.

**(c)** Como resultado de estos cambios simultáneos, se establece un nuevo punto de equilibrio en el que **tanto el gasto cardíaco como el retorno venoso disminuyen**, pero la presión de la aurícula derecha no se modifica.

**(2)** *La disminución de la RPT provoca un aumento tanto del gasto cardíaco como del retorno venoso* (no ilustrados).

**(a)** Se produce una **rotación de la curva de retorno venoso en sentido horario**. La disminución de la RPT da lugar a un aumento del retorno venoso, ya que se permite que una mayor cantidad de sangre regrese al corazón desde el lado arterial.

**(b)** El **desplazamiento hacia arriba de la curva de gasto cardíaco** es causado por una menor presión aórtica (menor poscarga), ya que el corazón bombea contra una presión más baja.

**(c)** Como resultado de estos cambios simultáneos, se establece un nuevo punto de equilibrio en el que **tanto el gasto cardíaco como el retorno venoso aumentan**, pero la presión de la aurícula derecha no se modifica.

**G. Volumen sistólico, gasto cardíaco y fracción de eyección**

**1. Volumen sistólico**

■ Es el volumen expulsado del ventrículo en cada latido.

■ Se expresa mediante la siguiente ecuación:

Volumen sistólico = Volumen diastólico final – Volumen sistólico final

2. **Gasto cardíaco**
   - Se expresa mediante la siguiente ecuación:

$$\text{Gasto cardíaco} = \text{Volumen sistólico} \times \text{Frecuencia cardíaca}$$

3. **Fracción de eyección**
   - Es la fracción del volumen telediastólico expulsado en cada volumen sistólico.
   - Está asociada con la **contractilidad**.
   - Por lo general, es de 0.55, es decir, del **55%**.
   - Se expresa mediante la siguiente ecuación:

$$\text{Fracción de eyección} = \frac{\text{Volumen sistólico}}{\text{Volumen diastólico final}}$$

H. **Trabajo sistólico**
   - Es el trabajo que realiza el corazón en cada latido.
   - Es igual a **presión** × **volumen**. Para el ventrículo izquierdo, la presión es la presión aórtica y el volumen es el volumen sistólico.
   - Se expresa mediante la siguiente ecuación:

$$\text{Trabajo sistólico} = \text{Presión aórtica} \times \text{Volumen sistólico}$$

   - Los ácidos grasos son la principal fuente de energía para el trabajo sistólico.

I. **Consumo cardíaco de oxígeno ($O_2$)**
   - Está directamente relacionado con la cantidad de tensión desarrollada por los ventrículos.
   - Es incrementado por:
   1. El aumento de la **poscarga** (incremento de la presión aórtica)
   2. El crecimiento del **tamaño del corazón** (la ley de Laplace establece que la tensión es proporcional al radio de una esfera)
   3. El incremento de la **contractilidad**
   4. El aumento de la **frecuencia cardíaca**

J. **Medición del gasto cardíaco por el principio de Fick**
   - El principio de Fick para medir el gasto cardíaco se expresa mediante la siguiente ecuación:

$$\text{Gasto cardíaco} = \frac{\text{Consumo de } O_2}{\left[O_2\right]_{\text{vena pulmonar}} - \left[O_2\right]_{\text{arteria pulmonar}}}$$

   - La ecuación se resuelve como se muestra a continuación:
   1. Se mide el consumo de $O_2$ de todo el cuerpo.
   2. El $O_2$ de la vena pulmonar se mide en la sangre arterial sistémica.
   3. El $O_2$ de la arteria pulmonar se mide en la sangre venosa mixta sistémica.
      - **Por ejemplo**, un hombre de 70 kg tiene un consumo de $O_2$ en reposo de 250 mL/min, un contenido de $O_2$ arterial sistémico de 0.20 mL de $O_2$/mL de sangre, un contenido de $O_2$ venoso mixto sistémico de 0.15 mL de $O_2$/mL de sangre y una frecuencia cardíaca de 72 latidos/min. ¿Cuál es su gasto cardíaco? ¿Cuál es su volumen sistólico?

$$\text{Gasto cardíaco} = \frac{250\ \text{mL/min}}{0.20\ \text{mL } O_2/\text{mL} - 0.15\ \text{mL } O_2/\text{mL}}$$
$$= 5\,000\ \text{mL/min o } 5.0\ \text{L/min}$$

$$\text{Volumen sistólico} = \frac{\text{Gasto cardíaco}}{\text{Frecuencia cardíaca}}$$
$$= \frac{5\,000\ \text{mL/min}}{72\ \text{latidos/min}}$$
$$= 69.4\ \text{mL/latido}$$

# V. CICLO CARDÍACO

- En la figura 3-15 se muestran los acontecimientos mecánicos y eléctricos de un solo ciclo cardíaco. Las siete fases están separadas por líneas verticales.
- Se utiliza el **ECG** como marcador de acontecimientos.
- La apertura y el cierre de las válvulas provocan los **ruidos fisiológicos del corazón**.
- Cuando todas las válvulas están cerradas, el volumen ventricular es constante, y la fase se denomina *isovolumétrica*.

## A. Sístole auricular

- Está precedida por la onda P, que representa la activación eléctrica de las aurículas.
- Contribuye al llenado ventricular, pero no es esencial para este.
- El aumento de la presión auricular (presión venosa) causado por la sístole auricular es la **onda a** en la curva del pulso venoso.
- En la hipertrofia ventricular, el llenado del ventrículo por la sístole auricular provoca el **cuarto ruido cardíaco**, que no es audible en los adultos sanos.

## B. Contracción ventricular isovolumétrica

- Comienza durante el complejo QRS, que representa la activación eléctrica de los ventrículos.
- Cuando la presión ventricular es mayor que la auricular, las válvulas AV se cierran. Su cierre corresponde al **primer ruido cardíaco**. Debido a que la válvula mitral se cierra antes que la válvula tricúspide, el primer ruido cardíaco puede estar desdoblado.
- La presión ventricular aumenta de forma isovolumétrica como resultado de la contracción ventricular. Sin embargo, durante esta fase no sale sangre del ventrículo porque la **válvula aórtica está cerrada**.
- El volumen ventricular es constante (isovolumétrico) porque todas las válvulas están cerradas.

## C. Eyección ventricular rápida

- La presión ventricular alcanza su valor máximo durante esta fase.
- La onda C en la curva del pulso venoso se produce por el abombamiento de la válvula tricúspide en la aurícula derecha durante la contracción del ventrículo derecho.
- Cuando la presión ventricular es mayor que la presión aórtica, **la válvula aórtica se abre**.
- La eyección rápida de sangre hacia la aorta se produce debido al gradiente de presión entre el ventrículo y la aorta.
- El volumen ventricular disminuye drásticamente porque **la mayor parte del volumen sistólico se expulsa** durante esta fase.
- Comienza el llenado auricular.
- La aparición de la onda T, que representa la repolarización de los ventrículos, marca el final tanto de la contracción ventricular como de la eyección ventricular rápida.

## D. Reducción de la eyección ventricular

- La eyección de sangre del ventrículo continúa, pero es más lenta.
- La presión ventricular comienza a disminuir.
- La presión aórtica también disminuye debido al paso de la sangre de las grandes arterias hacia las más pequeñas.
- Continúa el llenado auricular.
- La onda V en la curva del pulso venoso representa el flujo de sangre hacia la aurícula derecha (fase ascendente de la onda) y desde la aurícula derecha hacia el ventrículo derecho (fase descendente de la onda).

## E. Relajación ventricular isovolumétrica

- La repolarización de los ventrículos se completó (final de la onda T).
- La válvula aórtica se cierra, seguida del cierre de la válvula pulmonar. El cierre de las válvulas semilunares corresponde al **segundo ruido cardíaco**. La inspiración retrasa el cierre de la válvula pulmonar y, por lo tanto, provoca el **desdoblamiento del segundo ruido cardíaco**.
- Las válvulas AV permanecen cerradas durante la mayor parte de esta fase.
- La presión ventricular disminuye rápidamente porque el ventrículo está ahora relajado.

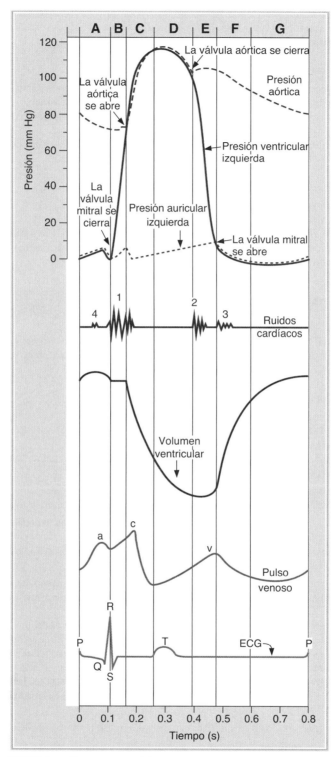

**FIGURA 3-15** Ciclo cardíaco. ECG: electrocardiograma; A: sístole auricular; B: contracción ventricular isovolumétrica; C: eyección ventricular rápida; D: eyección ventricular reducida; E: relajación ventricular isovolumétrica; F: llenado ventricular rápido; G: llenado ventricular reducido.

■ El volumen ventricular es constante (isovolumétrico) porque todas las válvulas están cerradas.

■ El «salto» en el trazado de la presión aórtica se produce después del cierre de la válvula aórtica y se denomina **muesca** o **incisura dícrota**.

**F. Llenado ventricular rápido**

■ Cuando la presión ventricular es menor que la auricular, **la válvula mitral se abre**.

■ Con la válvula mitral abierta, comienza el llenado ventricular desde la aurícula.

■ La presión aórtica continúa disminuyendo porque la sangre sigue saliendo hacia las arterias más pequeñas.

■ El flujo rápido de sangre de las aurículas a los ventrículos causa el **tercer ruido cardíaco**, que es normal en los niños; sin embargo, en los adultos se asocia con una afección.

**G. Reducción del llenado ventricular (diástasis)**

■ La diástasis es la fase más larga del ciclo cardíaco.

■ El llenado ventricular continúa, pero a un ritmo más lento.

■ El tiempo necesario para la diástasis y el llenado ventricular depende de la frecuencia cardíaca. Por ejemplo, los aumentos de la frecuencia cardíaca causan una disminución del tiempo disponible para el rellenado ventricular, del volumen telediastólico y del volumen sistólico.

# VI. REGULACIÓN DE LA PRESIÓN ARTERIAL

■ Los mecanismos más importantes para la regulación de la presión arterial son un mecanismo barorreceptor rápido, de mediación neural, y un mecanismo renina-angiotensina-aldosterona, más lento y de regulación hormonal.

**A. Reflejo barorreceptor**

■ Incluye **mecanismos rápidos y neurales**.

■ Es un sistema de retroalimentación negativa que es responsable de la regulación minuto a minuto de la presión arterial.

■ Los **barorreceptores** son receptores de estiramiento situados en las paredes del seno carotídeo, cerca de la **bifurcación de las arterias carótidas comunes**.

**1. Pasos del reflejo barorreceptor** (fig. 3-16)

   **a.** Una **disminución de la presión arterial** reduce el estiramiento de las paredes del seno carotídeo.

   ■ Dado que los barorreceptores son más sensibles a los **cambios en la presión arterial**, la disminución rápida de esta produce la mayor respuesta.

   ■ Otros barorreceptores del **arco aórtico** responden a los aumentos, pero no a los descensos, de la presión arterial.

   **b.** La disminución del estiramiento **reduce la frecuencia de disparo del nervio del seno carotídeo** (nervio de Hering, nervio craneal [NC] IX), que lleva información al centro vasomotor en el tronco encefálico.

   **c.** El **punto de ajuste de la presión arterial media** en el centro vasomotor es de unos 100 mm Hg. Por lo tanto, si la presión arterial media es < 100 mm Hg, el centro vasomotor coordina una serie de respuestas autonómicas. Estos cambios intentarán aumentar la presión arterial hacia la normalidad.

   **d.** Las **respuestas del centro vasomotor** a una disminución de la presión arterial media se coordinan para aumentar de nuevo la presión arterial a 100 mm Hg. Las respuestas son la **disminución del flujo parasimpático (vagal) hacia el corazón** y el **aumento del flujo simpático hacia el corazón y los vasos sanguíneos**.

   ■ Los siguientes cuatro efectos intentan aumentar la presión arterial hacia la normalidad:

   **(1)** ↑ *frecuencia cardíaca*, resultante de la disminución del tono parasimpático y el aumento del tono simpático al nodo SA del corazón.

   **(2)** ↑ la *contractilidad y el volumen sistólico* como consecuencia del incremento del tono simpático del corazón. Junto con el aumento de la frecuencia cardíaca, los de la contractilidad y del volumen sistólico producen un mayor gasto cardíaco que incrementa la presión arterial.

   **(3)** ↑ *vasoconstricción de las arteriolas* como resultado del aumento del flujo simpático. En consecuencia, la RPT y la presión arterial aumentarán.

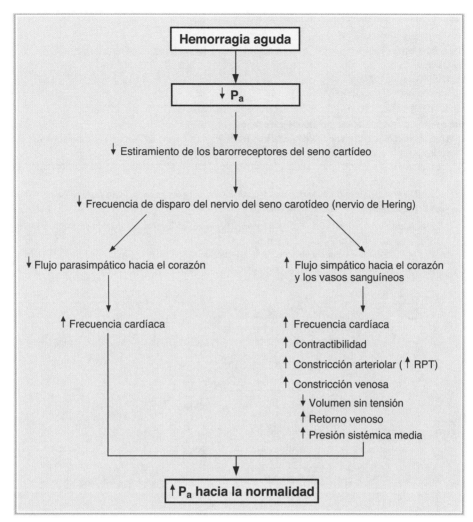

**Hemorragia aguda**

↓ P$_a$

↓ Estiramiento de los barorreceptores del seno cartídeo

↓ Frecuencia de disparo del nervio del seno carotídeo (nervio de Hering)

↓ Flujo parasimpático hacia el corazón

↑ Frecuencia cardíaca

↑ Flujo simpático hacia el corazón y los vasos sanguíneos

↑ Frecuencia cardíaca

↑ Contractibilidad

↑ Constricción arteriolar (↑ RPT)

↑ Constricción venosa

↓ Volumen sin tensión

↑ Retorno venoso

↑ Presión sistémica media

↑ P$_a$ **hacia la normalidad**

**FIGURA 3-16** Papel del reflejo barorreceptor en la respuesta cardiovascular a la hemorragia. P$_a$: presión arterial media. RPT: resistencia periférica total.

**(4)** ↑ *vasoconstricción de las venas* (venoconstricción) como resultado del aumento del flujo de salida simpático. La constricción de las venas provoca una disminución del volumen sin tensión y un incremento del retorno venoso al corazón. El aumento del retorno venoso provoca un incremento del gasto cardíaco por el mecanismo de Frank-Starling.

2. **Ejemplo del reflejo barorreceptor: respuesta a la pérdida aguda de sangre** (*véase* fig. 3-16)
3. **Ejemplo del mecanismo barorreceptor: maniobra de Valsalva**

   ▓ La integridad del mecanismo barorreceptor puede comprobarse con la maniobra de Valsalva (es decir, espirando contra una glotis cerrada).
   ▓ La espiración contra una glotis cerrada provoca un aumento de la presión intratorácica, lo que disminuye el retorno venoso.
   ▓ La disminución del retorno venoso causa una reducción del gasto cardíaco y de la presión arterial (P$_a$).
   ▓ Si el reflejo barorreceptor está intacto, la disminución de la P$_a$ es percibida por los barorreceptores, lo que provoca un aumento del flujo simpático hacia el corazón y los vasos sanguíneos. En la prueba se observará un aumento de la frecuencia cardíaca.
   ▓ Cuando la persona deja de realizar la maniobra, se produce un aumento de rebote del retorno venoso, del gasto cardíaco y de la P$_a$. El aumento de P$_a$ es percibido por los barorreceptores, que dirigen una disminución de la frecuencia cardíaca.

**B. Sistema renina-angiotensina-aldosterona**

- ■ Es un mecanismo lento y hormonal.
- ■ Se utiliza en la regulación de la presión arterial a largo plazo mediante el **ajuste del volumen sanguíneo**.
- ■ La **renina** es una enzima.
- ■ La angiotensina I está inactiva.
- ■ **La angiotensina II está fisiológicamente activa.**

**1. Pasos del sistema renina-angiotensina-aldosterona** (fig. 3-17)
   **a.** Una **disminución de la presión de perfusión renal** hace que las células yuxtaglomerulares de la arteriola aferente secreten renina.
   **b.** La **renina** es la enzima que cataliza la conversión del angiotensinógeno en angiotensina I en el plasma.
   **c.** La **enzima convertidora de angiotensina** (ECA) cataliza la conversión de angiotensina I en **angiotensina II**, principalmente en los **pulmones**.

   - ■ Los **inhibidores de la ECA** (p. ej., captopril) bloquean la conversión de la angiotensina I en angiotensina II y, por lo tanto, disminuyen la presión arterial.
   - ■ Los **antagonistas de los receptores de la angiotensina** ($AT_1$) (p. ej., losartán) bloquean la acción de la angiotensina II en su receptor y disminuyen la presión arterial.

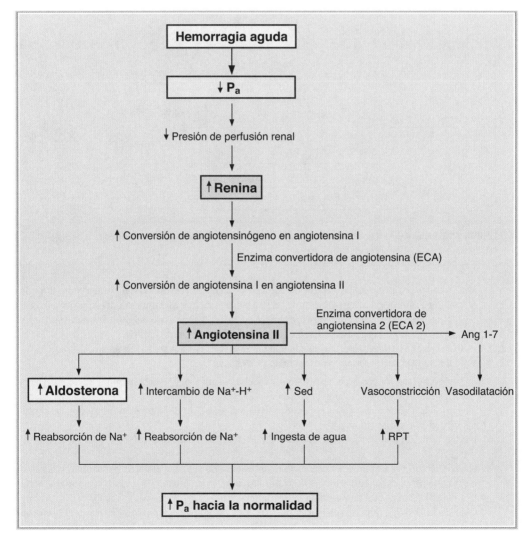

**FIGURA 3-17** Papel del sistema renina-angiotensina-aldosterona en la respuesta cardiovascular a la hemorragia. $P_a$: presión arterial media. RPT: resistencia periférica total.

   **d.** La **enzima convertidora de angiotensina II** (ECA II) convierte la angiotensina II en Ang 1-7. Las acciones de la **Ang 1-7** son opuestas a las de la angiotensina II (*véase* más adelante). La ECA II es el receptor y punto de entrada del coronavirus del síndrome respiratorio agudo grave 2 (**SARS-COV-2**), responsable de causar la enfermedad por coronavirus (**COVID-19**).
   **e.** La **angiotensina II**, actuando a través de los **receptores AT$_1$**, tiene los siguientes efectos:
   **(1)** Estimula la síntesis y la **secreción de aldosterona** por la corteza suprarrenal.

   ■ La aldosterona aumenta la **reabsorción de Na$^+$** por el túbulo distal renal, aumentando así el volumen del líquido extracelular (LEC), el volumen sanguíneo y la presión arterial.
   ■ Esta acción de la aldosterona es **lenta** porque requiere una nueva síntesis de proteínas.

   **(2)** Aumenta el **intercambio de Na$^+$-H$^+$** en el túbulo contorneado proximal.

   ■ Esta acción de la angiotensina II aumenta directamente la reabsorción de Na$^+$, complementando la estimulación indirecta de la reabsorción de Na$^+$ a través de la aldosterona.
   ■ Esta acción de la angiotensina II causa una alcalosis de contracción.

   **(3)** Aumenta la **sed** y, por lo tanto, la ingesta de agua.
   **(4)** Provoca la **vasoconstricción de las arteriolas**, aumentando así la RPT y la presión arterial.
   **(5)** Es proinflamatorio, proestrés oxidativo, pro-proliferativo y profibrótico.
   **f.** La **Ang 1-7** se desempeña a través del receptor **Mas R** para producir vasodilatación; por lo tanto, es contrarreguladora de la angiotensina II. Otras acciones de la Ang 1-7 son también opuestas a las de la angiotensina II: es antiinflamatoria, antiestrés, antiproliferativa y antifibrótica.
**2.** **Ejemplo: respuesta del sistema renina-angiotensina-aldosterona a la pérdida aguda de sangre** (*véase* fig. 3-17).

**C. Otras formas de regulación de la presión arterial**
**1. Isquemia cerebral**
   **a.** Cuando el cerebro está isquémico, se incrementa la presión parcial de dióxido de carbono ($P_{CO_2}$) en el tejido cerebral.
   **b.** Los quimiorreceptores del centro vasomotor responden **aumentando el flujo simpático** hacia el corazón y los vasos sanguíneos.

   ■ La constricción de las arteriolas causa una intensa **vasoconstricción periférica** y un aumento de la RPT. El flujo sanguíneo a otros órganos (p. ej., los riñones) se reduce significativamente en un intento de preservar el flujo sanguíneo al cerebro.
   ■ **La presión arterial media puede aumentar hasta niveles que pongan en peligro la vida.**

   **c.** La **reacción de Cushing** es un ejemplo de respuesta a la isquemia cerebral. Los aumentos de la presión intracraneal provocan la compresión de los vasos sanguíneos cerebrales, lo que conduce a la isquemia cerebral y al aumento de la $P_{CO_2}$ cerebral. El centro vasomotor dirige un aumento del flujo de salida simpático hacia el corazón y los vasos sanguíneos, lo que causa un profundo incremento de la presión arterial.
**2. Quimiorreceptores en los cuerpos carotídeos y aórticos**

   ■ Se encuentran cerca de la bifurcación de las arterias carótidas comunes y a lo largo del arco aórtico.
   ■ Tienen tasas muy altas de consumo de $O_2$ y son muy sensibles a las disminuciones de la presión parcial de oxígeno ($P_{O_2}$).
   ■ La **disminución de la $P_{O_2}$** activa los centros vasomotores que producen vasoconstricción, un incremento de la RPT y un aumento de la presión arterial.
**3. Vasopresina (hormona antidiurética [ADH, *antidiuretic hormone*])**

   ■ Participa en la regulación de la presión arterial en respuesta a la hemorragia, pero no en la regulación minuto a minuto de la presión arterial normal.
   ■ Los receptores auriculares responden a una disminución del volumen sanguíneo (o de la presión arterial) y provocan la liberación de vasopresina desde el lóbulo posterior de la hipófisis.
   ■ La vasopresina tiene dos efectos que tienden a aumentar la presión arterial hacia la normalidad:
   **a.** Es un potente **vasoconstrictor** que aumenta la RPT mediante la activación de los **receptores V$_1$** en las arteriolas.
   **b.** Aumenta la **reabsorción de agua** por el túbulo distal renal y los conductos colectores mediante la activación de los **receptores V$_2$**.
**4. Péptido natriurético auricular (PNA)**

   ■ Se libera desde las aurículas en respuesta a un aumento del volumen sanguíneo y de la presión auricular.
   ■ Actúa a través del receptor del péptido natriurético 1 (**NPR$_1$**).

- Causa la **relajación del músculo liso vascular**, la dilatación de las arteriolas y la disminución de la RPT.
- Provoca un aumento de la **excreción de Na⁺ y de agua** por el riñón, lo que reduce el volumen sanguíneo e intenta normalizar la presión arterial.
- **Inhibe la secreción de renina**.

# VII. MICROCIRCULACIÓN Y LINFA

## A. Estructura de los lechos capilares

- Las metarteriolas se ramifican en los lechos capilares. En la unión de las arteriolas y los capilares hay una banda de músculo liso llamada **esfínter precapilar**.
- Los verdaderos capilares no tienen músculo liso; están formados por una sola capa de **células endoteliales** rodeadas por una membrana basal.
- Las hendiduras (poros) entre las células endoteliales permiten el paso de sustancias hidrosolubles. Las hendiduras representan una fracción muy pequeña de la superficie (< 0.1%).
- El flujo sanguíneo a través de los capilares se regula mediante la contracción y relajación de las arteriolas y los esfínteres precapilares.

## B. Paso de sustancias a través de la pared capilar

### 1. Sustancias liposolubles

- Atraviesan las membranas de las células endoteliales capilares por **difusión simple**.
- Incluyen $O_2$ y $CO_2$.

### 2. Pequeñas sustancias hidrosolubles

- Cruzan a través de las hendiduras llenas de agua entre las células endoteliales.
- Incluyen **agua, glucosa** y **aminoácidos**.
- Por lo general, las moléculas de proteínas son demasiado grandes para pasar de manera libre por las hendiduras.
- En el cerebro, las hendiduras entre las células endoteliales son excepcionalmente estrechas (**barrera hematoencefálica**).
- En el hígado y el intestino, las hendiduras son excepcionalmente amplias y permiten el paso de las proteínas. Estos capilares se llaman **sinusoides**.

### 3. Grandes sustancias hidrosolubles

- Pueden cruzar por **pinocitosis**.

## C. Intercambio de líquidos a través de los capilares

### 1. Ecuación de Starling (fig. 3-18)

$$J_v = K_f \left[ (P_c - P_i) - (\pi_c - \pi_i) \right]$$

donde:

$J_v$ = movimiento del líquido (mL/min)

$K_f$ = conductancia hidráulica (mL/min mmHg)

$P_c$ = presión hidrostática capilar (mmHg)

$\pi_c$ = presión oncótica capilar (mmHg)

$P_i$ = presión hidrostática intersticial (mmHg)

$\pi_i$ = presión oncótica intersticial (mmHg)

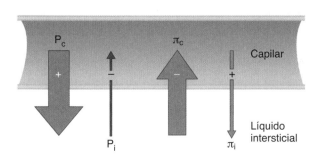

**FIGURA 3-18** Fuerzas de Starling a través de la pared capilar. *Signo* (+): favorece la filtración; *signo* (–): se opone a la filtración; $P_c$: presión hidrostática capilar; $P_i$, presión hidrostática intersticial; $\pi_c$: presión oncótica capilar; $\pi_i$: presión oncótica intersticial.

  a. **$J_v$ es el flujo de líquido**.

- Cuando **$J_v$** es **positivo**, hay un movimiento neto de líquido fuera del capilar (**filtración**).
- Cuando **$J_v$** es **negativo**, hay un movimiento neto de líquido hacia el capilar (**absorción**).

  b. **$K_f$ es el coeficiente de filtración**.

- Es la conductancia hidráulica (permeabilidad al agua) de la pared capilar.

  c. **$P_c$ es la presión hidrostática capilar**.

- Un aumento de la $P_c$ **favorece la filtración** fuera del capilar.
- La $P_c$ está determinada por las presiones y resistencias arteriales y venosas.
- Un aumento de la presión arterial o venosa produce un incremento de la $P_c$; los aumentos de la presión venosa tienen un mayor efecto sobre la $P_c$.
- La $P_c$ es mayor en el extremo arteriolar del capilar que en el extremo venoso (excepto en los capilares glomerulares, donde es casi constante).

  d. **$P_i$ es la presión hidrostática del líquido intersticial**.

- Un aumento de $P_i$ **se opone a la filtración** fuera del capilar.
- Por lo general, está cerca de 0 mm Hg (o es ligeramente negativa).

  e. **$\pi_c$ es la presión oncótica capilar o coloidosmótica**.

- Un aumento de $\pi_c$ **se opone a la filtración** fuera del capilar.
- $\pi_c$ se incrementa por el aumento de la concentración de proteínas en la sangre (p. ej., la deshidratación).
- $\pi_c$ disminuye por la reducción de la concentración de proteínas en la sangre (p. ej., síndrome nefrótico, desnutrición proteínica, insuficiencia hepática).
- Los solutos pequeños no contribuyen a $\pi_c$.

  f. **$\pi_i$ es la presión oncótica del líquido intersticial**.

- Un aumento de $\pi_i$ **favorece la filtración** fuera del capilar.
- $\pi_i$ depende de la concentración de proteínas del líquido intersticial, que en general es bastante baja porque se filtran muy pocas proteínas.

2. **Factores que aumentan la filtración**

  a. ↑ $P_c$: causada por el aumento de la presión arterial, el aumento de la presión venosa, la dilatación arteriolar y la constricción venosa.

  b. ↓ $P_i$.

  c. ↓ $\pi_c$ provocado por la disminución de la concentración de proteínas en la sangre.

  d. ↑ $\pi$ causado por una función linfática inadecuada.

3. **Ejemplos de cálculos con la ecuación de Starling**

  a. **Ejemplo 1**: en el extremo arteriolar de un capilar, la $P_c$ es de 30 mm Hg; la $\pi_c$, de 28 mm Hg; la $P_i$, de 0 mm Hg, y la $\pi_i$, de 4 mm Hg. ¿Se producirá filtración o absorción?

$$\text{Presión neta} = (30 - 0) - (28 - 4) \text{ mm Hg}$$
$$= +6 \text{ mm Hg}$$

Como la presión neta es positiva, **se producirá la filtración**.

  b. **Ejemplo 2**: en el extremo venoso del mismo capilar, la $P_c$ ha disminuido a 16 mm Hg, la $\pi_c$ se mantiene en 28 mm Hg, la $P_i$ es de 0 mm Hg y la $\pi_i$ es de 4 mm Hg. ¿Se producirá filtración o absorción?

$$\text{Presión neta} = (16 - 0) - (28 - 4) \text{ mm Hg}$$
$$= -8 \text{ mm Hg}$$

Como la presión neta es negativa, **se producirá la absorción**.

4. **Linfa**

  a. **Función de la linfa**

- Por lo general, la filtración de líquido fuera de los capilares es ligeramente mayor que la absorción de líquido en los capilares. **El exceso de líquido filtrado se devuelve a la circulación a través de la linfa.**
- La linfa también devuelve las proteínas filtradas a la circulación.

  b. **Flujo unidireccional de la linfa**

- Las **válvulas con valvas unidireccionales** permiten que el líquido intersticial entre, pero no salga, de los vasos linfáticos.
- El flujo a través de los vasos linfáticos más grandes también es unidireccional y se ve favorecido por las válvulas unidireccionales y la contracción del músculo esquelético.

| Tabla **3-2** | Causas y ejemplos de edema |
|---|---|
| **Causa** | **Ejemplos** |
| ↑ $P_c$ | Dilatación arteriolar |
| | Constricción venosa |
| | Aumento de la presión venosa |
| | Insuficiencia cardíaca |
| | Expansión del volumen extracelular |
| | De pie (edema en las extremidades en posición declive) |
| ↓ $\pi_c$ | Disminución de la concentración de proteínas plasmáticas |
| | Enfermedad hepática grave (fallo en la síntesis de proteínas) |
| | Desnutrición proteínica |
| | Síndrome nefrótico (pérdida de proteínas en la orina) |
| ↑ $K_f$ | Quemadura |
| | Inflamación (liberación de histamina; citocinas) |

**c. Edema** (tabla 3-2)

- Se produce cuando el volumen de líquido intersticial supera la capacidad de los linfáticos para devolverlo a la circulación.
- Puede ser causado por un exceso de filtración o por el bloqueo de los linfáticos.
- La **histamina** provoca tanto la dilatación arteriolar como la constricción venosa, que juntas producen un gran aumento de la $P_c$ y edema local.

**D. Óxido nítrico (NO)**

- Se produce en las células endoteliales.
- Provoca la **relajación local del músculo liso vascular**.
- El mecanismo de acción implica la activación de la guanilato-ciclasa y la producción de **guanosina monofosfato cíclico (GMPc)**.
- Es una forma de factor relajante derivado del endotelio (EDRF, *endothelial-derived relaxing factor*).
- La ACh circulante causa vasodilatación al estimular la producción de NO en el músculo liso vascular.

# VIII. CIRCULACIONES ESPECIALES (TABLA 3-3)

- El flujo sanguíneo varía de un órgano a otro.
- El flujo sanguíneo que llega a un órgano se regula mediante la alteración de la resistencia arteriolar y puede variar en función de las demandas metabólicas del órgano.
- Los flujos sanguíneos pulmonares y renales se tratan en los capítulos 4 y 5, respectivamente.

**A. Control local (intrínseco) del flujo sanguíneo**

**1. Ejemplos de control local**

**a. Autorregulación**

- El flujo sanguíneo que llega a un órgano se mantiene constante en una amplia gama de presiones de perfusión.
- Los órganos que presentan autorregulación son el corazón, el cerebro y el riñón.
- **Por ejemplo**, si la presión de perfusión al corazón disminuye repentinamente, se producirá una vasodilatación compensatoria de las arteriolas para mantener un flujo constante.

**b. Hiperemia activa**

- En la hiperemia activa, el flujo sanguíneo de un órgano es proporcional a su actividad metabólica.
- **Por ejemplo**, si la actividad metabólica en el músculo esquelético aumenta como resultado de un ejercicio extenuante, el flujo sanguíneo hacia el músculo aumentará de manera proporcional para satisfacer las demandas metabólicas.

**c. Hiperemia reactiva**

- Es un aumento del flujo sanguíneo hacia un órgano que ocurre tras un período de oclusión del flujo.
- Cuanto más larga sea el período de oclusión, mayor será el aumento del flujo sanguíneo por encima de los niveles de preoclusión.

| T a b l a **3-3** Resumen del control de las circulaciones especiales |

| Circulación[a] (% del GC en reposo) | Control metabólico local | Metabolitos vasoactivos | Control simpático | Efectos mecánicos |
|---|---|---|---|---|
| Coronaria (5%) | Mecanismo más importante | Hipoxia Adenosina | Mecanismo menos importante | Compresión mecánica durante la sístole |
| Cerebral (15%) | Mecanismo más importante | $CO_2$ $H^+$ | Mecanismo menos importante | El aumento de la PIC disminuye el flujo sanguíneo cerebral |
| Muscular (20%) | Mecanismo más importante durante el ejercicio | Lactato $K^+$ Adenosina | Mecanismo más importante en reposo (el receptor $\alpha_1$ causa vasoconstricción; el $\beta_2$, vasodilatación) | La actividad muscular causa la reducción temporal del flujo sanguíneo |
| Cutánea (5%) | Mecanismo menos importante | | Mecanismo más importante (regulación de la temperatura) | |
| Pulmonar[b] (100%) | Mecanismo más importante | Vasoconstrictores por hipoxia | Mecanismo menos importante | Insuflación de los pulmones |

[a] El flujo sanguíneo renal (25% del gasto cardíaco en reposo) se analiza en el capítulo 5.
[b] El flujo sanguíneo pulmonar se trata en el capítulo 4.
GC: gasto cardíaco; PIC: presión intracraneal.

**2. Mecanismos que explican el control local del flujo sanguíneo**
  **a. Hipótesis miógena**

  ▪ La hipótesis miógena explica la autorregulación.
  ▪ Se basa en el hallazgo de que el **músculo liso vascular se contrae cuando se estira**.
  ▪ **Por ejemplo**, si la presión de perfusión de un órgano aumenta repentinamente, el músculo liso arteriolar se estirará y contraerá. La vasoconstricción resultante mantendrá un flujo constante (sin la vasoconstricción, el flujo sanguíneo aumentaría por el incremento de la presión).

  **b. Hipótesis metabólica**

  ▪ La hipótesis metabólica se basa en el hallazgo de que el **suministro tisular de $O_2$ se ajusta a la demanda tisular de $O_2$**.
  ▪ Los **metabolitos vasodilatadores** se producen como resultado de la actividad metabólica en los tejidos. Estos vasodilatadores son el **$CO_2$**, el **$H^+$**, el **$K^+$**, el **lactato** y la **adenosina**.
  ▪ Ejemplos de **hiperemia activa**:
  **(1)** Si la actividad metabólica de un tejido aumenta (p. ej., ejercicio extenuante), se incrementan tanto la demanda de $O_2$ como la producción de metabolitos vasodilatadores. Estos metabolitos provocan una vasodilatación arteriolar, un aumento del flujo sanguíneo y un mayor aporte de $O_2$ al tejido para satisfacer la demanda.
  **(2)** Si el flujo a un órgano aumenta repentinamente por un incremento espontáneo de la presión arterial, se proporciona más $O_2$ para la actividad metabólica. Al mismo tiempo, el aumento del flujo «arrastra» los metabolitos vasodilatadores. Como resultado de este «lavado», hay vasoconstricción arteriolar, la resistencia aumenta y el flujo disminuye hasta la normalidad.

**B. Control hormonal (extrínseco) del flujo sanguíneo**
  **1. Inervación simpática del músculo liso vascular**

  ▪ El aumento del tono simpático causa vasoconstricción.
  ▪ La disminución del tono simpático provoca vasodilatación.
  ▪ La densidad de la inervación simpática varía mucho entre los tejidos. La piel tiene la mayor inervación, mientras que los vasos coronarios, pulmonares y cerebrales tienen poca.

  **2. Otras hormonas vasoactivas**
    **a. Histamina**

    ▪ Causa **dilatación arteriolar** y **constricción venosa**. Los efectos combinados de la dilatación arteriolar y la constricción venosa provocan un **aumento de la $P_c$** y un **incremento de la filtración** de los capilares, lo que provoca **edema** local.
    ▪ Se libera en respuesta a un traumatismo tisular.

**b. Bradicinina**

- Causa **dilatación arteriolar y constricción venosa**.
- Produce un aumento de la filtración de los capilares (similar a la histamina) y provoca edema local.

**c. Serotonina (5-hidroxitriptamina)**

- Provoca la constricción de las arteriolas y se libera en respuesta al daño de los vasos sanguíneos para ayudar a impedir la pérdida de sangre.
- Se ha implicado en los espasmos vasculares de las **migrañas**.

**d. Prostaglandinas**

- La **prostaciclina** es un vasodilatador en varios lechos vasculares.
- Las **prostaglandinas de la serie E** son vasodilatadoras.
- Las **prostaglandinas de la serie F** son vasoconstrictoras.
- El **tromboxano $A_2$** es un vasoconstrictor.

## C. Circulación coronaria

- Es controlada casi en su totalidad por **factores metabólicos locales**.
- Muestra autorregulación.
- Tiene hiperemia activa y reactiva.
- Los factores metabólicos locales más importantes son la **hipoxia** y la **adenosina**.
- Por ejemplo, los **aumentos de la contractilidad miocárdica van acompañados de una mayor demanda de $O_2$**. Para satisfacer esta demanda, se produce una vasodilatación compensatoria de los vasos coronarios y, en consecuencia, aumentan tanto el flujo sanguíneo como el aporte de $O_2$ al músculo cardíaco en contracción (hiperemia activa).
- Durante **la sístole, la compresión mecánica de los vasos coronarios reduce el flujo sanguíneo. Tras el período de oclusión, el flujo sanguíneo aumenta para pagar la deuda de $O_2$** (hiperemia reactiva).
- Los nervios simpáticos desempeñan un papel menor.

## D. Circulación cerebral

- La circulación cerebral está controlada casi en su totalidad por **factores metabólicos locales**.
- Muestra autorregulación.
- Muestra hiperemia activa y reactiva.
- El **vasodilatador local más importante para la circulación cerebral es el $CO_2$**. El aumento de la $P_{CO_2}$ provoca vasodilatación de las arteriolas cerebrales y aumento del flujo sanguíneo al cerebro. Por otro lado, la disminución de la $P_{CO_2}$ provoca vasoconstricción de las arteriolas cerebrales y reducción del flujo sanguíneo al cerebro.
- Los nervios simpáticos desempeñan un papel menor.
- Las sustancias vasoactivas en la circulación general tienen poco o ningún efecto en la circulación cerebral, ya que estas sustancias son excluidas por la barrera hematoencefálica.

## E. Músculo esquelético

- El músculo esquelético está controlado por la **inervación simpática** extrínseca de los vasos sanguíneos del músculo esquelético y por **factores metabólicos locales**.

### 1. Inervación simpática

- Es el principal regulador del flujo sanguíneo al músculo esquelético en **reposo**.
- Las arteriolas del músculo esquelético están densamente inervadas por fibras simpáticas. Las venas también están inervadas, pero con menor densidad.
- Hay receptores $\alpha_1$ y $\beta_2$ en los vasos sanguíneos del músculo esquelético.
- La estimulación de los **receptores $\alpha_1$** provoca **vasoconstricción**.
- La estimulación de los **receptores $\alpha_2$** produce **vasodilatación**.
- El estado de constricción de las arteriolas del músculo esquelético contribuye en gran medida a la RPT (debido a la gran masa del músculo esquelético).

### 2. Control metabólico local

- El flujo sanguíneo en el músculo esquelético presenta autorregulación e hiperemia activa y reactiva.
- La demanda de $O_2$ en el músculo esquelético varía con el nivel de actividad metabólica, y el flujo sanguíneo se regula para satisfacer la demanda.

- Durante el **ejercicio**, cuando la demanda es alta, estos mecanismos metabólicos locales son dominantes.
- Las sustancias vasodilatadoras locales son **el lactato, la adenosina y el K⁺**.
- Los efectos mecánicos durante el ejercicio comprimen temporalmente las arterias y disminuyen el flujo sanguíneo. Durante el período de postoclusión, la hiperemia reactiva aumenta el flujo sanguíneo para pagar la deuda de $O_2$.

### F. Piel

- La piel tiene una amplia **inervación simpática**. El flujo sanguíneo cutáneo está bajo control extrínseco.
- La **regulación de la temperatura** es la principal función de los nervios simpáticos cutáneos. El aumento de la temperatura ambiental provoca una vasodilatación cutánea que permite disipar el exceso de calor corporal.
- Los **traumatismos** producen la «triple respuesta» en la piel: una línea roja, un brote rojo y un habón. El **habón** es **edema** local que resulta de la liberación local de **histamina**, que aumenta la filtración capilar.

## IX. FUNCIONES INTEGRADORAS DEL SISTEMA CARDIOVASCULAR: GRAVEDAD, EJERCICIO, HEMORRAGIA Y SÍNCOPE VASOVAGAL

- Las respuestas a los cambios de la fuerza gravitatoria, el ejercicio, la hemorragia y el síncope vasovagal demuestran las funciones integradoras del sistema cardiovascular.

### A. Cambios en las fuerzas gravitacionales (tabla 3-4 y fig. 3-19)

- Los siguientes cambios ocurren cuando un individuo **pasa de la posición supina a la posición de pie**:
1. **Cuando una persona se pone de pie**, un volumen importante de sangre se acumula en los miembros inferiores por la gran distensibilidad de las venas (la actividad muscular impediría esta acumulación).
2. **Como consecuencia de la acumulación venosa** y el aumento de la presión venosa local, la $P_c$ en las piernas aumenta y el líquido se filtra hacia el intersticio. Si la filtración neta de líquido supera la capacidad de los linfáticos para devolverlo a la circulación, se produce el **edema**.
3. **El retorno venoso disminuye.** Como resultado de la reducción del retorno venoso, **el volumen sistólico y el gasto cardíaco descienden** (relación de Frank-Starling, IV D 5).
4. **La presión arterial disminuye** a causa de la reducción del gasto cardíaco. Si la presión arterial cerebral baja lo suficiente, pueden producirse desmayos.
5. Los **mecanismos de compensación** intentarán aumentar la presión arterial hasta la normalidad (*véase* fig. 3-19). Los **barorreceptores del seno carotídeo** responden a la disminución de la presión arterial reduciendo la frecuencia de disparo de los nervios del seno carotídeo. Una respuesta coordinada del centro vasomotor aumenta entonces el flujo simpático hacia el corazón y los vasos sanguíneos y disminuye el flujo parasimpático hacia el corazón. Como resultado, la frecuencia cardíaca, la contractilidad, la RPT y el retorno venoso aumentan, y la presión sanguínea se incrementa hacia lo normal.
6. La **hipotensión ortostática** (desmayo o mareo al ponerse de pie) puede producirse en individuos cuyo mecanismo de reflejo barorreceptor está alterado (p. ej., aquellos bajo tratamiento con simpaticolíticos) o que están hipovolémicos.

**Tabla 3-4** Resumen de la respuesta estando de pie

| Parámetro | Respuesta inicial a ponerse de pie | Respuesta compensatoria |
|---|---|---|
| Presión arterial | ↓ | ↑ (hacia lo normal) |
| Frecuencia cardíaca | — | ↑ |
| Gasto cardíaco | ↓ | ↑ (hacia lo normal) |
| Volumen sistólico | ↓ | ↑ (hacia lo normal) |
| RPT | — | ↑ |
| Presión venosa central | ↓ | ↑ (hacia lo normal) |

RPT: resistencia periférica total.

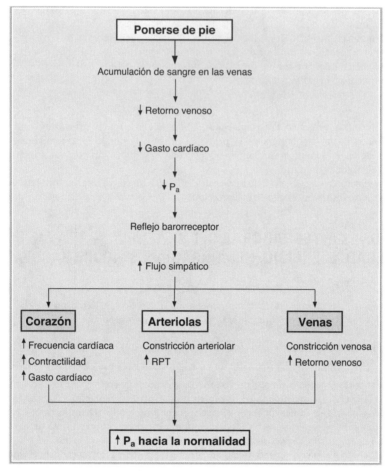

**FIGURA 3-19** Respuestas cardiovasculares a la bipedestación. $P_a$: presión arterial; RPT: resistencia periférica total.

**B. Ejercicio (tabla 3-5 y fig. 3-20)**

**1. Mando central (anticipación del ejercicio)**

- Se origina en la corteza motora o en los reflejos iniciados en los propioceptores musculares cuando se anticipa hacer ejercicio.
- Inicia los siguientes cambios:

**a. El flujo simpático hacia el corazón y los vasos sanguíneos aumenta**. Al mismo tiempo, disminuye el flujo parasimpático hacia el corazón. Como resultado, se incrementan la frecuencia cardíaca y la contractilidad (volumen sistólico) y desciende el volumen sin tensión.

| Tabla 3-5 | Resumen de los efectos del ejercicio |
|---|---|
| **Parámetro** | **Efecto** |
| Frecuencia cardíaca | ↑↑ |
| Volumen sistólico | ↑ |
| Gasto cardíaco | ↑↑ |
| Presión arterial | ↑ (ligero) |
| Presión diferencial | ↑ (debido al aumento del volumen sistólico) |
| RPT | ↓↓ (debido a la vasodilatación de los lechos musculoesqueléticos) |
| Diferencia AV de $O_2$ | ↑↑ (debido a un mayor consumo de $O_2$) |

AV: arteriovenosa; RPT: resistencia periférica total.

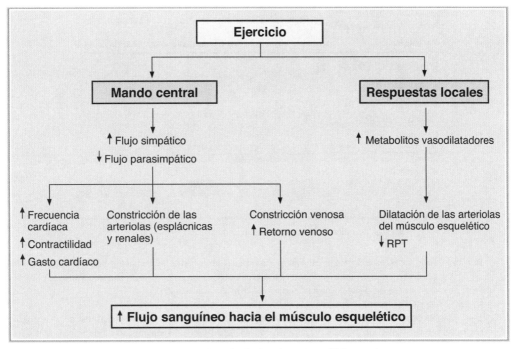

**FIGURA 3-20** Respuestas cardiovasculares al ejercicio. RPT: resistencia periférica total.

    **b.** El **gasto cardíaco se eleva**, principalmente como resultado del aumento de la frecuencia cardíaca y, en menor medida, del incremento del volumen sistólico.

    **c.** El **retorno venoso aumenta** como resultado de la actividad muscular y la venoconstricción. El incremento del retorno venoso proporciona más sangre para cada valor de volumen sistólico (relación de Frank-Starling, IV D 5).

    **d.** **La resistencia arteriolar en la piel, las regiones esplácnicas, los riñones y los músculos inactivos está aumentada**. En consecuencia, el flujo sanguíneo a estos órganos disminuye.

  **2.** **Aumento de la actividad metabólica del músculo esquelético**

    ■ Los **metabolitos vasodilatadores** (**lactato, K⁺, adenosina**) se acumulan debido al aumento del metabolismo del músculo en ejercicio.

    ■ Estos metabolitos provocan una dilatación arteriolar en el músculo esquelético activo, aumentando así el flujo sanguíneo del músculo esquelético (hiperemia activa).

    ■ Como resultado del aumento del flujo sanguíneo, se intensifica el suministro de $O_2$ al músculo. El número de capilares perfundidos se incrementa para que la distancia de difusión del $O_2$ disminuya.

    ■ Esta vasodilatación explica la **disminución general de la RPT** que se produce con el ejercicio. Obsérvese que la activación del sistema nervioso simpático por sí sola (por el mando central) provocaría un aumento de la RPT.

**C.** **Hemorragia (tabla 3-6 y fig. 3-21)**

    ■ Las **respuestas compensatorias** a la pérdida aguda de sangre son las siguientes:

  **1.** Una **reducción del volumen sanguíneo** ocasiona una disminución del retorno venoso. En consecuencia, se produce una **disminución tanto del gasto cardíaco** como de la **presión arterial**.

  **2.** Los **barorreceptores del seno carotídeo** detectan la disminución de la presión arterial. Como resultado del reflejo barorreceptor, se produce un **aumento del flujo simpático hacia el corazón y los vasos sanguíneos** y una **disminución del flujo parasimpático hacia el corazón**, provocando lo siguiente:

    **a.** ↑ el ritmo cardíaco.

    **b.** ↑ la contractilidad.

    **c.** ↑ la RPT (debido a la constricción arteriolar).

    **d.** Venoconstricción, que aumenta el retorno venoso.

| T a b l a  **3-6** Resumen de las respuesta compensatorias a la hemorragia | |
|---|---|
| **Parámetro** | **Respuesta compensatoria** |
| Frecuencia cardíaca | ↑ |
| Contractilidad | ↑ |
| RPT | ↑ |
| Venoconstricción | ↑ |
| Renina | ↑ |
| Angiotensina II | ↑ |
| Aldosterona | ↑ |
| Adrenalina y noradrenalina circulantes | ↑ |
| ADH | ↑ |

ADH: hormona antidiurética; RPT: resistencia periférica total.

    **e.** Constricción de las arteriolas en los lechos vasculares esquelético, esplácnico y cutáneo. Sin embargo, no se produce en los lechos vasculares coronarios o cerebrales, lo que garantiza el mantenimiento de un flujo sanguíneo adecuado al corazón y al cerebro.

    **f.** Estas respuestas intentan restaurar la presión arterial normal.

**3.** Los **quimiorreceptores de los cuerpos carotídeos y aórticos** son muy sensibles a la hipoxia. Complementan el mecanismo barorreceptor aumentando el flujo simpático hacia el corazón y los vasos sanguíneos.

**4.** La **isquemia cerebral** (si está presente) provoca un **aumento de la Pco$_2$**, que activa los quimiorreceptores del centro vasomotor para aumentar el flujo de salida simpático.

**5.** La **vasoconstricción arteriolar** provoca una **disminución de la P$_c$**. Como resultado, se favorece la absorción capilar, lo que ayuda a restablecer el volumen de sangre circulante.

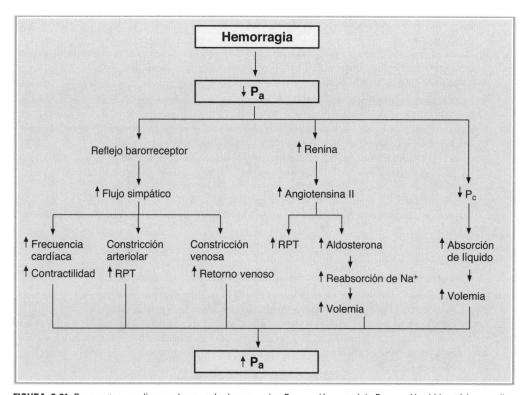

**FIGURA 3-21** Respuestas cardiovasculares a la hemorragia. P$_a$: presión arterial; P$_c$: presión hidrostática capilar; RPT: resistencia periférica total.

6. **La médula suprarrenal libera adrenalina y noradrenalina**, que complementan las acciones del sistema nervioso simpático sobre el corazón y los vasos sanguíneos.

7. El **sistema renina-angiotensina-aldosterona** se activa por la disminución de la presión de perfusión renal. Dado que la **angiotensina II** es un potente vasoconstrictor, refuerza el efecto estimulante del sistema nervioso simpático sobre la RPT. La **aldosterona** aumenta la reabsorción de NaCl en el riñón, incrementando el volumen de sangre circulante.

8. La **ADH** se libera cuando los receptores auriculares detectan la disminución del volumen sanguíneo. La ADH provoca tanto la vasoconstricción como el aumento de la reabsorción de agua, y ambos tienden a incrementar la presión arterial.

**D.** Síncope vasovagal (*véase* Correlación clínica: síncope vasovagal)

**CORRELACIÓN CLÍNICA**

**Síncope vasovagal.** Los desmayos benignos se producen en un 25% de las personas al ver sangre, al recibir una inyección o en caso de angustia emocional extrema. El síncope vasovagal, provocado por el **reflejo de Bezold-Jarisch**, se produce sobre todo con el calor, cuando se está de pie durante mucho tiempo, durante la defecación o cuando la persona tiene hipovolemia. Es una respuesta **parasimpática** que provoca una disminución de la $P_a$ y del flujo sanguíneo cerebral. El síncope vasovagal se inicia en la corteza cerebral. Hay una activación de los centros medulares, un aumento masivo del flujo parasimpático hacia el corazón y una disminución del flujo simpático hacia el corazón y los vasos sanguíneos. Como resultado, hay una disminución de la frecuencia cardíaca y del gasto cardíaco, y también de la RPT (debido a la disminución de la actividad simpática). En conjunto, la disminución del gasto cardíaco y de la RPT producen una caída repentina de la $P_a$, lo que provoca una disminución del flujo sanguíneo cerebral y un desmayo.

# Autoevaluación

**1.** A una persona de 53 años de edad se le encuentra, mediante arteriografía, un estrechamiento del 50% de su arteria renal izquierda. ¿Cuál es el cambio esperado en el flujo sanguíneo a través de la arteria estenótica?

**(A)** Disminución a ½
**(B)** Disminución a ¼
**(C)** Disminución a ⅛
**(D)** Disminución a ¹⁄₁₆
**(E)** No hay cambios

**2.** Cuando una persona pasa de la posición supina a la posición de pie, ¿cuál de los siguientes cambios compensatorios se produce?

**(A)** Disminución de la frecuencia cardíaca
**(B)** Aumento de la contractilidad
**(C)** Disminución de la resistencia periférica total (RPT)
**(D)** Disminución del gasto cardíaco
**(E)** Aumento de los intervalos PR

**3.** ¿En qué lugar la presión arterial sistólica es más alta?

**(A)** Aorta
**(B)** Vena central
**(C)** Arteria pulmonar
**(D)** Aurícula derecha
**(E)** Arteria renal
**(F)** Vena renal

**4.** El electrocardiograma (ECG) de una persona no tiene onda P, pero tiene un complejo QRS y una onda T normales. Por lo tanto, su marcapasos se encuentra en el:

**(A)** Nodo sinoauricular (SA)
**(B)** Nodo atrioventricular (AV)
**(C)** Haz de His
**(D)** Sistema de Purkinje
**(E)** Músculo ventricular

**5.** Si la fracción de eyección aumenta, habrá una disminución de:

**(A)** Gasto cardíaco
**(B)** Volumen sistólico final
**(C)** Frecuencia cardíaca
**(D)** Presión diferencial
**(E)** Volumen sistólico
**(F)** Presión sistólica

**Preguntas 6 y 7:** El ECG de una persona muestra extrasístoles ventriculares.

**6.** El latido extrasistólico produce:

**(A)** Aumento de la presión diferencial porque se incrementa la contractilidad
**(B)** Elevación de la presión diferencial porque aumenta la frecuencia cardíaca
**(C)** Disminución de la presión diferencial porque el tiempo de llenado ventricular aumenta
**(D)** Reducción de la presión diferencial porque el volumen sistólico disminuye
**(E)** Disminución de la presión diferencial porque el intervalo PR está aumentado

**7.** Después de una extrasístole, la siguiente contracción ventricular «normal» produce:

**(A)** Aumento de la presión diferencial porque se incrementa la contractilidad del ventrículo
**(B)** Aumento de la presión diferencial porque la resistencia periférica total (RPT) disminuye
**(C)** Aumento de la presión diferencial porque la distensibilidad de las venas disminuye
**(D)** Disminución de la presión diferencial porque la contractilidad del ventrículo aumenta
**(E)** Disminución de la presión diferencial porque la RPT está disminuida

**8.** El aumento de la contractilidad se demuestra en un diagrama de Frank-Starling mediante:

**(A)** Aumento del gasto cardíaco para un volumen telediastólico determinado
**(B)** Aumento del gasto cardíaco para un volumen telesistólico determinado
**(C)** Disminución del gasto cardíaco para un volumen telediastólico determinado
**(D)** Disminución del gasto cardíaco para un volumen telesistólico determinado

**Preguntas 9-12:**

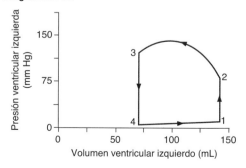

**9.** En el gráfico en el que se muestran el volumen y la presión del ventrículo izquierdo, la contracción isovolumétrica se produce entre los puntos:

**(A)** $4 \rightarrow 1$
**(B)** $1 \rightarrow 2$
**(C)** $2 \rightarrow 3$
**(D)** $3 \rightarrow 4$

**10.** La válvula aórtica se cierra en el punto:

**(A)** 1
**(B)** 2
**(C)** 3
**(D)** 4

**11.** El primer ruido cardíaco corresponde al punto:

**(A)** 1
**(B)** 2
**(C)** 3
**(D)** 4

**12.** Si la frecuencia cardíaca es de 70 latidos/min, entonces el gasto cardíaco de este ventrículo es el más cercano a:

**(A)** 3.45 L/min
**(B)** 4.55 L/min
**(C)** 5.25 L/min
**(D)** 8.00 L/min
**(E)** 9.85 L/min

**Preguntas 13 y 14:** En un capilar, la $P_c$ es 30 mm Hg; la $P_i$, de -2mm Hg; la $\pi_c$, de 25 mm Hg; y la $\pi_i$, de 2 mm Hg.

**13.** ¿Cuál es la dirección del movimiento del líquido y la fuerza motriz neta?

**(A)** Absorción; 6 mm Hg
**(B)** Absorción; 9 mm Hg
**(C)** Filtración; 6 mm Hg
**(D)** Filtración; 9 mm Hg
**(E)** No hay movimiento neto de líquidos

**14.** Si el $K_f$ es de 0.5 mL/min/mm Hg, ¿cuál es la velocidad del flujo de agua a través de la pared capilar?

**(A)** 0.06 mL/min
**(B)** 0.45 mL/min
**(C)** 4.50 mL/min
**(D)** 9.00 mL/min
**(E)** 18.00 mL/min

**15.** La tendencia a la turbulencia del flujo sanguíneo se ve incrementada por:

**(A)** El aumento de la viscosidad
**(B)** El incremento del hematócrito
**(C)** La oclusión parcial de un vaso sanguíneo
**(D)** La disminución de la velocidad del flujo sanguíneo

**16.** Un hombre de 66 años de edad que ha sido sometido a una simpatectomía experimenta una caída de la presión arterial superior a la normal al ponerse de pie. La explicación de este hecho es:

**(A)** Una respuesta exagerada del sistema renina-angiotensina-aldosterona
**(B)** Una respuesta suprimida del sistema renina-angiotensina-aldosterona
**(C)** Una respuesta exagerada del mecanismo barorreceptor
**(D)** Una respuesta suprimida del mecanismo barorreceptor

**17.** ¿Qué porción isoeléctrica del ECG despolariza completamente los ventrículos?

**(A)** Intervalo PR
**(B)** Complejo QRS
**(C)** Intervalo QT
**(D)** Segmento ST
**(E)** Onda T

**18.** ¿En cuál de las siguientes situaciones el flujo sanguíneo pulmonar es mayor que el aórtico?

**(A)** Adulto normal
**(B)** Feto
**(C)** Derivación ventricular izquierda-derecha
**(D)** Derivación ventricular derecha-izquierda
**(E)** Insuficiencia ventricular derecha
**(F)** Administración de un fármaco inótropo positivo

**19.** El cambio indicado por las líneas discontinuas en las curvas de gasto cardíaco/retorno venoso muestra:

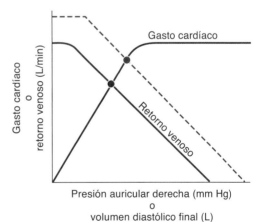

**(A)** Disminución del gasto cardíaco en el «nuevo» estado estacionario
**(B)** Disminución del retorno venoso en el «nuevo» estado estacionario
**(C)** Aumento de la presión media de llenado sistémica
**(D)** Disminución del volumen sanguíneo
**(E)** Aumento de la contractilidad miocárdica

**20.** El ECG de una persona de 30 años de edad muestra dos ondas P que preceden a cada complejo QRS. La interpretación de este patrón es:

**(A)** Disminución de la frecuencia de disparo del marcapasos en el nodo SA
**(B)** Disminución de la frecuencia de disparo del marcapasos en el nodo AV
**(C)** Aumento de la frecuencia de disparo del marcapasos en el nodo SA
**(D)** Disminución de la conducción a través del nodo AV
**(E)** Aumento de la conducción a través del sistema de His-Purkinje

**21.** ¿Cuál de los siguientes cambios compensatorios provocaría una disminución aguda de la presión arterial?

**(A)** Disminución de la frecuencia de disparo del nervio del seno carotídeo
**(B)** Aumento del flujo parasimpático hacia el corazón
**(C)** Disminución de la frecuencia cardíaca
**(D)** Disminución de la contractilidad
**(E)** Disminución de la presión media de llenado sistémica

**22.** La tendencia a la aparición de edema se verá incrementada por:

**(A)** Constricción arteriolar
**(B)** Incremento de la presión venosa
**(C)** Mayor concentración de proteínas plasmáticas
**(D)** Actividad muscular

**23.** La inspiración «desdobla» el segundo ruido cardíaco porque:

**(A)** La válvula aórtica se cierra antes que la pulmonar
**(B)** La válvula pulmonar se cierra antes que la aórtica
**(C)** La válvula mitral se cierra antes que la tricúspide
**(D)** La válvula tricúspide se cierra antes que la mitral
**(E)** El llenado de los ventrículos tiene componentes rápidos y lentos

**24.** Durante el ejercicio, la RPT disminuye debido al efecto de:

**(A)** El sistema nervioso simpático en las arteriolas esplácnicas
**(B)** El sistema nervioso parasimpático en las arteriolas del músculo esquelético
**(C)** Metabolitos locales en las arteriolas del músculo esquelético
**(D)** Metabolitos locales en las arteriolas cerebrales
**(E)** Histamina en las arteriolas del músculo esquelético

**Preguntas 25 y 26:**

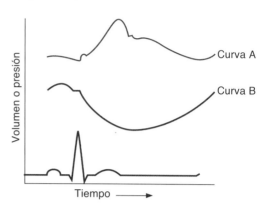

**25.** La curva A de la figura representa:

**(A)** Presión aórtica
**(B)** Presión ventricular
**(C)** Presión auricular
**(D)** Volumen ventricular

**26.** La curva B de la figura representa:

**(A)** Presión auricular izquierda
**(B)** Presión ventricular
**(C)** Presión auricular
**(D)** Volumen ventricular

**27.** Un aumento de la resistencia arteriolar, sin un cambio en cualquier otro componente del sistema cardiovascular, producirá:

**(A)** Disminución de la RPT
**(B)** Aumento del filtrado capilar
**(C)** Incremento de la presión arterial
**(D)** Disminución de la poscarga

**28.** Las siguientes mediciones se obtuvieron en una persona del sexo masculino:

Presión venosa central: 10 mm Hg
Frecuencia cardíaca: 70 latidos/min
$O_2$ arterial sistémico: 0.24 mL $O_2$/mL
$O_2$ venoso mixto: 0.16 mL $O_2$/mL
Consumo de $O_2$ en todo el cuerpo: 500 mL/min
¿Cuál es el gasto cardíaco de este paciente?

**(A)** 1.65 L/min
**(B)** 4.55 L/min
**(C)** 5.00 L/min
**(D)** 6.25 L/min
**(E)** 8.00 L/min

**29.** ¿Cuál de los siguientes es el resultado de una corriente de entrada de Na⁺?

**(A)** Trayecto ascendente del potencial de acción en el nodo SA
**(B)** Trayecto ascendente del potencial de acción en las fibras de Purkinje
**(C)** Meseta del potencial de acción en el músculo ventricular
**(D)** Repolarización del potencial de acción en el músculo ventricular
**(E)** Repolarización del potencial de acción en el nodo SA

**Preguntas 30 y 31:**

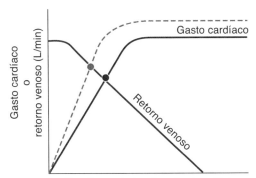

**30.** En la línea discontinua de la figura se ilustra el efecto de:

**(A)** Aumento de la RPT
**(B)** Incremento del volumen sanguíneo
**(C)** Aumento de la contractilidad
**(D)** Fármaco inótropo negativo
**(E)** Aumento de la presión media de llenado sistémica

**31.** El eje de las *x* de la figura podría haberse etiquetado como:

**(A)** Volumen telesistólico
**(B)** Volumen telediastólico
**(C)** Presión diferencial
**(D)** Presión media de llenado sistémica
**(E)** Frecuencia cardíaca

**32.** La mayor disminución de la presión en la circulación se produce a través de las arteriolas porque:

**(A)** Tienen la mayor superficie
**(B)** Tienen la mayor superficie transversal
**(C)** La velocidad del flujo sanguíneo a través de ellas es la más alta
**(D)** La velocidad del flujo sanguíneo a través de ellas es la más baja
**(E)** Tienen la mayor resistencia

**33.** La presión diferencial es:

**(A)** La presión más alta medida en las arterias
**(B)** La presión más baja medida en las arterias
**(C)** Medida solo durante la diástole
**(D)** Determinada por el volumen sistólico
**(E)** Disminuye cuando la capacitancia de las arterias disminuye
**(F)** La diferencia entre la presión arterial media y la presión venosa central

**34.** En el nodo SA, la despolarización de la fase 4 (potencial de marcapasos) se puede atribuir a cuál de las siguientes opciones:

**(A)** Un aumento de la conductancia del K⁺
**(B)** Un aumento de la conductancia del Na⁺
**(C)** Una disminución de la conductancia del Cl⁻
**(D)** Una disminución de la conductancia del Ca²⁺
**(E)** Un aumento simultáneo de las conductancias de K⁺ y Cl⁻

**35.** Un hombre sano de 35 años de edad corre una maratón. Durante la carrera, se produce un aumento de su resistencia vascular esplácnica. ¿Qué receptores son responsables del aumento de la resistencia?

**(A)** Receptores $\alpha_1$
**(B)** Receptores $\beta_1$
**(C)** Receptores $\beta_2$
**(D)** Receptores muscarínicos

**36.** ¿Durante cuál fase del ciclo cardíaco la presión aórtica es más alta?

**(A)** Sístole auricular
**(B)** Contracción ventricular isovolumétrica
**(C)** Eyección ventricular rápida
**(D)** Reducción de la eyección ventricular
**(E)** Relajación ventricular isovolumétrica
**(F)** Llenado ventricular rápido
**(G)** Reducción del llenado ventricular (diástasis)

**37.** La contractilidad miocárdica está mejor correlacionada con la concentración intracelular de:

**(A)** Na⁺
**(B)** K⁺
**(C)** Ca²⁺
**(D)** Cl⁻
**(E)** Mg²⁺

**38.** ¿Cuál de los siguientes es un efecto de la histamina?

**(A)** Disminución de la filtración capilar
**(B)** Vasodilatación de las arteriolas
**(C)** Vasodilatación de las venas
**(D)** Disminución de $P_c$
**(E)** Interacción con los receptores muscarínicos de los vasos sanguíneos

**39.** ¿En cuál de los siguientes órganos el dióxido de carbono ($CO_2$) regula el flujo sanguíneo?

**(A)** Corazón
**(B)** Piel
**(C)** Cerebro
**(D)** Músculo esquelético en reposo
**(E)** Músculo esquelético durante el ejercicio

**40.** ¿Qué proporción del gasto cardíaco del lado izquierdo del corazón es el gasto cardíaco del lado derecho?

**(A)** 25%
**(B)** 50%
**(C)** 75%
**(D)** 100%
**(E)** 125%

**41.** La función fisiológica de la conducción relativamente lenta a través del nodo AV es dar tiempo suficiente para:

**(A)** Paso de la sangre desde la aorta hacia las arterias
**(B)** Retorno venoso a las aurículas
**(C)** Llenado de los ventrículos
**(D)** Contracción de los ventrículos
**(E)** Repolarización de los ventrículos

**42.** ¿Qué órgano está controlado principalmente por el sistema nervioso simpático y no por los metabolitos locales?

**(A)** Piel
**(B)** Corazón
**(C)** Cerebro
**(D)** Músculo esquelético durante el ejercicio

**43.** ¿Cuál de los siguientes parámetros disminuye durante el ejercicio moderado?

**(A)** Diferencia de $O_2$ arteriovenoso
**(B)** Frecuencia cardíaca
**(C)** Gasto cardíaco
**(D)** Presión diferencial
**(E)** Resistencia periférica total (RPT)

**44.** Una mujer de 72 años de edad bajo tratamiento con propranolol descubre que no puede mantener su anterior rutina de ejercicios. Su médico le explica que el fármaco ha reducido su gasto cardíaco. ¿El bloqueo de qué receptor es responsable de la disminución del gasto cardíaco?

**(A)** Receptores $\alpha_1$
**(B)** Receptores $\beta_1$
**(C)** Receptores $\beta_2$
**(D)** Receptores muscarínicos
**(E)** Receptores nicotínicos

**45.** ¿Durante qué fase del ciclo cardíaco el volumen ventricular es más bajo?

**(A)** Sístole auricular
**(B)** Contracción ventricular isovolumétrica
**(C)** Eyección ventricular rápida
**(D)** Reducción de la eyección ventricular
**(E)** Relajación ventricular isovolumétrica
**(F)** Llenado ventricular rápido
**(G)** Reducción del llenado ventricular (diástasis)

**46.** ¿Cuál de los siguientes cambios provocará un aumento del consumo de $O_2$ miocárdico?

**(A)** Disminución de la presión aórtica
**(B)** Disminución de la frecuencia cardíaca
**(C)** Disminución de la contractilidad
**(D)** Aumento del tamaño del corazón
**(E)** Aumento de la afluencia de $Na^+$ durante el trayecto ascendente del potencial de acción

**47.** ¿Cuál de las siguientes sustancias atraviesa las paredes capilares principalmente por medio de hendiduras llenas de agua entre las células endoteliales?

**(A)** $O_2$
**(B)** $CO_2$
**(C)** CO
**(D)** Glucosa

**48.** Una mujer de 24 años de edad acude al servicio de urgencias con diarrea grave. En decúbito supino, su presión arterial es de 90/60 mm Hg (disminuida) y su frecuencia cardíaca es de 100 latidos/min (aumentada). Cuando se pone de pie, su frecuencia cardíaca aumenta hasta 120 latidos/min. ¿Cuál de los siguientes factores explica el incremento de la frecuencia cardíaca al ponerse de pie?

**(A)** Disminución de la resistencia periférica total
**(B)** Aumento de la venoconstricción
**(C)** Incremento de la contractilidad
**(D)** Aumento de la poscarga
**(E)** Disminución del retorno venoso

**49.** Un hombre de negocios de 60 años de edad es evaluado por su médico, quien determina que su presión sanguínea es significativamente elevada, de 185/130 mm Hg. Las pruebas de laboratorio revelan un aumento de la actividad de la renina plasmática y de las concentraciones de aldosterona plasmática y de renina de la vena renal izquierda. Su concentración de renina en la vena renal derecha está disminuida. ¿Cuál es la causa más probable de la hipertensión del paciente?

**(A)** Tumor secretor de aldosterona
**(B)** Adenoma suprarrenal secretor de aldosterona y cortisol
**(C)** Feocromocitoma
**(D)** Estenosis de la arteria renal izquierda
**(E)** Estenosis de la arteria renal derecha

**Preguntas 50-52:**

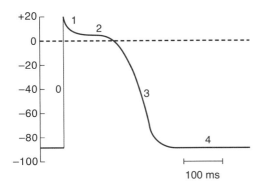

**50.** ¿Durante qué fase del potencial de acción ventricular el potencial de membrana está más cerca del potencial de equilibrio de $K^+$?

**(A)** Fase 0
**(B)** Fase 1
**(C)** Fase 2
**(D)** Fase 3
**(E)** Fase 4

**51.** ¿Durante qué fase del potencial de acción ventricular es mayor la conductancia al $Ca^{2+}$?

**(A)** Fase 0
**(B)** Fase 1
**(C)** Fase 2
**(D)** Fase 3
**(E)** Fase 4

**52.** ¿Qué fase del potencial de acción ventricular coincide con la diástole?

**(A)** Fase 0
**(B)** Fase 1
**(C)** Fase 2
**(D)** Fase 3
**(E)** Fase 4

**53.** ¿Cuál de los siguientes efectos tiene el propranolol?

**(A)** Disminuye la frecuencia cardíaca
**(B)** Aumenta la fracción de eyección del ventrículo izquierdo
**(C)** Aumenta el volumen sistólico
**(D)** Disminuye la resistencia vascular esplácnica
**(E)** Disminuye la resistencia vascular cutánea

**54.** ¿Qué receptor media la ralentización del corazón?

**(A)** Receptores $\alpha_1$
**(B)** Receptores $\beta_1$

**(C)** Receptores $\beta_2$
**(D)** Receptores muscarínicos

**55.** ¿Cuál de los siguientes fármacos o cambios tiene un efecto inótropo negativo sobre el corazón?

**(A)** Aumento de la frecuencia cardíaca
**(B)** Estimulación simpática
**(C)** Norepinefrina
**(D)** Acetilcolina (ACh)
**(E)** Glucósidos cardíacos

**56.** ¿Cuales son las vías de baja resistencia entre las células miocárdicas que permiten la propagación de los potenciales de acción?

**(A)** Uniones comunicantes
**(B)** Túbulos T
**(C)** Retículo sarcoplasmático
**(D)** Discos intercalados
**(E)** Mitocondrias

**57.** ¿Qué se libera o se secreta después de una hemorragia y causa un aumento de la reabsorción renal de $Na^+$?

**(A)** Aldosterona
**(B)** Angiotensina I
**(C)** Angiotensinógeno
**(D)** Hormona antidiurética (ADH)
**(E)** Péptido natriurético auricular

**58.** ¿Durante qué fase del ciclo cardíaco se abre la válvula mitral?

**(A)** Sístole auricular
**(B)** Contracción ventricular isovolumétrica
**(C)** Eyección ventricular rápida
**(D)** Reducción de la eyección ventricular
**(E)** Relajación ventricular isovolumétrica
**(F)** Llenado ventricular rápido
**(G)** Reducción del llenado ventricular (diástasis)

**59.** Un paciente hospitalizado tiene una fracción de eyección de 0.4, una frecuencia cardíaca de 95 latidos/min y un gasto cardíaco de 3.5 L/min. ¿Cuál es su volumen telediastólico?

**(A)** 14 mL
**(B)** 37 mL
**(C)** 55 mL
**(D)** 92 mL
**(E)** 140 mL

**60.** Una mujer de 38 años de edad tiene un ataque de «influenza intestinal», con vómitos y diarrea durante varios días. Aunque se siente mejor, cuando se levanta rápidamente, se siente débil y mareada. ¿Cuál de las siguientes opciones explica por qué está mareada?

**(A)** Disminución del volumen sanguíneo, de la precarga y del gasto cardíaco

**(B)** Aumento de la frecuencia cardíaca y del gasto cardíaco

**(C)** Aumento del gasto simpático, de la resistencia periférica total y de la presión arterial

**(D)** Aumento de las concentraciones de renina, de angiotensina II y de aldosterona

**(E)** Disminución de las concentraciones de PNA y de la reabsorción de Na$^+$

**61.** Una mujer de 73 años se registró en el servicio de salud local para recibir la vacuna de COVID-19. Cuando la contactan para pedirle una cita, duda brevemente porque siempre le han dado miedo las agujas. En el sitio de vacunación, cuando la mujer ve la aguja, se marea. La enfermera le permite recostarse hasta que se le pase el mareo y la tranquiliza. ¿Cuál de los siguientes factores es el responsable del mareo de la mujer?

**(A)** Aumento de la actividad simpática

**(B)** Disminución de la actividad parasimpática

**(C)** Disminución de la frecuencia cardíaca

**(D)** Aumento de la RPT

**(E)** Aumento del gasto cardíaco

# Respuestas y explicaciones

1.  **D [II C, D]**. Si el radio de la arteria disminuyera en un 50% (1/2), la resistencia aumentaría en $2^4$, es decir, 16 ($R = 8\eta l/\pi r^4$). Como el flujo sanguíneo es inversamente proporcional a la resistencia ($Q = \Delta P/R$), el flujo disminuirá a 1/16 del valor original.

2.  **B [IX A; tabla 3-4]**. Cuando una persona se pone de pie, la sangre se acumula en las venas de las piernas, lo que provoca una disminución del retorno venoso al corazón, del gasto cardíaco y de la presión arterial. Los barorreceptores detectan la disminución de la presión arterial y el centro vasomotor se activa para aumentar el flujo de salida simpático y disminuir el parasimpático. Se produce un aumento de la frecuencia cardíaca (que da lugar a una disminución del intervalo PR), de la contractilidad y de la resistencia periférica total. Dado que tanto la frecuencia cardíaca como la contractilidad están aumentadas, el gasto cardíaco incrementará hacia la normalidad.

3.  **E [II G, H, I]**. Las presiones en el lado venoso de la circulación (p. ej., la vena central, la aurícula derecha, la vena renal) son más bajas que las presiones en el lado arterial. La presión en la arteria pulmonar (y todas las presiones en el lado derecho del corazón) es mucho menor que sus homólogas en el lado izquierdo del corazón. En la circulación general, la presión sistólica es en realidad ligeramente más alta en las arterias descendentes (p. ej., la arteria renal) que en la aorta debido a la reflexión de las ondas de presión en los puntos de ramificación.

4.  **B [III A]**. La ausencia de la onda P indica que la aurícula no se despolariza; por lo tanto, el marcapasos no puede estar en el nodo sinoauricular. Dado que las ondas QRS y T son normales, la despolarización y la repolarización del ventrículo deben proceder en la secuencia normal. Esta situación puede producirse si el marcapasos está situado en el nodo auriculoventricular. Si el marcapasos estuviera situado en el haz de His o en el sistema de Purkinje, los ventrículos se activarían en una secuencia anómala (dependiendo de la ubicación exacta del marcapasos) y la onda QRS tendría una configuración con esta característica. El músculo ventricular no tiene propiedades de marcapasos.

5.  **B [IV G 3]**. Un aumento de la fracción de eyección significa que una mayor fracción del volumen telediastólico se expulsa en el volumen sistólico (p. ej., debido a la administración de un fármaco inótropo positivo). Cuando se produce esta situación, el volumen que queda en el ventrículo después de la sístole, el volumen telesistólico, disminuirá. El gasto cardíaco, la presión diferencial, el volumen sistólico y la presión sistólica aumentarán.

6.  **D [V G]**. En el latido extrasistólico, la presión diferencial disminuye porque hay un tiempo de llenado ventricular inadecuado: el ventrículo late «demasiado pronto». Como resultado, el volumen sistólico disminuye.

7.  **A [IV C I a (2)]**. La contracción postextrasistólica produce un aumento de la presión diferencial porque se incrementa la contractilidad. El $Ca^{2+}$ adicional entra en la célula durante el latido extrasistólico. La contractilidad está directamente relacionada con la cantidad de $Ca^{2+}$ intracelular disponible para unirse a la troponina C.

8.  **A [IV D 5 a]**. Un aumento de la contractilidad produce un aumento del gasto cardíaco para un volumen telediastólico o una presión determinada. La relación de Frank-Starling demuestra la correspondencia entre el gasto cardíaco (lo que sale del corazón) y el retorno venoso (lo que vuelve al corazón). Un aumento de la contractilidad (efecto inótropo positivo) desplazará la curva hacia arriba.

9.  **B [IV E 1 a]**. La contracción isovolumétrica se produce durante la sístole ventricular, antes de que se abra la válvula aórtica. La presión ventricular aumenta, pero el volumen permanece constante porque la sangre no puede ser expulsada a la aorta contra una válvula cerrada.

10. **C [V C]**. El cierre de la válvula aórtica ocurre una vez que se ha producido la eyección de la sangre del ventrículo y la presión del ventrículo izquierdo ha disminuido a menos de la presión aórtica.

11. **A [V B]**. El primer ruido cardíaco corresponde al cierre de las válvulas auriculoventriculares. Antes de que se produzca este cierre, el ventrículo se llena (fase 4 → 1). Tras el cierre de las válvulas, comienza la contracción isovolumétrica y aumenta la presión ventricular (fase 1 → 2).

12. **C [IV E 1, G 1, 2].** El volumen sistólico es el volumen expulsado del ventrículo y se representa en el circuito presión-volumen como fase 2 → 3; el volumen telediastólico es de unos 140 mL y el volumen telesistólico es de unos 65 mL; la diferencia, o volumen sistólico, es de 75 mL. El gasto cardíaco se calcula como volumen sistólico × frecuencia cardíaca o 75 mL × 70 latidos/min = 5 250 mL/min o 5.25 L/min.

13. **D [VII C 1].** La fuerza motriz neta se puede calcular con la ecuación de Starling:

$$\text{Presión neta} = \left(P_c - P_i\right) - \left(\pi_c - \pi_i\right)$$
$$= \left[(30 - (-2)) - (25 - 2)\right] \text{mm Hg}$$
$$= 32 \text{ mm Hg} - 23 \text{ mm Hg}$$
$$= +9 \text{ mm Hg}$$

Como la presión neta es positiva, se producirá una filtración fuera del capilar.

14. **C [VII C 1].** $K_f$ es el coeficiente de filtración del capilar y describe la permeabilidad intrínseca al agua.

$$\text{Flujo de agua} = K_f \times \text{Presión neta}$$
$$= 0.5 \text{ mL/min/mm Hg} \times 9 \text{ mm Hg}$$
$$= 4.5 \text{ mL/min}$$

15. **C [II D 2 a, b].** El flujo turbulento se predice cuando el número de Reynolds aumenta. Los factores que incrementan el número de Reynolds y producen un flujo turbulento son la disminución de la viscosidad (hematócrito) y el incremento de la velocidad. La oclusión parcial de un vaso sanguíneo aumenta el número de Reynolds (y la turbulencia) porque la disminución del área de la sección transversal provoca un incremento de la velocidad de la sangre (v = Q/A).

16. **D [IX A].** La hipotensión ortostática es una disminución de la presión arterial que se produce cuando una persona pasa de decúbito supino a la posición de pie. Una persona con un mecanismo barorreceptor normal responde a una disminución de la presión arterial a través del centro vasomotor aumentando el flujo de salida simpático y reduciendo el parasimpático. El componente simpático ayuda a restablecer la presión arterial aumentando la frecuencia cardíaca, la contractilidad, la resistencia periférica total y la presión media de llenado sistémica. En un paciente que ha sido sometido a una simpatectomía, el componente simpático del mecanismo barorreceptor está ausente.

17. **D [III A].** El segmento PR (parte del intervalo PR) y el segmento ST son las únicas porciones del ECG que son isoeléctricas. El intervalo PR incluye la onda P (despolarización auricular) y el segmento PR, que representa la conducción a través del nodo AV; durante esta fase, los ventrículos aún no están despolarizados. El segmento ST es el único período isoeléctrico cuando todo el ventrículo está despolarizado.

18. **C [I A].** En una derivación ventricular de izquierda a derecha, un defecto en el tabique ventricular permite que la sangre fluya del ventrículo izquierdo al derecho en lugar de ser expulsada a la aorta. Por lo tanto, la fracción «derivada» del gasto del ventrículo izquierdo se añade al gasto del ventrículo derecho, haciendo que el flujo sanguíneo pulmonar (el gasto cardíaco del ventrículo derecho) sea mayor que el flujo sanguíneo sistémico (el gasto cardíaco del ventrículo izquierdo). En los adultos normales, las salidas de ambos ventrículos son iguales en el estado estacionario. En el feto, el flujo sanguíneo pulmonar es casi nulo. La insuficiencia ventricular derecha provoca una disminución del flujo sanguíneo pulmonar. La administración de un fármaco inótropo positivo debería tener el mismo efecto sobre la contractilidad y el gasto cardíaco en ambos ventrículos.

19. **C [IV F 2 a].** El desplazamiento de la curva de retorno venoso hacia la derecha es compatible con un aumento del volumen sanguíneo y, en consecuencia, de la presión media de llenado sistémica. Tanto el gasto cardíaco como el retorno venoso se incrementan en el nuevo estado estacionario (y son iguales entre sí). La contractilidad no se ve afectada.

20. **D [III E 1 b].** Un patrón de dos ondas P que preceden a cada complejo QRS indica que solo una de cada dos ondas P es conducida a través del nodo AV hacia el ventrículo. Por lo tanto, la velocidad de conducción a través del nodo AV debe disminuir.

21. **A [VI A 1 a a d].** El descenso de la presión arterial provoca una disminución del estiramiento de los barorreceptores del seno carotídeo y una reducción del disparo del nervio del seno carotídeo. En un intento de restablecer la presión arterial, se disminuye el flujo parasimpático hacia el corazón y se incrementa el flujo simpático. Como resultado, se elevarán la frecuencia cardíaca y la contractilidad.

La presión media de llenado sistémica aumenta debido al incremento del tono simpático de las venas (y un desplazamiento de la sangre hacia las arterias).

22. **B [VII C 4 c; tabla 3-2].** El edema se produce cuando se filtra más líquido de los capilares del que puede ser devuelto a la circulación por los linfáticos. La filtración se incrementa con cambios que aumentan $P_c$ o disminuyen $\pi_c$. La constricción arteriolar disminuiría la $P_c$ y la filtración. La deshidratación aumentaría la concentración de proteínas plasmáticas (por hemoconcentración) y, por lo tanto, incrementaría la $\pi_c$ y disminuiría la filtración. El aumento de la presión venosa aumentaría la $P_c$ y la filtración.

23. **A [V E].** El segundo ruido cardíaco está asociado con el cierre de las válvulas aórtica y pulmonar. Como la válvula aórtica se cierra antes que la válvula pulmonar, el ruido puede desdoblarse por la inspiración.

24. **C [IX B 2].** Durante el ejercicio, los metabolitos locales se acumulan en el músculo que se ejercita y provocan una vasodilatación local y una disminución de la resistencia arteriolar del músculo esquelético. Como la masa muscular es grande, contribuye a una gran fracción de la resistencia periférica total (RPT). Por lo tanto, la vasodilatación del músculo esquelético da lugar a una disminución general de la RPT, aunque haya vasoconstricción simpática en otros lechos vasculares.

25. **A [V A a G].** El trazado del electrocardiograma (ECG) sirve de referencia. El complejo QRS marca la despolarización ventricular, seguida inmediatamente por la contracción ventricular. La presión aórtica aumenta de forma repentina después del QRS, ya que la sangre es expulsada de los ventrículos. Tras alcanzar la presión máxima, la presión aórtica disminuye a medida que la sangre se desplaza hacia las arterias. La muesca dícrota característica («irregularidad» en la curva de presión aórtica) aparece cuando se cierra la válvula aórtica. La presión aórtica sigue disminuyendo a medida que la sangre sale de la aorta.

26. **D [V A a G].** El volumen ventricular aumenta ligeramente con la sístole auricular (onda P), es constante durante la contracción isovolumétrica (QRS) y luego disminuye drásticamente después del QRS, cuando la sangre es expulsada del ventrículo.

27. **C [II C].** Un aumento de la resistencia arteriolar incrementará la resistencia periférica total (RPT). Presión arterial = gasto cardíaco × RPT, por lo que la presión arterial también aumentará. La filtración capilar se reduce cuando hay constricción arteriolar porque la $P_c$ disminuye. La poscarga del corazón aumentará por un incremento de la RPT.

28. **D [IV J].** El gasto cardíaco se calcula con el principio de Fick si se mide el consumo de oxígeno ($O_2$) en todo el cuerpo y la concentración de $O_2$ en la arteria pulmonar y la vena pulmonar. La sangre venosa mixta podría sustituir a la muestra de la arteria pulmonar, y la sangre arterial periférica podría hacerlo con la muestra de la vena pulmonar. La presión venosa central y la frecuencia cardíaca no son necesarias para este cálculo.

$$\text{Gasto cardíaco} = \frac{500 \text{ mL/min}}{0.24 \text{ mL O}_2/\text{mL} - 0.16 \text{ mL O}_2/\text{mL}}$$
$$= 6\,250 \text{ mL/min o } 6.25 \text{ L/min}$$

29. **B [III B 1 a, c, d, 2 a].** El trayecto ascendente del potencial de acción en las aurículas, los ventrículos y las fibras de Purkinje es el resultado de una corriente de entrada de $Na^+$ rápida. El trayecto ascendente del potencial de acción en el nodo SA es el resultado de una corriente entrante de $Ca^{2+}$. La meseta del potencial de acción ventricular es el resultado de una corriente lenta de entrada de $Ca^{2+}$. La repolarización en todos los tejidos cardíacos es el resultado de una corriente de salida de $K^+$.

30. **C [IV F 3 a (1)].** Un desplazamiento hacia arriba de la curva de gasto cardíaco es compatible con un incremento de la contractilidad miocárdica; para cualquier presión de la aurícula derecha (longitud del sarcómero), la fuerza de contracción aumenta. Este cambio provoca una elevación del volumen sistólico y el gasto cardíaco. El incremento del volumen sanguíneo y de la presión media de llenado sistémica están relacionados y causarán un desplazamiento hacia la derecha de la curva de retorno venoso. Un fármaco inótropo negativo provocará una disminución de la contractilidad y un desplazamiento hacia abajo de la curva de gasto cardíaco.

31. **B [IV F 3].** El volumen telediastólico y la presión de la aurícula derecha están relacionados y pueden utilizarse de forma indistinta.

**32. E [II A 2, 3, F].** La disminución de la presión en cualquier nivel del sistema cardiovascular es causada por la resistencia de los vasos sanguíneos ($\Delta P = Q \times R$). Cuanto mayor sea la resistencia, mayor será la disminución de la presión. Las arteriolas son el lugar de mayor resistencia en la vasculatura. Las arteriolas no tienen la mayor superficie o sección transversal (los capilares, sí). La velocidad del flujo sanguíneo es menor en los capilares y mayor en las arteriolas.

**33. D [II G 3].** La presión diferencial es la diferencia entre la presión arterial más alta (sistólica) y la más baja (diastólica). Refleja el volumen expulsado por el ventrículo izquierdo (volumen sistólico). La presión diferencial aumenta cuando la capacitancia de las arterias disminuye, como ocurre con el envejecimiento.

**34. B [III B 2 c].** La despolarización de fase 4 es responsable de la propiedad de marcapasos de las células del nodo sinoauricular. Es causada por un aumento de la conductancia de $Na^+$ y una corriente de entrada de $Na^+$ ($I_f$), que despolariza la membrana celular.

**35. A [VIII E 1; tabla 3-1].** Durante el ejercicio, el sistema nervioso simpático se activa. El aumento observado en la resistencia vascular esplácnica se debe a la activación simpática de los receptores $\alpha_1$ en las arteriolas esplácnicas.

**36. D [V A a G].** La presión aórtica alcanza su nivel más alto inmediatamente después de la rápida eyección de sangre durante la sístole del ventrículo izquierdo. Este nivel más alto coincide en realidad con el inicio de la fase de eyección ventricular reducida.

**37. C [IV B 6].** La contractilidad de las células miocárdicas depende de la $Ca^{2+}$ intracelular, que está regulada por la entrada de $Ca^{2+}$ a través de la membrana celular durante la meseta del potencial de acción y por la captación y liberación de $Ca^{2+}$ en el retículo sarcoplasmático. El $Ca^{2+}$ se une a la troponina C y elimina la inhibición de la interacción actina-miosina, permitiendo que se produzca la contracción (acortamiento).

**38. B [VIII B 2 a].** La histamina provoca la vasodilatación de las arteriolas, lo que aumenta la $P_c$ y la filtración capilar. También provoca la constricción de las venas, lo que contribuye al incremento de la $P_c$. La acetilcolina (ACh) interactúa con los receptores muscarínicos (aunque estos no están presentes en el músculo liso vascular).

**39. C [VIII C, D, E 2, F].** El flujo sanguíneo al cerebro está autorregulado por la $P_{CO_2}$. Si el metabolismo aumenta (o la presión arterial disminuye), la $P_{CO_2}$ se elevará y provocará una vasodilatación cerebral. El flujo sanguíneo al corazón y al músculo esquelético durante el ejercicio también se regula metabólicamente, pero la adenosina y la hipoxia son los vasodilatadores más importantes para el corazón. La adenosina, el lactato y el $K^+$ son los vasodilatadores más importantes para el músculo esquelético en estado de ejercicio. El flujo sanguíneo de la piel es regulado por el sistema nervioso simpático más que por los metabolitos locales.

**40. D [I A].** El gasto cardíaco de ambos lados del corazón es igual. La sangre expulsada desde el hemicardio izquierdo a la circulación general debe ser oxigenada mediante el paso por la circulación pulmonar.

**41. C [III C].** El retardo auriculoventricular (que corresponde al intervalo PR) permite el tiempo de llenado de los ventrículos desde las aurículas. Si los ventrículos se contrajeran antes de llenarse, el volumen sistólico disminuiría.

**42. A [VIII C a F].** La circulación de la piel es controlada principalmente por los nervios simpáticos. Las circulaciones coronaria y cerebral son reguladas sobre todo por factores metabólicos locales. La circulación del músculo esquelético es regulada por factores metabólicos (metabolitos locales) durante el ejercicio, aunque en reposo está controlada por los nervios simpáticos.

**43. E [IX B].** En anticipación al ejercicio, el mando central aumenta el flujo simpático hacia el corazón y los vasos sanguíneos, provocando un incremento de la frecuencia cardíaca y la contractilidad. El retorno venoso crece por la actividad muscular y contribuye a un incremento del gasto cardíaco por el mecanismo de Frank-Starling. La presión diferencial se eleva porque el volumen de la carrera se incrementa. Aunque se podría esperar que el aumento del flujo simpático a los vasos sanguíneos intensificaría la resistencia periférica total, no lo hace porque hay una vasodilatación primordial de las arteriolas del músculo esquelético como resultado de la acumulación de metabolitos vasodilatadores (lactato, $K^+$, adenosina). Como esta vasodilatación mejora el suministro de $O_2$, el músculo que se contrae puede extraer y utilizar más $O_2$.

**44. B [III 3; tabla 3-1].** El propranolol es un antagonista adrenérgico que bloquea los receptores $\beta_1$ y $\beta_2$. Cuando se administra propranolol para reducir el gasto cardíaco, inhibe los receptores $\beta_1$ en el nodo sinoauricular (frecuencia cardíaca) y en el músculo ventricular (contractilidad).

**45. E [V E].** El volumen ventricular está en su valor más bajo mientras el ventrículo está relajado (diástole), justo antes de que comience el llenado ventricular.

**46. D [IV I].** El consumo miocárdico de $O_2$ está determinado por la cantidad de tensión desarrollada por el corazón. Aumenta cuando se produce un incremento de la presión aórtica (aumento de la poscarga), de la frecuencia cardíaca o del volumen sistólico (lo que incrementa el gasto cardíaco) o cuando aumenta el tamaño (radio) del corazón ($T = P \times r$). La afluencia de iones de $Na^+$ durante un potencial de acción es un proceso puramente pasivo, impulsado por las fuerzas electroquímicas que conducen a los iones de $Na^+$. Por supuesto, el mantenimiento del gradiente de $Na^+$ dirigido hacia el interior a largo plazo requiere la bomba de $Na^+$-$K^+$, que es energizada por el trifosfato de adenosina (ATP).

**47. D [VII B 1, 2].** Como el $O_2$, el $CO_2$ y el CO son lipofílicos, atraviesan las paredes capilares, principalmente por difusión a través de las membranas de las células endoteliales. La glucosa es soluble en agua; no puede atravesar el componente lipídico de la membrana celular y se limita a las hendiduras, o poros, llenos de agua entre las células.

**48. E [VI A].** La diarrea causa una pérdida de volumen de líquido extracelular, lo que produce una disminución de la presión arterial. La disminución de la presión arterial activa el mecanismo barorreceptor, que produce un aumento de la frecuencia cardíaca cuando la paciente está en decúbito supino. Cuando se pone de pie, la sangre se acumula en las venas de las piernas y produce una disminución del retorno venoso, del gasto cardíaco (por el mecanismo de Frank-Starling) y, más aún, de la presión arterial. El *nuevo* descenso de la presión arterial provoca una *nueva* activación del mecanismo barorreceptor y un *nuevo* aumento de la frecuencia cardíaca.

**49. D [VI B].** En este paciente, lo más probable es que la hipertensión fue causada por una estenosis de la arteria renal izquierda, que provocó un aumento de la secreción de renina por el riñón izquierdo. El aumento de la actividad de la renina plasmática provoca un incremento de la secreción de aldosterona, que aumenta la reabsorción de $Na^+$ por el túbulo distal renal. El aumento de la reabsorción de $Na^+$ provoca un incremento del volumen sanguíneo y de la presión arterial. El riñón derecho responde al aumento de la presión arterial disminuyendo su secreción de renina. La estenosis de la arteria renal derecha provoca un patrón de resultados similar, salvo que aumenta la secreción de renina del riñón derecho, no del izquierdo. Los tumores secretores de aldosterona provocan un aumento de los niveles de aldosterona, pero una disminución de la actividad de la renina plasmática (como resultado de la disminución de la secreción de renina por ambos riñones). El feocromocitoma se asocia con un aumento de los niveles circulantes de catecolaminas, que incrementan la presión arterial por sus efectos sobre el corazón (aumento de la frecuencia cardíaca y la contractilidad) y los vasos sanguíneos (vasoconstricción); el aumento de la presión arterial es percibido por los riñones y da lugar a una disminución de la actividad de la renina plasmática y de los niveles de aldosterona.

**50. E [III B 1 e].** La fase 4 es el potencial de membrana en reposo. Como la conductancia $K^+$ es más alta, el potencial de membrana se aproxima al potencial de equilibrio para el $K^+$.

**51. C [III B 1 c].** La fase 2 es la meseta del potencial de acción ventricular. Durante esta fase, la conductancia al $Ca^{2+}$ aumenta transitoriamente. El $Ca^{2+}$ que entra en la célula durante la meseta es el desencadenante que libera más $Ca^{2+}$ del retículo sarcoplasmático para la contracción.

**52. E [III B 1 e].** La fase 4 es la diástole eléctrica.

**53. A [III E 2, 3; tabla 3-1].** El propranolol, un antagonista adrenérgico $\beta$, bloquea todos los efectos simpáticos mediados por un receptor $\beta_1$ o $\beta_2$. El efecto simpático sobre el nodo sinoauricular (SA) es aumentar la frecuencia cardíaca a través de un receptor $\beta1$; por lo tanto, el propranolol disminuye la frecuencia cardíaca. La fracción de eyección refleja la contractilidad ventricular, que es otro efecto de los receptores $\beta_1$; así, el propranolol disminuye la contractilidad, la fracción de eyección y el volumen sistólico. La resistencia esplácnica y cutánea está mediada por receptores $\alpha_1$.

**54. D [III E 2 a; tabla 3-1].** La acetilcolina (ACh) provoca la ralentización del corazón a través de los receptores muscarínicos del nodo sinoauricular (SA).

**55. D [IV C].** Un efecto inótropo negativo es aquel que disminuye la contractilidad del miocardio. La *contractilidad* es la capacidad para desarrollar tensión en una longitud muscular fija. Los factores que disminuyen la contractilidad son los que reducen la $Ca^{2+}$ intracelular. El incremento de la frecuencia cardíaca aumenta el $Ca^{2+}$ intracelular porque entran más iones de $Ca^{2+}$ en la célula durante la meseta de cada potencial de acción. La estimulación simpática y la noradrenalina elevan el $Ca^{2+}$ intracelular al incrementar la entrada durante la meseta y aumentar el almacenamiento de $Ca^{2+}$ por el retículo sarcoplasmático [para su posterior liberación]. Los glucósidos cardíacos aumentan la $Ca^{2+}$ intracelular al inhibir la bomba de $Na^+$-$K^+$, con lo que se inhibe el intercambio de $Na^+$-$Ca^{2+}$ (un mecanismo que bombea $Ca^{2+}$ fuera de la célula). La acetilcolina (ACh) tiene un efecto inótropo negativo en las aurículas.

**56. A [IVA 3].** Las uniones comunicantes se producen en los discos intercalados entre las células y son sitios de baja resistencia de propagación de la corriente.

**57. A [VI C 4; IX C].** La angiotensina I y la aldosterona aumentan en respuesta a una disminución de la presión de perfusión renal. El angiotensinógeno es el precursor de la angiotensina I. La hormona antidiurética (ADH) se libera cuando los receptores auriculares detectan una disminución del volumen sanguíneo. De ellos, solo la aldosterona incrementa la reabsorción de $Na^+$. El PNA se libera en respuesta a un aumento de la presión auricular, y no sería de esperar un incremento de su secreción después de una pérdida de sangre.

**58. E [V E].** La válvula mitral (auriculoventricular) se abre cuando la presión de la aurícula izquierda es superior a la del ventrículo izquierdo. Esta situación se produce cuando la presión del ventrículo izquierdo está en su nivel más bajo (cuando el ventrículo está relajado, la sangre ha sido expulsada del ciclo anterior y antes de que se produzca el llenado).

**59. D [IV G].** En primer lugar, se calcula el volumen sistólico a partir del gasto cardíaco y la frecuencia cardíaca: Gasto cardíaco = volumen sistólico × frecuencia cardíaca; por lo tanto, volumen sistólico = gasto cardíaco/frecuencia cardíaca = 3 500 mL/95 latidos/min = 36.8 mL. A continuación, se calcula el volumen teledistólico a partir del volumen sistólico y la fracción de eyección: Fracción de eyección = volumen sistólico/volumen telediastólico; así, el volumen telediastólico = volumen sistólico/fracción de eyección = 36.8 mL/0.4 = 92 mL.

**60. A [IX A].** La paciente tiene una importante pérdida de volumen de líquido extracelular (y de sangre) debido a los vómitos y la diarrea. La reducción del volumen sanguíneo conduce a la disminución del retorno venoso, de la precarga y del gasto cardíaco por el mecanismo de Frank-Starling; la reducción del gasto cardíaco provoca la disminución de la presión arterial ($P_a$) y del flujo sanguíneo cerebral, que es responsable de la sensación de mareo. La disminución de la $P_a$ activará tanto el mecanismo barorreceptor como el sistema renina-angiotensina II-aldosterona, pero los resultados de la activación de estos mecanismos (aumento del gasto simpático, de la resistencia periférica total y de la frecuencia cardíaca e incremento compensatorio de la $P_a$ hacia la normalidad) son secundarios a la disminución de la $P_a$, no son causas del mareo. Asimismo, la disminución de las concentraciones de PNA y de la reabsorción de $Na^+$ puede ser secundaria a la reducción de la $P_a$, pero no es causa del mareo.

**61. C [IX D].** El síncope vasovagal es causado por el reflejo de Bezold-Jarisch que se origina en la corteza cerebral. El reflejo conduce a la disminución de la actividad simpática y al aumento de la actividad parasimpática. El incremento de la actividad parasimpática conduce a una reducción de la frecuencia cardíaca, del gasto cardíaco, de la $P_a$ y del flujo sanguíneo cerebral. La disminución del flujo sanguíneo cerebral es responsable del mareo. La disminución de la actividad simpática provocaría un aumento de la frecuencia cardíaca, del gasto cardíaco y de la RPT.

# Capítulo 4 Fisiología respiratoria

## I. VOLÚMENES Y CAPACIDADES PULMONARES

### A. Volúmenes pulmonares (fig. 4-1)

**1. Volumen corriente (Vc)**

- Es el volumen inspirado o espirado con cada respiración normal.

**2. Volumen de reserva inspiratoria (VRI)**

- Es el volumen que se puede inspirar por encima del volumen corriente.
- Se utiliza durante el ejercicio.

**3. Volumen de reserva espiratoria (VRE)**

- Es el volumen que se puede espirar después de la espiración de un volumen corriente.

**4. Volumen residual (VR)**

- Es el volumen que queda en los pulmones después de una espiración máxima.
- No se puede medir por espirometría.

**5. Espacio muerto**

**a. Espacio muerto anatómico**

- Es el volumen de las vías respiratorias conductoras.
- Por lo general es de ~150 mL.

**b. Espacio muerto fisiológico**

- Es una medida funcional.
- Se define como el volumen de los pulmones que no participa en el intercambio de gases.
- Es aproximadamente igual al espacio muerto anatómico en los pulmones normales.
- Puede ser mayor que el espacio muerto anatómico en las enfermedades pulmonares en las que hay defectos de ventilación/perfusión (V/Q).
- Se calcula mediante la siguiente ecuación:

$$V_D = V_C \times \frac{P_{A_{CO_2}} - P_{E_{CO_2}}}{P_{A_{CO_2}}}$$

donde:

$V_D$ = espacio muerto fisiológico (mL)

$V_C$ = volumen corriente (mL)

$P_{A_{CO_2}}$ = $PCO_2$ de aire alveolar (mm Hg) = $Pa_{CO_2}$ de sangre arterial

$P_{E_{CO_2}}$ = $PCO_2$ de aire espirado (mm Hg)

- En términos llanos, la ecuación establece que el espacio muerto fisiológico es el volumen corriente multiplicado por una fracción. La fracción representa la dilución de la $PCO_2$ alveolar por el aire del espacio muerto, que no participa en el intercambio de gases y, por lo tanto, no aporta $CO_2$ al aire espirado.

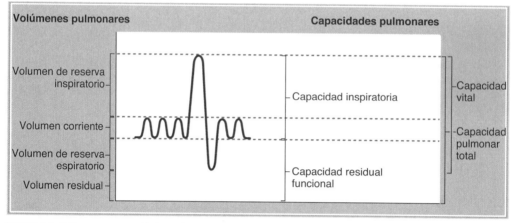

**FIGURA 4-1** Volúmenes y capacidades pulmonares.

**6. Frecuencia ventilatoria**

**a.** La **ventilación minuto** se expresa de la siguiente manera:

$$\text{Ventilación minuto} = V_C \times \text{respiraciones/min}$$

**b.** La **ventilación alveolar (V$_A$)** se expresa de la siguiente manera:

$$V_A = (V_C - V_D) \times \text{respiraciones/min}$$

■ **Ejemplo:** una persona con un volumen corriente (V$_C$) de 0.5 L respira a una frecuencia de 15 respiraciones/min. La P$_{CO_2}$ de su sangre arterial es de 40 mm Hg, y la P$_{CO_2}$ de su aire espirado es de 36 mm Hg. ¿Cuál es su frecuencia ventilatoria alveolar?

$$\text{Espacio muerto} = V_C \times \frac{P_{A_{CO_2}} - P_{E_{CO_2}}}{P_{A_{CO_2}}}$$

$$= 0.5\,L \times \frac{40\,mm\,Hg - 36\,mm\,Hg}{40\,mm\,Hg}$$

$$= 0.05\,L$$

$$V_A = (V_C - V_D) \times \text{respiraciones/min}$$

$$= (0.5\,L - 0.05\,L \times 15\,\text{respiraciones/min})$$

$$= 6.75\,L/min$$

**B. Capacidades pulmonares (*véase* fig. 4-1)**

**1. Capacidad inspiratoria**

■ Es la suma del volumen corriente y el VRI.

**2. Capacidad residual funcional (CRF)**

■ Es la suma del VRE y el VR.
■ Es el volumen que queda en los pulmones después de espirar un volumen corriente.
■ Incluye el VR, por lo que **no puede ser medido por espirometría.**

**3. Capacidad vital (CV) o capacidad vital forzada (CVF)**

■ Es la suma del volumen corriente, el VRI y el VRE.
■ Es el volumen de aire que se puede espirar de manera forzada tras una inspiración máxima.

**4. Capacidad pulmonar total (CPT)**

■ Es la suma de los cuatro volúmenes pulmonares.
■ Es el volumen de los pulmones tras una inspiración máxima.
■ Incluye el VR, por lo que **no puede ser medido por espirometría.**

**C. Volumen espiratorio forzado (VEF$_1$) (fig. 4-2)**

■ El VEF$_1$ es el volumen de aire que se puede espirar en el primer segundo de una espiración máxima forzada.

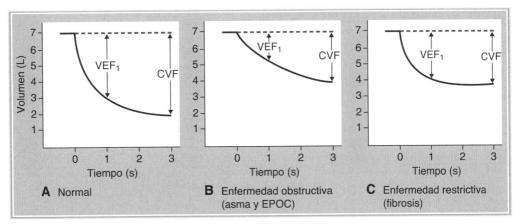

**FIGURA 4-2** Capacidad vital forzada (CVF) y VEF$_1$ en personas sanas y en pacientes con enfermedades pulmonares. EPOC: enfermedad pulmonar obstructiva crónica; VEF$_1$: volumen espirado en el primer segundo de espiración máxima forzada.

- El VEF$_1$ **normalmente corresponde al 80% de la CVF**, que se expresa como:
$$VEF_1/CVF = 0.8$$

- En las enfermedades pulmonares **obstructivas**, como el asma y la enfermedad pulmonar obstructiva crónica (EPOC), tanto el VEF$_1$ como la CVF se reducen, pero el primero lo hace más que el segundo; por lo tanto, el cociente **VEF$_1$/CVF disminuye.**

- En las enfermedades pulmonares **restrictivas**, como la fibrosis, tanto el VEF$_1$ como la CVF se reducen, pero el primero lo hace menos que el segundo; por lo tanto, el cociente **VEF$_1$/CVF aumenta.**

## II. MECÁNICA DE LA RESPIRACIÓN

A. **Músculos de la inspiración**
  1. **Diafragma**
     - Es el músculo **más importante** para la inspiración.
     - Cuando el diafragma se contrae, el contenido abdominal es empujado hacia abajo y las costillas se levantan hacia arriba y hacia afuera, aumentando el volumen de la cavidad torácica.
  2. **Músculos intercostales externos y accesorios**
     - No se utilizan para la inspiración durante la respiración tranquila normal.
     - Se usan durante el **ejercicio** y ante la **dificultad respiratoria.**

B. **Músculos de la espiración**
  - La espiración **suele ser pasiva**.
  - Como el sistema pulmón-pared torácica es elástico, vuelve a su posición de reposo después de la inspiración.
  - Los músculos espiratorios se utilizan **durante el ejercicio** o cuando la resistencia de las vías respiratorias aumenta debido a una enfermedad (p. ej., **el asma**).
  1. **Músculos abdominales**
     - Comprimen la cavidad abdominal, empujan el diafragma hacia arriba y expulsan el aire de los pulmones.
  2. **Músculos intercostales internos**
     - Jalan las costillas hacia abajo y hacia adentro.

C. **Distensibilidad del sistema respiratorio**
  - Es análoga a la capacitancia del sistema cardiovascular.
  - Se describe mediante la siguiente ecuación:

$$C = V / P$$

donde:

C = distensibilidad (mL/mm Hg)

V= volumen (mL)

P = presión (mm Hg)

◾ Describe la **distensibilidad** de los pulmones y de la pared torácica.

◾ Está **inversamente relacionada con la elastancia**, que depende de la cantidad de tejido elástico.

◾ Está inversamente relacionada con la rigidez.

◾ Es la **pendiente de la curva presión-volumen**.

◾ Es el cambio de volumen para un determinado cambio de presión. La *presión* puede referirse a la presión dentro de los pulmones y las vías respiratorias o a la presión transpulmonar (es decir, la diferencia de presión a través de las estructuras pulmonares).

**1. Distensibilidad de los pulmones** (fig. 4-3)

◾ La presión transmural es la presión alveolar menos la presión intrapleural.

◾ Cuando la presión fuera de los pulmones (es decir, la presión intrapleural) es negativa, se expanden los pulmones y aumenta el volumen pulmonar.

◾ Cuando la presión fuera de los pulmones es positiva, los pulmones se colapsan y el volumen pulmonar disminuye.

◾ En el pulmón lleno de aire, la insuflación (inspiración) sigue una curva diferente a la deflación (espiración); esta diferencia se denomina **histéresis** y se debe a la necesidad de superar las fuerzas de tensión superficial en la interfaz hidroaérea al inflar los pulmones.

◾ En el rango medio de las presiones, la distensibilidad es mayor y los pulmones se hacen más distensibles.

◾ A altas presiones de expansión, la distensibilidad es menor, los pulmones son menos distensibles y la curva se aplana.

**2. Distensibilidad del sistema combinado pulmón-pared torácica** (fig. 4-4)

**a.** La figura 4-4 muestra las relaciones presión-volumen para los pulmones solos (se ha eliminado la histéresis para simplificar), la pared torácica sola y los pulmones y la pared torácica en conjunto.

◾ La **distensibilidad del sistema pulmón-pared torácica** es menor que la de los pulmones solos o la de la pared torácica sola (la pendiente es más plana).

**b.** En reposo (identificado por el *círculo relleno* en el centro de la figura 4-4), el volumen pulmonar está en su capacidad funcional residual (CRF) y la presión en las vías respiratorias y los pulmones es igual a la presión atmosférica (es decir, cero). En estas condiciones de equilibrio, existe una fuerza de colapso en los pulmones y una fuerza de expansión en la pared torácica. En la **CRF**, estas dos fuerzas son **iguales y opuestas** y, por lo tanto, el sistema combinado pulmón-pared torácica no quiere ni colapsar ni expandirse (o sea, equilibrio).

**c.** Como resultado de estas dos fuerzas opuestas, la **presión intrapleural es negativa** (subatmosférica).

◾ Si se introduce aire en el espacio intrapleural (**neumotórax**), la presión intrapleural pasa a ser igual a la presión atmosférica. Sin la presión intrapleural negativa normal, los pulmones se

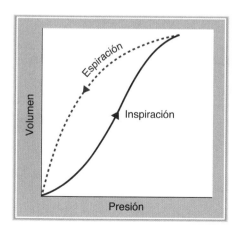

**FIGURA 4-3** Distensibilidad del pulmón lleno de aire. Se siguen curvas diferentes durante la inspiración y la espiración (histéresis).

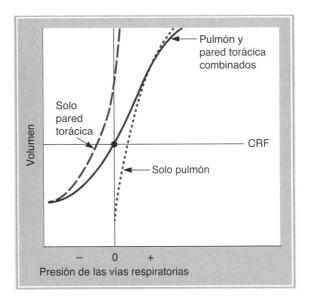

**FIGURA 4-4** Distensibilidad de los pulmones y la pared torácica por separado y en conjunto. CRF: capacidad residual funcional.

colapsarán (su tendencia natural) y la pared torácica se expandirá hacia fuera (su tendencia natural).

**d. Cambios en la distensibilidad pulmonar**

- En el paciente con **enfisema**, la distensibilidad pulmonar aumenta, el retroceso elástico disminuye y la tendencia de los pulmones a colapsarse se reduce. Por lo tanto, en la CRF original, la tendencia de los pulmones a colapsar es menor que la tendencia de la pared torácica a expandirse. El sistema pulmón-pared torácica buscará una **nueva CRF más alta** para que las dos fuerzas opuestas puedan equilibrarse de nuevo; el tórax del paciente adquiere **forma de barril o tonel**, reflejando este mayor volumen.

- En el paciente con **fibrosis**, la distensibilidad pulmonar está disminuida, el retroceso elástico está aumentado y la tendencia de los pulmones a colapsarse es mayor. Por lo tanto, a la CRF original, la tendencia de los pulmones a colapsar es mayor que la tendencia de la pared torácica a expandirse. El sistema pulmón-pared torácica buscará una **nueva CRF más baja** para que las dos fuerzas opuestas puedan equilibrarse de nuevo.

**D. Tensión superficial de los alvéolos y del surfactante pulmonar (tensioactivo)**

**1. Tensión superficial de los alvéolos** (fig. 4-5)

- Resulta de las fuerzas de atracción entre las moléculas de líquido que recubren los alvéolos en la interfaz hidroaérea.

- Crea una presión de colapso que es directamente proporcional a la tensión superficial e inversamente proporcional al radio alveolar (**ley de Laplace**), como se muestra en la siguiente ecuación:

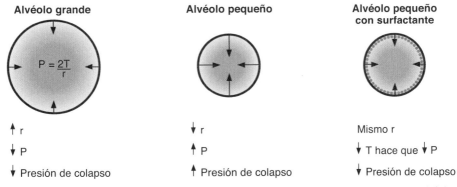

**FIGURA 4-5** Efecto del tamaño alveolar y del surfactante sobre la presión que tiende a colapsar los alvéolos. P: presión; r: radio; T: tensión superficial.

$$P = \frac{2T}{r}$$

donde:

P = presión de colapso en el alvéolo (o presión requerida
  para mantener el alvéolo abierto) (dinas/cm$^2$)

T = tensión de la superficie (dinas/cm)

r = radio del alvéolo (cm)

**a.** Los **alvéolos grandes** (radios grandes) tienen bajas presiones de colapso y son fáciles de mantener abiertos.

**b.** Los **alvéolos pequeños** (radios pequeños) tienen altas presiones de colapso y son más difíciles de mantener abiertos.

  ■ En **ausencia de surfactante**, los alvéolos pequeños tienen tendencia a colapsarse (**atelectasia**).

**2. Surfactante pulmonar** o tensioactivo (*véase* fig. 4-5)

  ■ Recubre los alvéolos.

  ■ **Disminuye la tensión superficial** al interrumpir las fuerzas intermoleculares entre el líquido. Esta reducción de la tensión superficial impide que los pequeños alvéolos se colapsen y **aumenta la distensibilidad**. El surfactante también ayuda a mantener un tamaño alveolar relativamente uniforme.

  ■ Es sintetizado por las **células alveolares de tipo II** y consiste principalmente en el fosfolípido **dipalmitoilfosfatidilcolina (DPPC)**.

  ■ En el **feto**, la síntesis de surfactantes es variable. El surfactante puede estar presente desde la semana 24 de embarazo y casi siempre está presente en la semana 35.

  ■ Generalmente, una relación lecitina:esfingomielina > 2:1 en el líquido amniótico refleja concentraciones de surfactante que indican madurez.

  ■ En los neonatos, la falta de surfactante provoca el síndrome de dificultad respiratoria neonatal (*véase* Correlación clínica: síndrome de dificultad respiratoria neonatal).

**CORRELACIÓN CLÍNICA**

El **síndrome de dificultad respiratoria neonatal** puede presentarse en los bebés prematuros debido a la falta de surfactante. El bebé tiene atelectasias (colapso alveolar), dificultad para reinsuflar los pulmones (como resultado de la reducción de la distensibilidad), disminución del V/Q, derivación derecha-izquierda e hipoxemia (como resultado de la disminución del V/Q y de la derivación derecha-izquierda).

**E. Relaciones entre la presión, el flujo de aire y la resistencia**

  ■ Son análogas a las relaciones entre la presión arterial, el flujo sanguíneo y la resistencia en el sistema cardiovascular.

**1. Flujo de aire**

  ■ Es impulsado por, y es directamente proporcional a, la **diferencia de presión** entre la boca (o la nariz) y los alvéolos.

  ■ Es **inversamente proporcional a la resistencia** de las vías respiratorias; por lo tanto, cuanto mayor sea la resistencia de las vías respiratorias, menor será el flujo de aire. Esta relación inversa se muestra en la siguiente ecuación:

$$Q = \frac{\Delta P}{R}$$

donde:

Q = flujo de aire (L/min)

$\Delta P$ = gradiente de presión (cm $H_2O$)

R = resistencia de las vías respiratorias (cm $H_2O$/L/min)

**2. Resistencia de las vías respiratorias**

  ■ Se describe mediante la **ley de Poiseuille**, como se muestra en la siguiente ecuación:

$$R = \frac{8\eta l}{\pi r^4}$$

donde:

R = resistencia
η = viscosidad del gas inspirado
l = longitud de las vías respiratorias
r = radio de las vías respiratorias

- Nótese la potente relación de cuarta potencia inversa entre la resistencia y el tamaño (radio) de las vías respiratorias.
- **Por ejemplo**, si el radio de la vía aérea se reduce en un factor de 4, la resistencia aumentará por un factor de 256 ($4^4$), y el flujo de aire disminuirá por un factor de 256.

**3. Factores que modifican la resistencia de las vías respiratorias**

- El principal lugar de resistencia de las vías respiratorias son los **bronquios de tamaño mediano**.
- Las vías más pequeñas parecerían ofrecer la mayor resistencia, pero no es así debido a su distribución en paralelo.

**a. Efectos autonómicos en el músculo liso bronquial**

- Constriñen o dilatan las vías respiratorias, alterando así su radio y su resistencia.

**(1)** La *estimulación parasimpática*, los irritantes y las sustancias de reacción lenta en la anafilaxia (**asma**) constriñen las vías respiratorias, reducen el radio y aumentan la resistencia al flujo aéreo.

**(2)** La *estimulación simpática* y los agonistas simpáticos (**isoproterenol**) dilatan las vías respiratorias a través de los **receptores $\beta_2$**, aumentan el radio y disminuyen la resistencia al flujo aéreo.

**b. Volumen pulmonar**

- Altera la resistencia de las vías respiratorias debido a la tracción radial ejercida sobre ellas por el tejido pulmonar circundante.

**(1)** Los *volúmenes pulmonares altos* se asocian con una mayor tracción y una menor resistencia de las vías respiratorias. Los pacientes con una mayor resistencia de las vías respiratorias (p. ej., el asma) «aprenden» a respirar con volúmenes pulmonares más altos para compensar la elevada resistencia de las vías respiratorias asociada con su enfermedad.

**(2)** Los *volúmenes pulmonares bajos* se asocian con una menor tracción y una mayor resistencia de las vías respiratorias, incluso hasta el punto de colapsarlas.

**c. Viscosidad o densidad del gas inspirado**

- Cambia la resistencia al flujo de aire.
- Durante una inmersión en aguas profundas, tanto la densidad del aire como la resistencia al flujo de aire aumentan.
- Respirar un gas de baja densidad, como el helio, reduce la resistencia al flujo de aire.

**d. Broncoconstricción compensatoria**

**(1)** Es un mecanismo adaptativo que se utiliza en el **espacio muerto** (es decir, los alvéolos ventilados no están perfundidos con sangre capilar pulmonar).

**(2)** La $P_{A_{O_2}}$ y la $P_{A_{CO_2}}$ de esos alvéolos se acercan a sus valores en aire inspirado (es decir, la $P_{A_{O_2}}$ aumenta y la $P_{A_{CO_2}}$ disminuye).

**(3)** La **disminución local de la $P_{CO_2}$** alveolar provoca la **broncoconstricción de las vías respiratorias cercanas**, redirigiendo así el flujo de aire *fuera de* las regiones de espacio muerto (donde no puede producirse el intercambio de gases) y *hacia* las regiones bien perfundidas (donde sí puede ocurrir el intercambio de gases).

**F. Ciclo respiratorio: descripción de las presiones y del flujo de aire (fig. 4-6)**

**1. En reposo (antes de comenzar la inspiración)**

**a. La presión alveolar es igual a la presión atmosférica.**

- Como las presiones pulmonares se expresan en relación con la presión atmosférica, **se dice que la presión alveolar es de cero**.

**b. La presión intrapleural es negativa.**

- En la CRF, las fuerzas opuestas de los pulmones que intentan colapsar y la pared torácica que intenta expandirse crean una presión negativa en el espacio intrapleural entre ellos.
- La presión intrapleural puede medirse con un **catéter de balón en el esófago**.

**c. El volumen pulmonar es la CRF.**

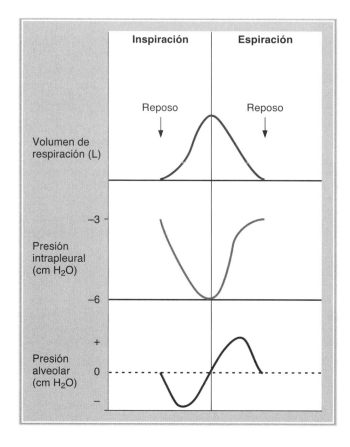

**Inspiración**      **Espiración**

Reposo          Reposo

Volumen de
respiración (L)

Presión
intrapleural
(cm H$_2$O)

Presión
alveolar
(cm H$_2$O)

**FIGURA 4-6** Volúmenes y presiones durante el ciclo respiratorio.

**2. Durante la inspiración**

**a. Los músculos inspiratorios se contraen y hacen que el volumen del tórax aumente.**

- A medida que aumenta el volumen pulmonar, la presión alveolar disminuye a menos de la presión atmosférica (es decir, se vuelve negativa).
- El **gradiente de presión** entre la atmósfera y los alvéolos hace que el aire fluya hacia los pulmones; el flujo de aire continuará hasta que el gradiente de presión se disipe.

**b. La presión intrapleural se vuelve más negativa.**

- Como el volumen pulmonar aumenta durante la inspiración, la fuerza de retroceso elástico de los pulmones también se incrementa. Como resultado, la presión intrapleural se vuelve aún más negativa de lo que era en reposo.
- Los cambios en la presión intrapleural durante la inspiración se utilizan para medir la **distensibilidad dinámica** de los pulmones.

**c. El volumen pulmonar aumenta en un Vc.**

- En el pico de inspiración, el volumen pulmonar es la CRF más un Vc.

**3. Durante la espiración**

**a. La presión alveolar es mayor que la presión atmosférica.**

- La presión alveolar aumenta (es decir, se vuelve positiva) porque el gas alveolar es comprimido por las fuerzas elásticas del pulmón.
- Así, la presión alveolar ahora es mayor que la atmosférica, el gradiente de presión se invierte y el aire sale de los pulmones.

**b. La presión intrapleural vuelve a su valor de reposo durante una espiración normal (pasiva).**

- Sin embargo, durante una **espiración forzada**, la presión intrapleural se vuelve realmente positiva. Esta presión positiva intrapleural comprime las vías respiratorias y dificulta la espiración.
- En la **EPOC**, donde la resistencia de las vías respiratorias es alta, los pacientes aprenden a espirar lentamente con los **«labios fruncidos»**. Al crear una resistencia en la boca, aumenta la presión de las vías respiratorias y se evita su colapso, que puede ocurrir con una espiración forzada.

**c. El volumen pulmonar vuelve a la CRF.**

| T a b l a **4-1** | Características de las enfermedades pulmonares | | | |
|---|---|---|---|---|
| **Enfermedad** | **VEF₁** | **CVF** | **VEF₁/CVF** | **CRF** |
| Asma | ↓↓ | ↓ | ↓ | ↑ |
| EPOC | ↓↓ | ↓ | ↓ | ↑ |
| Fibrosis | ↓ | ↓↓ | ↑ (o normal) | ↓ |

CRF: capacidad residual funcional; CVF: capacidad vital forzada; EPOC: enfermedad pulmonar obstructiva crónica; $VEF_1$: volumen espirado en el primer segundo de espiración forzada.

### G. Enfermedad pulmonar (tabla 4-1)

**1. Asma**

■ Es una enfermedad **obstructiva** en la que se ve alterada la espiración.

■ Se caracteriza por una disminución de la CVF, de la $VEF_1$ y **del cociente VEF₁/CVF**.

■ El aire que debería haber sido expulsado no lo es, lo que lleva a un atrapamiento de aire y a un **aumento de la CRF**.

**2. EPOC** (*véase* Correlación clínica: infladores rosados; hinchados azules)

■ Es una combinación de bronquitis crónica y enfisema.

■ Se trata de una enfermedad **obstructiva** con **aumento de la distensibilidad pulmonar** en la que se ve alterada la espiración.

■ Se caracteriza por una disminución de la CVF, la $VEF_1$ y el **cociente VEF₁/CVF**.

■ El aire que debería haber sido expulsado no lo es, lo que lleva a su atrapamiento de aire, a un **aumento de la CRF** y a un tórax en forma de barril.

---

**CORRELACIÓN CLÍNICA** Los «**infladores rosados**» (principalmente enfisema) tienen una **hipoxemia leve** y, como mantienen la ventilación alveolar, **normocapnia** ($P_{CO_2}$ normal).

---

**CORRELACIÓN CLÍNICA** Los «**hinchados azules**» (principalmente bronquitis) presentan **hipoxemia grave** con cianosis y, al *no* mantener la ventilación alveolar, **hipercapnia** (aumento de la $P_{CO_2}$). Tienen insuficiencia ventricular derecha y edema sistémico.

---

**3. Fibrosis**

■ Es una enfermedad **restrictiva** con **disminución de la distensibilidad pulmonar** en la que se ve afectada la inspiración.

■ Se caracteriza por una **disminución de todos los volúmenes pulmonares**. Dado que el $VEF_1$ disminuye menos que la CVF, el **VEF₁/CVF aumenta** (o puede ser normal).

## III. INTERCAMBIO DE GASES

### A. Ley de Dalton de las presiones parciales

■ Puede expresarse mediante la siguiente ecuación:

$$\text{Presión parcial} = \text{Presión total} \times \text{Concentración fraccionaria de gas}$$

**1. En el aire inspirado seco,** la presión parcial de $O_2$ puede calcularse como sigue. Supongamos que la presión total equivale a la atmosférica y la concentración fraccionaria de $O_2$ es de 0.21.

$$P_{O_2} = 760 \text{ mm Hg} \times 0.21$$
$$= 160 \text{ mm Hg}$$

**2. En el aire traqueal humidificado** a 37 °C, el cálculo se modifica para corregir la presión parcial de $H_2O$, que es de 47 mm Hg.

$$P_{Total} = 760 \text{ mm Hg} - 47 \text{ mm Hg}$$
$$= 713 \text{ mm Hg}$$
$$P_{O_2} = 713 \text{ mm Hg} \times 0.21$$
$$= 150 \text{ mm Hg}$$

**B. Presión parcial de $O_2$ y $CO_2$ en el aire inspirado, el aire alveolar y la sangre (tabla 4-2)**

- Aproximadamente el 2% del gasto cardíaco sistémico deriva o «puentea» la circulación pulmonar (*shunt* **fisiológico**). La mezcla resultante de sangre venosa con sangre arterial oxigenada hace que la $P_{O_2}$ de la sangre arterial sea ligeramente inferior a la del aire alveolar.

**C. Gases disueltos**

- La cantidad de gas disuelto en una solución (como la sangre) es proporcional a su presión parcial. Las unidades de concentración de un gas disuelto son mL de gas/100 mL de sangre.
- El siguiente cálculo utiliza el $O_2$ en la sangre arterial a manera de **ejemplo**:

$$O_2 \text{ disuelto} = P_{O_2} \times \text{Solubilidad de } O_2 \text{ en sangre}$$
$$= 100 \text{ mm Hg} \times 0.003 \text{ mL } O_2 / 100 \text{ mL} / \text{mm Hg}$$
$$= 0.3 \text{ mL } O_2 / 100 \text{ mL sangre}$$

donde:
$O_2$ = concentración de $O_2$ en sangre
$P_{O_2}$ = presión parcial de $O_2$ en sangre
$0.003 \text{ mL } O_2/100 \text{ mL}/\text{mm Hg}$ = solubilidad de $O_2$ en sangre

**D. Difusión de gases como el $O_2$ y el $CO_2$**

- Las tasas de difusión de $O_2$ y $CO_2$ dependen de las **diferencias de presión parcial** a través de la membrana y del área disponible para la difusión.
- **Por ejemplo**, la difusión de $O_2$ desde el aire alveolar hacia el capilar pulmonar depende de la diferencia de presión parcial para el $O_2$ entre el aire alveolar y la sangre capilar pulmonar. Por lo general, la sangre capilar se equilibra con el gas alveolar; cuando se igualan las presiones parciales de $O_2$ (*véase* tabla 4-2), ya no hay difusión neta de $O_2$.
- La difusión de gases a través de la barrera capilar alveolopulmonar se produce según la **ley de Fick**:

$$\dot{V}_x = D_L \cdot \Delta P$$

donde:
$\dot{V}_x$ = volumen de gas transferido por minuto (mL/min)
$D_L$ = capacidad de difusión pulmonar (mL/min/mm Hg)
$\Delta P$ = diferencia de presión parcial de gas (mm Hg)

---

**T a b l a  4-2**  Presiones parciales de $O_2$ y $CO_2$ (mm Hg)

| Gas | Aire seco inspirado | Aire traqueal humidificado | Aire alveolar | Sangre arterial sistémica | Sangre venosa mixta |
|---|---|---|---|---|---|
| $P_{O_2}$ | 160 | 150<br>Agregar $H_2O$ disminuye la $P_{O_2}$ | 100<br>El $O_2$ se ha difundido desde el aire alveolar hacia la sangre capilar pulmonar, disminuyendo la $P_{O_2}$ del aire alveolar | 100[a]<br>La sangre se ha equilibrado con el aire alveolar (está «arterializada») | 40<br>El $O_2$ se ha difundido desde la sangre arterial hacia los tejidos, disminuyendo la $P_{O_2}$ de la sangre venosa mixta |
| $P_{CO_2}$ | 0 | 0 | 40<br>El $CO_2$ se ha difundido de la sangre capilar pulmonar al aire alveolar, aumentando la $P_{CO_2}$ del aire alveolar | 40<br>La sangre se ha equilibrado con el aire alveolar | 46<br>El $CO_2$ se ha difundido desde los tejidos hacia la sangre venosa mixta, aumentando la $P_{CO_2}$ de la sangre venosa mixta |

[a] En realidad, ligeramente <100 mm Hg debido a la «derivación fisiológica».

| T a b l a  **4-3** | Intercambio gaseoso limitado por perfusión y por difusión |
|---|---|
| **Limitado por la perfusión** | **Limitado por la difusión** |
| $O_2$ (condiciones normales) | $O_2$ (enfisema, fibrosis, ejercicio extenuante) |
| $CO_2$ | CO |
| $N_2O$ | |

- La **DL**, o capacidad de difusión pulmonar, es el equivalente a la permeabilidad de la barrera capilar alveolopulmonar y es proporcional al coeficiente de difusión del gas y al área de superficie e inversamente proporcional al grosor de la barrera. La DL se mide con monóxido de carbono (es decir, $DL_{CO}$).

  1. La **DL aumenta** durante el ejercicio porque hay más capilares abiertos y, por lo tanto, más superficie de difusión.
  2. La **DL disminuye** en el enfisema (por la disminución del área superficial) y en la fibrosis y el edema pulmonar (por el aumento de la distancia de difusión).

E. **Intercambio de gases limitado por la perfusión y la difusión (tabla 4-3)**
   1. **Intercambio limitado por perfusión**

      - Se ilustra con el **$N_2O$** y el **$O_2$ en condiciones normales.**
      - En el intercambio limitado por la perfusión, el gas **se equilibra** pronto a lo largo del capilar pulmonar. La presión parcial del gas en la sangre arterial se vuelve igual a la presión parcial en el aire alveolar.
      - Así, para un proceso limitado por la perfusión, la difusión del gas solo puede aumentar si el flujo sanguíneo se incrementa.

   2. **Intercambio limitado por difusión**

      - Se ilustra con el **CO** y el **$O_2$ durante el ejercicio extenuante.**
      - También ocurre en los estados de enfermedad. En la **fibrosis,** la difusión del $O_2$ está restringida porque el engrosamiento de la membrana alveolar aumenta la distancia de difusión. En el **enfisema,** la difusión del $O_2$ es menor porque la superficie de difusión de los gases está reducida.
      - En el intercambio limitado por difusión, el gas **no se equilibra** cuando la sangre llega al final del capilar pulmonar. Se mantiene la diferencia de presión parcial del gas entre el aire alveolar y la sangre capilar pulmonar. La difusión continúa mientras se mantenga el gradiente de presión parcial.

# IV. TRANSPORTE DE OXÍGENO

- El $O_2$ se transporta en la sangre de dos formas: disuelto o unido a la hemoglobina (la más importante).
- La hemoglobina, en su concentración normal, multiplica por 70 la capacidad de transporte de $O_2$ de la sangre.

A. **Hemoglobina**
   1. **Características: proteína globular de cuatro subunidades**

      - Cada subunidad contiene una **fracción de hemo**, que es una porfirina que contiene hierro.
      - El hierro se encuentra en estado ferroso (**$Fe^{2+}$**), que se une al $O_2$.
      - Cada subunidad tiene una cadena polipeptídica. Dos de las subunidades tienen cadenas α y dos más tienen cadenas β; por lo tanto, la hemoglobina adulta normal se llama $\alpha_2\beta_2$.

   2. **Hemoglobina fetal [hemoglobina F (HbF)]**

      - En la **hemoglobina fetal**, las cadenas β se **sustituyen por cadenas** γ; por ello, la hemoglobina fetal se denomina $\alpha_2\gamma_2$.
      - La afinidad por el $O_2$ de la hemoglobina fetal es mayor que la afinidad por el $O_2$ de la hemoglobina adulta (**desplazamiento a la izquierda**), porque el 2,3-difosfoglicerato (DPG) se une con menos avidez a las cadenas γ de la hemoglobina fetal que a las cadenas β de la hemoglobina adulta.
      - Dado que la afinidad por el $O_2$ de la hemoglobina fetal es mayor que la afinidad por el $O_2$ de la hemoglobina adulta, se facilita el movimiento del $O_2$ de la madre al feto (*véase* IV C 2 b).

3. **Metahemoglobina**

   ▪ El hierro se encuentra en el estado $Fe^{3+}$.
   ▪ No se une al $O_2$.

4. **Hemoglobina S**

   ▪ Causa la enfermedad de células falciformes.
   ▪ Las subunidades α son normales y las β son anómalas, lo que da a la hemoglobina S la denominación $\alpha_2^A \beta_2^S$ .
   ▪ En la forma desoxigenada, la desoxihemoglobina forma bastones en forma de hoz que deforman los eritrocitos y pueden provocar dolor y la oclusión de los vasos sanguíneos pequeños.

5. Capacidad de unión de **$O_2$ de la hemoglobina**

   ▪ Es la cantidad máxima de $O_2$ que puede unirse a la hemoglobina.
   ▪ Se mide al 100% de saturación.
   ▪ Se expresa en unidades de mL $O_2$/g de hemoglobina.

6. Contenido de **$O_2$ de la sangre**

   ▪ Es la cantidad total de $O_2$ transportada en la sangre, incluyendo el $O_2$ ligado y disuelto.
   ▪ Depende de la concentración de hemoglobina, la capacidad de fijación de $O_2$ de la hemoglobina, la $Po_2$ y la $P_{50}$ de la hemoglobina.
   ▪ Es determinada por la siguiente ecuación:

**Contenido de $O_2$ = (Concentración de hemoglobina × Capacidad de unión al $O_2$ × % de saturación) + $O_2$ disuelto**

donde:

Contenido de $O_2$ = cantidad de $O_2$ en sangre (mL $O_2$ /100 mL sangre)
Concentración de hemoglobina = concentración de hemoglobina (g/100 mL)
Capacidad de unión al $O_2$ = cantidad máxima de $O_2$ unido a la hemoglobina
al 100% de saturación (mL $O_2$ /g hemoglobina)
% de saturación = % de grupos hemo unidos al $O_2$ (%)
$O_2$ disuelto = $O_2$ sin unir en sangre (mL $O_2$ /100 mL sangre)

B. **Curva de disociación hemoglobina-$O_2$ (fig. 4-7)**

   1. La hemoglobina se combina rápida y reversiblemente con el $O_2$ para formar **oxihemoglobina**.
   2. La curva de disociación hemoglobina-$O_2$ es un gráfico del porcentaje de saturación de la hemoglobina en función de la $Po_2$.

      a. **A una $Po_2$ de 100 mm Hg** (p. ej., sangre arterial)

         ▪ La hemoglobina está saturada al 100%; el $O_2$ está unido a los cuatro grupos hemo en todas las moléculas de hemoglobina.

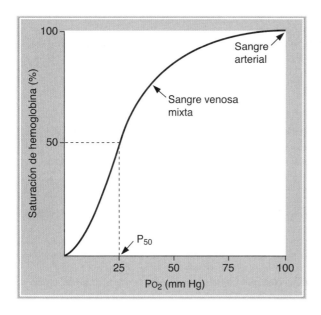

**FIGURA 4-7** Curva de disociación hemoglobina-$O_2$.

**b. A una $P_{O_2}$ de 40 mm Hg** (p. ej., sangre venosa mixta)

  ▪ La hemoglobina está saturada en un 75%, lo que significa que, en promedio, tres de los cuatro grupos hemo de cada molécula de hemoglobina tienen $O_2$ unido.

**c. A una $P_{O_2}$ de 25 mm Hg**

  ▪ La hemoglobina está saturada al 50%.
  ▪ La $P_{O_2}$ al 50% de saturación es la **$P_{50}$**. Un 50% de saturación significa que, en promedio, dos de los cuatro grupos hemo de cada molécula de hemoglobina tienen $O_2$ unido.

**3.** La **forma sigmoidea** de la curva es resultado de un cambio en la afinidad de la hemoglobina conforme cada molécula sucesiva de $O_2$ se une a un sitio del hemo (la denominada **cooperatividad positiva**).

  ▪ La unión de la primera molécula de $O_2$ aumenta la afinidad por la segunda molécula de $O_2$, y así sucesivamente.
  ▪ La **afinidad por la cuarta molécula de $O_2$ es la más alta.**
  ▪ Este cambio de afinidad facilita la carga de $O_2$ en los pulmones (parte plana de la curva) y la descarga de $O_2$ en los tejidos (parte empinada de la curva).

**a. En los pulmones**

  ▪ El gas alveolar tiene una $P_{O_2}$ de 100 mm Hg.
  ▪ La sangre capilar pulmonar se «arterializa» por la difusión de $O_2$ del gas alveolar a la sangre, de modo que la $P_{O_2}$ de la sangre capilar pulmonar también se vuelve de 100 mm Hg.
  ▪ La gran afinidad de la hemoglobina por el $O_2$ a una $P_{O_2}$ de 100 mm Hg facilita el proceso de difusión. Al unir fuertemente el $O_2$, la concentración de $O_2$ libre y la presión parcial de $O_2$ se mantienen bajas, conservando así el gradiente de presión parcial (que impulsa la difusión de $O_2$).
  ▪ La curva es casi **plana cuando la $P_{O_2}$ está entre 60 y 100 mm Hg.** Así, los seres humanos pueden tolerar cambios en la presión atmosférica (y en la $P_{O_2}$) sin comprometer la capacidad de transporte de $O_2$ de la hemoglobina.

**b. En los tejidos periféricos**

  ▪ El $O_2$ se difunde de la sangre arterial a las células.
  ▪ El gradiente de difusión de $O_2$ se mantiene porque las células consumen $O_2$ para el metabolismo aeróbico, manteniendo baja la $P_{O_2}$ tisular.
  ▪ La menor afinidad de la hemoglobina por el $O_2$ en esta porción empinada de la curva facilita la descarga de $O_2$ a los tejidos.

**4. Oximetría de pulso** (*véase* Correlación clínica: oximetría de pulso)

  ▪ Mide el porcentaje de saturación de la hemoglobina en la sangre arterial mediante espectrofotometría de doble longitud de onda.
  ▪ La $Pa_{O_2}$ puede estimarse a partir de la curva de disociación de $O_2$-hemoglobina, utilizando el porcentaje de saturación medido.

---

**CORRELACIÓN CLÍNICA**

La **oximetría de pulso** mide el porcentaje de saturación de la sangre *arterial* mediante espectrofotometría de doble longitud de onda. La medición se basa en el hecho de que la oxihemoglobina y la desoxihemoglobina tienen características de absorción diferentes. El término «oximetría de pulso» se deriva del hecho de que la sangre arterial «pulsa», mientras que la sangre venosa y capilar no lo hacen (por lo tanto, se resta la absorbencia de fondo de la sangre venosa y capilar). La oximetría de pulso *no* mide de forma directa la $Pa_{O_2}$. Sin embargo, conociendo el porcentaje de saturación, se puede estimar la $Pa_{O_2}$ a partir de la curva de disociación $O_2$-hemoglobina.

---

**C. Cambios en la curva de disociación hemoglobina-$O_2$ (fig. 4-8)**

**1. Desplazamientos a la derecha**

  ▪ Se producen cuando **disminuye la afinidad de la hemoglobina por el $O_2$.**
  ▪ La **$P_{50}$ aumenta** y se facilita la descarga de $O_2$ de la sangre arterial a los tejidos.
  ▪ Para cualquier nivel de $P_{O_2}$, el porcentaje de saturación de la hemoglobina y, por lo tanto, el contenido de $O_2$ de la sangre, disminuye.

**a. Aumentos de la $P_{CO_2}$ o disminuciones del pH**

  ▪ Desplazan la curva hacia la derecha, disminuyendo la afinidad de la hemoglobina por el $O_2$ y facilitando la descarga de $O_2$ en los tejidos (**efecto Bohr**).

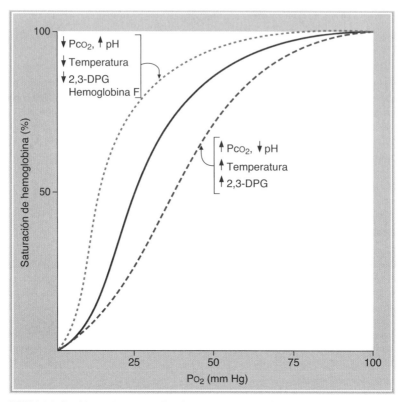

**FIGURA 4-8** Cambios en la curva de disociación hemoglobina-$O_2$. Efectos de la $P_{CO_2}$, el pH, la temperatura, el 2,3-difosfoglicerato (DPG) y la hemoglobina fetal (hemoglobina F) en la curva de disociación hemoglobina-$O_2$.

- **Por ejemplo**, durante el ejercicio, los tejidos producen más $CO_2$, lo que disminuye el pH tisular y, a través del efecto Bohr, facilita el suministro de $O_2$ al músculo que se ejercita.

b. **Aumento de la temperatura (p. ej., durante el ejercicio)**

- Desplaza la curva hacia la derecha.
- El desplazamiento hacia la derecha disminuye la afinidad de la hemoglobina por el $O_2$ y facilita la entrega de $O_2$ a los tejidos durante este período de alta demanda.

c. **Aumento de la concentración de 2,3-DPG**

- Desplaza la curva hacia la derecha al unirse a las cadenas β de la desoxihemoglobina y disminuir la afinidad de la hemoglobina por el $O_2$.
- La **adaptación a la hipoxemia crónica** (p. ej., vivir a gran altura) incluye una mayor síntesis de 2,3-DPG, que se une a la hemoglobina y facilita la descarga de $O_2$ en los tejidos.

2. **Desplazamientos hacia la izquierda**

- Se producen cuando **aumenta** la **afinidad de la hemoglobina por el $O_2$.**
- La **$P_{50}$ disminuye** y la descarga de $O_2$ de la sangre arterial a los tejidos es más difícil.
- Para cualquier nivel de $P_{O_2}$, aumenta el porcentaje de saturación de la hemoglobina y, por lo tanto, el contenido de $O_2$ de la sangre.

a. **Causas de un desplazamiento hacia la izquierda**

- Son la imagen de espejo de las que provocan un desplazamiento hacia la derecha.
- Incluyen la **disminución de la $P_{CO_2}$, el aumento del pH, la reducción de la temperatura y la disminución de la concentración de 2,3-DPG.**

b. **HbF**

- No se une al 2,3-DPG con tanta fuerza como la hemoglobina adulta. La menor unión de la 2,3-DPG da lugar a un aumento de la afinidad de la HbF por el $O_2$, una disminución de la $P_{50}$ y un **desplazamiento de la curva hacia la izquierda**.

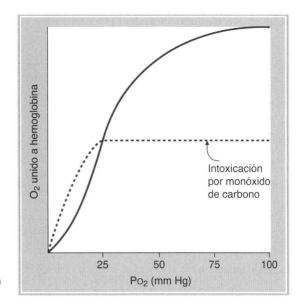

**FIGURA 4-9** Efecto del monóxido de carbono en la curva de disociación hemoglobina-$O_2$.

**c. Intoxicación por monóxido de carbono (CO)** (fig. 4-9)

■ El CO compite por los sitios de unión del $O_2$ en la hemoglobina. La afinidad de la hemoglobina por el CO equivale a 200 veces su afinidad por el $O_2$.

■ El CO ocupa sitios de unión de $O_2$ en la hemoglobina, disminuyendo así la cantidad de $O_2$ unido a la hemoglobina y **reduciendo el contenido de $O_2$ en la sangre.**

■ Además, la unión del CO a la hemoglobina aumenta la afinidad de los sitios restantes por el $O_2$, provocando un **desplazamiento de la curva hacia la izquierda**.

**D. Causas de hipoxemia e hipoxia (tablas 4-4 y 4-5)**

**1. Hipoxemia**

■ Es una **disminución de la $Po_2$**.

■ Es causada por la disminución de la $PA_{O_2}$, el defecto de difusión, los defectos de V/Q y las derivaciones de derecha a izquierda.

■ El **gradiente A-a** puede utilizarse para comparar las causas de hipoxemia y se describe mediante la siguiente ecuación:

$$\text{Gradiente A} - \text{a} = PA_{O_2} - Pa_{O_2}$$

donde:

Gradiente A – a = diferencia entre la $Po_2$ alveolar y la $Po_2$ arterial

$PA_{O_2}$ = $Po_2$ alveolar (calculada a partir de la ecuación del aire alveolar)

$Pa_{O_2}$ = $Po_2$ arterial (medida en la sangre arterial)

**T a b l a  4-4**  Causas de la hipoxemia

| Causa | $Pa_{O_2}$ | Gradiente A-a |
|---|---|---|
| Gran altura ($\downarrow P_B \rightarrow \downarrow PA_{O_2}$) | Disminuida | Normal |
| Hipoventilación ($\downarrow PA_{O_2}$) | Disminuida | Normal |
| Defecto de difusión (p. ej., fibrosis) | Disminuida | Aumentado |
| Defecto de V/Q | Disminuida | Aumentado |
| Derivación de derecha a izquierda | Disminuida | Aumentado |

Gradiente A-a: diferencia de $Po_2$ entre el gas alveolar y la sangre arterial; $P_B$: presión barométrica; $PA_{O_2}$: $Po_{2\ alveolar}$; $Pa_{O_2}$: $Po_2$ arterial; V/Q: cociente ventilación/perfusión.

| T a b l a  **4-5**  Causas de la hipoxia | |
|---|---|
| **Causa** | **Mecanismos** |
| ↓ gasto cardíaco | ↓ flujo sanguíneo |
| Hipoxemia | $Pa_{O_2}$ ↓ causa ↓ % de saturación de la hemoglobina |
| Anemia | ↓ concentración de hemoglobina provoca ↓ contenido de $O_2$ en la sangre |
| Intoxicación por monóxido de carbono | ↓ contenido de $O_2$ en la sangre y desplazamiento a la izquierda de la curva de disociación hemoglobina-$O_2$ |
| Intoxicación por cianuro | ↓ utilización del $O_2$ por los tejidos |

$Pa_{O_2}$: $P_{O_2}$ arterial.

- La $P_{O_2}$ alveolar se calcula a partir de la **ecuación de los gases alveolares** como sigue:

$$PA_{O_2} = PI_{O_2} - PA_{CO_2}/R$$

donde:

$PA_{O_2} = P_{O_2}$ alveolar

$PI_{O_2} = P_{O_2}$ inspirada

$PA_{CO_2} = P_{CO_2}$ alveolar $= P_{CO_2}$ arterial (medida en la sangre arterial)

R = cociente del intercambio respiratorio (producción de $Co_2$/consumo de $O_2 = 0.8$)

- El gradiente A-a permite ver si el $O_2$ se ha equilibrado entre el gas alveolar y la sangre arterial.
  - **a.** El **gradiente A-a normal está entre 0 y 10 mm Hg.** Dado que el $O_2$ por lo general se equilibra entre el gas alveolar y la sangre arterial, la $PA_{O_2}$ es aproximadamente igual a la $Pa_{O_2}$.
  - **b.** El **gradiente A-a estará aumentado** (>10 mm Hg) si el $O_2$ no se equilibra entre el gas alveolar y la sangre arterial (p. ej., defecto de difusión, defecto de V/Q y derivación derecha-izquierda) y la es mayor que la $Pa_{O_2}$.

**2. Hipoxia**

- Es la **disminución de la entrega** de $O_2$ a los tejidos.
- Es causada por la disminución del flujo sanguíneo, la hipoxemia, la disminución de la concentración de hemoglobina, la intoxicación por CO y la intoxicación por cianuro.
- El **suministro de $O_2$** se describe mediante la siguiente ecuación:

Suministro de $O_2$ = Gasto cardíaco × Contenido de $O_2$ de la sangre

- El contenido de $O_2$ en la sangre depende de la concentración de hemoglobina, de la capacidad de fijación de $O_2$ de la hemoglobina y de la $P_{O_2}$ (que determina el porcentaje de saturación de la hemoglobina por $O_2$).

**E. Eritropoyetina (EPO)**

- Es un factor de crecimiento que se sintetiza en los riñones en **respuesta a la hipoxia** (fig. 4-10).
- La disminución del aporte de $O_2$ a los riñones provoca un aumento de la producción del **factor 1α inducible por hipoxia.**
- Este último dirige la síntesis del ARNm de la EPO, que en última instancia promueve el desarrollo de los eritrocitos maduros.

# V. TRANSPORTE DE DIÓXIDO DE CARBONO

**A. Formas de $CO_2$ en la sangre**

- El $CO_2$ se produce en los tejidos y se transporta a los pulmones en la sangre venosa de tres formas:

**1.** $CO_2$ disuelto (pequeña cantidad), que está libre en la solución.

**2.** Carbaminohemoglobina (pequeña cantidad), que es $CO_2$ unido a la hemoglobina.

**3.** $HCO_3^-$ (procedente de la hidratación del $CO_2$ en los eritrocitos), que es la **forma principal (90%).**

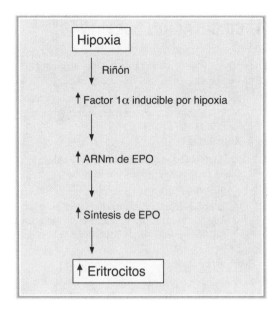

FIGURA 4-10 La hipoxia induce la síntesis de eritro-poyetina. ARNm: ARN mensajero; EPO: eritropoyetina.

**B. Transporte de $CO_2$ como $HCO_3^-$ (fig. 4-11)**
1. El **$CO_2$ se genera en los tejidos** y se difunde libremente en el plasma venoso y luego en los eritrocitos.
2. En los eritrocitos, el $CO_2$ se combina con el $H_2O$ para formar $H_2CO_3$, una reacción catalizada por la **anhidrasa carbónica**. El $H_2CO_3$ se disocia en $H^+$ y $HCO_3^-$.
3. El **$HCO_3^-$** sale de los eritrocitos a cambio de $Cl^-$ (**cambio de cloruro**) y es transportado a los pulmones en el plasma. El $HCO_3^-$ es la forma principal en la que el $CO_2$ es transportado a los pulmones.
4. El $H^+$ es amortiguado dentro de los eritrocitos por la **desoxihemoglobina**. Debido a que la desoxihe-moglobina es un mejor amortiguador para el $H^+$ que la oxihemoglobina, representa una ventaja que la hemoglobina se haya desoxigenado en el momento en el que la sangre llega al extremo venoso de los capilares (es decir, el lugar donde se añade el $CO_2$).
5. **En los pulmones**, todas las reacciones anteriores se producen a la inversa. El $HCO_3^-$ entra en los eri-trocitos a cambio de $Cl^-$. El $HCO_3^-$ se recombina con el $H^+$ para formar $H_2CO_3$, que se descompone en $CO_2$ y $H_2O$. Así, el $CO_2$, generado originalmente en los tejidos, es espirado.

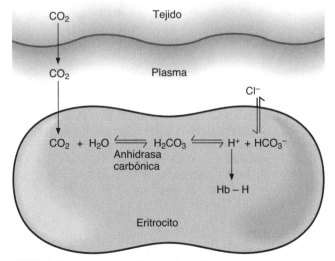

FIGURA 4-11 Transporte de $CO_2$ desde los tejidos hasta los pulmones en la sangre venosa. El $H^+$ es amortiguado por la hemoglobina (Hb-H).

# VI. CIRCULACIÓN PULMONAR

A. Presiones y gasto cardíaco en la circulación pulmonar

  1. **Presiones**

    ■ Son **mucho menores** en la circulación pulmonar que en la sistémica.

    ■ Por ejemplo, la presión arterial pulmonar es de 15 mm Hg (en comparación con la presión aórtica de 100 mm Hg).

  2. **Resistencia**

    ■ **También es mucho menor** en la circulación pulmonar que en la sistémica.

  3. **Gasto cardíaco del ventrículo derecho**

    ■ Es el **flujo sanguíneo pulmonar.**

    ■ Es igual al gasto cardíaco del ventrículo izquierdo.

    ■ Aunque las presiones en la circulación pulmonar son bajas, son suficientes para bombear el gasto cardíaco porque la resistencia de la circulación pulmonar es proporcionalmente baja.

B. Distribución del flujo sanguíneo pulmonar

  ■ Cuando una persona está en **posición supina**, el flujo sanguíneo es casi uniforme en todo el pulmón.

  ■ Cuando una persona está **de pie**, el flujo sanguíneo se distribuye de forma desigual debido al **efecto de la gravedad.** El flujo sanguíneo es **menor en el vértice** del pulmón (zona 1) y **mayor en la base** (zona 3).

  1. **Zona 1: es la de menor flujo sanguíneo.**

    ■ Presión alveolar > presión arterial > presión venosa.

    ■ La alta presión alveolar puede comprimir los capilares y reducir el flujo sanguíneo en la zona 1. Esta situación puede producirse si la presión arterial disminuye como consecuencia de una **hemorragia** o si la presión alveolar aumenta debido a la **ventilación con presión positiva.**

  2. **Zona 2: el flujo sanguíneo es medio.**

    ■ Presión arterial > presión alveolar > presión venosa.

    ■ Al descender por el pulmón, la presión arterial aumenta progresivamente debido a los efectos gravitatorios sobre la presión arterial.

    ■ La presión arterial es mayor que la alveolar en la zona 2, y el flujo sanguíneo es impulsado por la diferencia entre la presión arterial y la alveolar.

  3. **Zona 3: es la de mayor flujo sanguíneo.**

    ■ Presión arterial > presión venosa > presión alveolar.

    ■ Al descender hacia la base del pulmón, la presión arterial es más alta debido a los efectos gravitacionales, y la presión venosa finalmente aumenta hasta el punto de superar la presión alveolar.

    ■ En la zona 3, el flujo sanguíneo es impulsado por la diferencia entre las presiones arterial y venosa, como en la mayoría de los lechos vasculares.

C. Regulación del flujo sanguíneo pulmonar: vasoconstricción hipóxica

  ■ En los pulmones, **la hipoxia alveolar provoca vasoconstricción.**

  ■ Esta respuesta es la **contraria a la de otros órganos,** donde la hipoxia provoca una vasodilatación.

  ■ Fisiológicamente, este efecto es importante porque la vasoconstricción local aleja la sangre de las regiones mal ventiladas (hipóxicas) del pulmón y la dirige hacia las regiones bien ventiladas.

  ■ Este efecto normalmente es un mecanismo de adecuación ventilación-perfusión.

  ■ La **resistencia vascular pulmonar fetal** es muy alta debido a la vasoconstricción hipóxica generalizada; como resultado, el flujo sanguíneo a través de los pulmones fetales es bajo. Con la primera respiración, los alvéolos del neonato se oxigenan, la resistencia vascular pulmonar disminuye y el flujo sanguíneo pulmonar aumenta y se iguala al gasto cardíaco (como ocurre en el adulto).

D. Derivaciones (*shunts*)

  1. **Derivaciones de derecha a izquierda**

    ■ Por lo general se producen en proporciones menores, ya que el 2% del gasto cardíaco no pasa por los pulmones. Puede llegar al 50% del gasto cardíaco en ciertas anomalías congénitas.

    ■ Se observan en la **tetralogía de Fallot.**

- Siempre producen una **disminución de la $P_{O_2}$** arterial debido a la mezcla de la sangre venosa con la arterial.
- La magnitud de una derivación derecha-izquierda puede estimarse haciendo que el paciente respire 100% de $O_2$ y midiendo el grado de dilución de la sangre arterial oxigenada por la sangre no oxigenada derivada (venosa).

2. **Derivaciones de izquierda a derecha**

   - Son **más frecuentes** que las derivaciones de derecha a izquierda porque las presiones son más altas en el lado izquierdo del corazón.
   - Suelen ser causadas por anomalías congénitas (p. ej., **conducto arterioso persistente**) o por lesiones traumáticas.
   - **No provocan una disminución de la $P_{O_2}$ arterial.** En cambio, la $P_{O_2}$ será elevada en el lado derecho del corazón porque ha habido una mezcla de sangre arterial y venosa.

# VII. DEFECTOS DE V/Q

A. **Cociente V/Q**

   - Es el **cociente entre la ventilación alveolar (V) y el flujo sanguíneo pulmonar (Q)**. La correspondencia entre la ventilación y la perfusión (flujo sanguíneo) es importante para lograr el intercambio ideal de $O_2$ y $CO_2$.
   - Si la frecuencia respiratoria, el volumen corriente y el gasto cardíaco son normales, el cociente V/Q es de ~0.8. Este cociente V/Q da como resultado una $P_{O_2}$ arterial de 100 mm Hg y una $P_{CO_2}$ arterial de 40 mm Hg.

B. **Cocientes V/Q en diferentes partes del pulmón (fig. 4-12 y tabla 4-6)**

   - Tanto la ventilación como el flujo sanguíneo (perfusión) están distribuidos de forma heterogénea en el pulmón normal en posición vertical.

1. El **flujo sanguíneo, o la perfusión,** es menor en el vértice y mayor en la base debido a los efectos gravitacionales sobre la presión arterial.
2. La **ventilación** es menor en el ápice y mayor en la base debido a los efectos gravitacionales en el pulmón en posición vertical. Sin embargo, es importante destacar que las diferencias regionales de la ventilación no son tan grandes como las de la perfusión.
3. **Por lo tanto, el cociente V/Q es mayor en el vértice del pulmón y menor en su base.**
4. **Como resultado de las diferencias regionales en el cociente V/Q,** existen diferencias correspondientes en la eficiencia del intercambio de gases y en la $P_{O_2}$ y $P_{CO_2}$ capilar pulmonar resultante. Las diferencias regionales de $P_{O_2}$ son mayores que las de $P_{CO_2}$.
   a. **En el ápice** (mayor V/Q), la $P_{O_2}$ es más alta y la $P_{CO_2}$ más baja porque el intercambio de gases es más eficiente.
   b. **En la base** (menor V/Q), la $P_{O_2}$ es más baja y la $P_{CO_2}$ es más alta porque el intercambio de gases resulta menos eficiente.

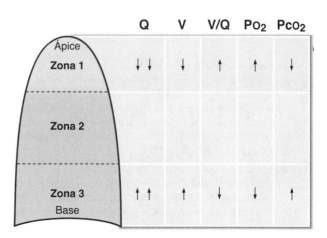

**FIGURA 4-12** Variaciones de la perfusión según la región en el pulmón (flujo sanguíneo [Q]), ventilación (V), V/Q, $P_{O_2}$ y $P_{CO_2}$.

**T a b l a** **4-6** Características de V/Q de diferentes áreas del pulmón

| Área del pulmón | Flujo sanguíneo | Ventilación | V/Q | $P_{O_2}$ arterial regional | $P_{CO_2}$ arterial regional |
|---|---|---|---|---|---|
| Ápice | La más baja | Menor | Mayor | La más alta | Menor |
| Base | La más alta | Mayor | Menor | La más baja | Mayor |

V/Q: cociente ventilación/perfusión.

C. **Correspondencia V/Q**

■ Es la disposición ideal para el intercambio de gases.

■ Se produce cuando los alvéolos ventilados están cerca de los capilares pulmonares perfundidos.

■ Suele mantenerse por broncoconstricción compensatoria y vasoconstricción hipóxica compensatoria.

1. La **broncoconstricción compensatoria** se produce cuando *pequeñas* regiones de los alvéolos ventilados no están perfundidas (p. ej., debido a *pequeños* émbolos pulmonares). Esas regiones se convierten en **espacio muerto**, provocando una disminución local de $P_{A_{CO_2}}$ (en el espacio muerto, la composición del aire alveolar se aproxima a la del aire inspirado). La disminución local de $P_{CO_2}$ provoca una broncoconstricción compensatoria de las vías respiratorias cercanas, de modo que la ventilación se redirige a las regiones que están bien perfundidas. Con estas *pequeñas* regiones de espacio muerto, se puede preservar la correspondencia V/Q.

2. La **vasoconstricción hipóxica compensatoria** se produce cuando *pequeñas* regiones de alvéolos no se ventilan (p. ej., debido a pequeñas regiones de obstrucción de las vías respiratorias). Esas regiones se convierten en una **derivación de derecha a izquierda**, lo que provoca una disminución local de $P_{A_{O_2}}$ (es decir, hipoxia alveolar local). La disminución local de $P_{A_{O_2}}$ provoca una vasoconstricción hipóxica compensatoria de las arteriolas cercanas, de modo que el flujo sanguíneo se redirige a las regiones con alvéolos bien ventilados. Con estas *pequeñas* regiones de derivación derecha-izquierda, se puede preservar la correspondencia V/Q.

D. **Cambios en el cociente V/Q** (fig. 4-13)

1. **Cociente V/Q en la obstrucción de la vía aérea** (*véase* Correlación clínica: infección por SARS COV-2)

■ Si las vías respiratorias están completamente bloqueadas o colapsadas, la ventilación en esa región pulmonar se vuelve nula. Si el flujo sanguíneo es normal, entonces **V/Q es cero**, lo que se denomina *derivación derecha-izquierda*.

■ En un pulmón perfundido pero no ventilado *no* hay **intercambio de gases. La $P_{O_2}$ y la $P_{CO_2}$ de la sangre capilar pulmonar** (y, por lo tanto, de la sangre arterial sistémica) **se acercarán a sus valores en la sangre venosa mixta.**

■ Hay un **aumento del gradiente A-a**.

**CORRELACIÓN CLÍNICA** La **infección por SARS COV-2 (COVID-19)** es un ejemplo de hipoxemia con aumento del gradiente A-a. A medida que el virus ataca los alvéolos, hay una **inundación alveolar** y una **menor producción de surfactante**. Así, hay regiones que carecen de ventilación alveolar (derivación derecha-izquierda), lo que conduce a una disminución de la $P_{O_2}$ (**hipoxemia**) con un **aumento del gradiente A-a**.

2. **Cociente V/Q en la embolia pulmonar**

■ Si el flujo sanguíneo hacia un pulmón está completamente bloqueado (p. ej., por una embolia que ocluye una arteria pulmonar), el flujo sanguíneo hacia ese pulmón es nulo. Si la ventilación es normal, entonces **V/Q es infinito**, lo que se llama **espacio muerto**.

■ En un pulmón ventilado pero no perfundido *no* hay **intercambio de gases. La $P_{O_2}$ y la $P_{CO_2}$ del gas alveolar** se acercarán a sus valores en el **aire inspirado**.

3. **Defectos mixtos de V/Q**

■ En las enfermedades pulmonares con defectos de V/Q, *siempre* hay una mezcla de defectos.

■ Por ejemplo, si una región se convierte en espacio muerto (por obstrucción del flujo sanguíneo), entonces otras regiones deben convertirse en V/Q bajos o en una derivación derecha-izquierda.

■ Toda la gama de anomalías del V/Q puede ocurrir simultáneamente: puede haber regiones de espacio muerto (V/Q = ∞), V/Q bajo, V/Q alto y derivación derecha-izquierda (V/Q = cero). La

**DEFECTOS DE V/Q**

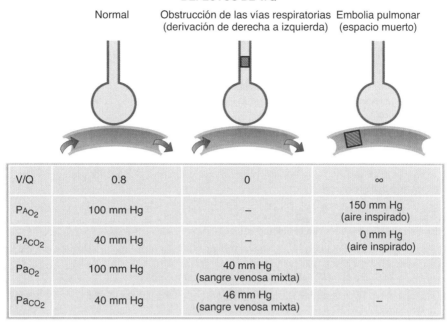

| V/Q | 0.8 | 0 | ∞ |
|---|---|---|---|
| $P_{A_{O_2}}$ | 100 mm Hg | – | 150 mm Hg (aire inspirado) |
| $P_{A_{CO_2}}$ | 40 mm Hg | – | 0 mm Hg (aire inspirado) |
| $P_{a_{O_2}}$ | 100 mm Hg | 40 mm Hg (sangre venosa mixta) | – |
| $P_{a_{CO_2}}$ | 40 mm Hg | 46 mm Hg (sangre venosa mixta) | – |

**FIGURA 4-13** Efecto de los defectos de ventilación/perfusión (V/Q) en el intercambio de gases. Con la obstrucción de las vías respiratorias, la composición de la sangre arterial sistémica se aproxima a la de la sangre venosa mixta. Con la embolia pulmonar, la composición del gas alveolar se aproxima a la del aire inspirado. $P_{A_{O_2}}$: $P_{O_2}$ alveolar; $P_{A_{CO_2}}$: $P_{CO_2}$ alveolar; $P_{a_{O_2}}$: $P_{O_2}$ arterial; $P_{a_{CO_2}}$: $P_{CO_2}$ arterial.

mayor parte de la ventilación va a las regiones de espacio muerto y V/Q alto y la mayor parte del flujo sanguíneo se dirige a las regiones de V/Q bajo y a la derivación derecha-izquierda.

■ Los defectos de V/Q *siempre* causan **hipoxemia** (disminución de $P_{a_{O_2}}$) e **hipercapnia** (aumento de $P_{a_{CO_2}}$) porque son *siempre* un cuadro mixto en el que la mayor parte del flujo sanguíneo va a regiones de bajo V/Q y de derivación derecha-izquierda. La sangre procedente de esas regiones tiene una $P_{O_2}$ baja y una $P_{CO_2}$ alta.

# VIII. CONTROL DE LA RESPIRACIÓN

■ La información sensitiva ($P_{CO_2}$, estiramiento pulmonar, irritantes, husos musculares, tendones y articulaciones) se coordina en el **tronco del encéfalo.**

■ Las eferencias del tronco encefálico controlan los músculos respiratorios y el ciclo respiratorio.

## A. Control central de la respiración (tronco encefálico y corteza cerebral)

### 1. Centro respiratorio del bulbo raquídeo

■ Se encuentra en la **formación reticular.**

### a. Grupo respiratorio dorsal

■ Es el principal responsable de la **inspiración** y genera el ritmo básico de la respiración.

■ Las **aferencias** al grupo respiratorio dorsal provienen de los nervios vago y glosofaríngeo. El nervio vago transmite la información de los quimiorreceptores y mecanorreceptores periféricos del pulmón. El nervio glosofaríngeo transmite la información de los quimiorreceptores periféricos.

■ Las **eferencias** del grupo respiratorio dorsal se dirigen al diafragma a través del nervio frénico.

### b. Grupo respiratorio ventral

■ Es el principal responsable de la espiración.

■ No está activo durante la respiración normal y tranquila, cuando la espiración es pasiva.

■ Se activa, por ejemplo, durante el ejercicio, cuando la espiración se vuelve un proceso activo.

**2. Centro apnéusico**

■ Se encuentra en la **parte inferior del puente**.

■ **Estimula la inspiración**, produciendo un jadeo inspiratorio profundo y prolongado (apnea).

**3. Centro neumotáxico**

■ Se encuentra en la **parte superior del puente**.

■ **Inhibe la inspiración** y, por lo tanto, regula el volumen inspiratorio y la frecuencia respiratoria.

**4. Corteza cerebral**

■ La respiración puede estar bajo control voluntario; por lo tanto, una persona puede hiperventilar o hipoventilar voluntariamente.

■ La hipoventilación (retención de la respiración) está limitada por el aumento resultante de la $P_{CO_2}$ y la disminución de la $P_{O_2}$. Un período previo de hiperventilación prolonga el período de retención de la respiración.

**B. Quimiorreceptores para el $CO_2$, $H^+$ y $O_2$ (tabla 4-7)**

**1. Quimiorreceptores centrales en el bulbo raquídeo**

■ Son sensibles al **pH** del líquido cefalorraquídeo (LCR). La disminución del pH del LCR produce un aumento de la frecuencia respiratoria (hiperventilación).

■ El $H^+$ no atraviesa la barrera hematoencefálica tan bien como el $CO_2$.

**a.** El $CO_2$ se difunde de la sangre arterial al LCR porque es liposoluble y atraviesa fácilmente la barrera hematoencefálica.

**b.** En el LCR, el $CO_2$ se combina con el $H_2O$ para producir $H^+$ y $HCO_3^-$. El **$H^+$** resultante **actúa directamente sobre los quimiorreceptores centrales**.

**c.** Así, los aumentos de $P_{CO_2}$ y $H^+$ estimulan la respiración, y los descensos la inhiben.

**d.** La hiperventilación o hipoventilación resultante devuelve la $P_{CO_2}$ arterial a la normalidad.

**2. Quimiorreceptores periféricos en los cuerpos carotídeos y aórticos**

■ Los cuerpos carotídeos están situados en la bifurcación de las arterias carótidas comunes.

■ Los cuerpos aórticos están localizados por encima y por debajo del arco aórtico.

**a. Disminución de la $P_{O_2}$**

■ Estimula los quimiorreceptores periféricos y **aumenta la frecuencia respiratoria**.

■ La **$P_{O_2}$** debe disminuir a valores bajos (< **60 mm Hg**) antes de que se estimule la respiración. Cuando la $P_{O_2}$ es < 60 mm Hg, la frecuencia respiratoria es extremadamente sensible a la $P_{O_2}$.

**b. Aumento de la $P_{CO_2}$**

■ Estimula los quimiorreceptores periféricos y **aumenta la frecuencia respiratoria**.

■ Potencia la estimulación de la respiración causada por la hipoxemia.

■ La respuesta de los quimiorreceptores periféricos al $CO_2$ es menos importante que la respuesta de los quimiorreceptores centrales al $CO_2$ (o $H^+$).

**c. Aumento de las concentraciones de $H^+$**

■ Estimula los quimiorreceptores periféricos del cuerpo carotídeo directamente, independientemente de los cambios en la $P_{CO_2}$.

T a b l a  **4-7**  Comparativo de los quimiorreceptores centrales y periféricos

| Tipo de quimiorreceptor | Ubicación | Estímulos que aumentan la frecuencia respiratoria |
|---|---|---|
| Central | Bulbo raquídeo | ↓ pH<br>↑ $P_{CO_2}$ |
| Periférico | Cuerpos carotídeos y aórticos | ↓ $P_{O_2}$ (si es < 60 mm Hg)<br>↑ $P_{CO_2}$<br>↓ pH |

■ En la acidosis metabólica, la frecuencia respiratoria aumenta (hiperventilación) porque la concentración arterial de H+ se eleva y el pH disminuye.

**C. Otros tipos de receptores para el control de la respiración**

**1. Receptores de estiramiento pulmonar**

■ Se localizan en el músculo liso de las vías respiratorias.

■ Cuando estos receptores son estimulados por la distensión de los pulmones, producen una disminución refleja de la frecuencia respiratoria (**reflejo de Hering-Breuer**).

**2. Receptores irritantes**

■ Se encuentran entre las células epiteliales de las vías respiratorias.

■ Son estimuladas por sustancias nocivas (p. ej., el polvo y el polen).

**3. Receptores J (yuxtacapilares)**

■ Se encuentran en las paredes alveolares, cerca de los capilares.

■ La congestión de los capilares pulmonares, como la que puede producirse en la **insuficiencia cardíaca izquierda**, estimula los receptores J; lo anterior provoca una respiración rápida y superficial.

**4. Receptores articulares y musculares**

■ Se activan durante el movimiento de las extremidades.

■ Participan en la estimulación temprana de la respiración durante el ejercicio.

**D. Patrones respiratorios anómalos** (*véase* Correlación clínica: patrones respiratorios anómalos)

---

**CORRELACIÓN CLÍNICA**

**Patrones respiratorios anómalos.** El patrón de respiración normal se denomina *eupnea*, que implica respiraciones regulares y una frecuencia respiratoria normal. La **taquipnea** es un aumento de la frecuencia respiratoria. La **hiperventilación** es un aumento de la ventilación alveolar causado por un incremento del volumen corriente o de la frecuencia. La **hipoventilación** es la disminución de la ventilación alveolar causada por la reducción del volumen corriente o de la frecuencia. La **apnea** es el cese de la respiración. La **respiración de Kussmaul** consiste en una respiración profunda y rápida asociada con la compensación respiratoria de la acidosis metabólica (p. ej., cetoacidosis diabética). La **respiración de Cheyne-Stokes** implica ciclos de volúmenes corriente gradualmente crecientes, seguidos de volúmenes corriente gradualmente decrecientes y un período de apnea, como en las personas con tumores cerebrales, accidentes cerebrovasculares e insuficiencia cardíaca congestiva. La **respiración atáxica** consiste en inspiraciones irregulares seguidas de largos períodos de apnea; cuando las inspiraciones irregulares vienen en grupos, se denomina *respiración en racimo*.

---

# IX. RESPUESTAS INTEGRADAS DEL SISTEMA RESPIRATORIO

**A. Ejercicio (tabla 4-8)**

**1.** Durante el ejercicio, se produce un **incremento de la frecuencia ventilatoria** que coincide con el aumento del consumo de $O_2$ y de la producción de $CO_2$ por parte del organismo. El estímulo para el aumento de la tasa de ventilación no se entiende del todo. Sin embargo, los receptores articulares y musculares se activan y provocan un aumento de la frecuencia respiratoria al comienzo del ejercicio.

**2.** Los **valores *medios* de la $P_{O_2}$ y la $P_{CO_2}$ arteriales no cambian** durante el ejercicio.

■ El **pH arterial** no se modifica durante el ejercicio moderado, aunque puede disminuir durante el ejercicio extenuante debido a la **acidosis láctica.**

**3.** Por otro lado, la $P_{CO_2}$ venosa **aumenta** durante el ejercicio porque el exceso de $CO_2$ producido por el músculo que se ejercita es transportado a los pulmones en la sangre venosa.

**4.** El **flujo sanguíneo pulmonar aumenta** porque el gasto cardíaco se eleva durante el ejercicio. Como resultado, se perfunden más capilares pulmonares y se produce un mayor intercambio de gases. La **distribución de los cocientes V/Q** en todo el pulmón es **más uniforme** durante el ejercicio que en el reposo, y se produce una **disminución del espacio muerto fisiológico**.

| T a b l a **4-8** | Resumen de las respuestas respiratorias al ejercicio |
|---|---|
| **Parámetro** | **Respuesta** |
| Consumo de $O_2$ | ↑ |
| Producción de $CO_2$ | ↑ |
| Frecuencia ventilatoria | ↑ (coincide con el consumo de $O_2$/ producción de $CO_2$) |
| $P_{O_2}$ y $P_{CO_2}$ arteriales | No hay cambios |
| pH arterial | No hay cambios en el ejercicio moderado |
| | ↓ en el ejercicio extenuante (acidosis láctica) |
| $P_{CO_2}$ venosa | ↑ |
| Flujo sanguíneo pulmonar (gasto cardíaco) | ↑ |
| Cocientes V/Q | Más uniformemente distribuida en el pulmón |

V/Q: cociente ventilación/perfusión.

B. **Adaptación a las grandes alturas (tabla 4-9)**
1. La **$P_{O_2}$ alveolar disminuye** a las grandes alturas porque la presión barométrica se reduce. Como resultado, la $P_{O_2}$ arterial también desciende (**hipoxemia**).
1. **La hipoxemia estimula los quimiorreceptores periféricos** y aumenta la tasa de ventilación (**hiperventilación**). Esta hiperventilación produce **alcalosis respiratoria**, que puede tratarse administrando **acetazolamida**.
2. **La hipoxemia también estimula la síntesis renal de EPO,** que aumenta la producción de eritrocitos. Como resultado, hay un **aumento de la concentración de hemoglobina** y un mayor contenido de $O_2$ en la sangre.
3. Las **concentraciones de 2,3-DPG aumentan**, desplazando la curva de disociación hemoglobina-$O_2$ hacia la derecha. Se produce una disminución de la afinidad de la hemoglobina por el $O_2$ que facilita su descarga en los tejidos.
4. La **vasoconstricción pulmonar** es el resultado de la vasoconstricción hipóxica. En consecuencia, hay un aumento de la presión arterial pulmonar, un mayor trabajo del lado derecho del corazón contra la mayor resistencia y una hipertrofia del ventrículo derecho.

| T a b l a **4-9** | Resumen de la adaptación a las grandes alturas |
|---|---|
| **Parámetro** | **Respuesta** |
| $P_{O_2}$ alveolar | ↓ (resultante de la ↓ presión barométrica ) |
| $P_{O_2}$ arterial | ↓ (hipoxemia) |
| Frecuencia ventilatoria | ↑ (hiperventilación por hipoxemia) |
| pH arterial | ↑ (alcalosis respiratoria) |
| Concentración de hemoglobina | ↑ (↑ EPO) |
| Concentración de 2,3-DPG | ↑ |
| Curva de hemoglobina-$O_2$ | Desplazamiento a la derecha; ↓ afinidad; ↑ $P_{50}$ |
| Resistencia vascular pulmonar | ↑ (vasoconstricción hipóxica) |

DPG: difosfoglicerato; EPO: eritropoyetina.

1. ¿Cuál de los siguientes volúmenes o capacidades pulmonares puede medirse por espirometría?

(A) Capacidad residual funcional (CRF)
(B) Espacio muerto fisiológico
(C) Volumen residual (VR)
(D) Capacidad pulmonar total (CPT)
(E) Capacidad vital (CV)

2. Un bebé nacido prematuramente en la semana 25 de embarazo tiene síndrome de dificultad respiratoria neonatal. ¿Cuál de las siguientes situaciones se espera en este bebé?

(A) $Po_2$ arterial de 100 mm Hg
(B) Colapso de los alvéolos pequeños
(C) Aumento de la distensibilidad pulmonar
(D) Frecuencia respiratoria normal
(E) Relación lecitina:esfingomielina > 2:1 en el líquido amniótico

3. ¿En qué lecho vascular la hipoxia provoca vasoconstricción?

(A) Coronario
(B) Pulmonar
(C) Cerebral
(D) Muscular
(E) Cutáneo

**Preguntas 4 y 5:**

Un niño de 12 años tiene una crisis asmática grave con sibilancias. El niño experimenta hiperventilación y se vuelve cianótico. La $Po_2$ arterial es de 60 mm Hg y la $Pco_2$ de 30 mm Hg.

4. ¿Cuál de las siguientes afirmaciones sobre este paciente es más probable que sea cierta?

(A) El volumen espiratorio forzado/capacidad vital forzada ($VEF_1$/CVF) está aumentado
(B) El cociente ventilación/perfusión (V/Q) está aumentado en las zonas afectadas de sus pulmones
(C) Su $Pco_2$ arterial es más alta de lo normal por un inadecuado intercambio de gases
(D) Su $Pco_2$ arterial es más baja de lo normal porque la hipoxemia le hace hiperventilar
(E) Su volumen residual (VR) está disminuido

5. Para tratar a este paciente, el médico debe administrar:

(A) Un antagonista adrenérgico $\alpha_1$
(B) Un antagonista adrenérgico $\beta_1$
(C) Un agonista adrenérgico $\beta_2$
(D) Un agonista muscarínico
(E) Un agonista nicotínico

6. ¿Cuál de las siguientes afirmaciones es cierta durante la inspiración?

(A) La presión intrapleural es positiva
(B) El volumen de los pulmones es inferior a la capacidad residual funcional
(C) La presión alveolar es igual a la presión atmosférica
(D) La presión alveolar es mayor que la atmosférica
(E) La presión intrapleural es más negativa que durante la espiración

7. ¿Qué volumen permanece en los pulmones después de la espiración de un volumen corriente (Vc)?

(A) Volumen corriente (Vc)
(B) Capacidad vital (CV)
(C) Volumen de reserva espiratoria (VRE)
(D) Volumen residual (VR)
(E) Capacidad residual funcional (CRF)
(F) Capacidad inspiratoria
(G) Capacidad pulmonar total

8. Un hombre de 35 años de edad tiene una capacidad vital (CV) de 5 L, un volumen corriente (Vc) de 0.5 L, una capacidad inspiratoria de 3.5 L y una capacidad residual funcional (CRF) de 2.5 L. ¿Cuál es su volumen de reserva espiratoria (VRE)?

(A) 4.5 L
(B) 3.9 L
(C) 3.6 L
(D) 3.0 L
(E) 2.5 L
(F) 2.0 L
(G) 1.5 L

**9.** Cuando una persona está de pie, el flujo sanguíneo en los pulmones es:

**(A)** Igual en el ápice y en la base
**(B)** Más alto en el ápice debido a los efectos de la gravedad en la presión arterial
**(C)** Más alto en la base porque es donde la diferencia entre la presión arterial y la venosa es mayor
**(D)** Más bajo en la base porque es donde la presión alveolar es mayor que la arterial

**10.** ¿Cuál de los siguientes elementos se ilustra en el gráfico que muestra el volumen frente a la presión en el sistema pulmón-pared torácica?

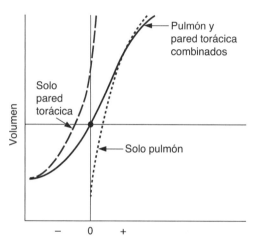

**(A)** La pendiente de cada una de las curvas es la resistencia
**(B)** La distensibilidad de los pulmones solos es menor que la distensibilidad de los pulmones más la pared torácica
**(C)** La distensibilidad de la pared torácica sola es menor que la distensibilidad de los pulmones más la pared torácica
**(D)** Cuando la presión en las vías respiratorias es cero (atmosférica), el volumen del sistema combinado es la capacidad residual funcional (CRF)
**(E)** Cuando la presión de las vías respiratorias es cero (atmosférica), la presión intrapleural es cero

**11.** ¿Cuál de los siguientes es el lugar de mayor resistencia de las vías respiratorias?

**(A)** Tráquea
**(B)** Bronquios más grandes

**(C)** Bronquios de tamaño medio
**(D)** Bronquios más pequeños
**(E)** Alvéolos

**12.** Un hombre de 49 años tiene una embolia pulmonar que bloquea completamente el flujo sanguíneo a su pulmón izquierdo. Como resultado, ¿cuál de las siguientes situaciones ocurrirá?

**(A)** El cociente ventilación/perfusión (V/Q) en el pulmón izquierdo será cero
**(B)** La $P_{O_2}$ arterial sistémica será elevada
**(C)** El cociente V/Q en el pulmón izquierdo será menor que en el pulmón derecho
**(D)** La $P_{O_2}$ alveolar en el pulmón izquierdo será aproximadamente igual a la $P_{O_2}$ del aire inspirado
**(E)** La $P_{O_2}$ alveolar en el pulmón derecho será casi igual a la $P_{O_2}$ de la sangre venosa

**Preguntas 13 y 14:**

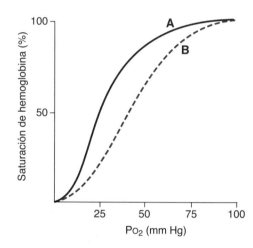

**13.** En las curvas de disociación de hemoglobina-$O_2$ mostradas arriba, el cambio de la curva A a la curva B podría ser causado por:

**(A)** Aumento del pH
**(B)** Disminución de la concentración de 2,3-difosfoglicerato (DPG)
**(C)** Ejercicio extenuante
**(D)** Hemoglobina fetal (HbF)
**(E)** Intoxicación por monóxido de carbono (CO)

**14.** El paso de la curva A a la curva B está asociado con:

**(A)** Aumento de $P_{50}$
**(B)** Aumento de la afinidad de la hemoglobina por el $O_2$

**(C)** Deterioro de la capacidad de descarga de $O_2$ en los tejidos

**(D)** Aumento de la capacidad de transporte de $O_2$ de la hemoglobina

**(E)** Disminución de la capacidad de transporte de $O_2$ de la hemoglobina

**15.** ¿Qué volumen permanece en los pulmones tras una espiración máxima?

**(A)** Volumen corriente (Vc)
**(B)** Capacidad vital (CV)
**(C)** Volumen de reserva espiratoria (VRE)
**(D)** Volumen residual (VR)
**(E)** Capacidad residual funcional (CRF)
**(F)** Capacidad inspiratoria
**(G)** Capacidad pulmonar total

**16.** En comparación con la circulación sistémica, la circulación pulmonar tiene un:

**(A)** Mayor flujo sanguíneo
**(B)** Resistencia más baja
**(C)** Presión arterial más alta
**(D)** Presión capilar más alta
**(E)** Gasto cardíaco más alto

**17.** Un hombre sano de 65 años con un volumen corriente (Vc) de 0.45 L tiene una frecuencia respiratoria de 16 respiraciones/min. Su $PCO_2$ arterial es de 41 mm Hg, y la $PCO_2$ del aire espirado es de 35 mm Hg. ¿Cuál es su ventilación alveolar?

**(A)** 0.066 L/min
**(B)** 0.38 L/min
**(C)** 5.0 L/min
**(D)** 6.14 L/min
**(E)** 8.25 L/min

**18.** En comparación con el ápice del pulmón, la base del pulmón tiene:

**(A)** Una mayor $PO_2$ capilar pulmonar
**(B)** Una mayor $PCO_2$ capilar pulmonar
**(C)** Un mayor cociente ventilación/perfusión (V/Q)
**(D)** El mismo cociente V/Q

**19.** La hipoxemia produce hiperventilación por un efecto directo sobre:

**(A)** El nervio frénico
**(B)** Los receptores J
**(C)** Los receptores de estiramiento pulmonar
**(D)** Los quimiorreceptores del bulbo raquídeo
**(E)** Los quimiorreceptores del cuerpo carotídeo y aórtico

**20.** ¿Cuál de los siguientes cambios se produce durante el ejercicio extenuante?

**(A)** La tasa de ventilación y el consumo de $O_2$ aumentan en la misma medida
**(B)** La $PO_2$ arterial sistémica disminuye a unos 70 mm Hg
**(C)** La $PCO_2$ arterial sistémica aumenta hasta unos 60 mm Hg
**(D)** La $PCO_2$ venosa sistémica disminuye a unos 20 mm Hg
**(E)** El flujo sanguíneo pulmonar disminuye a expensas del flujo sanguíneo sistémico

**21.** Si una zona del pulmón no se ventila debido a una obstrucción bronquial, la sangre capilar pulmonar que suministra a esa zona tendrá una $PO_2$ que es:

**(A)** Igual a la $PO_2$ atmosférica
**(B)** Igual a la $PO_2$ venosa mixta
**(C)** Igual a la $PO_2$ arterial sistémica normal
**(D)** Mayor que la $PO_2$ inspirada
**(E)** Inferior a la $PO_2$ venosa mixta

**22.** En el transporte de $CO_2$ desde los tejidos hasta los pulmones, ¿cuál de las siguientes situaciones ocurre en la sangre venosa?

**(A)** Conversión de $CO_2$ y $H_2O$ en $H^+$ y $HCO_3^-$ en los eritrocitos
**(B)** Amortiguación de $H^+$ por la oxihemoglobina
**(C)** Desplazamiento de $HCO_3^-$ hacia los eritrocitos desde el plasma a cambio de $Cl^-$
**(D)** Unión de $HCO_3^-$ a la hemoglobina
**(E)** Alcalinización de los eritrocitos

**23.** ¿Cuál de las siguientes causas de hipoxia se caracteriza por una disminución de la $PO_2$ arterial y un aumento del gradiente A-a?

**(A)** Hipoventilación
**(B)** Derivación cardíaca de derecha a izquierda
**(C)** Anemia
**(D)** Intoxicación por monóxido de carbono
**(E)** Ascenso a gran altura

**24.** Una mujer de 42 años con fibrosis pulmonar grave es evaluada por su médico y presenta la siguiente gasometría arterial: pH = 7.48, $Pa_{O_2}$ = 55 mm Hg y $Pa_{CO_2}$ = 32 mm Hg. ¿Qué afirmación explica mejor el valor observado de $Pa_{CO_2}$?

**(A)** El aumento del pH estimula la respiración a través de los quimiorreceptores periféricos
**(B)** El aumento del pH estimula la respiración a través de los quimiorreceptores centrales

**(C)** La disminución de la $Pa_{O_2}$ inhibe la respiración a través de los quimiorreceptores periféricos

**(D)** La disminución de la $Pa_{O_2}$ estimula la respiración a través de los quimiorreceptores periféricos

**(E)** La disminución de la $Pa_{O_2}$ estimula la respiración a través de los quimiorreceptores centrales

**25.** Una persona de 38 años se traslada con su familia desde la ciudad de Nueva York (nivel del mar) a Leadville, Colorado (3 100 metros sobre el nivel del mar). ¿Cuál de las siguientes situaciones se producirá como resultado de residir a gran altura?

**(A)** Hipoventilación
**(B)** $Po_2$ arterial >100 mm Hg
**(C)** Disminución de la concentración de 2,3-difosfoglicerato (DPG)
**(D)** Desplazamiento hacia la derecha de la curva de disociación hemoglobina-$O_2$
**(E)** Vasodilatación pulmonar
**(F)** Hipertrofia del ventrículo izquierdo
**(G)** Acidosis respiratoria

**26.** El pH de la sangre venosa es solo ligeramente más ácido que el de la sangre arterial porque:

**(A)** El $CO_2$ es una base débil
**(B)** No hay anhidrasa carbónica en la sangre venosa
**(C)** El $H^+$ generado a partir del $CO_2$ y el $H_2O$ es amortiguado por el $HCO_3^-$ en la sangre venosa
**(D)** El $H^+$ generado por el $CO_2$ y el $H_2O$ es amortiguado por la desoxihemoglobina en la sangre venosa
**(E)** La oxihemoglobina es un mejor amortiguador para el $H^+$ que la desoxihemoglobina

**27.** En una espiración máxima, el volumen total espirado es:

**(A)** Volumen corriente ($V_C$)
**(B)** Capacidad vital (CV)
**(C)** Volumen de reserva espiratorio (VRE)
**(D)** Volumen residual (VR)
**(E)** Capacidad residual funcional (CRF)
**(F)** Capacidad inspiratoria
**(G)** Capacidad pulmonar total

**28.** Una persona con un defecto de ventilación/perfusión (V/Q) tiene hipoxemia y es tratada con $O_2$ suplementario. Este será *más* útil si el defecto predominante de V/Q de la persona es:

**(A)** Espacio muerto
**(B)** Derivación
**(C)** Alto V/Q
**(D)** Bajo V/Q
**(E)** V/Q = 0
**(F)** V/Q = ∞

**29.** ¿Qué persona se espera que tenga el mayor gradiente A-a?

**(A)** Persona con fibrosis pulmonar
**(B)** Persona con hipoventilación por sobredosis de morfina
**(C)** Persona a 3 650 metros sobre el nivel del mar
**(D)** Persona con pulmones normales respirando $O_2$ al 50%
**(E)** Persona con pulmones normales respirando $O_2$ al 100%

**30.** ¿Cuál de los siguientes conjuntos de datos tendría la mayor tasa de transferencia de $O_2$ en los pulmones?

| | $PI_{O_2}$ (mm Hg) | $Pv_{O_2}$ (mm Hg) | Superficie (relativa) | Espesor (relativo) |
|---|---|---|---|---|
| (A) | 150 | 40 | 1 | 1 |
| (B) | 150 | 40 | 2 | 2 |
| (C) | 300 | 40 | 1 | 2 |
| (D) | 150 | 80 | 1 | 1 |
| (E) | 190 | 80 | 2 | 2 |

**31.** Una persona de 48 años a nivel del mar respira una mezcla de gases que contiene un 21% de $O_2$. La persona tiene los siguientes valores de gasometría arterial:

$$Pa_{O_2} = 60 \text{ mm Hg}$$
$$Pa_{CO_2} = 45 \text{ mm Hg}$$

La $DL_{CO}$ medida es normal. ¿Cuál de las siguientes es la causa de la hipoxemia de la persona?

**(A)** Los valores muestran una función pulmonar normal
**(B)** Hipoventilación
**(C)** Fibrosis
**(D)** Intoxicación por monóxido de carbono
**(E)** Derivación de derecha a izquierda

**32.** Un hombre de 62 años a nivel del mar respira una mezcla de gases que contiene un 21% de $O_2$. Tiene los siguientes valores de gasometría arterial:

$$Pa_{O_2} = 60 \text{ mm Hg}$$

$$Pa_{CO_2} = 70 \text{ mm Hg}$$

¿Cuál de las siguientes opciones es la causa de su hipoxemia?

**(A)** Hipoventilación
**(B)** Fibrosis
**(C)** Defecto de V/Q
**(D)** Derivación de derecha a izquierda
**(E)** Anemia

# Respuestas y explicaciones

1. **La respuesta es E [I A 4, 5, B 2, 3].** El volumen residual (VR) no puede medirse por espirometría. Por lo tanto, cualquier volumen o capacidad pulmonar que incluya el VR no puede ser medido por espirometría. Las mediciones que incluyen el VR son la capacidad residual funcional (CRF) y la capacidad pulmonar total (CPT). La capacidad vital (CV) no incluye el VR y, por lo tanto, se puede medir mediante espirometría. El espacio muerto fisiológico no es medible por espirometría y requiere la toma de muestras de $P_{CO_2}$ arterial y $CO_2$ espirado.

2. **La respuesta es B [II D 2].** El síndrome de dificultad respiratoria neonatal es causado por la falta de surfactante adecuado en el pulmón inmaduro. El surfactante aparece entre la 24.ª y la 35.ª semana de gestación. En ausencia de surfactante, la tensión superficial de los pequeños alvéolos es demasiado elevada. Cuando la presión en los alvéolos pequeños es demasiado alta ($P = 2T/r$), los alvéolos pequeños se colapsan en los alvéolos más grandes. Hay una disminución del intercambio de gases con los alvéolos más grandes y colapsados, y se produce una falta de correspondencia entre la ventilación y la perfusión (V/Q), hipoxemia y cianosis. La falta de surfactante también disminuye la distensibilidad pulmonar, dificultando el inflado de los pulmones, aumentando el trabajo respiratorio y produciendo disnea (falta de aire). Por lo general, una relación lecitina:esfingomielina > 2:1 significa concentraciones de surfactante que indican madurez.

3. **La respuesta es B [VI C].** El flujo sanguíneo pulmonar es controlado localmente por la $P_{O_2}$ del aire alveolar. La hipoxia provoca una vasoconstricción pulmonar y, por lo tanto, desvía la sangre de las zonas no ventiladas del pulmón, donde se desperdiciaría. En la circulación coronaria, la hipoxemia provoca vasodilatación. Las circulaciones cerebral, muscular y cutánea no son controladas directamente por la $P_{O_2}$.

4. **La respuesta es D [VIII B 2 a].** La $P_{CO_2}$ arterial del paciente es inferior al valor normal de 40 mm Hg porque la hipoxemia ha estimulado a los quimiorreceptores periféricos para que aumenten su frecuencia respiratoria; la hiperventilación hace que el paciente expulse el $CO_2$ adicional y provoca una alcalosis respiratoria. En una enfermedad obstructiva, como el asma, disminuyen tanto el volumen espiratorio forzado ($VEF_1$) como la capacidad vital forzada (CVF), y la mayor disminución se produce en el $VEF_1$. Por lo tanto, la relación $VEF_1$/CVF disminuye. La mala ventilación de las zonas afectadas disminuye el cociente ventilación/perfusión (V/Q) y provoca hipoxemia. El volumen residual (VR) del paciente aumenta porque respira con un mayor volumen pulmonar para compensar la mayor resistencia de sus vías respiratorias.

5. **La respuesta es C [II E 3 a (2)].** Una causa de la obstrucción de las vías respiratorias en el asma es la constricción bronquiolar. La estimulación adrenérgica $\beta_2$ (agonistas adrenérgicos $\beta_2$) produce la relajación de los bronquiolos.

6. **La respuesta es E [II F 2].** Durante la inspiración, la presión intrapleural se vuelve *más negativa* que en reposo o durante la espiración (cuando vuelve a su valor de reposo menos negativo). Durante la inspiración, el aire entra en los pulmones cuando la presión alveolar es inferior (debido a la contracción del diafragma) a la presión atmosférica; si la presión alveolar no fuera inferior a la atmosférica, el aire no entraría. El volumen de los pulmones durante la inspiración es la capacidad residual funcional (CRF) *más* un volumen corriente (Vc).

7. **La respuesta es E [I B 2].** Durante la respiración normal, el volumen inspirado y luego espirado es un volumen corriente (Vc). El volumen que queda en los pulmones tras la espiración de un Vc es la capacidad residual funcional (CRF).

8. **La respuesta es G [I A 3; figura 4-1].** El volumen de reserva espiratorio (VRE) es igual a la capacidad vital (CV) menos la capacidad inspiratoria (la capacidad inspiratoria incluye el volumen corriente [Vc] y el volumen de reserva inspiratorio [VRI]).

9. **La respuesta es C [VI B].** La distribución del flujo sanguíneo en los pulmones se ve afectada por los efectos gravitacionales sobre la presión hidrostática arterial. Así, el flujo sanguíneo es mayor en la base, donde la presión hidrostática arterial es mayor y la diferencia entre la presión arterial y la venosa también es mayor. Esta diferencia de presión impulsa el flujo sanguíneo.

10. **La respuesta es D [II C 2; figura 4-3].** Por convención, cuando la presión de las vías respiratorias es igual a la presión atmosférica, se designa como presión cero. En estas condiciones de equilibrio, no hay flujo de aire porque no hay gradiente de presión entre la atmósfera y los alvéolos, y el volumen en los pulmones es la capacidad residual funcional (CRF). La pendiente de cada curva es la distensibilidad, no la resistencia; cuanto más pronunciada es la pendiente, mayor es el cambio de volumen para un cambio de presión dado, o la distensibilidad es mayor. La distensibilidad de los pulmones solos o de la pared torácica sola es mayor que la del sistema combinado de pulmones y pared torácica (las pendientes de las curvas individuales son más pronunciadas que la pendiente de la curva combinada, lo que significa una mayor distensibilidad). Cuando la presión de las vías respiratorias es cero (condiciones de equilibrio), la presión intrapleural es negativa debido a las tendencias opuestas de la pared torácica a expandirse y de los pulmones a colapsarse.

11. **La respuesta es C [II E 3].** Los bronquios medianos constituyen en realidad el lugar de mayor resistencia a lo largo del árbol bronquial. Aunque los pequeños radios de los alvéolos harían pensar que tendrían la mayor resistencia, no es así debido a su disposición en paralelo. De hecho, los cambios tempranos en la resistencia en las vías respiratorias pequeñas pueden ser «silenciosos» y pasar desapercibidos debido a su pequeña contribución global a la resistencia.

12. **La respuesta es D [VII B 2].** La $P_{O_2}$ alveolar del pulmón izquierdo será igual a la $P_{O_2}$ del aire inspirado. Como no hay flujo sanguíneo hacia el pulmón izquierdo, no puede haber intercambio de gases entre el aire alveolar y la sangre capilar pulmonar. En consecuencia, no se añade $O_2$ a la sangre capilar. El cociente ventilación/perfusión (V/Q) en el pulmón izquierdo será infinito (no cero o inferior al del pulmón derecho normal) porque Q (el denominador) es cero. Por supuesto, la $P_{O_2}$ arterial sistémica estará disminuida porque el pulmón izquierdo no tiene intercambio de gases. La $P_{O_2}$ alveolar en el pulmón derecho no se ve afectada.

13. **La respuesta es C [IV C 1; figura 4-8].** El ejercicio extenuante aumenta la temperatura y disminuye el pH del músculo esquelético; ambos efectos harían que la curva de disociación hemoglobina-$O_2$ se desplazara hacia la derecha, facilitando la descarga de $O_2$ en los tejidos para satisfacer la elevada demanda del músculo ejercitado. El 2,3-difosfoglicerato (DPG) se une a las cadenas β de la hemoglobina adulta y reduce su afinidad por el $O_2$, desplazando la curva hacia la derecha. En la hemoglobina fetal, las cadenas β se sustituyen por cadenas γ, que no se unen al 2,3-DPG, por lo que la curva se desplaza hacia la izquierda. Como el monóxido de carbono (CO) aumenta la afinidad de los sitios de unión restantes para el $O_2$, la curva se desplaza hacia la izquierda.

14. **La respuesta es A [IV C 1; figura 4-8].** Un desplazamiento hacia la derecha de la curva de disociación hemoglobina-$O_2$ representa una disminución de la afinidad de la hemoglobina por el $O_2$. A cualquier $P_{O_2}$ determinada, el porcentaje de saturación disminuye, la $P_{50}$ aumenta (leer la $P_{O_2}$ del gráfico al 50% de saturación de la hemoglobina) y se facilita la descarga de $O_2$ en los tejidos. La capacidad de transporte de $O_2$ de la hemoglobina es el mL de $O_2$ que puede unirse a un gramo de hemoglobina al 100% de saturación y no se ve afectada por el desplazamiento de la curva A a la curva B.

15. **La respuesta es D [I A 3].** Durante una espiración máxima forzada, el volumen espirado es un volumen corriente (Vc) más el volumen de reserva espiratorio (VRE). El volumen que queda en los pulmones es el volumen residual (VR).

16. **La respuesta es B [VI A].** El flujo sanguíneo (o gasto cardíaco) en las circulaciones sistémica y pulmonar es casi igual; el flujo pulmonar es ligeramente inferior al sistémico porque aproximadamente el 2% del gasto cardíaco sistémico «puentea» los pulmones. La circulación pulmonar se caracteriza por tener una presión y una resistencia menores que la circulación sistémica, por lo que los flujos a través de las dos circulaciones son aproximadamente iguales (flujo = presión/resistencia).

17. **La respuesta es D [I A 5 b, 6 b].** La ventilación alveolar es la diferencia entre el volumen corriente (Vc) y el espacio muerto multiplicado por la frecuencia respiratoria. El Vc y la frecuencia respiratoria suelen proporcionarse, pero hay que calcular el espacio muerto. El espacio muerto es el Vc multiplicado por la diferencia entre la $P_{CO_2}$ arterial y la $P_{CO_2}$ espirada dividida por la $P_{CO_2}$ arterial. Así pues, el espacio muerto = $0.45 \times (41 - 35/41) = 0.066$ L. La ventilación alveolar se calcula entonces como $(0.45$ L $- 0.066$ L$) \times 16$ respiraciones/min = 6.14 L/min.

18. **La respuesta es B [VII C; figura 4-10; tabla 4-5].** La ventilación y la perfusión del pulmón no se distribuyen uniformemente. Ambas son más bajas en el ápice y más altas en la base. Sin embargo, las diferencias para la ventilación no son tan grandes como para la perfusión, lo que hace que los cocientes ventilación/perfusión (V/Q) sean más altos en el ápice y más bajos en la base. Como resultado, el intercambio de gases es más eficiente en el ápice y menos en la base. Por lo tanto, la sangre que sale

del ápice tendrá una $P_{O_2}$ más alta y una $P_{CO_2}$ más baja. La sangre que sale de la base tendrá una $P_{O_2}$ más baja y una $P_{CO_2}$ más alta.

19. **La respuesta es E [VIII B 2].** La hipoxemia estimula la respiración por un efecto directo sobre los quimiorreceptores periféricos de los cuerpos carotídeos y aórticos. Los quimiorreceptores centrales (del bulbo raquídeo) son estimulados por el $CO_2$ (o $H^+$). Los receptores J y los receptores de estiramiento pulmonar no son quimiorreceptores. El nervio frénico inerva el diafragma y su actividad está determinada por las eferencias del centro respiratorio del tronco encefálico.

20. **La respuesta es A [IX A].** Durante el ejercicio, la tasa de ventilación aumenta para coincidir con el mayor consumo de $O_2$ y la producción de $CO_2$. Esta correspondencia se logra sin un cambio en la $P_{O_2}$ o $P_{CO_2}$ arterial media. La $P_{CO_2}$ venosa aumenta porque el músculo que se ejercita produce $CO_2$ adicional. Como este $CO_2$ será expulsado por los pulmones hiperventilados, no aumenta la $P_{CO_2}$ arterial. El flujo sanguíneo pulmonar (gasto cardíaco) se multiplica durante el ejercicio intenso.

21. **La respuesta es B [VII B 1].** Si una zona del pulmón no está ventilada, no puede haber intercambio de gases en esa región. La sangre capilar pulmonar que suministra a esa región no se equilibrará con la $P_{O_2}$ alveolar sino que tendrá una $P_{O_2}$ igual a la de la sangre venosa mixta.

22. **La respuesta es A [V B; figura 4-9].** El $CO_2$ generado en los tejidos se hidrata para formar $H^+$ y $HCO_3^-$ en los eritrocitos. El $H^+$ es amortiguado dentro de los eritrocitos por la desoxihemoglobina, que *acidifica* los glóbulos rojos. El $HCO_3^-$ sale de los eritrocitos a cambio de $Cl^-$ y es transportado a los pulmones en el plasma. Una pequeña cantidad de $CO_2$ (no $HCO_3^-$) se une directamente a la hemoglobina (carbaminohemoglobina).

23. **La respuesta es B [IV A 4; IV D; tabla 4-4; tabla 4-5].** La *hipoxia* se define como la disminución del aporte de $O_2$ a los tejidos. Se produce como consecuencia de la disminución del flujo sanguíneo o del contenido de $O_2$ en la sangre. La disminución del contenido de $O_2$ en la sangre es causada por la disminución de la concentración de hemoglobina (anemia), la menor capacidad de fijación de $O_2$ de la hemoglobina (intoxicación por monóxido de carbono) o la reducción de la $P_{O_2}$ arterial (hipoxemia). La hipoventilación, la derivación cardíaca de derecha a izquierda y el ascenso a gran altura provocan hipoxia al disminuir la $P_{O_2}$ arterial. De ellos, solo la derivación cardíaca de derecha a izquierda se asocia con un aumento del gradiente A-a, lo que refleja una falta de equilibrio de $O_2$ entre el gas alveolar y la sangre arterial sistémica. En la derivación de derecha a izquierda, una parte del gasto cardíaco derecho, o flujo sanguíneo pulmonar, no se oxigena en los pulmones y, por lo tanto, «diluye» la $P_{O_2}$ de la sangre normalmente oxigenada. Con la hipoventilación y el ascenso a gran altura, tanto la $P_{O_2}$ alveolar como la arterial disminuyen, pero el gradiente A-a es normal.

24. **La respuesta es D [VIII B; tabla 4-7].** La gasometría arterial del paciente muestra un aumento del pH y una disminución de la $Pa_{O_2}$ y la $Pa_{CO_2}$. La disminución de la $Pa_{O_2}$ provoca hiperventilación (estimula la respiración) a través de los quimiorreceptores periféricos, pero no a través de los centrales. La disminución de la $Pa_{CO_2}$ es el resultado de la hiperventilación (aumento de la respiración) y provoca un aumento del pH, que *inhibe la respiración a través de los quimiorreceptores periféricos y centrales.*

25. **La respuesta es D [IX B; tabla 4-9].** A grandes alturas, la $P_{O_2}$ del aire alveolar disminuye porque se reduce la presión barométrica. Como resultado, la $P_{O_2}$ arterial desciende (<100 mm Hg) y se produce hipoxemia que provoca hiperventilación por un efecto sobre los quimiorreceptores periféricos. La hiperventilación conduce a la alcalosis respiratoria. Las concentraciones de 2,3-difosfoglicerato (DPG) aumentan de forma adaptativa; el 2,3-DPG se une a la hemoglobina y hace que la curva de disociación hemoglobina-O2 se desplace hacia la derecha para mejorar la descarga de $O_2$ en los tejidos. La vasculatura pulmonar muestra vasoconstricción en respuesta a la hipoxia alveolar, lo que da lugar a un aumento de la presión arterial pulmonar y a la hipertrofia del ventrículo derecho (no del izquierdo).

26. **La respuesta es D [V B].** En la sangre venosa, el $CO_2$ se combina con el $H_2O$ y produce el ácido débil $H_2CO_3$, catalizado por la anhidrasa carbónica. El $H^+$ resultante es amortiguado por la desoxihemoglobina, que es un amortiguador tan eficaz para el $H^+$ (lo que significa que el pK está dentro de 1.0 unidad del pH de la sangre) que el pH de la sangre venosa es solo ligeramente más ácido que el de la sangre arterial. La oxihemoglobina es un amortiguador menos eficaz que la desoxihemoglobina.

27. **La respuesta es B [I B 3].** El volumen espirado en una espiración máxima forzada es la capacidad vital forzada, o capacidad vital (CV).

28. **La respuesta es D [VII].** El $O_2$ suplementario (respirar aire inspirado con una $P_{O_2}$ elevada) es más útil para tratar la hipoxemia asociada con un defecto de ventilación/perfusión (V/Q) si el defecto predo-

minante es un V/Q bajo. Las regiones de bajo V/Q tienen el mayor flujo sanguíneo. Por lo tanto, respirar aire de alta $P_{O_2}$ elevará la $P_{O_2}$ de un gran volumen de sangre y tendrá la mayor influencia en el flujo sanguíneo total que sale de los pulmones (que se convierte en sangre arterial sistémica). El espacio muerto (es decir, V/Q = ∞) no tiene flujo sanguíneo, por lo que el suplemento de $O_2$ no tiene efecto en estas regiones. La derivación (es decir, V/Q = 0) no tiene ventilación, por lo que el $O_2$ suplementario no tiene efecto. Las regiones de alto V/Q tienen poco flujo sanguíneo, por lo que el aumento de la $P_{O_2}$ de un pequeño volumen de sangre tendrá poco efecto general en la sangre arterial sistémica.

29. **La respuesta es A [IV D].** El aumento del gradiente A-a significa la falta de equilibrio de $O_2$ entre el gas alveolar (A) y la sangre arterial sistémica (a). En la fibrosis pulmonar se produce un engrosamiento de la barrera capilar alveolopulmonar y un aumento de la distancia de difusión del $O_2$, lo que provoca una falta de equilibrio del $O_2$, hipoxemia y un aumento del gradiente A-a. La hipoventilación y el ascenso a 3 650 m también causan hipoxemia, porque la sangre arterial sistémica se equilibra con una $P_{O_2}$ alveolar más baja (gradiente A-a normal). Las personas que respiran $O_2$ al 50% o 100% tendrán una $P_{O_2}$ alveolar elevada, y su $P_{O_2}$ arterial se equilibrará con este valor más alto (gradiente A-a normal).

30. **La respuesta es C [III D].** La difusión del $O_2$ del gas alveolar a la sangre capilar pulmonar es proporcional a la diferencia de presión parcial para el $O_2$ entre el aire inspirado y la sangre venosa mixta que entra en los capilares pulmonares, proporcional a la superficie de difusión e inversamente proporcional a la distancia de difusión o al espesor de la barrera. En la tabla, el conjunto de datos C tiene la mayor combinación de factores que impulsan la difusión.

31. **La respuesta es E [IV D].** Como la persona está hipoxémica a nivel del mar y respira una mezcla que contiene un porcentaje normal de $O_2$, no puede tener una función pulmonar normal. Además, como la persona está hipoxémica, no tiene intoxicación por monóxido de carbono (que disminuiría el contenido de $O_2$ de la sangre pero no disminuiría la $Pa_{O_2}$). Las opciones restantes de hipoventilación, fibrosis y derivación derecha-izquierda causan hipoxia. La fibrosis puede descartarse porque provoca un defecto de difusión y una disminución de $DL_{CO}$. La hipoventilación puede excluirse porque causaría un gran aumento de la $Pa_{CO_2}$. La derivación derecha-izquierda como causa de la hipoxemia de la persona se sustenta además en el cálculo del gradiente A-a de la siguiente manera: $P_{I_{O_2}} =$ (760 mm Hg − 47 mm Hg) × 0.21 = 150 mm Hg. $P_{A_{O_2}}$ = 150 mm Hg − 45 mm Hg/0.8 = 94 mm Hg. El gradiente A-a = 94 mm Hg − 60 mm Hg = 34 mm Hg, que está aumentado y es compatible con una derivación de derecha a izquierda.

32. **La respuesta es A [IV D].** La anemia (o la disminución de la concentración de hemoglobina) se descarta porque provoca una reducción del contenido de $O_2$ en la sangre, pero no causa hipoxia. El resto de las opciones producen hipoxia. El cálculo del gradiente A-a permite distinguir estas causas de la siguiente manera: $P_{I_{O_2}}$ = (760 mm Hg − 47 mm Hg) × 0.21 = 150 mm Hg. $P_{A_{O_2}}$ = 150 mm Hg − 70 mm Hg/0.8 = 63 mm Hg. El gradiente A-a = 63 mm Hg − 60 mm Hg = 3 mm Hg, lo cual es normal. Entre las opciones, la única causa de hipoxia con un gradiente A-a normal es la hipoventilación, por lo que la $P_{A_{O_2}}$ se reduce por la hipoventilación y la $Pa_{O_2}$ se equilibra con ese valor reducido; como la $Pa_{O_2}$ y la $P_{A_{O_2}}$ están equilibradas (pero más bajas de lo normal), son esencialmente iguales y A-a está cerca de cero, o es normal. La fibrosis, el defecto de V/Q y la derivación derecha-izquierda provocan una disminución de la $Pa_{O_2}$ que no se equilibra con la $P_{A_{O_2}}$ y, por lo tanto, causan un aumento del gradiente A-a.

# Capítulo 5

# Fisiología renal y ácido-base

## I. LÍQUIDOS CORPORALES (*V.* CORRELACIÓN CLÍNICA: REGLA DEL 60-40-20)

- El agua corporal total (ACT) equivale a ~**60% del peso corporal**.
- El agua corporal es inversamente proporcional a la grasa corporal.
- El porcentaje de ACT es **mayor en los recién nacidos y en los hombres adultos** y **menor en las mujeres adultas** y en los adultos con gran cantidad de tejido adiposo.

> **CORRELACIÓN CLÍNICA**
>
> **Regla del 60-40-20.** El ACT es el **60%** del peso corporal; el líquido intracelular, el **40%**; y el líquido extracelular, el **20%**.

**A. Distribución del agua (fig. 5-1 y tabla 5-1)**

1. **Líquido intracelular (LIC)**

   - **Equivale a dos tercios del ACT.**
   - Los principales cationes del LIC son **K$^+$** y **Mg$^{2+}$**.
   - Los principales aniones del LIC son **las proteínas y los fosfatos orgánicos** (trifosfato de adenosina [ATP, *adenosine triphosphate*], difosfato de adenosina [ADP, *adenosine diphosphate*] y monofosfato de adenosina [AMP, *adenosine monophosphate*]).

2. **Líquido extracelular (LEC)**

   - **Equivale a un tercio del ACT.**
   - Se compone de líquido intersticial y plasma. El catión principal del LEC es el **Na$^+$**.
   - Los principales aniones del LEC son el **Cl$^-$** y el **HCO$_3^-$**.

   a. **El plasma representa una cuarta parte del LEC.** Por lo tanto, es una doceava parte del ACT ($1/4 \times 1/3$).

      - Las principales **proteínas plasmáticas** son la albúmina y las globulinas.

   b. **El líquido intersticial constituye tres cuartas partes del LEC.** Por lo tanto, es una cuarta parte del ACT ($3/4 \times 1/3$).

      - La composición del líquido intersticial es la misma que la del plasma, salvo que tiene **pocas proteínas**. Así, el líquido intersticial es un **ultrafiltrado del plasma**.

**B. Medición de los volúmenes de los compartimentos de líquidos (*véase* tabla 5-1)**

1. **Método de dilución**

   a. Se provee una **cantidad conocida** de una sustancia cuyo volumen de distribución es el compartimento de líquido corporal de interés.

      - Por ejemplo:

      **(1)** El *agua tritiada* es un marcador del ACT que se distribuye en los sitios donde se ubica el agua.

      **(2)** El *manitol* es un marcador del LEC porque es una molécula grande que no puede atravesar las membranas celulares y, por lo tanto, está excluida del LIC.

      **(3)** El *azul de Evans* es un marcador del volumen plasmático porque es un colorante que se une a la albúmina sérica y, por lo tanto, está confinado al compartimento plasmático.

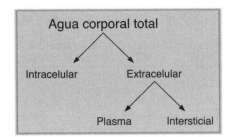

**FIGURA 5-1** Compartimentos de los líquidos corporales.

**b.** Se deja que la sustancia **se equilibre**.

**c.** La **concentración** de la sustancia se mide en el plasma y el **volumen de distribución se calcula** de la siguiente manera:

$$\textbf{Volumen} = \frac{\textbf{Cantidad}}{\textbf{Concentración}}$$

donde:

Volumen = volumen de distribución o volumen del compartimento de líquido corporal (L)

Cantidad = cantidad de sustancia presente (mg)

Concentración = concentración en plasma (mg/L)

**d. Ejemplo de cálculo**

■ Se inyectan 500 mg de manitol a un paciente. Después de un período de equilibrio de 2 h, la concentración de manitol en el plasma es de 3.2 mg/100 mL. Durante el período de equilibrio, el 10% del manitol inyectado se excreta en la orina. ¿Cuál es el volumen del LEC del paciente?

$$
\begin{aligned}
\text{Volumen} &= \frac{\text{Cantidad}}{\text{Concentración}} \\
&= \frac{\text{Cantidad inyectada} - \text{Cantidad excretada}}{\text{Concentración}} \\
&= \frac{500\,\text{mg} - 50\,\text{mg}}{3.2\,\text{mg}/100\,\text{mL}} \\
&= 14.1\,\text{L}
\end{aligned}
$$

**2. Sustancias utilizadas para los principales compartimentos de líquidos** (*véase* tabla 5-1)

**a. ACT**

■ Agua tritiada, $D_2O$ y antipirina

**b. LEC**

■ Sulfato, inulina y manitol

**c. Plasma**

■ Albúmina sérica radioyodada y azul de Evans

**d. Intersticial**

■ Medido indirectamente (volumen del LEC-volumen del plasma)

**e. LIC**

■ Medido indirectamente (volumen del ACT-LEC)

**C. Desplazamientos del agua entre compartimentos**

**1. Principios básicos**

**a.** La *osmolaridad* es la concentración de partículas de soluto.

**b.** La **osmolaridad plasmática ($P_{osm}$)** se estima como:

| T a b l a **5-1** Compartimentos de agua corporal y de líquidos corporales |

| Compartimento de líquidos corporales | Fracción de ACT[a] | Marcadores utilizados para medir el volumen | Cationes principales | Aniones principales |
|---|---|---|---|---|
| ACT | 1.0 | $H_2O$ tritiada<br>$D_2O$<br>Antipirina | | |
| LEC | 1/3 | Sulfato<br>Inulina<br>Manitol | $Na^+$ | $Cl^-$<br>$HCO_3^-$ |
| Plasma | 1/12 (1/4 del LEC) | Albúmina sérica radioyodada<br>Azul de Evans | $Na^+$ | $Cl^-$<br>$HCO_3^-$<br>Proteínas plasmáticas |
| Líquido intersticial | 1/4 (3/4 del LEC) | Volumen de LEC-plasma (indirecto) | $Na^+$ | $Cl^-$<br>$HCO_3^-$ |
| LIC | 2/3 | ACT-LEC (indirecto) | $K^+$ | Fosfatos orgánicos<br>Proteína |

[a]El ACT es ~60% del peso corporal total, o 42 L en un hombre de 70 kg.
ACT: agua corporal total; LEC: líquido extracelular; LIC: líquido intracelular.

$$P_{osm} = 2 \times Na^+ + glucosa / 18 + BUN / 2.8$$

donde:

$P_{osm}$ = osmolaridad plasmática (mOsm/L)
$Na^+$ = concentración plasmática de $Na^+$ (mEq/L)

Glucosa = concentración plasmática de glucosa (mg/dL)

BUN = concentración plasmática de nitrógeno ureico en sangre (mg/dL)

**c.** En estado estable, **la osmolaridad del LEC y la del LIC son iguales**.
**d.** Para lograr esta igualdad, **el agua se desplaza** entre los compartimentos del LEC y del LIC.
**e.** Se supone que los solutos como el NaCl y el manitol no atraviesan las membranas celulares y quedan confinados en el LEC.

**2. Ejemplos de desplazamientos de agua entre compartimentos** (fig. 5-2 y tabla 5-2)

   **a. Infusión de NaCl isotónico: adición de líquido isotónico**

   ■ También se denomina *expansión isoosmótica de volumen*.

   **(1)** *El volumen del LEC aumenta*, pero **no se produce ningún cambio en la osmolaridad** del LEC o del LIC. Dado que la osmolaridad no cambia, el agua no se desplaza entre los compartimentos del LEC o del LIC.

   **(2)** *La concentración de proteínas plasmáticas y el hematócrito disminuyen* porque la adición de líquido al LEC diluye las proteínas y los eritrocitos. Como la osmolaridad del LEC no cambia, los eritrocitos no se encogen ni se hinchan.

   **(3)** *La presión arterial aumenta* porque se incrementa el volumen del LEC.

   **b. Diarrea: pérdida de líquido isotónico**

   ■ También se denomina *contracción isoosmótica de volumen*.

   **(1)** *El volumen del LEC disminuye*, pero **no se produce ningún cambio en la osmolaridad** del LEC o del LIC. Dado que la osmolaridad no cambia, el agua no se desplaza entre los compartimentos del LEC o del LIC.

   **(2)** *La concentración de proteínas plasmáticas y el hematócrito aumentan* porque la pérdida de LEC concentra las proteínas y los eritrocitos. Como la osmolaridad del LEC no cambia, los eritrocitos no se encogen ni se hinchan.

   **(3)** *La presión arterial disminuye* porque se reduce el volumen del LEC.

   **c. Ingesta excesiva de NaCl: adición de NaCl**

   ■ También se denomina *expansión hiperosmótica de volumen*.

   **(1)** *La osmolaridad del LEC aumenta* porque se han añadido osmoles (NaCl) al LEC.

   **(2)** *El agua se desplaza del LIC al LEC*. Como resultado de este desplazamiento, **la osmolaridad del LIC aumenta** hasta igualar la del LEC.

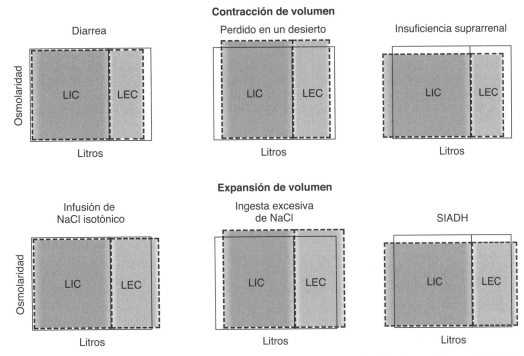

**FIGURA 5-2** Desplazamientos de agua entre compartimentos de líquidos corporales. El volumen y la osmolaridad del líquido extracelular (LEC) y del líquido intracelular (LIC) normales se indican con las *líneas continuas*. Los cambios en el volumen y la osmolaridad en respuesta a diversas situaciones se indican con las *líneas discontinuas*. SIADH: síndrome de secreción inadecuada de hormona antidiurética.

**(3)** Como resultado del desplazamiento del agua fuera de las células, **el volumen del LEC aumenta** (expansión de volumen) y **el volumen del LIC disminuye**.

**(4)** La concentración de proteínas plasmáticas y el hematócrito disminuyen debido al aumento del volumen del LEC.

**d. Sudar en un desierto: pérdida de agua**

■ También se denomina *contracción hiperosmótica de volumen*.

**(1)** *La osmolaridad del LEC aumenta* porque el sudor es hipoosmótico (se pierde relativamente más agua que sal).

**Tabla 5-2** Cambios en el volumen y la osmolaridad de los líquidos corporales

| Tipo | Ejemplos clave | Volumen del LEC | Volumen del LIC | Osmolaridad del LEC | Hto. y [Na⁺] sérica |
|---|---|---|---|---|---|
| Expansión isoosmótica de volumen | Infusión isotónica de NaCl | ↑ | No hay cambios | No hay cambios | Hto. ↓ [Na⁺]– |
| Contracción isoosmótica de volumen | Diarrea | ↓ | No hay cambios | No hay cambios | Hto. ↑ [Na⁺]– |
| Expansión hiperosmótica de volumen | Ingesta elevada de NaCl | ↑ | ↓ | ↑ | Hto. ↓ [Na⁺] ↑ |
| Contracción hiperosmótica de volumen | Sudoración Fiebre Diabetes insípida | ↓ | ↓ | ↑ | Hto. – [Na⁺] ↑ |
| Expansión hipoosmótica de volumen | SIADH | ↑ | ↑ | ↓ | Hto. – [Na⁺] ↓ |
| Contracción hipoosmótica de volumen | Insuficiencia suprarrenal | ↓ | ↑ | ↓ | Hto. ↑ [Na⁺] ↓ |

Hto.: hematócrito; LEC: líquido extracelular; LIC: líquido intracelular; SIADH: síndrome de secreción inadecuada de hormona antidiurética.

**(2)** *El volumen del LEC disminuye* debido a la pérdida de volumen en el sudor. El agua se desplaza fuera del LIC; como resultado del desplazamiento, **la osmolaridad del LIC aumenta** hasta que es igual a la osmolaridad del LEC, en tanto que **el volumen del LIC disminuye**.

**(3)** *La concentración de proteínas plasmáticas aumenta* debido a la disminución del volumen del LEC. Aunque se podría esperar que el **hematócrito** también se incrementara, **no se modifica** porque el agua se desplaza fuera de los eritrocitos, lo que reduce su volumen y compensa el efecto concentrador de la disminución del volumen del LEC.

**e. Síndrome de secreción inadecuada de hormona antidiurética (SIADH, *syndrome of inappropriate antidiuretic hormone*): ganancia de agua**

■ También se denomina ***expansión hipoosmótica de volumen***.

**(1)** *La osmolaridad del LEC disminuye* porque se retiene el exceso de agua.

**(2)** *El volumen del LEC aumenta* debido a la retención de agua. El agua se desplaza hacia las células; como resultado de este desplazamiento, **la osmolaridad del LIC disminuye** hasta igualar la osmolaridad del LEC, en tanto que **el volumen del LIC aumenta**.

**(3)** *La concentración de proteínas plasmáticas disminuye* debido al aumento del volumen del LEC. Aunque se podría esperar que el **hematócrito** también disminuyera, **no se modifica** porque el agua se desplaza hacia los eritrocitos, lo que incrementa su volumen y compensa el efecto diluyente de la ganancia de volumen del LEC.

**f. Insuficiencia adrenocortical: pérdida de NaCl**

■ También se denomina ***contracción hipoosmótica de volumen***.

**(1)** *La osmolaridad del LEC disminuye.* Como resultado de la falta de aldosterona en la insuficiencia adrenocortical, hay una disminución de la reabsorción de NaCl, y los riñones excretan más NaCl que agua.

**(2)** *El volumen del LEC disminuye.* El agua se desplaza hacia las células; como resultado de este desplazamiento, **la osmolaridad del LIC se reduce** hasta igualar la osmolaridad del LEC, en tanto que **el volumen del LIC aumenta**.

**(3)** *La concentración de proteínas plasmáticas aumenta* debido a la disminución del volumen del LEC. **El hematócrito se eleva** debido a la disminución del volumen del LEC y porque los eritrocitos se hinchan como resultado de la entrada de agua.

**(4)** *La presión arterial disminuye* debido a la reducción del volumen del LEC.

# II. DEPURACIÓN RENAL, FLUJO SANGUÍNEO RENAL Y TASA DE FILTRACIÓN GLOMERULAR

## A. Ecuación para la depuración

■ Proporciona el volumen de plasma depurado de una sustancia por unidad de tiempo.

■ Las unidades de depuración son **mL/min** o **mL/24 h**.

$$C = \frac{UV}{P}$$

donde:

C = depuración (mL/min o mL/24 h)

U = concentración urinaria (mg/mL)

V = volumen de orina/tiempo (mL/min)

P = concentración plasmática (mg/mL)

■ **Ejemplo:** si la [$Na^+$] plasmática es de 140 mEq/L, la [$Na^+$] urinaria es de 700 mEq/L y el flujo urinario es de 1 mL/min, ¿a cuánto asciende la depuración de $Na^+$?

$$C_{Na^+} = \frac{[U]_{Na^+} \times V}{[P]_{Na^+}}$$

$$= \frac{700 \text{ mEq/L} \times 1 \text{ mL/min}}{140 \text{ mEq/L}}$$

$$= 5 \text{ mL/min}$$

## B. Flujo sanguíneo renal (FSR)

- **Equivale al 25% del gasto cardíaco.**
- Es directamente proporcional a la diferencia de presión entre la arteria renal y la vena renal e inversamente proporcional a la resistencia de la vasculatura renal.
- La **vasoconstricción** de las arteriolas renales, la cual conduce a una disminución del FSR, se produce por la activación del **sistema nervioso simpático** y la angiotensina II. A bajas concentraciones, la **angiotensina II** constriñe preferentemente las arteriolas eferentes, lo que «protege» (aumenta) la tasa de filtración glomerular (TFG). Los **inhibidores de la enzima convertidora de la angiotensina** dilatan las arteriolas eferentes y producen una disminución de la TFG; estos fármacos reducen la hiperfiltración y pueden retrasar o prevenir la aparición de la nefropatía diabética en los casos de diabetes mellitus.
- La **vasodilatación** de las arteriolas renales, la cual conduce a un aumento del FSR, es producida por las **prostaglandinas $E_2$ y $I_2$**. Así, las prostaglandinas ejercen un efecto «protector» del FSR en estados de alta vasoconstricción; los antiinflamatorios no esteroideos inhiben la síntesis de prostaglandinas y revierten su efecto protector. La bradicinina, el óxido nítrico y la **dopamina** también vasodilatan las arteriolas renales.
- El **péptido natriurético auricular** (ANP, *atrial natriuretic peptide*) produce la *vasodilatación* de las arteriolas aferentes y, en menor medida, la *vasoconstricción* de las arteriolas eferentes; en general, el ANP aumenta el FSR y la TFG.

### 1. Autorregulación del FSR

- Se consigue **modificando la resistencia vascular renal**. Si cambia la presión arterial, se produce un cambio proporcional en la resistencia vascular renal para mantener un FSR constante.
- El FSR se mantiene constante en el rango de las presiones arteriales de 80-200 mm Hg (**autorregulación**).
- Los mecanismos de autorregulación son los siguientes:

  **a. Mecanismo miogénico,** en el que las arteriolas renales aferentes se contraen en respuesta al estiramiento. Así, el aumento de la presión arterial renal estira las arteriolas, las cuales se contraen e incrementan la resistencia para mantener un flujo sanguíneo constante.

  **b. Retroalimentación tubuloglomerular,** en la cual el aumento de la presión arterial renal conduce a un mayor aporte de líquido a la **mácula densa**. Esta última percibe el incremento de la carga y produce la constricción de la arteriola aferente cercana, lo que aumenta la resistencia para mantener un flujo sanguíneo constante.

  - La dieta rica en proteínas aumenta la TFG mediante el incremento de la reabsorción de $Na^+$ y $Cl^-$, la disminución de la entrega de $Na^+$ y $Cl^-$ a la mácula densa y, por lo tanto, el aumento de la TFG a través de la retroalimentación tubuloglomerular.

### 2. Medición del flujo plasmático renal (FPR): depuración del ácido *p*-aminohipúrico (PAH, *para-aminohippuric*)

- El ácido PAH es **filtrado y secretado** por los túbulos renales.
- La depuración del ácido PAH se usa para medir el FPR.
- La depuración del ácido PAH mide el **FPR efectivo** y subestima el verdadero FPR en un 10% (la depuración del ácido PAH no mide el FPR a regiones de los riñones que no filtran ni secretan dicha sustancia, como el tejido adiposo).

$$FPR = C_{PAH} = \frac{[U]_{PAH} \, V}{[P]_{PAH}}$$

donde:

$FPR$ = flujo plasmático renal (mL/min o mL/24 h)

$C_{PAH}$ = depuración del PAH (mL/min o mL/24 h)

$[U]_{PAH}$ = concentración urinaria de PAH (mg/mL)

$V$ = flujo urinario (mL/min o mL/24 h)

$[P]_{PAH}$ = concentración plasmática de PAH (mg/mL)

### 3. Medición del FSR

$$FSR = \frac{FPR}{1 - \text{hematócrito}}$$

- Nótese que el denominador de esta ecuación, 1 − hematócrito, es la fracción de la volemia ocupada por el plasma.

C. Tasa de filtración glomerular

1. **Medición de la TFG: depuración de la inulina**

   ■ La inulina es **filtrada pero no reabsorbida ni secretada** por los túbulos renales.
   ■ La depuración de la inulina se utiliza para medir la TFG, como se puede observar en la siguiente ecuación:

   $$\text{TFG} = \frac{[\text{U}]_{\text{inulina}} \, \text{V}}{[\text{P}]_{\text{inulina}}}$$

   donde:

   TFG = tasa de filtración glomerular (mL/min o mL/24h)

   $[\text{U}]_{\text{inulina}}$ = concentración urinaria de inulina (mg/mL)

   V = flujo urinario (mL/min o mL/24 h)

   $[\text{P}]_{\text{inulina}}$ = concentración plasmática de inulina (mg/mL)

   ■ **Ejemplo de cálculo de la TFG:** se infunde inulina en un paciente para alcanzar una concentración plasmática en estado estable de 1 mg/mL. Una muestra de orina tomada durante 1 h tiene un volumen de 60 mL y una concentración de inulina de 120 mg/mL. ¿Cuál es la TFG del paciente?

   $$\text{TFG} = \frac{[\text{U}]_{\text{inulina}} \, \text{V}}{[\text{P}]_{\text{inulina}}}$$

   $$= \frac{120 \text{ mg/mL} \times 60 \text{ mL/h}}{1 \text{ mg/mL}}$$

   $$= \frac{120 \text{ mg/mL} \times 1 \text{ mL/min}}{1 \text{ mg/mL}}$$

   $$= 120 \text{ mL/min}$$

2. **Estimación de la TFG con nitrógeno ureico en sangre (BUN, *blood urea nitrogen*) y [creatinina] sérica**

   ■ Tanto el BUN como la [creatinina] sérica aumentan cuando la TFG disminuye.
   ■ En la **azoemia prerrenal** (hipovolemia), el BUN aumenta más que la creatinina sérica (porque la hipovolemia aumenta la reabsorción de urea en el túbulo proximal) y hay un **cociente BUN/creatinina incrementado** (> 20:1).
   ■ **La TFG disminuye con la edad**, aunque la [creatinina] sérica se mantiene constante debido a la disminución de la masa muscular.

3. **Fracción de filtración**

   ■ Es la fracción de FPR filtrada a través de los capilares glomerulares, como se muestra en la siguiente ecuación:

   $$\text{Fracción de filtración} = \frac{\text{TFG}}{\text{FPR}}$$

   ■ **Normalmente es de alrededor de 0.20.** Así, se filtra el 20% del FPR. El 80% restante sale de los capilares glomerulares por las arteriolas eferentes y se convierte en la circulación capilar peritubular.
   ■ Los **aumentos de la fracción de filtración** producen incrementos en la concentración de proteínas de la sangre capilar peritubular, lo que conduce a un aumento de la reabsorción en el túbulo proximal.
   ■ Las **disminuciones de la fracción de filtración** producen decrementos en la concentración de proteínas de la sangre capilar peritubular y una disminución de la reabsorción en el túbulo proximal.

4. **Determinación de la TFG: fuerzas de Starling** (fig. 5-3)

   ■ La fuerza impulsora para la filtración glomerular es la **presión neta de ultrafiltración** a través de los capilares glomerulares.
   ■ La **filtración siempre se ve favorecida** en los capilares glomerulares porque la presión neta de ultrafiltración siempre favorece el movimiento del líquido fuera del capilar.
   ■ La TFG puede expresarse mediante la **ecuación de Starling**:

   $$\text{TFG} = K_f [(P_{GC} - P_{BS}) - (\pi_{GC} - \pi_{BS})]$$

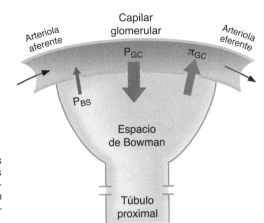

**FIGURA 5-3** Fuerzas de Starling a través de los capilares glomerulares. Las *flechas gruesas* indican las fuerzas impulsoras a través de la pared capilar glomerular. $P_{BS}$: presión hidrostática en el espacio de Bowman; $P_{GC}$: presión hidrostática en el capilar glomerular; $\pi_{GC}$: presión coloidosmótica en el capilar glomerular.

a. **TFG** es la filtración a través de los capilares glomerulares.

b. **$K_f$ es el coeficiente de filtración** de los capilares glomerulares.

■ La barrera glomerular está formada por el endotelio capilar, la membrana basal y las hendiduras de filtración de los podocitos.

■ Por lo general, **las glicoproteínas aniónicas recubren la barrera de filtración** y restringen la filtración de las proteínas plasmáticas, las cuales también están cargadas negativamente (*véase* Correlación clínica: glomerulopatía).

---

**CORRELACIÓN CLÍNICA**  En la **glomerulopatía**, las cargas aniónicas de la barrera pueden ser eliminadas, dando lugar a la proteinuria.

---

c. **$P_{GC}$ es la presión hidrostática capilar glomerular**, la cual es constante a lo largo del capilar.

■ **Se incrementa por la dilatación de la arteriola aferente o la constricción de la arteriola eferente.** El aumento de la $P_{GC}$ genera un incremento de la presión neta de ultrafiltración y de la TFG.

d. **$P_{BS}$ es la presión hidrostática del espacio de Bowman** y es análoga a la $P_i$ en los capilares sistémicos.

■ **Se incrementa por la constricción de los uréteres.** El aumento de la $P_{BS}$ produce una disminución de la presión neta de ultrafiltración y de la TFG.

e. **$\pi_{GC}$ es la presión oncótica capilar glomerular.** Por lo general, **aumenta a lo largo del capilar glomerular** porque la filtración de agua incrementa la concentración de proteínas de la sangre del capilar glomerular.

■ **Se incrementa por el aumento de la concentración de proteínas.** El aumento de la $\pi_{GC}$ produce una disminución de la presión neta de ultrafiltración y de la TFG.

f. **$\pi_{BS}$ es la presión oncótica del espacio de Bowman.** Suele ser de **cero** y, por lo tanto, se ignora, ya que por lo regular solo se filtra una pequeña cantidad de proteínas.

5. **Ejemplo de cálculo de la presión de ultrafiltración con la ecuación de Starling**

■ En el extremo arteriolar aferente de un capilar glomerular, la $P_{GC}$ es de 45 mm Hg, la $P_{BS}$ es de 10 mm Hg y la $\pi_{GC}$ es de 27 mm Hg. ¿Cuál es el valor y la dirección de la presión neta de ultrafiltración?

$$\text{Presión neta} = \left(P_{GC} - P_{BS}\right) - \pi_{GC}$$
$$\text{Presión neta} = \left(45 \,\text{mm Hg} - 10 \,\text{mm Hg}\right) - 27 \,\text{mm Hg}$$
$$= +8 \,\text{mm Hg} \left(\text{favoreciendo la filtración}\right)$$

6. **Cambios en las fuerzas de Starling: efecto en la TFG y la fracción de filtración** (tabla 5-3)

| T a b l a  **5-3** | Efecto de los cambios en las fuerzas de Starling en la tasa de filtración glomerular | | |
|---|---|---|---|
| | **Efecto en la TFG** | **Efecto en el FPR** | **Efecto en la fracción de filtración** |
| Constricción de la arteriola aferente (p. ej., simpática) | ↓ (causado por ↓ de $P_{GC}$) | ↓ | No hay cambios |
| Constricción de la arteriola eferente (p. ej., angiotensina II) | ↑ (causado por ↑ de $P_{GC}$) | ↓ | ↑ (↑ de la TFG/↓ del FPR) |
| Aumento de la [proteínas] plasmática | ↓ (causado por ↑ de $\pi_{GC}$) | No hay cambios | ↓ (↓ de la TFG/FPR inalterado) |
| Cálculo ureteral | ↓ (causado por ↑ de $P_{BS}$) | No hay cambios | ↓ (↓ de la TFG/FPR inalterado) |

FPR: flujo plasmático renal; $P_{BS}$: presión hidrostática del espacio de Bowman; $P_{GC}$: presión hidrostática capilar glomerular; $\pi_{GC}$: presión coloidosmótica en el capilar glomerular; TFG: tasa de filtración glomerular.

## III. REABSORCIÓN Y SECRECIÓN (FIG. 5-4)

### A. Cálculo de las tasas de reabsorción y secreción

- La *tasa de reabsorción* o *secreción* es la diferencia entre la cantidad filtrada a través de los capilares glomerulares y la cantidad excretada en la orina. Se calcula con las siguientes ecuaciones:

$$\text{Carga filtrada} = \text{TFG} \times [\text{plasma}]$$
$$\text{Velocidad de excreción} = \text{V} \times [\text{orina}]$$
$$\text{Tasa de reabsorción} = \text{Carga filtrada} - \text{Velocidad de excreción}$$
$$\text{Tasa de secreción} = \text{Velocidad de excreción} - \text{Carga filtrada}$$

- Si la carga filtrada es mayor que la tasa de excreción, entonces se ha producido una **reabsorción neta** de la sustancia. Si la carga filtrada es menor que la tasa de excreción, entonces se ha producido una **secreción neta** de la sustancia.
- **Ejemplo:** una mujer con diabetes mellitus no tratada tiene una TFG de 120 mL/min, una concentración de glucosa en plasma de 400 mg/dL, una concentración de glucosa en orina de 2 500 mg/dL y un flujo de orina de 4 mL/min. ¿Cuál es la tasa de reabsorción de la glucosa?

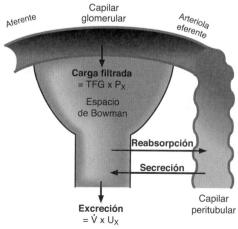

**FIGURA 5-4** Procesos de filtración, reabsorción y secreción. La suma de los tres procesos constituye la excreción. TFG: tasa de filtración glomerular.

$$\text{Carga filtrada} = \text{TFG} \times [\text{Glucosa}] \text{ en plasma}$$
$$= 120 \text{ mL / min} \times 400 \text{ mg/mL}$$
$$= 480 \text{ mg / min}$$
$$\text{Excreción} = V \times [\text{Glucosa}] \text{ en orina}$$
$$= 4 \text{ mL / min} \times 2\,500 \text{ mg / dL}$$
$$= 100 \text{ mg / min}$$
$$\text{Reabsorción} = 480 \text{ mg / min} - 100 \text{ mg / min}$$
$$= 380 \text{ mg / min}$$

**B. Curva de transporte máximo ($T_m$) de la glucosa: una sustancia reabsorbida (fig. 5-5)**

**1. Carga filtrada de glucosa**

- Aumenta en proporción directa a la concentración de glucosa en plasma (carga filtrada de glucosa = TFG $\times [P]_{glucosa}$).

**2. Reabsorción de la glucosa**

- **a.** El **cotransportador de Na$^+$-glucosa 2** (SGLT2) en el **túbulo proximal temprano** reabsorbe la glucosa del líquido tubular a la sangre. Hay un número limitado de transportadores de SGLT2; tienen una alta capacidad y una baja afinidad.
- **b.** A concentraciones de glucosa en plasma < 250 mg/dL, toda la glucosa filtrada puede ser reabsorbida porque hay muchos transportadores disponibles; en este rango, la línea de reabsorción es la misma que la de filtración.
- **c.** A concentraciones de glucosa en plasma > 350 mg/dL, los transportadores están saturados. Por lo tanto, los aumentos de la concentración plasmática > 350 mg/dL no llevan a un incremento de las tasas de reabsorción. La tasa de reabsorción a la que se saturan los transportadores es **$T_m$**.

**3. Excreción de la glucosa**

- **a.** A concentraciones plasmáticas < 250 mg/dL, toda la glucosa filtrada se reabsorbe y la excreción es nula. El **umbral** (definido como la concentración plasmática en la que la glucosa aparece por primera vez en la orina) es de ~250 mg/dL.
- **b.** A concentraciones plasmáticas > 350 mg/dL, la reabsorción está saturada ($T_m$). Por lo tanto, a medida que aumenta la concentración plasmática, la glucosa filtrada adicional no puede ser reabsorbida y se excreta en la orina.

**4. Separación**

- Es la región de las curvas de la glucosa **entre el umbral y $T_m$**.
- Se produce entre las concentraciones de glucosa en plasma de ~250 y 350 mg/dL.
- Representa la excreción de la glucosa en la orina antes de que se alcance plenamente la saturación de la reabsorción ($T_m$).
- Se explica mediante la heterogeneidad de las nefronas y la afinidad relativamente baja de los transportadores de SGLT2.

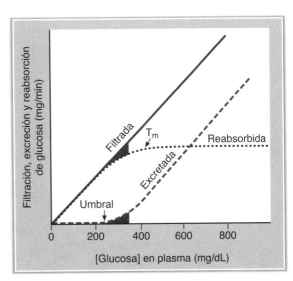

**FIGURA 5-5** Curva de valoración de la glucosa. La filtración, la excreción y la reabsorción de la glucosa se muestran en función de la [glucosa] plasmática. La *zona sombreada* indica la «separación». $T_m$: transporte máximo.

## C. Curva de $T_m$ para el ácido PAH: una sustancia secretada (fig. 5-6)

### 1. Carga filtrada de ácido PAH

- Al igual que con la glucosa, la carga filtrada de ácido PAH aumenta en proporción directa a la concentración plasmática del ácido.

### 2. Secreción del ácido PAH

- **a.** La secreción del ácido PAH se produce desde la sangre capilar peritubular hasta el líquido tubular (orina) a través de transportadores en el **túbulo proximal**.
- **b.** A bajas concentraciones plasmáticas de ácido PAH, la tasa de secreción aumenta a medida que se eleva la concentración plasmática.
- **c.** Una vez que los transportadores están saturados, los aumentos posteriores de la concentración plasmática de ácido PAH no producen más incrementos en la tasa de secreción (**$T_m$**).

### 3. Excreción del ácido PAH

- **a.** La excreción del ácido PAH es la **suma de la filtración** a través de los capilares glomerulares **más la secreción** desde la sangre capilar peritubular.
- **b.** La curva de excreción es más pronunciada a concentraciones plasmáticas de ácido PAH bajas (más bajas que en el $T_m$). Una vez que se supera el $T_m$ de secreción y se saturan todos los transportadores de secreción, la curva de excreción se aplana y se vuelve paralela a la curva de filtración.
- **c.** El **FPR** se mide mediante la **depuración del ácido PAH** a concentraciones plasmáticas de ácido inferiores al $T_m$.

## D. Depuraciones relativas de las sustancias

### 1. Sustancias con las depuraciones más altas

- Son aquellas que se filtran a través de los capilares glomerulares y se secretan desde los capilares peritubulares en la orina (p. ej., ácido PAH).

### 2. Sustancias con las depuraciones más bajas

- Son aquellas que no se filtran (p. ej., proteínas) o que se filtran y posteriormente se reabsorben en la sangre capilar peritubular (p. ej., $Na^+$, glucosa, aminoácidos, $HCO_3^-$, $Cl^-$).

### 3. Sustancias con depuraciones iguales a la TFG

- Son **marcadores glomerulares**.
- Son aquellas que se filtran libremente pero no se reabsorben ni se secretan (p. ej., inulina).

### 4. Depuraciones relativas

- Ácido PAH > $K^+$ (dieta rica en $K^+$) > inulina > urea > $Na^+$ > glucosa, aminoácidos y $HCO_3^-$.

## E. Difusión no iónica

### 1. Ácidos débiles

- Tienen una forma HA y una forma $A^-$.
- La forma HA (sin carga y soluble en lípidos) puede hacer difusión inversa o «retrodifundirse» desde la orina hasta la sangre.

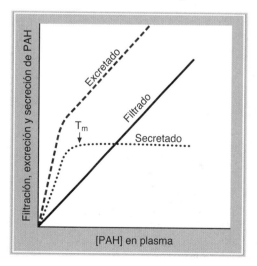

**FIGURA 5-6** Curva de valoración del ácido *p*-aminohipúrico (PAH). La filtración, la excreción y la secreción del ácido PAH se muestran en función de la [PAH] plasmática. $T_m$: transporte máximo.

- La forma A⁻ (con carga e insoluble en lípidos) no puede retrodifundirse.
- Con un **pH de orina ácido**, predomina la forma HA, hay más retrodifusión y hay una menor excreción del ácido débil.
- Con un **pH de orina alcalino**, predomina la forma A⁻, hay menos retrodifusión y hay una mayor excreción del ácido débil. Por ejemplo, la excreción del **ácido salicílico** (un ácido débil) puede aumentarse alcalinizando la orina.

## 2. Bases débiles

- Tienen una forma BH⁺ y una forma B.
- La forma B (sin carga y soluble en lípidos) puede «retrodifundirse» desde la orina hasta la sangre.
- La forma BH⁺ (con carga e insoluble en lípidos) no puede retrodifundirse.
- Con un **pH de orina ácido**, predomina la forma BH⁺, hay menos retrodifusión y hay una mayor excreción de la base débil. Por ejemplo, la excreción de la **morfina** (una base débil) puede aumentarse acidificando la orina.
- Con un **pH de orina alcalino**, predomina la forma B, hay más retrodifusión y hay una menor excreción de la base débil.

# IV. REGULACIÓN DEL NaCl

## A. Terminología de la nefrona única

- El *líquido tubular* **(LT) es la orina** en cualquier punto de la nefrona.
- El **plasma (P) es el plasma sistémico**. Se considera constante.

## 1. Cociente LT/P$_x$

- Compara la concentración de una sustancia en el líquido tubular en cualquier punto de la nefrona con la concentración en el plasma.

**a. Si el LT/P = 1.0**, entonces *no* ha habido reabsorción de la sustancia *o* la reabsorción de la sustancia ha sido exactamente proporcional a la reabsorción de agua.

- **Por ejemplo**, si el LT/P$_{Na^+}$ = 1.0, la [Na⁺] del líquido tubular es idéntica a la [Na⁺] del plasma.
- Para cualquier sustancia filtrada libremente, LT/P = 1.0 en el espacio de Bowman (antes de que se haya producido cualquier reabsorción o secreción para modificar el líquido tubular).

**b. Si el LT/P es menor de 1.0**, la reabsorción de la sustancia ha sido mayor que la reabsorción de agua y la concentración en el líquido tubular es menor que la del plasma.

- **Por ejemplo**, si LT/P$_{Na^+}$ = 0.8, entonces la [Na⁺] del líquido tubular es el 80% de la [Na⁺] del plasma.

**c. Si el LT/P es mayor de 1.0**, entonces la reabsorción de la sustancia ha sido menor que la reabsorción de agua *o* ha habido secreción de la sustancia.

## 2. LT/P$_{inulina}$

- Se usa como marcador de la reabsorción de agua a lo largo de la nefrona.
- Aumenta a medida que se reabsorbe el agua.
- Como la inulina se filtra libremente, pero no se reabsorbe ni se secreta, su concentración en el líquido tubular está determinada únicamente por la cantidad de agua que queda en el líquido tubular.
- En la siguiente ecuación se muestra cómo calcular la **fracción del agua filtrada que ha sido reabsorbida**:

$$\text{Fracción de H}_2\text{O filtrado reabsorbida} = 1 - \frac{1}{\left[LT/P\right]_{inulina}}$$

- **Por ejemplo**, si el 50% del agua filtrada ha sido reabsorbida, LT/P$_{inulina}$ = 2.0. Otro ejemplo: si LT/P$_{inulina}$ = 3.0, entonces el 67% del agua filtrada ha sido reabsorbida (es decir, $1 - 1/3$).

## 3. Cociente [LT/P]$_x$/[LT/P]$_{inulina}$

- Corrige el cociente LT/P$_x$ para la reabsorción de agua. Este doble cociente proporciona la **fracción de la carga filtrada que queda en cualquier punto de la nefrona**.
- **Por ejemplo**, si $\left[TF/P\right]_{K^+}/\left[TF/P\right]_{inulina} = 0.3$ en el extremo del túbulo proximal, entonces el 30% del K$^{+\,filtrado}$ permanece en el líquido tubular y el 70% ha sido reabsorbido en la sangre.

**B. Información general sobre la reabsorción del $Na^+$**

- El $Na^+$ se filtra libremente a través de los capilares glomerulares; por lo tanto, la $[Na^+]$ en el líquido tubular del espacio de Bowman es igual a la del plasma (es decir, $LT/P_{Na^+} = 1.0$).
- El $Na^+$ se reabsorbe a lo largo de toda la nefrona y se excreta muy poco en la orina (< 1% de la carga filtrada).

**C. Reabsorción del $Na^+$ a lo largo de la nefrona (fig. 5-7)**

**1. Túbulo proximal** (*véase* Correlación clínica: diuréticos osmóticos)

- **Reabsorbe dos tercios, o el 67%, del $Na^+$ y el $H_2O$ filtrados**, más que cualquier otra parte de la nefrona.
- Es el sitio del **equilibrio glomerulotubular**.
- El proceso es **isoosmótico**. La reabsorción del $Na^+$ y del $H_2O$ en el túbulo proximal es exactamente proporcional. En consecuencia, tanto el $LT/P_{Na^+}$ como el $LT/P_{osm} = 1.0$.

**a. Características especiales del túbulo proximal temprano** (fig. 5-8)

- Reabsorbe $Na^+$ y $H_2O$ con $HCO_3^-$, glucosa, aminoácidos, fosfato y lactato.
- El $Na^+$ se reabsorbe con la glucosa a través del **cotransportador de SGLT2**. El $Na^+$ también se reabsorbe mediante cotransporte con aminoácidos, fosfato y lactato. Estos procesos de cotransporte explican la reabsorción de toda la glucosa y los aminoácidos filtrados.
- El $Na^+$ también se reabsorbe mediante **contratransporte** a través del **intercambio de $Na^+$-$H^+$**, el cual está relacionado directamente con la reabsorción del $HCO_3^-$ filtrado (*véase* Correlación clínica: inhibidores de la anhidrasa carbónica).

---

**CORRELACIÓN CLÍNICA**

Los **diuréticos osmóticos** (p. ej., el manitol o la glucosa no reabsorbida en la diabetes mellitus) disminuyen la reabsorción de $Na^+$ y agua en el túbulo proximal y aumentan la excreción de $Na^+$ y agua.

---

**CORRELACIÓN CLÍNICA**

Los **inhibidores de la anhidrasa carbónica** (p. ej., acetazolamida) son diuréticos que actúan en el túbulo proximal temprano inhibiendo la reabsorción del $HCO_3^-$ filtrado.

---

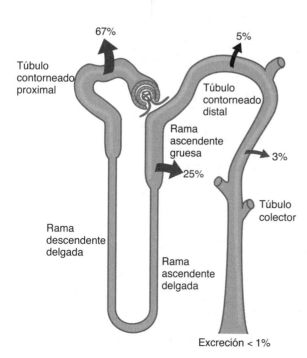

**FIGURA 5-7** Manejo del $Na^+$ a lo largo de la nefrona. Las *flechas* indican la reabsorción de $Na^+$. Los *números* indican el porcentaje de la carga filtrada de $Na^+$ que se reabsorbe o excreta.

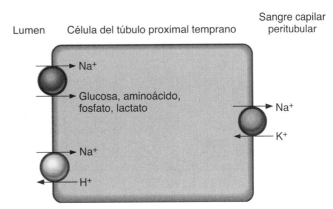

FIGURA 5-8 Mecanismos de reabsorción de Na⁺ en las células del túbulo proximal temprano.

**b. Características especiales del túbulo proximal tardío**

■ La glucosa filtrada, los aminoácidos y el $HCO_3^-$ ya se han reabsorbido completamente desde el líquido tubular en el túbulo proximal temprano.

■ En el túbulo proximal tardío, el **Na⁺ se reabsorbe con el Cl⁻**.

**c. Equilibrio glomerulotubular en el túbulo proximal**

■ Mantiene **constante la reabsorción fraccional** (dos tercios o 67%) del Na⁺ y del $H_2O$ filtrados.

**(1)** **Por ejemplo**, si la TFG aumenta espontáneamente, la carga filtrada de Na⁺ también se incrementa. Sin un cambio en la reabsorción, esta elevación de la TFG conduciría a un aumento de la excreción del Na⁺. Sin embargo, el equilibrio glomerulotubular funciona de manera que la reabsorción del Na⁺ también se incrementará, asegurando que se reabsorba una fracción constante.

**(2)** El *mecanismo del equilibrio glomerulotubular* se basa en las fuerzas de Starling en los capilares peritubulares, los cuales alteran la reabsorción del Na⁺ y el $H_2O$ en el túbulo proximal (fig. 5-9).

　　■ La vía de reabsorción isoosmótica de líquidos es desde el lumen, a la célula tubular proximal, al espacio intercelular lateral y luego hasta la sangre capilar peritubular.

　　■ Las **fuerzas de Starling en la sangre capilar peritubular** rigen la cantidad de este líquido isoosmótico que se reabsorbe.

　　■ La reabsorción de líquidos se incrementa mediante aumentos de la $\pi_c$ de la sangre capilar peritubular y disminuye mediante disminuciones de la $\pi_c$.

　　■ Los aumentos de la TFG y de la fracción de filtración hacen que aumente la concentración de proteínas y la $\pi_c$ de la sangre capilar peritubular. Este aumento, a su vez, produce un incremento de la reabsorción de líquidos. Por lo tanto, hay una correspondencia entre la filtración y la reabsorción, o equilibrio glomerulotubular.

**d. Efectos del volumen del LEC en la reabsorción tubular proximal**

**(1)** *La contracción del volumen del LEC aumenta la reabsorción.* La contracción del volumen aumenta la concentración de proteínas capilares peritubulares y la $\pi_c$ y disminuye la $P_c$

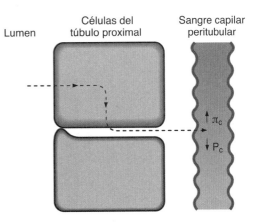

FIGURA 5-9 Mecanismo de reabsorción isoosmótica en el túbulo proximal. La *flecha discontinua* muestra la vía. Los aumentos de la $\pi_c$ y las disminuciones de la $P_c$ causan un incremento de las tasas de reabsorción isoosmótica.

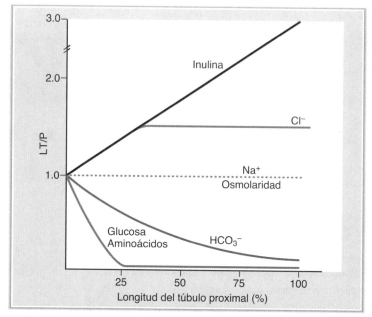

**FIGURA 5-10** Cambios en los cocientes de concentración del líquido tubular/plasma (LT/P) para varios solutos a lo largo del túbulo proximal.

capilar peritubular. En conjunto, estos cambios en las fuerzas de Starling en la sangre capilar peritubular **producen un aumento de la reabsorción tubular proximal**.

**(2)** *La expansión del volumen del LEC disminuye la reabsorción.* La expansión del volumen reduce la concentración de proteínas capilares peritubulares y la $\pi_c$ y aumenta la $P_c$. En conjunto, estos cambios en las fuerzas de Starling en la sangre capilar peritubular **producen una disminución de la reabsorción tubular proximal**.

**e. Cocientes LT/P a lo largo del túbulo proximal** (fig. 5-10)

- Al principio del túbulo proximal (es decir, el espacio de Bowman), el LT/P para las sustancias filtradas libremente es de 1.0, ya que todavía no se ha producido ninguna reabsorción o secreción.

- Al desplazarse a lo largo del túbulo proximal, el LT/P para el **$Na^+$ y la osmolaridad** se mantienen en 1.0 porque el $Na^+$ y el soluto total se reabsorben de manera proporcional con el agua, es decir, isoosmóticamente. **La glucosa, los aminoácidos y el $HCO_3^-$** se reabsorben proporcionalmente más que el agua, por lo que sus valores del LT/P son inferiores a 1.0. En el túbulo proximal temprano, el **$Cl^-$** se reabsorbe de manera proporcional menos que el agua, por lo que su valor del LT/P es mayor de 1.0. La **inulina** no se reabsorbe, por lo que su valor del LT/P aumenta constantemente por encima de 1.0, ya que el agua se reabsorbe y la inulina «se queda atrás» y se concentra.

**2. Rama ascendente gruesa del asa de Henle** (fig. 5-11)

- **Reabsorbe el 25% del $Na^+$ filtrado.**

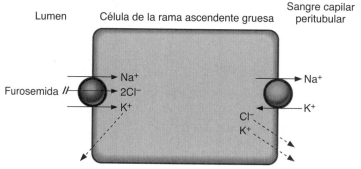

**FIGURA 5-11** Mecanismo de transporte de iones en la rama ascendente gruesa del asa de Henle.

■ Contiene un **cotransportador de Na⁺-K⁺-2Cl⁻** en la membrana luminal.

■ Es el sitio de acción de los **diuréticos de asa** (furosemida, ácido etacrínico, bumetanida), los cuales inhiben el cotransportador de Na⁺-K⁺-2Cl⁻.

■ **Es impermeable al agua.** Así, el NaCl se reabsorbe sin agua. Como resultado, la [Na⁺] y la osmolaridad del líquido tubular disminuyen a menos de sus concentraciones en el plasma (es decir, $LT/P_{Na^+}$ y $LT/P_{osm}$ < 1.0). Este segmento, por lo tanto, se denomina ***segmento de dilución***.

■ Tiene una **diferencia de potencial positivo del lumen.** Aunque el cotransportador Na⁺-K⁺-2Cl⁻ parece ser electroneutral, parte del K⁺ se difunde de vuelta al lumen, haciendo que este sea eléctricamente positivo.

3. **Túbulo distal y túbulo colector**

   ■ Juntos **reabsorben el 8% del Na⁺ filtrado.**

   a. **Características especiales del túbulo distal temprano** (fig. 5-12)

      ■ Reabsorbe el NaCl mediante un **cotransportador de Na⁺-Cl⁻.**

      ■ Es el sitio de acción de los **diuréticos tiazídicos.**

      ■ Es **impermeable al agua**, al igual que la rama ascendente gruesa. Así, la reabsorción del NaCl se produce sin agua, lo que diluye aún más el líquido tubular.

      ■ Se denomina ***segmento de dilución cortical.***

   b. **Túbulo distal tardío y túbulo colector: características especiales**

      ■ Tienen dos tipos de células:

      **(1)** *Células principales*

         ■ **Reabsorben el Na⁺ y el H₂O.**

         ■ **Secretan K⁺.**

         ■ **La aldosterona aumenta la reabsorción del Na⁺ e incrementa la secreción del K⁺.** Al igual que otras hormonas esteroideas, la acción de la aldosterona tarda varias horas en aparecer porque se requiere la síntesis de nuevas proteínas de los canales de Na⁺ (canales epiteliales de Na⁺). Alrededor del 2% de la reabsorción total del Na⁺ se ve afectada por la aldosterona.

         ■ **La hormona antidiurética (ADH,** *antidiuretic hormone***) aumenta la permeabilidad al H₂O** dirigiendo la inserción de los canales de H₂O de la acuaporina 2 en la membrana luminal. En ausencia de ADH, las células principales son prácticamente impermeables al agua.

         ■ **Los diuréticos ahorradores de K⁺** (espironolactona, triamtereno, amilorida) **disminuyen la secreción de K⁺.**

      **(2)** *Células α intercaladas*

         ■ **Secretan H⁺** mediante una H⁺-adenosina-trifosfatasa (ATPasa), la cual es estimulada por la **aldosterona.**

         ■ **Reabsorben K⁺** mediante una H⁺, K⁺-ATPasa.

# V. REGULACIÓN DEL K⁺

A. **Desplazamientos del K⁺ entre el LIC y el LEC (fig. 5-13 y tabla 5-4)**

   ■ La mayor parte del K⁺ del cuerpo se encuentra en el LIC.

   ■ Un **desplazamiento del K⁺ fuera de las células** produce **hipercalemia**.

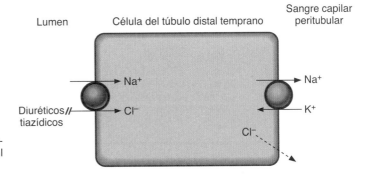

**FIGURA 5-12** Mecanismos de transporte de iones en el túbulo distal temprano.

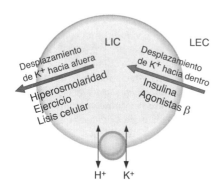

**FIGURA 5-13** Balance interno de $K^+$. LEC: líquido extracelular; LIC: líquido intracelular.

- Un **desplazamiento del $K^+$ hacia las células** produce **hipocalemia**.

**B. Regulación renal del equilibrio del $K^+$ (fig. 5-14)**

- El **$K^+$** es **filtrado, reabsorbido** y **secretado** por la nefrona.
- El **equilibrio del $K^+$** se alcanza cuando la excreción urinaria de $K^+$ es exactamente igual a la ingesta de $K^+$ en la dieta.
- La excreción del $K^+$ puede variar ampliamente desde el 1% hasta el 110% de la carga filtrada, dependiendo de la ingesta de $K^+$ en la dieta, las concentraciones de aldosterona y el estado ácido-base.

**1. Capilares glomerulares**

- La **filtración** se produce libremente a través de los capilares glomerulares. Por lo tanto, $LT/P_{K^+}$ en el espacio de Bowman es de 1.0.

**2. Túbulo proximal**

- **Reabsorbe el 67%** del $K^+$ filtrado junto con el $Na^+$ y el $H_2O$.

**3. Rama ascendente gruesa del asa de Henle**

- **Reabsorbe el 20%** del $K^+$ filtrado.
- En la reabsorción interviene el **cotransportador de $Na^+$-$K^+$-$2Cl^-$** en la membrana luminal de las células de la rama ascendente gruesa (*véase* fig. 5-11).

**4. Túbulo distal y túbulo colector**

- Reabsorben o secretan $K^+$, dependiendo de la ingesta de $K^+$ en la dieta.

**a. Reabsorción del $K^+$**

- Implica una **$H^+$, $K^+$-ATPasa** en la membrana luminal de las células α intercaladas.
- Se produce solo en una dieta **baja en $K^+$** (agotamiento de $K^+$). En estas condiciones, la excreción del $K^+$ puede ser tan baja como el 1% de la carga filtrada porque los riñones conservan todo el $K^+$ posible.

**T a b l a  5-4**  Desplazamientos de $K^+$ entre el líquido extracelular y el líquido intracelular

| Causas del desplazamiento de $K^+$ fuera de las células → hipercalemia | Causas del desplazamiento de $K^+$ hacia las células → hipocalemia |
|---|---|
| Insuficiencia de insulina | Insulina |
| Antagonistas adrenérgicos β | Agonistas adrenérgicos β |
| Acidosis (intercambio de $H^+$ extracelular por $K^+$ intracelular) | Alcalosis (intercambio de $H^+$ intracelular por $K^+$ extracelular) |
| Hiperosmolaridad (el $H_2O$ sale de la célula; el $K^+$ se difunde hacia afuera con el $H_2O$) | Hipoosmolaridad (el $H_2O$ entra en la célula; el $K^+$ se difunde hacia dentro con el $H_2O$) |
| Inhibidores de la bomba de $Na^+$-$K^+$ (p. ej., digitálicos) (cuando se bloquea la bomba, el $K^+$ no se absorbe en las células) | |
| Ejercicio | |
| Lisis celular | |

LEC: líquido extracelular; LIC: líquido intracelular.

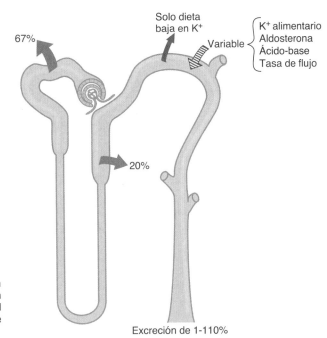

**FIGURA 5-14** Manejo de $K^+$ a lo largo de la nefrona. Las *flechas* indican la reabsorción o secreción de $K^+$. Los *números* indican el porcentaje de la carga filtrada de $K^+$ que se reabsorbe, secreta o excreta.

**b. Secreción del $K^+$**

- Se produce en las **células principales**.
- Es **variable** y explica el amplio rango de excreción del $K^+$ en la orina.
- Depende de factores como el $K^+$ de la dieta, las concentraciones de aldosterona, el estado ácido-base y el flujo de orina.

**(1)** *Mecanismo de secreción distal del $K^+$* (fig. 5-15)

    **(a)** En la membrana basolateral, el $K^+$ es transportado activamente al interior de la célula por la bomba de $Na^+$-$K^+$. Como en todas las células, este mecanismo mantiene una alta concentración de $K^+$ intracelular.

    **(b)** En la membrana luminal, el $K^+$ es secretado pasivamente hacia el lumen a través de los canales de $K^+$. La magnitud de esta secreción pasiva está **determinada por las fuerzas químicas y eléctricas que conducen el $K^+$ a través de la membrana luminal**.

        - Las maniobras que aumentan la concentración intracelular de $K^+$ o disminuyen la concentración luminal de $K^+$ intensificarán la secreción del $K^+$ al incrementar la fuerza impulsora.

        - Las maniobras que reducen la concentración intracelular de $K^+$ disminuirán la secreción del $K^+$ al reducir la fuerza impulsora.

**(2)** *Factores que modifican la secreción distal del $K^+$* (*véase* fig. 5-15; tabla 5-5)

    - La secreción distal del $K^+$ por parte de las células principales aumenta cuando se incrementa la fuerza impulsora electroquímica del $K^+$ a través de la membrana luminal. La secreción disminuye cuando se reduce la fuerza impulsora electroquímica.

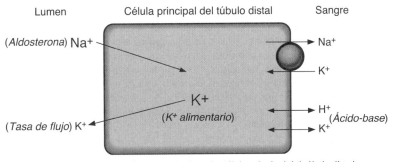

**FIGURA 5-15** Mecanismo de secreción de $K^+$ en la célula principal del túbulo distal.

| T a b l a  **5-5**  Cambios en la secreción distal de K+ | |
| --- | --- |
| **Causas de mayor secreción distal de K+** | **Causas de menor secreción distal de K+** |
| Dieta rica en K+ | Dieta pobre en K+ |
| Hiperaldosteronismo | Hipoaldosteronismo |
| Alcalosis | Acidosis |
| Diuréticos tiazídicos (↑ el flujo de orina) | Diuréticos ahorradores de K+ |
| Diuréticos de asa (↑ el flujo de orina) | |
| Aniones luminales (↑ la negatividad luminal) | |

(a) **K+ alimentario**

■ Una dieta rica en K+ aumenta su secreción, mientras que una dieta baja en K+ disminuye su secreción.

■ Con una **dieta rica en K+**, el K+ intracelular aumenta, por lo que la fuerza impulsora para la secreción del ion también se incrementa.

■ En una **dieta baja en K+**, el K+ intracelular disminuye, por lo que la fuerza impulsora para la secreción del ion se reduce. Además, las células α intercaladas son estimuladas para reabsorber el K+ por la H+, K+-ATPasa.

(b) **Aldosterona**

■ **Aumenta la secreción del K+.**

■ El **mecanismo** implica una mayor entrada de Na+ en las células a través de la membrana luminal y un mayor bombeo de Na+ fuera de las células mediante la bomba de Na+-K+. La estimulación de la bomba de Na+-K+ aumenta simultáneamente la captación de K+ en las células principales, incrementando la concentración intracelular de K+ y la fuerza impulsora para la secreción del K+. La aldosterona también aumenta el número de canales de K+ de la membrana luminal.

■ El **hiperaldosteronismo** estimula la secreción del K+ y produce **hipocalemia**.

■ El **hipoaldosteronismo** disminuye la secreción del K+ y causa **hipercalemia**.

(c) **Ácido-base**

■ Efectivamente, el H+ y el K+ se intercambian entre sí a través de la membrana celular basolateral.

■ **La acidosis disminuye la secreción del K+.** La sangre contiene un exceso de H+; por lo tanto, el H+ entra en la célula a través de la membrana basolateral y el K+ sale de la célula. Como resultado, la concentración intracelular de K+ y la fuerza impulsora para la secreción del K+ disminuyen.

■ **La alcalosis aumenta la secreción del K+.** La sangre contiene muy poco H+; por lo tanto, el H+ sale de la célula a través de la membrana basolateral y el K+ entra en la célula. Como resultado, la concentración intracelular de K+ y la fuerza impulsora para la secreción del K+ aumentan.

(d) **Diuréticos de asa y tiazídicos**

■ **Aumentan la secreción del K+.**

■ Los diuréticos de asa y los tiazídicos que aumentan el **flujo** a través del túbulo distal tardío y los túbulos colectores producen la dilución de la concentración luminal de K+, intensificando la fuerza impulsora para la secreción del K+.

■ Los diuréticos de asa y los tiazídicos también aumentan el aporte de Na+ al túbulo distal tardío y a los túbulos colectores, lo que genera un incremento de la entrada de Na+ a través de la membrana luminal de las células principales, un mayor bombeo de Na+ fuera de las células mediante la bomba de Na+-K+, un aumento de la concentración intracelular de K+ y la elevación de la fuerza impulsora para la secreción del K+.

■ Además, como consecuencia del aumento de la secreción del K+, estos diuréticos producen **hipocalemia**.

(e) **Diuréticos ahorradores de K+**

■ **Disminuyen la secreción del K+.** Si se utilizan solos, causan **hipercalemia**.

- La espironolactona es un antagonista de la aldosterona; el triamtereno y la amilorida actúan directamente en las células principales.
- El uso más importante de los diuréticos ahorradores de K⁺ se da en combinación con tiazidas o diuréticos de asa para compensar (reducir) las pérdidas urinarias de K⁺.

**(f) Aniones luminales**
- El exceso de aniones (p. ej., $HCO_3^-$) en el lumen produce un aumento de la secreción del $K^+$ al incrementar la negatividad del lumen y estimular la fuerza impulsora para la secreción del $K^+$.

# VI. REGULACIÓN RENAL DE LA UREA, EL FOSFATO, EL CALCIO, EL MAGNESIO Y EL ÁCIDO ÚRICO

## A. Urea

- La urea se reabsorbe y se secreta en la nefrona mediante **difusión**, simple o facilitada, según el segmento de la nefrona.
- El 50% de la urea filtrada se reabsorbe en el túbulo proximal mediante difusión simple.
- La urea se secreta en la rama descendente delgada del asa de Henle mediante difusión simple (a partir de la alta concentración de urea en el líquido intersticial medular).
- El túbulo distal, los túbulos colectores corticales y los túbulos colectores medulares externos son impermeables a la urea; por lo tanto, estos segmentos no reabsorben urea.
- La **ADH** estimula un transportador de difusión facilitada para la urea (**UT1**) en los **túbulos colectores medulares internos**. En presencia de la ADH, la reabsorción de la urea desde los túbulos colectores medulares internos contribuye al **reciclaje de la urea en la médula interna** y a la adición de urea al gradiente osmótico corticopapilar.
- **La excreción de urea varía con el flujo de orina.** A niveles altos de reabsorción del agua (baja tasa de flujo de orina), hay una mayor reabsorción de la urea y una menor excreción de esta. A niveles bajos de reabsorción del agua (alta tasa de flujo de orina), hay una menor reabsorción de la urea y una mayor excreción de esta.

## B. Fosfato

- **El 85% del fosfato filtrado se reabsorbe** en el túbulo proximal mediante el **cotransporte de Na⁺-fosfato**. Como los segmentos distales de la nefrona no reabsorben el fosfato, el 15% de la carga filtrada se excreta en la orina.
- **La hormona paratiroidea (PTH,** *parathyroid hormone***) inhibe la reabsorción del fosfato** en el túbulo proximal temprano mediante la activación de la adenilato-ciclasa, la generación de AMP cíclico (cAMP, *cyclic AMP*) y la inhibición del cotransporte de Na⁺-fosfato. Por lo tanto, la PTH causa **fosfaturia** y un aumento del **cAMP en la orina**.
- El fosfato es un amortiguador urinario para el H⁺; la excreción del $H_2PO_4^-$ se denomina *ácido titulable*.
- El **factor de crecimiento de fibroblastos 23**, el cual es secretado por los huesos, inhibe el cotransporte de Na⁺-fosfato en el túbulo proximal temprano.

## C. Calcio (Ca²⁺) (fig. 5-16)

- **El 60% del Ca²⁺** plasmático **se filtra** a través de los capilares glomerulares.
- En conjunto, **el túbulo proximal y la rama ascendente gruesa** reabsorben más del 90% del Ca²⁺ filtrado mediante procesos pasivos que se acoplan a la reabsorción del Na⁺.
- Los **diuréticos de asa** (p. ej., furosemida) ocasionan un aumento de la excreción urinaria de Ca²⁺. Dado que la reabsorción de este elemento es impulsada por la diferencia de potencial positivo del lumen en el asa de Henle, la inhibición de la reabsorción del cotransportador de Na⁺-2Cl⁻-K⁺ con un diurético de asa inhibe la diferencia de potencial positivo del lumen y, por lo tanto, la reabsorción de Ca²⁺. Si se repone el volumen, se pueden usar diuréticos de asa en el **tratamiento de la hipercalcemia**.
- En la rama ascendente gruesa, el Ca²⁺ sérico aumentado se une a un receptor sensor de Ca²⁺, el cual inhibe el cotransportador de Na⁺-2Cl⁻-K⁺ y la diferencia de potencial positivo del lumen; de este modo, disminuye la reabsorción de Ca²⁺ y aumenta la excreción de Ca²⁺.
- En conjunto, **el túbulo distal y el túbulo colector** reabsorben el 8% del Ca²⁺ filtrado mediante un proceso activo.

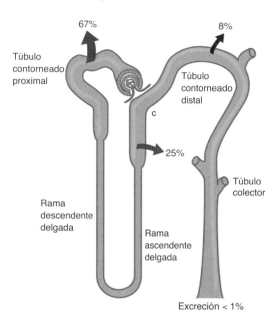

**FIGURA 5-16** Distribución del Ca²⁺ a lo largo de la nefrona. Las *flechas* indican la reabsorción de Ca²⁺. Los *números* indican el porcentaje de la carga filtrada de Ca²⁺ que se reabsorbe o excreta.

1. **La PTH aumenta la reabsorción de Ca²⁺** mediante la activación de la adenilato-ciclasa en el túbulo distal.
2. **Los diuréticos tiazídicos aumentan la reabsorción de Ca²⁺** en el túbulo distal temprano y, por lo tanto, disminuyen la excreción de Ca²⁺. Por esta razón, las tiazidas se emplean en el **tratamiento de la hipercalciuria idiopática**.

**D. Magnesio (Mg²⁺)**

- Se **reabsorbe** en el túbulo proximal, la rama ascendente gruesa del asa de Henle y el túbulo distal.
- En la **rama ascendente gruesa**, el Mg²⁺ y el Ca²⁺ compiten por la reabsorción; por lo tanto, la hipercalcemia causa un aumento de la excreción de Mg²⁺ (mediante la inhibición de la reabsorción de Mg²⁺). Asimismo, la hipermagnesemia ocasiona un aumento de la excreción de Ca²⁺ (al inhibir su reabsorción).

**E. Ácido úrico (fig. 5-17)**

- En el túbulo proximal, el ácido úrico se reabsorbe, se secreta y se reabsorbe de nuevo secuencialmente.

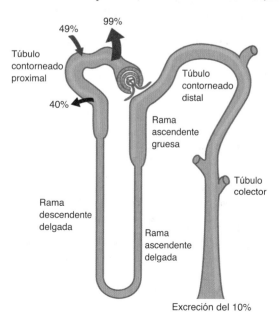

**FIGURA 5-17** Distribución del ácido úrico a lo largo de la nefrona. Las *flechas* indican la reabsorción o la secreción del ácido úrico. Los *números* indican el porcentaje de la carga filtrada de ácido úrico que se reabsorbe, secreta o excreta.

- El transportador de reabsorción es **URAT 1**.
- El transportador de secreción es el intercambio de ácidos orgánicos.
- El resultado de estos tres procesos es la **reabsorción neta**; el 10% de la carga filtrada de ácido úrico se excreta en la orina.
- El **probenecid** inhibe tanto la reabsorción como la secreción de ácido úrico. Dado que la reabsorción es mayor que la secreción, el efecto global del probenecid es disminuir la reabsorción neta (es decir, el aumento de la excreción de ácido úrico); por lo tanto, el probenecid es **uricosúrico** y se usa en el tratamiento de la hiperuricemia (p. ej., la gota).

# VII. CONCENTRACIÓN Y DILUCIÓN DE LA ORINA

## A. Regulación de la osmolaridad del plasma

- Se consigue variando la cantidad de agua excretada en relación con la cantidad de soluto excretado (es decir, variando la osmolaridad de la orina).

**1. Respuesta a la privación de agua** (fig. 5-18)
**2. Respuesta a la ingesta de agua** (fig. 5-19)

## B. Producción de orina concentrada (fig. 5-20)

- También se denomina *orina hiperosmótica*, en la que la osmolaridad de la orina es superior a la de la sangre.
- Se produce cuando las concentraciones de ADH circulante están elevadas (p. ej., **privación de agua**, **agotamiento del volumen**, **SIADH**).

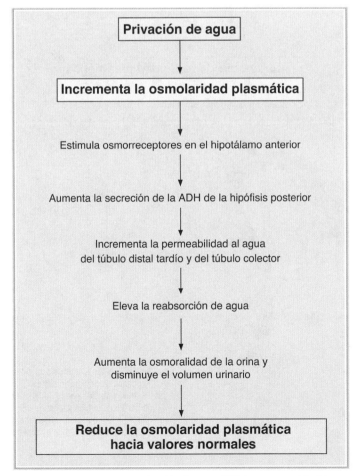

**FIGURA 5-18** Respuestas a la privación de agua. ADH: hormona antidiurética.

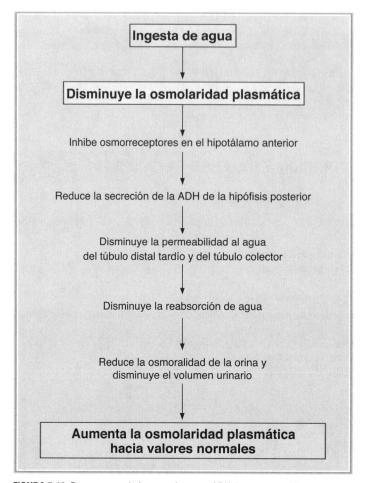

**FIGURA 5-19** Respuestas a la ingesta de agua. ADH: hormona antidiurética.

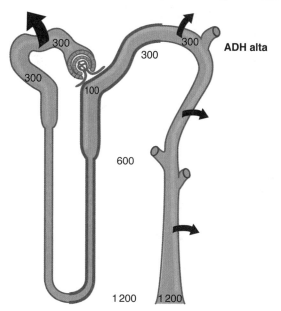

**FIGURA 5-20** Mecanismos de producción de orina hiperosmótica (concentrada) en presencia de la hormona antidiurética (ADH). Los *números* indican la osmolaridad. Las *flechas gruesas* señalan la reabsorción de agua. El *contorno grueso* muestra los segmentos de la nefrona impermeables al agua.

1. **Gradiente osmótico corticopapilar: ADH elevada**

   ■ Es el gradiente de osmolaridad desde la corteza (300 mOsm/L) hasta la papila (1200 mOsm/L) y está compuesto principalmente por NaCl y urea.

   ■ Se establece mediante la multiplicación a contracorriente en las asas de Henle y el reciclaje de la urea en los túbulos colectores medulares internos.

   ■ Se mantiene mediante intercambio a contracorriente en los vasos rectos.

   a. **Multiplicación a contracorriente en el asa de Henle**

      ■ Depende de la **reabsorción de NaCl en la rama gruesa ascendente** y del **flujo a contracorriente** en las ramas descendente y ascendente del asa de Henle.

      ■ Es **aumentada por la ADH**, la cual estimula la reabsorción de NaCl en la rama ascendente gruesa. Por lo tanto, la presencia de la ADH incrementa el tamaño del gradiente osmótico corticopapilar.

   b. El **reciclaje de la urea** desde los túbulos colectores medulares internos hacia el líquido intersticial medular también se ve **incrementado por la ADH** (mediante la estimulación del transportador UT1).

   c. Los **vasos rectos** son los capilares que irrigan el asa de Henle. Mantienen el gradiente corticopapilar sirviendo como **intercambiadores osmóticos**. La sangre de los vasos rectos se equilibra osmóticamente con el líquido intersticial de la médula y la papila.

2. **Túbulo proximal: ADH elevada**

   ■ La osmolaridad del filtrado glomerular es idéntica a la del plasma (300 mOsm/L).

   ■ Dos tercios del $H_2O$ filtrado se reabsorben **isoosmóticamente** (con $Na^+$, $Cl^-$, $HCO_3^-$, glucosa, aminoácidos, etc.) en el túbulo proximal.

   ■ **$LT/P_{osm}$ = 1.0** en todo el túbulo proximal porque el $H_2O$ se reabsorbe isoosmóticamente con el soluto.

3. **Rama ascendente gruesa del asa de Henle: ADH elevada**

   ■ Se denomina *segmento de dilución*.

   ■ Reabsorbe el NaCl mediante el **cotransportador de $Na^+$-$K^+$-$2Cl^-$**.

   ■ **Es impermeable al $H_2O$.** Por lo tanto, el $H_2O$ no se reabsorbe con el NaCl, y el líquido tubular se diluye.

   ■ El líquido que sale de la rama ascendente gruesa tiene una osmolaridad de 100 mOsm/L y un **$LT/P_{osm}$ menor de 1.0** como resultado del proceso de dilución.

4. **Túbulo distal temprano: ADH elevada**

   ■ Se denomina *segmento de dilución cortical*.

   ■ Al igual que la rama ascendente gruesa, el túbulo distal temprano reabsorbe el NaCl pero **es impermeable al agua**. En consecuencia, el líquido tubular se diluye aún más.

5. **Tubo distal tardío: ADH elevada**

   ■ **La ADH aumenta la permeabilidad al $H_2O$ de las células principales** del túbulo distal tardío.

   ■ El $H_2O$ se reabsorbe desde el túbulo hasta que la osmolaridad del líquido tubular distal es igual a la del líquido intersticial circundante en la corteza renal (300 mOsm/L).

   ■ **$LT/P_{osm}$ = 1.0** en el extremo del túbulo distal porque el equilibrio osmótico ocurre en presencia de la ADH.

6. **Túbulos colectores: ADH elevada**

   ■ Al igual que en el túbulo distal tardío, **la ADH aumenta la permeabilidad al $H_2O$ de las células principales** de los túbulos colectores.

   ■ A medida que el líquido tubular fluye a través de los túbulos colectores, pasa a través del gradiente corticopapilar (regiones de osmolaridad cada vez más alta), establecido previamente por la multiplicación a contracorriente y el reciclaje de la urea.

   ■ El $H_2O$ se reabsorbe desde los túbulos colectores hasta que la osmolaridad del líquido tubular es igual a la del líquido intersticial circundante.

   ■ La osmolaridad de la orina final es igual a la del recodo del asa de Henle y la punta de la papila (1200 mOsm/L).

   ■ **$LT/P_{osm}$ es mayor de 1.0** porque el equilibrio osmótico se produce con el gradiente corticopapilar en presencia de la ADH.

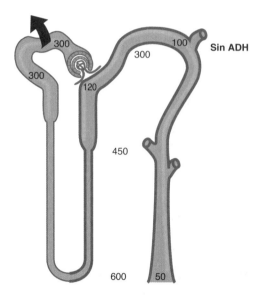

**FIGURA 5-21** Mecanismos de producción de orina hipoosmótica (diluida) en ausencia de la hormona antidiurética (ADH). Los *números* indican la osmolaridad. La *flecha gruesa* señala la reabsorción de agua. El *contorno grueso* muestra los segmentos de la nefrona impermeables al agua.

**C. Producción de orina diluida (fig. 5-21)**

- Se denomina *orina hipoosmótica*, en la que la osmolaridad de la orina es inferior a la de la sangre.
- Se produce cuando las concentraciones circulantes de ADH son bajas (p. ej., **ingesta de agua, diabetes insípida central**) o cuando la ADH es ineficaz (**diabetes insípida nefrógena**).

**1. Gradiente osmótico corticopapilar: sin ADH**

- Es **menor** que en presencia de la ADH porque esta estimula tanto la multiplicación a contracorriente como el reciclaje de la urea.

**2. Túbulo proximal: sin ADH**

- Al igual que en presencia de la ADH, dos tercios del agua filtrada se reabsorben **isoosmóticamente**.
- $LT/P_{osm} = 1.0$ en todo el túbulo proximal.

**3. Rama ascendente gruesa del asa de Henle: sin ADH**

- Al igual que en presencia de la ADH, el NaCl se reabsorbe sin agua y el líquido tubular se diluye (aunque no tanto como en presencia de la ADH).
- $LT/P_{osm}$ es menor de 1.0.

**4. Túbulo distal temprano: sin ADH**

- Al igual que en presencia de la ADH, el NaCl se reabsorbe sin $H_2O$ y el líquido tubular se diluye aún más.
- $LT/P_{osm}$ es menor de 1.0.

**5. Túbulo distal tardío y túbulos colectores: sin ADH**

- En ausencia de la ADH, las células del túbulo distal tardío y los túbulos colectores **son impermeables al $H_2O$**.
- Así, aunque el líquido tubular fluye a través del gradiente osmótico corticopapilar, no se produce el equilibrio osmótico.
- La osmolaridad de la orina final será diluida con una osmolaridad tan baja como 50 mOsm/L.
- $LT/P_{osm}$ es menor de 1.0.

**D. Depuración de agua libre ($C_{H_2O}$)**

- Se utiliza para **estimar la capacidad para concentrar o diluir la orina**.
- El agua libre, o agua libre de soluto, se produce en los segmentos de dilución de los riñones (es decir, la rama ascendente gruesa y el túbulo distal temprano), donde se reabsorbe el NaCl y se deja agua libre en el líquido tubular.
- En **ausencia de la ADH**, esta agua libre de solutos se excreta y la $C_{H_2O}$ **es positiva**.
- En **presencia de la ADH**, esta agua libre de solutos no se excreta, sino que es reabsorbida por el túbulo distal tardío y los túbulos colectores y la $C_{H_2O}$ **es negativa**.

**1. Cálculo de la $C_{H_2O}$**

$$C_{H_2O} = V - C_{osm}$$

donde:

$C_{H_2O}$ = depuración de agua libre (mL/min)

$V$ = flujo urinario (mL/min)

$C_{osm}$ = depuración osmolar ($U_{osm}$ V/ $P_{osm}$) (mL/min)

■ **Ejemplo:** si el flujo de orina es de 10 mL/min, la osmolaridad de la orina es de 100 mOsm/L y la osmolaridad del plasma es de 300 mOsm/L, ¿cuál es la depuración de agua libre?

$$C_{H_2O} = V - C_{osm}$$

$$= 10\,mL/min - \frac{100\,mOsm/L \times 10\,mL/min}{300\,mOsm/L}$$

$$= 10\,mL/min - 3.33\,mL/min$$

$$= +6.7\,mL/min$$

**2. Orina isoosmótica con respecto al plasma (isostenúrica)**

■ La $C_{H2O}$ es cero.
■ Se produce durante el tratamiento con un **diurético de asa**, el cual inhibe la reabsorción del NaCl en la rama ascendente gruesa, inhibiendo tanto la dilución en la rama ascendente gruesa como la producción del gradiente osmótico corticopapilar. Por lo tanto, la orina no puede diluirse durante la ingesta elevada de agua (porque se inhibe un segmento de dilución) ni concentrarse durante la privación de agua (porque se ha eliminado el gradiente corticopapilar).

**3. Orina hipoosmótica con respecto al plasma (ADH elevada)**

■ La $C_{H2O}$ es positiva.
■ Se produce con la **ingesta elevada de agua** (en la que se suprime la liberación de la ADH de la hipófisis posterior), la **diabetes insípida central** (en la que la ADH hipofisaria es insuficiente) o la **diabetes insípida nefrógena** (en la que los túbulos colectores no responden a la ADH).

**4. Orina hiperosmótica con respecto al plasma (ADH elevada)**

■ La $C_{H2O}$ es negativa.
■ Se produce con la **privación de agua** (con lo que se estimula la liberación de la ADH de la hipófisis) o el **SIADH**.

**E. Trastornos clínicos relacionados con la concentración o la dilución de la orina** (tabla 5-6)

**T a b l a 5-6** Resumen de la fisiopatología de la hormona antidiurética

| | ADH sérica | Osmolaridad/[Na⁺] séricas | Osmolaridad de la orina | Flujo de orina | $C_{H_2O}$ |
|---|---|---|---|---|---|
| Polidipsia primaria | ↓ | Disminuida | Hipoosmótica | Alto | Positiva |
| Diabetes insípida central | ↓ | Aumentada (debido a la excreción de demasiada $H_2O$) | Hipoosmótica | Alto | Positiva |
| Diabetes insípida nefrógena | ↑ (por aumento de la osmolaridad del plasma) | Aumentada (debido a la excreción de demasiada $H_2O$) | Hipoosmótica | Alto | Positiva |
| Privación de agua | ↑ | Elevada-normal | Hiperosmótica | Bajo | Negativa |
| SIADH | ↑↑ | Disminuida (debido a la reabsorción de demasiada $H_2O$) | Hiperosmótica | Bajo | Negativa |

ADH: hormona antidiurética; $C_{H_2O}$: depuración (*clearance*) de agua libre; SIADH: síndrome de secreción inadecuada de hormona antidiurética.

| Tabla 5-7 | | | | Resumen de las hormonas que actúan en los riñones |
| --- | --- | --- | --- | --- |
| Hormona | Estímulo para la secreción | Transcurso de tiempo | Mecanismo de acción | Acciones en los riñones |
| PTH | ↓ [$Ca^{2+}$] en plasma | Rápido | Receptor basolateral Adenilato-ciclasa cAMP → orina | ↓ reabsorción de fosfato (túbulo proximal temprano) ↑ reabsorción de $Ca^{2+}$ (túbulo distal) Estimula la 1α-hidroxilasa (túbulo proximal) |
| ADH | ↑ osmolaridad del plasma ↓ volemia | Rápido | Receptor $V_2$ basolateral Adenilato-ciclasa cAMP (Nota: los receptores $V_1$ están en los vasos sanguíneos; el mecanismo es $Ca^{2+}$-$IP_3$) | ↑ permeabilidad al $H_2O$ (células principales del túbulo distal tardío y del túbulo colector) |
| Aldosterona | ↓ volemia (vía la renina-angiotensina II) ↑ [$K^+$] en plasma | Lento | Síntesis de nuevas proteínas | ↑ reabsorción de $Na^+$ (ENaC, células principales del túbulo distal) ↑ secreción de $K^+$ (células principales del túbulo distal) ↑ secreción de $H^+$ (células α intercaladas del túbulo distal) |
| ANP | ↑ presión auricular | Rápido | Guanilato-ciclasa cGMP | ↑ TFG ↓ reabsorción de $Na^+$ |
| Angiotensina II | ↓ volemia (vía la renina) | Rápido | | ↑ intercambio de $Na^+$-$H^+$ y reabsorción de $HCO_3^-$ (túbulo proximal) |

ADH: hormona antidiurética; cAMP: monofosfato de adenosina cíclico; cGMP: monofosfato de guanosina cíclico; EnaC: canal epitelial de $Na^+$; ANP: péptido natriurético auricular; PTH: hormona paratiroidea; TFG: tasa de filtración glomerular.

# VIII. HORMONAS RENALES

■ Consulte en la tabla 5-7 un resumen de las hormonas renales (*véase* cap. 7 para un análisis de las hormonas).

# IX. EQUILIBRIO ÁCIDO-BASE

A. Producción de ácido

■ En el organismo se producen dos tipos de ácidos: los volátiles y los no volátiles.

1. Ácido volátil

■ Es **$CO_2$**.

■ Se produce a partir del metabolismo aeróbico de las células.

■ El $CO_2$ se combina con el $H_2O$ para formar el ácido débil $H_2CO_3$, el cual se disocia en $H^+$ y $HCO_3^-$ mediante las siguientes reacciones:

$$CO_2 + H_2O \leftrightarrow H_2CO_3 \leftrightarrow H^+ + HCO_3^-$$

■ La **anhidrasa carbónica** (carbonato-deshidratasa), presente en la mayoría de las células, cataliza la reacción reversible entre el $CO_2$ y el $H_2O$.

2. Ácidos no volátiles

■ También se denominan *ácidos fijos*.

■ Incluyen el **ácido sulfúrico** (un producto del catabolismo de las proteínas) y el ácido fosfórico (un producto del catabolismo de los fosfolípidos).

■ Se producen normalmente a un ritmo de **40-60 mmoles por día**.

■ Otros ácidos fijos que pueden producirse en exceso en caso de enfermedad son los **cetoácidos** y el **ácido láctico**. Pueden ingerirse otros ácidos fijos, como el **ácido salicílico**, el **ácido fórmico** (intoxicación por metanol) y los **ácidos oxálico** y **glicólico** (intoxicación por etilenglicol).

## B. Amortiguadores

■ Evitan un cambio en el pH cuando se añaden o eliminan $H^+$ de una solución.
■ **Son más eficaces dentro de una unidad de pH de 1.0 del pK** del amortiguador (es decir, en la parte lineal de la curva de valoración).

### 1. Amortiguadores extracelulares

**a.** El principal amortiguador extracelular es el **$HCO_3^-$**, el cual se produce a partir del $CO_2$ y el $H_2O$.

■ El **pK** del par de amortiguadores de $CO_2/HCO_3^-$ es 6.1.

**b.** El **fosfato** es un amortiguador extracelular menor.

■ El **pK** del par de amortiguadores de $H_2PO_4^-/HPO_4^{-2}$ es de 6.8.
■ El fosfato es más importante como **amortiguador urinario**; la excreción de $H^+$ como $H_2PO_4^-$ se denomina **ácido titulable**.

### 2. Amortiguadores intracelulares

**a. Fosfatos orgánicos** (p. ej., AMP, ADP, ATP, 2,3-difosfoglicerato)
**b. Proteínas**

■ Los grupos imidazol y amino $\alpha$ de las proteínas tienen pK que están dentro del rango de pH fisiológico.
■ La **hemoglobina** es un importante amortiguador intracelular.
■ En el rango de pH fisiológico, **la desoxihemoglobina es un mejor amortiguador que la oxihemoglobina**.

### 3. Con la ecuación de Henderson-Hasselbalch para calcular el pH:

$$pH = pK + \log \frac{\left[A^-\right]}{\left[HA\right]}$$

donde:

$$pH = -\log_{10}\left[H^+\right] (\text{unidades de pH})$$

$$pK = -\log_{10} \text{constante de equilibrio} (\text{unidades de pH})$$

$$\left[A^-\right] = \text{concentración de la forma base del amortiguador} (mM)$$

$$\left[HA\right] = \text{concentración de la forma ácida del amortiguador} (mM)$$

■ $A^-$, la forma base del amortiguador, es la aceptadora de $H^+$.
■ HA, la forma ácida del amortiguador, es la donante de $H^+$.
■ Cuando las concentraciones de $A^-$ y HA son iguales, **el pH de la solución es igual al pK del amortiguador**, calculado mediante la ecuación de Henderson-Hasselbalch.
■ **Ejemplo:** el pK del par de amortiguadores de $H_2PO_4^-/HPO_4^{-2}$ es de 6.8. ¿Cuáles son las concentraciones relativas de $H_2PO_4^-$ y $HPO_4^{-2}$ en una muestra de orina que tiene un pH de 4.8?

$$pH = pK + \log \frac{HPO_4^{-2}}{H_2PO_4^-}$$

$$4.8 = 6.8 + \log \frac{HPO_4^{-2}}{H_2PO_4^-}$$

$$\log \frac{HPO_4^{-2}}{H_2PO_4^-} = -2.0$$

$$\frac{HPO_4^{-2}}{H_2PO_4^-} = 0.01$$

$$\frac{H_2PO_4^-}{HPO_4^{-2}} = 100$$

Para este par de amortiguadores, $HPO_4^{-2}$ es $A^-$ y $H_2PO_4^-$ es HA. Así, la ecuación de Henderson-Hasselbalch puede emplearse para calcular que la concentración de $H_2PO_4^-$ es 100 veces mayor que la de $HPO_4^{-2}$ en una muestra de orina con un pH de 4.8.

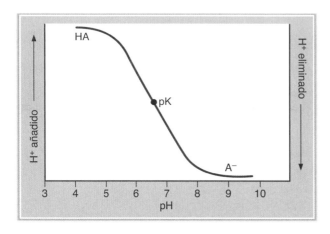

**FIGURA 5-22** Curva de valoración de un ácido débil (HA) y su base conjugada (A⁻).

4. **Curvas de valoración** (fig. 5-22)
   - Describen cómo cambia el pH de una solución amortiguada cuando se le añaden o eliminan H⁺.
   - Cuando se añaden H⁺ a la solución, se produce la forma HA; cuando se eliminan los H⁺, se produce la forma A⁻.
   - Un amortiguador **es más eficaz en la parte lineal** de la curva de valoración, donde la adición o la eliminación de H⁺ causa pocos cambios en el pH.
   - De acuerdo con la ecuación de Henderson-Hasselbalch, **cuando el pH de la solución es igual al pK, las concentraciones de HA y A⁻ son iguales**.

C. **Ácido-base renal**
   1. **Reabsorción del $HCO_3^-$ filtrado** (fig. 5-23)
      - Se produce principalmente en el **túbulo proximal temprano**.
      a. **Características principales de la reabsorción del $HCO_3^-$ filtrado**
         (1) El H⁺ y el $HCO_3^-$ se producen en las células del túbulo proximal a partir de $CO_2$ y $H_2O$. El $CO_2$ y el $H_2O$ se combinan para formar $H_2CO_3$, catalizado por la **anhidrasa carbónica intracelular**; el $H_2CO_3$ se disocia en H⁺ y $HCO_3^-$. El H⁺ se secreta en el lumen a través del mecanismo de intercambio de Na⁺-H⁺ en la membrana luminal. El $HCO_3^-$ se reabsorbe.
         (2) En el lumen, el H⁺ secretado se combina con el $HCO_3^-$ filtrado para formar $H_2CO_3$, el cual se disocia en $CO_2$ y $H_2O$, catalizado por la **anhidrasa carbónica del borde en cepillo**. El $CO_2$ y el $H_2O$ se difunden en la célula para iniciar de nuevo el ciclo.
         (3) El proceso da lugar a una **reabsorción neta del $HCO_3^-$** filtrado. Sin embargo, *no* **produce una secreción neta de H⁺**.
      b. **Regulación de la reabsorción del $HCO_3^-$ filtrado**

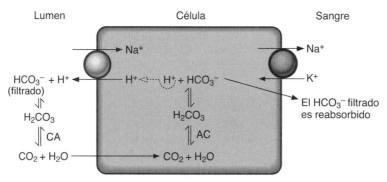

**FIGURA 5-23** Mecanismo de reabsorción del $HCO_3^-$ filtrado en el túbulo proximal. CD: anhidrasa carbónica.

**(1)** *Carga filtrada*

- El aumento de la carga filtrada del $HCO_3^-$ da lugar a un aumento de las tasas de reabsorción del $HCO_3^-$. Sin embargo, si la concentración plasmática del $HCO_3^-$ llega a ser muy elevada (p. ej., alcalosis metabólica), la carga filtrada superará la capacidad de reabsorción y el $HCO_3^-$ se excretará a través de la orina.

**(2)** *Presión parcial de dióxido de carbono ($P_{CO_2}$)*

- El **aumento de la $P_{CO_2}$** da lugar a un crecimiento de las tasas de reabsorción del $HCO_3^-$ porque se incrementa el suministro de $H^+$ intracelular para la secreción. Este mecanismo es la base de la **compensación renal para la acidosis respiratoria**.
- Las **disminuciones de la $P_{CO_2}$** dan lugar a un descenso de las tasas de reabsorción del $HCO_3^-$ porque se reduce el suministro de $H^+$ intracelular para la secreción. Este mecanismo es la base de la **compensación renal para la alcalosis respiratoria**.

**(3)** *Volumen del LEC*

- La **expansión del volumen del LEC** produce una disminución de la reabsorción del $HCO_3^-$.
- La **contracción del volumen del LEC** ocasiona un aumento de la reabsorción del $HCO_3^-$ (alcalosis por contracción).

**(4)** *Angiotensina II*

- Estimula el intercambio de $Na^+$-$H^+$ y, por lo tanto, aumenta la reabsorción del $HCO_3^-$, lo que contribuye a la **alcalosis por contracción** que se produce de forma secundaria a la contracción del volumen del LEC.

## 2. Excreción de $H^+$ fijo

- El $H^+$ fijo producido a partir del catabolismo de proteínas y fosfolípidos se excreta mediante dos mecanismos: el ácido titulable y el $NH_4^+$.

### a. Excreción de $H^+$ como ácido titulable ($H_2PO_4^-$) (fig. 5-24)

- La cantidad de $H^+$ excretada como ácido titulable depende de la **cantidad de amortiguador urinario** presente (normalmente $HPO_4^{-2}$) y del **pK del amortiguador**.

**(1)** En las células α intercaladas se producen $H^+$ y $HCO_3^-$ a partir de $CO_2$ y $H_2O$. El $H^+$ es secretado al lumen por una $H^+$-ATPasa, en tanto que el $HCO_3^-$ es reabsorbido en la sangre («nuevo» $HCO_3^-$). En la orina, el $H^+$ secretado se combina con el $HPO_4^{-2}$ filtrado para formar $H_2PO_4^-$, el cual se excreta como **ácido titulable**. La **aldosterona** aumenta la $H^+$-ATPasa.

**(2)** Este proceso da lugar a una **secreción neta del $H^+$** y a una **reabsorción neta del $HCO_3^-$** recién sintetizado.

**(3)** Como resultado de la secreción de $H^+$, el pH de la orina disminuye progresivamente. **El pH urinario mínimo es de 4.4.**

**(4)** La cantidad de $H^+$ excretada como ácido titulable está determinada por la **cantidad de amortiguador urinario** y el **pK del amortiguador**.

### b. Excreción de $H^+$ como $NH_4^+$ (fig. 5-25)

- La cantidad de $H^+$ excretada como $NH_4^+$ depende tanto de la **cantidad de $NH_3$ sintetizado** por las células renales como del **pH de la orina**.

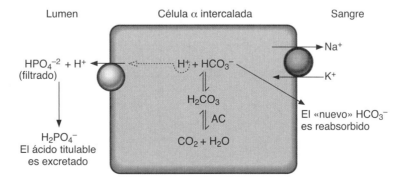

**FIGURA 5-24** Mecanismo de excreción de $H^+$ como ácido titulable. AC: anhidrasa carbónica.

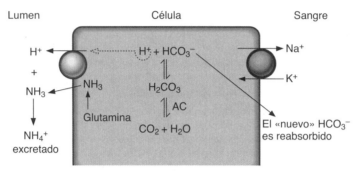

**FIGURA 5-25** Mecanismo de excreción de H⁺ como $NH_4^+$. AC: anhidrasa carbónica.

**(1)** El $NH_3$ se produce en las células renales a partir de la **glutamina**. Se difunde hacia abajo por su gradiente de concentración desde las células hacia el lumen.

**(2)** En las células α intercaladas se producen H⁺ y $HCO_3^-$ a partir de $CO_2$ y $H_2O$. El H⁺ es secretado hacia el lumen a través de una H⁺-ATPasa y se combina con el $NH_3$ para formar $NH_4^+$, el cual es excretado (**atrapamiento por difusión**). El $HCO_3^-$ se reabsorbe en la sangre («nuevo» $HCO_3^-$).

**(3)** Cuanto más bajo sea el pH del líquido tubular, mayor será la excreción de H⁺ como $NH_4^+$; a un pH urinario bajo, hay más $NH_4^+$ en relación con el $NH_3$ en la orina, aumentando así el gradiente para la difusión del $NH_3$.

**(4)** En la acidosis, se produce un **aumento adaptativo de la síntesis de $NH_3$** que ayuda a la excreción del exceso de H⁺.

**(5)** **La hipercalemia inhibe la síntesis de $NH_3$,** lo que produce una disminución de la excreción de H⁺ como $NH_4^+$ (**acidosis tubular renal [ATR] de tipo 4**). Por ejemplo, el **hipoaldosteronismo** produce hipercalemia y, por lo tanto, también causa la ATR de tipo 4. Por el contrario, la hipocalemia estimula la síntesis de $NH_3$, lo que produce un aumento de la excreción de H⁺.

**3. Secreción del $HCO_3^-$**

■ Cuando el $HCO_3^-$ sanguíneo es elevado (es decir, alcalosis metabólica), las **células β** intercaladas de los túbulos colectores *secretan* $HCO_3^-$. Para ello, existen intercambiadores de $Cl^-$-$HCO_3^-$ en la membrana luminal y H⁺-ATPasa en la membrana basolateral; así, el $HCO_3^-$ se secreta en la orina y el H⁺ se reabsorbe en la sangre, lo que favorece la excreción del $HCO_3^-$ y normaliza la concentración de $HCO_3^-$ en la sangre.

**D. Alteraciones ácido-base (tablas 5-8 y 5-9 y fig. 5-26)**

■ Las respuestas compensadoras esperadas para las alteraciones ácido-base simples pueden calcularse como se muestra en la tabla 5-10. Si la respuesta real es igual a la respuesta calculada (pronosticada), entonces existe una alteración ácido-base. Si la respuesta real difiere de la respuesta calculada, entonces hay más de una alteración ácido-base.

**Tabla 5-8** Resumen de las alteraciones ácido-base

| Alteración | $CO_2 + H_2O$ | ↔ | H⁺ | $HCO_3^-$ | Compensación respiratoria | Compensación renal |
|---|---|---|---|---|---|---|
| Acidosis metabólica | ↓ (compensación respiratoria) | | ↑ | **↓** | Hiperventilación | |
| Alcalosis metabólica | ↑ (compensación respiratoria) | | ↓ | **↑** | Hipoventilación | |
| Acidosis respiratoria | **↑** | | ↑ | ↑ | Ninguna | ↑ excreción de H⁺ ↑ reabsorción de $HCO_3^-$ |
| Alcalosis respiratoria | **↓** | | ↓ | ↓ | Ninguna | ↓ excreción de H⁺ ↓ reabsorción de $HCO_3^-$ |

Las *flechas gruesas* indican la alteración *primaria*.

| T a b l a **5-9** Causas de las alteraciones ácido-base | | |
|---|---|---|
| | **Ejemplo** | **Comentarios** |
| Acidosis metabólica | Cetoacidosis | Acumulación de ácido β-OH-butírico y ácido acetoacético<br>↑ la brecha aniónica |
| | Acidosis láctica | Acumulación de ácido láctico durante la hipoxia<br>↑ la brecha aniónica |
| | Enfermedad renal crónica | Deficiencia de excreción de $H^+$ como ácido titulable y $NH_4^+$<br>↑ la brecha aniónica |
| | Intoxicación por salicilatos | También causa alcalosis respiratoria<br>↑ la brecha aniónica |
| | Intoxicación por metanol/formaldehído | Produce ácido fórmico<br>↑ la brecha aniónica |
| | Intoxicación por etilenglicol | Produce ácidos glicólico y oxálico<br>↑ la brecha aniónica |
| | Diarrea | Pérdida digestiva de $HCO_3^-$<br>Brecha aniónica normal |
| | ATR de tipo 2 | Pérdida renal de $HCO_3^-$<br>Brecha aniónica normal |
| | ATR de tipo 1 | Deficiencia de excreción de ácido titulable y $NH_4^+$; deficiencia de acidificación de la orina<br>Brecha aniónica normal |
| | ATR de tipo 4 | Hipoaldosteronismo; deficiencia de excreción de $NH_4^+$<br>La hipercalemia causada por la falta de aldosterona inhibe la síntesis de $NH_3$<br>Brecha aniónica normal |
| Alcalosis metabólica | Vómitos | Pérdida de $H^+$ gástrico; deja $HCO_3^-$ en la sangre<br>Empeoran por la contracción del volumen<br>Hipocalemia<br>Puede tener ↑ de la brecha aniónica debido a la producción de cetoácidos (inanición) |
| | Hiperaldosteronismo | Aumento de la secreción de $H^+$ por el túbulo distal; aumento de la reabsorción del nuevo $HCO_3^-$ |
| | Diuréticos de asa o tiazídicos | Alcalosis por contracción de volumen |
| Acidosis respiratoria | Opiáceos; sedantes; anestesia | Inhibición del centro respiratorio bulbar |
| | Guillain-Barré, poliomielitis, ELA, esclerosis múltiple | Debilitamiento de los músculos respiratorios |
| | Obstrucción de las vías respiratorias | ↓ del intercambio de $CO_2$ en los pulmones |
| | Sínd. de dificultad respiratoria del adulto, EPOC | ↓ del intercambio de $CO_2$ en los pulmones |
| Alcalosis respiratoria | Neumonía, embolia pulmonar | La hipoxemia produce un ↑ de la frecuencia ventilatoria |
| | Gran altitud | La hipoxemia produce un ↑ de la frecuencia ventilatoria |
| | Psicógeno | |
| | Intoxicación por salicilatos | Estimulación directa del centro respiratorio bulbar; también causa acidosis metabólica |

ATR: acidosis tubular renal; ELA: esclerosis lateral amiotrófica; EPOC: enfermedad pulmonar obstructiva crónica.

1. **Acidosis metabólica**
   a. La sobreproducción o la ingesta de ácido fijo o la pérdida de base produce una **disminución de la [HCO$_3^-$] arterial**. Esta disminución es la principal alteración de la acidosis metabólica.
   b. La disminución de la concentración de $HCO_3^-$ ocasiona un **descenso del pH sanguíneo** (acidemia).
   c. La acidemia produce **hiperventilación** (respiración de Kussmaul), la cual es la **compensación respiratoria** para la acidosis metabólica.
   d. La corrección de la acidosis metabólica consiste en el aumento de la excreción del exceso de $H^+$ fijo como ácido titulable y $NH_4^+$ y el aumento de la reabsorción del «nuevo» $HCO_3^-$, el cual repone la concentración de $HCO_3^-$ en la sangre.

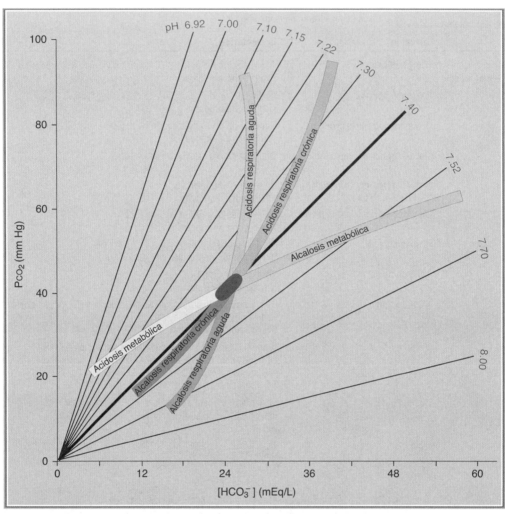

**FIGURA 5-26** Mapa ácido-base con valores de alteraciones ácido-base simples superpuestas. Se muestran las relaciones entre la presión parcial de dióxido de carbono ($P_{CO_2}$) arterial, la [$HCO_3^-$] y el pH. La elipse del centro muestra el rango normal de valores. Las *áreas sombreadas* muestran el rango de valores asociados con las alteraciones ácido-base simples. Se muestran dos áreas sombreadas para cada alteración respiratoria: una para la fase aguda y otra para la fase crónica.

| T a b l a  **5-10** | Cálculo de las respuestas compensadoras a las alteraciones ácido-base simples | | |
|---|---|---|---|
| **Alteración ácido-base** | **Alteración primaria** | **Compensación** | **Respuesta compensadora prevista** |
| Acidosis metabólica | ↓ [$HCO_3^-$] | ↓ $P_{CO_2}$ | Descenso de 1 mEq/L en $HCO_3^-$ → descenso de 1.3 mm Hg en $P_{CO_2}$ |
| Alcalosis metabólica | ↑ [$HCO_3^-$] | ↑ $P_{CO_2}$ | Aumento de 1 mEq/L en $HCO_3^-$ → aumento de 0.7 mm Hg en $P_{CO_2}$ |
| Acidosis respiratoria | | | |
| Aguda | ↑ $P_{CO_2}$ | ↑ [$HCO_3^-$] | Aumento de 1 mm Hg en $P_{CO_2}$ → aumento de 0.1 mEq/L en $HCO_3^-$ |
| Crónica | ↑ $P_{CO_2}$ | ↑ [$HCO_3^-$] | Aumento de 1 mm Hg en $P_{CO_2}$ → aumento de 0.4 mEq/L en $HCO_3^-$ |
| Alcalosis respiratoria | | | |
| Aguda | ↓ $P_{CO_2}$ | ↓ [$HCO_3^-$] | Descenso de 1 mm Hg en $P_{CO_2}$ → descenso de 0.2 mEq/L en $HCO_3^-$ |
| Crónica | ↓ $P_{CO_2}$ | ↓ [$HCO_3^-$] | Descenso de 1 mm Hg en $P_{CO_2}$ → descenso de 0.4 mEq/L en $HCO_3^-$ |

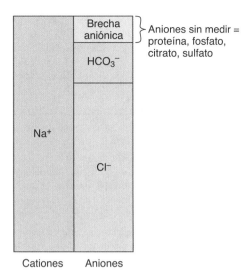

**FIGURA 5-27** Brecha aniónica en el suero.

- En la acidosis metabólica crónica, un **aumento adaptativo de la síntesis de NH$_3$** ayuda a la excreción del exceso de H$^+$.

**e. Brecha aniónica en el suero** = [Na$^+$] − ([Cl$^-$] + [HCO$_3$$^-$]) (fig. 5-27)

- La brecha aniónica en el suero representa los **aniones no medidos** en el suero. Estos aniones no medidos incluyen fosfato, citrato, sulfato y proteínas.
- El valor normal de la brecha aniónica sérica es de **12 mEq/L** (rango de 8-16 mEq/L).
- En la acidosis metabólica, la [HCO$_3$$^-$] sérica disminuye. Para la electroneutralidad, la concentración de otro anión debe aumentar para sustituir al HCO$_3$$^-$. Ese anión puede ser Cl$^-$ o puede ser un anión no medido.

**(1)** **La brecha aniónica en el suero aumenta** si la concentración de un anión no medido (p. ej., fosfato, lactato, β-hidroxibutirato y formiato) se incrementa para reemplazar el HCO$_3$$^-$.

**(2)** **La brecha aniónica sérica es normal** si la concentración de Cl$^-$ se incrementa para reemplazar el HCO$_3$$^-$ (**acidosis metabólica hiperclorémica**).

**f.** Δ/Δ

- En la acidosis metabólica con un aumento de la brecha aniónica, la **herramienta Δ/Δ (Δ HCO$_3$$^-$/Δ brecha aniónica)** permite descubrir una segunda alteración metabólica.

**(1)** Si la única alteración que modifica la concentración de HCO$_3$$^-$ en la sangre es la acidosis metabólica con aumento de la brecha aniónica, entonces la disminución del HCO$_3$$^-$ en la sangre (con respecto a la normalidad) se reflejará exactamente en el aumento de la brecha aniónica (con respecto a la normalidad).

**(2)** Si una segunda alteración metabólica aumenta el HCO$_3$$^-$ sanguíneo (es decir, alcalosis metabólica), la disminución del HCO$_3$$^-$ sanguíneo será menor que el incremento de la brecha aniónica.

**(3)** Si una segunda alteración metabólica disminuye el HCO$_3$$^-$ sanguíneo (es decir, acidosis metabólica con brecha aniónica normal), entonces la reducción del HCO$_3$$^-$ sanguíneo será mayor que el aumento de la brecha aniónica.

**2. Alcalosis metabólica**

**a.** La pérdida de H$^+$ fijo o la ganancia de base produce un **aumento de la [HCO$_3$$^-$] arterial**. Este aumento es la principal alteración de la alcalosis metabólica.

- Por ejemplo, al **vomitar**, se pierde H$^+$ del estómago, el HCO$_3$$^-$ se queda en la sangre y la [HCO$_3$$^-$] se incrementa.

**b.** El aumento de la concentración de HCO$_3$$^-$ produce un **incremento del pH sanguíneo** (alcalemia).

**c.** La alcalemia causa **hipoventilación**, la cual es la **compensación respiratoria** para la alcalosis metabólica.

**d.** La corrección de la alcalosis metabólica consiste en el aumento de la excreción del HCO$_3$$^-$, porque la carga filtrada del HCO$_3$$^-$ supera la capacidad del túbulo renal para reabsorberla.

- Si la alcalosis metabólica se acompaña de una **contracción del volumen del LEC** (p. ej., vómitos), aumenta la reabsorción del HCO$_3$$^-$ (secundaria a la contracción del volumen del LEC y a la activación del sistema renina-angiotensina II-aldosterona), lo que empeora la alcalosis metabólica (es decir, **alcalosis por contracción**).

    ▦ La alcalosis metabólica por contracción del volumen del LEC se denomina *sensible a la solución salina* (es decir, corregible con solución salina); la que no se debe a la contracción del volumen del LEC se llama *insensible a la solución salina* (no se corrige con solución salina).

3. **Acidosis respiratoria**

    ▦ **Es causada por la disminución de la ventilación alveolar y la retención de $CO_2$.**

    **a.** El aumento de la $P_{CO_2}$ arterial, que es la principal alteración, causa un **aumento de [H⁺] y de [HCO₃⁻]** por acción de masa.

    **b.** **No hay compensación respiratoria** para la acidosis respiratoria.

    **c.** La **compensación renal** consiste en un aumento de la excreción de H⁺ como ácido titulable y NH₄⁺ y un aumento de la reabsorción del «nuevo» HCO₃⁻. Este proceso se ve favorecido por el incremento de la $P_{CO_2}$, el cual suministra más H⁺ a las células renales para su secreción. El consiguiente aumento de la [HCO₃⁻] sérica ayuda a normalizar el pH.

        ▦ En la **acidosis respiratoria aguda**, la compensación renal aún no se ha producido.

        ▦ En la **acidosis respiratoria crónica**, hay una compensación renal (aumento de la reabsorción del HCO₃⁻). Así, el pH arterial aumenta hacia la normalidad (es decir, una compensación).

4. **Alcalosis respiratoria**

    ▦ **Es causada por el aumento de la ventilación alveolar y la pérdida de $CO_2$.**

    **a.** La disminución de la $P_{CO_2}$ arterial, que es la principal alteración, produce una **disminución de [H⁺] y de [HCO₃⁻]** por acción de masa.

    **b.** **No hay compensación respiratoria** para la alcalosis respiratoria.

    **c.** La **compensación renal** consiste en la disminución de la excreción de H⁺ como ácido titulable y NH₄⁺ y la disminución de la reabsorción del «nuevo» HCO₃⁻. Este proceso se ve favorecido por el decremento de la $P_{CO_2}$, el cual causa una deficiencia de H⁺ en las células renales para su secreción. El consiguiente descenso adicional de la [HCO₃⁻] sérica ayuda a normalizar el pH.

        ▦ En la **alcalosis respiratoria aguda**, la compensación renal aún no se ha producido.

        ▦ En la **alcalosis respiratoria crónica**, hay una compensación renal (reducción de la reabsorción del HCO₃⁻). Así, el pH arterial disminuye hacia la normalidad (es decir, una compensación).

    **d.** Los síntomas de **hipocalcemia** (p. ej., hormigueo, entumecimiento, espasmos musculares) pueden producirse porque el H⁺ y el $Ca^{2+}$ compiten por los sitios de unión en las proteínas plasmáticas. La disminución de la [H⁺] causa un aumento de la unión del $Ca^{2+}$ a las proteínas y una disminución del $Ca^{2+}$ libre ionizado.

# X. DIURÉTICOS (TABLA 5-11)

# XI. EJEMPLOS INTEGRADORES

**A. Hipoaldosteronismo**

  **1. Estudio de caso**

    ▦ Una mujer tiene antecedentes de debilidad, pérdida de peso, hipotensión ortostática, aumento del pulso y aumento de la pigmentación de la piel. Presenta disminución de la [Na⁺] sérica, disminución de la osmolaridad sérica, aumento de la [K⁺] sérica y gasometría arterial compatible con acidosis metabólica.

  **2. Explicación del hipoaldosteronismo**

    **a.** La **falta de aldosterona** tiene tres efectos directos en los riñones: disminución de la reabsorción de Na⁺, de la secreción de K⁺ y de la secreción de H⁺. Como resultado, se produce una **contracción del volumen del LEC** (causada por la reducción de la reabsorción de Na⁺), **hipercalemia** (causada por la disminución de la secreción de K⁺) y **acidosis metabólica** (causada por la reducción de la secreción de H⁺).

    **b.** La contracción del volumen del LEC es responsable de la **hipotensión ortostática** de esta mujer. La disminución de la presión arterial produce un **aumento de la frecuencia del pulso** a través del mecanismo barorreceptor.

| T a b l a **5-11** | Efectos de los diuréticos en la nefrona | | |
|---|---|---|---|
| **Clase de diurético** | **Sitio de acción** | **Mecanismo** | **Efecto principal** |
| Inhibidores de la anhidrasa carbónica (acetazolamida) | Túbulo proximal temprano | Inhibición de la anhidrasa carbónica | ↑ excreción de $HCO_3^-$ |
| Diuréticos de asa (furosemida, ácido etacrínico, bumetanida) | Rama ascendente gruesa del asa de Henle | Inhibición del cotransporte de $Na^+$-$K^+$-$2Cl^-$ | ↑ excreción de NaCl<br>↑ excreción de $K^+$ (↑ flujo de túbulo distal)<br>↑ excreción de $Ca^{2+}$ (↓ potencial positivo del lumen, tratar hipercalcemia)<br>↓ capacidad para concentrar la orina (↓ gradiente corticopapilar)<br>↓ capacidad de diluir la orina (inhibición del segmento de dilución) |
| Diuréticos tiazídicos (clorotiazida, hidroclorotiazida) | Túbulo distal temprano (segmento de dilución cortical) | Inhibición del cotransporte de $Na^+$-$Cl^-$ | ↑ excreción de NaCl<br>↑ excreción de $K^+$ (↑ flujo de túbulo distal)<br>↓ excreción de $Ca^{2+}$ (tratamiento de la hipercalciuria idiopática)<br>↓ capacidad para diluir la orina (inhibición del segmento de dilución cortical)<br>Sin efecto en capacidad de concentrar orina |
| Diuréticos ahorradores de $K^+$ (espironolactona, triamtereno, amilorida) | Túbulo distal tardío y túbulo colector | Inhibición de la reabsorción de $Na^+$<br>Inhibición de la secreción de $K^+$<br>Inhibición de la secreción de $H^+$ | ↑ excreción de $Na^+$ (efecto pequeño)<br>↓ excreción de $K^+$ (usado en combinación con diuréticos de asa o tiazídicos)<br>↓ excreción de $H^+$ |

**c.** La contracción del volumen del LEC también estimula la **secreción de ADH de la hipófisis posterior** por los receptores de volumen. La ADH causa una mayor reabsorción de agua en los túbulos colectores, disminuyendo la [$Na^+$] sérica (**hiponatremia**) y de la osmolaridad sérica. Así, la ADH liberada mediante un mecanismo de volumen es «inadecuada» para la osmolaridad del suero en este caso.

**d.** La **hiperpigmentación** es causada por la insuficiencia suprarrenal. Las menores concentraciones de cortisol producen un aumento de la secreción de la hormona adrenocorticotrópica (ACTH, *adrenocorticotropic hormone*) por retroalimentación negativa. La ACTH tiene efectos pigmentarios similares a los de la hormona estimulante de los melanocitos.

## B. Vómitos

### 1. Estudio de caso

▓ Un hombre es ingresado en un hospital para ser evaluado por un fuerte dolor epigástrico. Ha tenido náuseas y vómitos persistentes durante 4 días. En la endoscopia de tránsito gastroduodenal se observa una úlcera pilórica con obstrucción pilórica parcial. El paciente presenta hipotensión ortostática, disminución de la [$K^+$] y la [$Cl^-$] séricas, gasometría arterial compatible con alcalosis metabólica y reducción de la frecuencia ventilatoria.

### 2. Respuestas a los vómitos (fig. 5-28)

**a.** La pérdida de $H^+$ del estómago debido a los vómitos ocasiona un aumento de la [$HCO_3^-$] en sangre y **alcalosis metabólica**. Como el $Cl^-$ se pierde del estómago junto con el $H^+$, se produce una **hipocloremia** y una **contracción del volumen del LEC**.

**b.** La menor frecuencia ventilatoria representa la **compensación respiratoria para la alcalosis metabólica**.

**c.** La contracción del volumen del LEC se asocia con menores volemias y **presiones de perfusión renal**. Como resultado, aumenta la secreción de renina, angiotensina II y **aldosterona**. Así, la contracción del volumen del LEC empeora la alcalosis metabólica porque la angiotensina II aumenta la reabsorción del $HCO_3^-$ en el túbulo proximal (**alcalosis por contracción**).

**d.** El aumento de la aldosterona (secundario a la contracción del volumen del LEC) produce un incremento de la secreción distal de $K^+$ e **hipocalemia**; también ocasiona un incremento de la secreción distal de $H^+$, lo que empeora aún más la alcalosis metabólica.

**e.** El **tratamiento** consiste en administrar NaCl para corregir la contracción de volumen del LEC (que mantiene la alcalosis metabólica y causa hipocalemia) y $K^+$ para reponer el que se pierde en la orina.

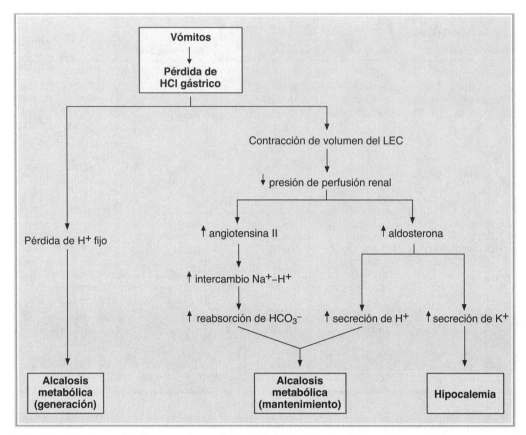

**FIGURA 5-28** Alcalosis metabólica causada por vómitos. HCl: ácido clorhídrico; LEC: líquido extracelular.

## C. Diarrea

### 1. Estudio de caso

■ Hombre regresa de un viaje al extranjero con «diarrea del viajero». Tiene debilidad, pérdida de peso, hipotensión ortostática, aumento del pulso y de la frecuencia respiratoria, piel pálida, [Na$^+$] sérica de 132 mEq/L, [Cl$^-$] sérica de 111 mEq/L y [K$^+$] sérica de 2.3 mEq/L. Su gasometría arterial muestra pH de 7.25, Pco$_2$ de 24 mm Hg y HCO$_3^-$ de 10.2 mEq/L.

### 2. Explicación de las respuestas a la diarrea

**a.** La pérdida de HCO$_3^-$ del tubo digestivo ocasiona una disminución de la [HCO$_3^-$] sanguínea y, según la ecuación de Henderson-Hasselbalch, una reducción del pH sanguíneo. Por lo tanto, este hombre tiene **acidosis metabólica**.

**b.** Para mantener la electroneutralidad, el HCO$_3^-$ que se pierde en el cuerpo se sustituye por Cl$^-$, un anión medido; por lo tanto, existe una **brecha aniónica normal**. La brecha aniónica sérica = [Na$^+$] − ([Cl$^-$] + [HCO$_3^-$]) = 132 − (111 + 10.2) = 10.8 mEq/L.

**c.** El aumento de la frecuencia respiratoria (**hiperventilación**) es la **compensación respiratoria para la acidosis metabólica**.

**d.** Como resultado de su diarrea, este hombre tiene una **contracción del volumen del LEC**, lo que lleva a una disminución de la volemia y de la presión arterial. El decremento de la presión arterial activa el **reflejo barorreceptor**, lo que produce un aumento del flujo simpático hacia el corazón y los vasos sanguíneos. El **aumento de la frecuencia del pulso** es una consecuencia del incremento de la actividad simpática en el nódulo sinoauricular, en tanto que la palidez de la piel es el resultado de la vasoconstricción cutánea.

**e.** La contracción del volumen del LEC también activa el sistema renina-angiotensina-aldosterona. El aumento de las concentraciones de aldosterona produce una mayor secreción distal de K$^+$ e **hipo-calemia**. La pérdida de K$^+$ en el líquido de la diarrea también contribuye a la hipocalemia.

**f.** El **tratamiento** consiste en reponer todo el líquido y los electrólitos perdidos en el líquido de la diarrea y en la orina, incluidos el Na$^+$, el HCO$_3^-$ y el K$^+$.

**1.** La secreción de $K^+$ por el túbulo distal se verá disminuida por:

**(A)** Alcalosis metabólica

**(B)** Dieta rica en $K^+$

**(C)** Hiperaldosteronismo

**(D)** Administración de espironolactona

**(E)** Administración de diuréticos tiazídicos

**2.** Jared y Adán pesan 70 kg. Jared bebe 2 L de agua destilada, mientras que Adán bebe 2 L de NaCl isotónico. Como resultado de estas ingestas, Adán tendrá un(a):

**(A)** Mayor cambio en el volumen del LIC

**(B)** Mayor $C_{H_2O}$ positiva

**(C)** Mayor cambio en la osmolaridad del plasma

**(D)** Mayor osmolaridad de la orina

**(E)** Mayor flujo de orina

**Reactivos 3 y 4:**

Mujer de 45 años de edad desarrolla diarrea grave mientras está de vacaciones. Tiene los siguientes valores de sangre arterial:

pH = 7.25

$P_{CO_2}$ = 24 mm Hg

$[HCO_3^-]$ = 10 mEq/L

Las muestras de sangre venosa muestran una disminución de la $[K^+]$ en sangre y una brecha aniónica normal.

**3.** El diagnóstico correcto para esta paciente es:

**(A)** Acidosis metabólica

**(B)** Alcalosis metabólica

**(C)** Acidosis respiratoria

**(D)** Alcalosis respiratoria

**(E)** Estado ácido-base normal

**4.** ¿Cuál de las siguientes afirmaciones sobre esta paciente es correcta?

**(A)** Está hipoventilando

**(B)** La disminución de la $[HCO_3^-]$ arterial es el resultado de la amortiguación del exceso de $H^+$ por el $HCO_3^-$

**(C)** La disminución de la $[K^+]$ en sangre es el resultado del intercambio de $H^+$ intracelular por $K^+$ extracelular

**(D)** La disminución de la $[K^+]$ en sangre es el resultado del aumento de las concentraciones circulantes de aldosterona

**(E)** La disminución de la $[K^+]$ en sangre es el resultado de la disminución de las concentraciones circulantes de la ADH

**5.** Utilice los siguientes valores para responder a la siguiente pregunta.

Presión hidrostática capilar glomerular = 47 mm Hg

Presión hidrostática del espacio de Bowman = 10 mm Hg

Presión oncótica del espacio de Bowman = 0 mm Hg

¿A qué valor de la presión oncótica capilar glomerular se detendría la filtración glomerular?

**(A)** 57 mm Hg

**(B)** 47 mm Hg

**(C)** 37 mm Hg

**(D)** 10 mm Hg

**(E)** 0 mm Hg

**6.** La reabsorción del $HCO_3^-$ filtrado:

**(A)** Da lugar a la reabsorción de más del 50% de la carga filtrada cuando la concentración plasmática del $HCO_3^-$ es de 24 mEq/L

**(B)** Acidifica el líquido tubular hasta un pH de 4.4

**(C)** Está directamente relacionada con la excreción de $H^+$ como $NH_4^+$

**(D)** Se inhibe por la disminución de la $P_{CO_2}$ arterial

**(E)** Puede proceder normalmente en presencia de un inhibidor de la anhidrasa carbónica renal

**7.** La siguiente información se obtuvo de un estudiante universitario de 20 años de edad que participaba en un estudio de investigación en la unidad de investigación clínica:

| Plasma | Orina |
|---|---|
| [Inulina] = 1 mg/mL | [Inulina] = 150 mg/mL |
| [X] = 2 mg/mL | [X] = 100 mg/mL |
| | Flujo de orina = 1 mL/min |

Suponiendo que X se filtre libremente, ¿cuál de las siguientes afirmaciones es la más correcta?

**(A)** Hay una secreción neta de X

**(B)** Hay una reabsorción neta de X

**(C)** Hay tanto reabsorción como secreción de X

**(D)** La depuración de X podría usarse para medir la TFG

**(E)** La depuración de X es mayor que la de la inulina

**8.** Para mantener un equilibrio normal de $H^+$, la excreción diaria total de $H^+$ debe ser igual a la:

**(A)** Producción de ácido fijo más ingesta de ácido fijo

**(B)** Excreción del $HCO_3^-$

**(C)** Carga filtrada del $HCO_3^-$

**(D)** Excreción del ácido titulable

**(E)** Carga filtrada del $H^+$

**9.** Se inyectó un gramo de manitol a una mujer. Después del equilibrio, una muestra de plasma tenía una concentración de manitol de 0.08 g/L. Durante el período de equilibrio, el 20% del manitol inyectado se excretó en la orina. La mujer tiene un:

**(A)** Volumen del LEC de 1 L

**(B)** Volumen del LIC de 1 L

**(C)** Volumen del LEC de 10 L

**(D)** Volumen del LIC de 10 L

**(E)** Volumen intersticial de 12.5 L

**10.** Hombre de 58 años de edad se somete a una prueba de tolerancia a la glucosa. En la prueba, se aumenta la concentración de glucosa en plasma y se mide la reabsorción y la excreción de glucosa. Cuando la concentración plasmática de glucosa es superior a la que se produce en el $T_m$:

**(A)** La depuración de la glucosa es cero

**(B)** La tasa de excreción de la glucosa es igual a la tasa de filtración de la glucosa

**(C)** La tasa de reabsorción de la glucosa es igual a la tasa de filtración de la glucosa

**(D)** La tasa de excreción de la glucosa aumenta con el incremento de las concentraciones de glucosa en plasma

**(E)** La concentración de glucosa en la vena renal es igual a la concentración de glucosa en la arteria renal

**11.** Una $C_{H_2O}$ negativa se produce en una persona que:

**(A)** Bebe 2 L de agua destilada en 30 min

**(B)** Comienza a excretar grandes volúmenes de orina con una osmolaridad de 100 mOsm/L después de un traumatismo craneoencefálico grave

**(C)** Está recibiendo tratamiento con litio para la depresión y tiene poliuria que no responde a la administración de ADH

**(D)** Tiene un carcinoma microcítico de pulmón y excreta orina con una osmolaridad de 1000 mOsm/L

**12.** Un par de amortiguadores ($HA/A^-$) tiene un pK de 5.4. A un pH sanguíneo de 7.4, la concentración de HA es:

**(A)** 1/100 la de $A^-$

**(B)** 1/10 la de $A^-$

**(C)** Igual a la de $A^-$

**(D)** 10 veces la de $A^-$

**(E)** 100 veces la de $A^-$

**13.** ¿Cuál de las siguientes situaciones produciría un aumento de la reabsorción de líquido isoosmótico en el túbulo proximal?

**(A)** Aumento de la fracción de filtración

**(B)** Expansión del volumen del LEC

**(C)** Disminución de la concentración de proteínas capilares peritubulares

**(D)** Incremento de la presión hidrostática capilar peritubular

**(E)** Privación de oxígeno

**14.** ¿Cuál de las siguientes sustancias o combinaciones de sustancias podría usarse para medir el volumen del líquido intersticial?

**(A)** Manitol

**(B)** $D_2O$ sola

**(C)** Azul de Evans

**(D)** Inulina y $D_2O$

**(E)** Inulina y albúmina radioactiva

**15.** A concentraciones de ácido PAH en plasma por debajo del $T_m$:

**(A)** La reabsorción del PAH no está saturada

**(B)** La depuración del PAH es igual a la depuración de la inulina

**(C)** La tasa de secreción del PAH es igual a su tasa de excreción

**(D)** La concentración del PAH en la vena renal es cercana a cero

**(E)** La concentración del PAH en la vena renal es igual a la concentración del PAH en la arteria renal

**16.** En comparación con una persona que ingiere 2 L de agua destilada, una persona con privación de agua tendrá una:

**(A)** Mayor $C_{H_2O}$

**(B)** Disminución de la osmolaridad plasmática

**(C)** Menor concentración circulante de ADH

**(D)** Mayor osmolaridad del LT/P en el túbulo proximal

**(E)** Mayor tasa de reabsorción de $H_2O$ en los túbulos colectores

**17.** ¿Cuál de las siguientes situaciones ocasionaría un aumento de la TFG y del FPR?

**(A)** Hiperproteinemia

**(B)** Cálculo ureteral

**(C)** Dilatación de la arteriola aferente

**(D)** Dilatación de la arteriola eferente

**(E)** Constricción de la arteriola eferente

**18.** Un paciente tiene los siguientes valores de sangre arterial:

pH = 7.52

$P_{CO_2}$ = 20 mm Hg

$[HCO_3^-]$ = 16 mEq/L

¿Cuál de las siguientes afirmaciones sobre este paciente es más probable que sea correcta?

**(A)** Está hipoventilando

**(B)** Tiene una disminución de la $[Ca^{2+}]$ ionizada en sangre

**(C)** Tiene una compensación respiratoria casi completa

**(D)** Tiene una alteración ácido-base causada por la sobreproducción de ácido fijo

**(E)** Una compensación renal adecuada haría que su $[HCO_3^-]$ arterial aumentara

**19.** ¿Cuál de las siguientes opciones distinguiría mejor a un individuo por lo demás sano con privación grave de agua de una persona con el SIADH?

**(A)** $C_{H_2O}$

**(B)** Osmolaridad de la orina

**(C)** Osmolaridad del plasma

**(D)** Concentraciones circulantes de ADH

**(E)** Gradiente osmótico corticopapilar

**20.** ¿Cuál de las siguientes causas disminuye la depuración renal de $Ca^{2+}$?

**(A)** Hipoparatiroidismo

**(B)** Tratamiento con clorotiazida

**(C)** Tratamiento con furosemida

**(D)** Expansión del volumen del LEC

**(E)** Hipermagnesemia

**21.** Un paciente llega al servicio de urgencias con una presión arterial baja, una turgencia tisular reducida y los siguientes valores de sangre arterial:

pH = 7.69

$[HCO_3^-]$ = 57 mEq/L

$P_{CO_2}$ = 48 mm Hg

¿Cuál de las siguientes respuestas se esperaría que ocurriera también en este paciente?

**(A)** Hiperventilación

**(B)** Disminución de la secreción de $K^+$ por los túbulos distales

**(C)** Hipercalemia

**(D)** Intercambio de $H^+$ intracelular por $K^+$ extracelular

**22.** Una mujer tiene una osmolaridad plasmática de 300 mOsm/L y una osmolaridad urinaria de 1200 mOsm/L. El diagnóstico correcto es:

**(A)** SIADH

**(B)** Privación de agua

**(C)** Diabetes insípida central

**(D)** Diabetes insípida nefrógena

**(E)** Beber grandes volúmenes de agua destilada

**23.** Una paciente recibe una infusión de ácido PAH para medir el FSR. Tiene un flujo de orina de 1 mL/min, [PAH] en plasma de 1 mg/mL, [PAH] en orina de 600 mg/mL y hematócrito del 45%. ¿Cuál es su FSR «efectivo»?

**(A)** 600 mL/min

**(B)** 660 mL/min

**(C)** 1091 mL/min

**(D)** 1333 mL/min

**24.** ¿Cuál de las siguientes sustancias tiene la mayor depuración renal?

**(A)** Ácido PAH

**(B)** Inulina

**(C)** Glucosa

**(D)** $Na^+$

**(E)** $Cl^-$

**25.** Una mujer corre un maratón a 32 °C y reemplaza todo el volumen perdido en el sudor bebiendo agua destilada. Después del maratón tendrá:

**(A)** Disminución del ACT

**(B)** Disminución del hematócrito

**(C)** Disminución del volumen del LIC

**(D)** Disminución de la osmolaridad del plasma

**(E)** Aumento de la osmolaridad intracelular

**26.** ¿Cuál de las siguientes opciones causa hipercalemia?

**(A)** Ejercicio

**(B)** Alcalosis

**(C)** Inyección de insulina

**(D)** Disminución de la osmolaridad sérica

**(E)** Tratamiento con agonistas β

**27.** ¿Cuál de las siguientes opciones es una causa de la alcalosis metabólica?

**(A)** Diarrea

**(B)** Enfermedad renal crónica

**(C)** Ingesta de etilenglicol

**(D)** Tratamiento con acetazolamida

**(E)** Hiperaldosteronismo

**(F)** Intoxicación por salicilatos

**28.** ¿Cuál de las siguientes opciones es una acción de la PTH en el túbulo renal?

**(A)** Estimulación de la adenilato-ciclasa
**(B)** Inhibición de la secreción de $K^+$ del túbulo distal
**(C)** Inhibición de la reabsorción de $Ca^{2+}$ del túbulo distal
**(D)** Estimulación de la reabsorción de fosfato en el túbulo proximal
**(E)** Inhibición de la producción de 1,25-dihidroxicolecalciferol

**29.** Un hombre presenta hipertensión e hipocalemia. Su gasometría arterial revela un pH de 7.5 y un $HCO_3^-$ calculado de 32 mEq/L. Su cortisol sérico y su ácido vanililmandélico urinario son normales, su aldosterona sérica está aumentada y su actividad de la renina plasmática está disminuida. ¿Cuál de las siguientes opciones es la causa más probable de su hipertensión?

**(A)** Síndrome de Cushing
**(B)** Enfermedad de Cushing
**(C)** Síndrome de Conn
**(D)** Estenosis de la arteria renal
**(E)** Feocromocitoma

**30.** ¿Qué conjunto de valores de la sangre arterial describe a un fumador empedernido con antecedentes de enfisema y bronquitis crónica que está cada vez más somnoliento?

|  | pH | HCO₃⁻ (mEq/L) | Pco₂ (mm Hg) |
|---|---|---|---|
| **(A)** | 7.65 | 48 | 45 |
| **(B)** | 7.50 | 15 | 20 |
| **(C)** | 7.40 | 24 | 40 |
| **(D)** | 7.32 | 30 | 60 |
| **(E)** | 7.31 | 16 | 33 |

**31.** ¿Qué conjunto de valores de la sangre arterial describe a un paciente con alcalosis respiratoria parcialmente compensada después de 1 mes con un ventilador mecánico?

|  | pH | HCO₃⁻ (mEq/L) | Pco₂ (mm Hg) |
|---|---|---|---|
| **(A)** | 7.65 | 48 | 45 |
| **(B)** | 7.50 | 15 | 20 |
| **(C)** | 7.40 | 24 | 40 |
| **(D)** | 7.32 | 30 | 60 |
| **(E)** | 7.31 | 16 | 33 |

**32.** ¿Qué conjunto de valores de la sangre arterial describe a un paciente con enfermedad renal crónica (con una dieta proteínica normal) y una excreción urinaria de $NH_4^+$ disminuida?

|  | pH | HCO₃⁻ (mEq/L) | Pco₂ (mm Hg) |
|---|---|---|---|
| **(A)** | 7.65 | 48 | 45 |
| **(B)** | 7.50 | 15 | 20 |
| **(C)** | 7.40 | 24 | 40 |
| **(D)** | 7.32 | 30 | 60 |
| **(E)** | 7.31 | 16 | 33 |

**33.** ¿Qué conjunto de valores de la sangre arterial describe a un paciente con diabetes mellitus no tratada y aumento de la excreción urinaria de $NH_4^+$?

|  | pH | HCO₃⁻ (mEq/L) | Pco₂ (mm Hg) |
|---|---|---|---|
| **(A)** | 7.65 | 48 | 45 |
| **(B)** | 7.50 | 15 | 20 |
| **(C)** | 7.40 | 24 | 40 |
| **(D)** | 7.32 | 30 | 60 |
| **(E)** | 7.31 | 16 | 33 |

**34.** ¿Qué conjunto de valores de la sangre arterial describe a un paciente con antecedentes de 5 días de vómitos?

|  | pH | HCO₃⁻ (mEq/L) | Pco₂ (mm Hg) |
|---|---|---|---|
| **(A)** | 7.65 | 48 | 45 |
| **(B)** | 7.50 | 15 | 20 |
| **(C)** | 7.40 | 24 | 40 |
| **(D)** | 7.32 | 30 | 60 |
| **(E)** | 7.31 | 16 | 33 |

**La siguiente figura se aplica a las preguntas 35-39.**

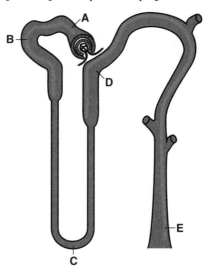

**35.** ¿En qué sitio de la nefrona la cantidad de $K^+$ en el líquido tubular supera la cantidad de $K^+$ filtrado en una persona con una dieta rica en el elemento?

**(A)** Sitio A
**(B)** Sitio B
**(C)** Sitio C
**(D)** Sitio D
**(E)** Sitio E

**36.** ¿En qué sitio de la nefrona la osmolaridad del LT/P es más baja en una persona que ha tenido privación de agua?

**(A)** Sitio A
**(B)** Sitio B
**(C)** Sitio C
**(D)** Sitio D
**(E)** Sitio E

**37.** ¿En qué sitio de la nefrona es mayor la concentración de inulina en el líquido tubular durante la antidiuresis?

**(A)** Sitio A
**(B)** Sitio B
**(C)** Sitio C
**(D)** Sitio D
**(E)** Sitio E

**38.** ¿En qué sitio de la nefrona es menor la concentración de inulina en el líquido tubular?

**(A)** Sitio A
**(B)** Sitio B
**(C)** Sitio C
**(D)** Sitio D
**(E)** Sitio E

**39.** ¿En qué sitio de la nefrona es mayor la concentración de glucosa en el líquido tubular?

**(A)** Sitio A
**(B)** Sitio B
**(C)** Sitio C
**(D)** Sitio D
**(E)** Sitio E

**El siguiente gráfico se aplica a las preguntas 40-42.**
Las curvas muestran el porcentaje de la carga filtrada que permanece en el líquido tubular en varios sitios a lo largo de la nefrona.

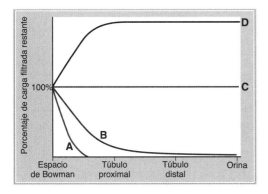

**40.** ¿Qué curva describe las características de la inulina a lo largo de la nefrona?

**(A)** Curva A
**(B)** Curva B
**(C)** Curva C
**(D)** Curva D

**41.** ¿Qué curva describe las características de la alanina a lo largo de la nefrona?

**(A)** Curva A
**(B)** Curva B
**(C)** Curva C
**(D)** Curva D

**42.** ¿Qué curva describe las características del ácido PAH a lo largo de la nefrona?

**(A)** Curva A
**(B)** Curva B
**(C)** Curva C
**(D)** Curva D

**43.** Niño de 5 años de edad ingiere un bote de ácido acetilsalicílico (ácido salicílico) y es atendido en el servicio de urgencias. El tratamiento produce un cambio en el pH de la orina que aumenta la excreción del ácido salicílico. ¿Cuál fue el cambio en el pH de la orina y cuál es el mecanismo de aumento de la excreción del ácido salicílico?

**(A)** Acidificación, la cual convierte el ácido salicílico en su forma HA
**(B)** Alcalinización, la cual convierte el ácido salicílico en su forma $A^-$
**(C)** Acidificación, la cual convierte el ácido salicílico en su forma $A^-$
**(D)** Alcalinización, la cual convierte el ácido salicílico en su forma HA

**44.** Una estudiante de posgrado está hiperventilando antes de su examen general oral. Está mareada y tiene los pies y las manos entumecidos y con hormigueo. ¿Cuál de los siguientes valores sanguíneos se observaría en el servicio de urgencias?

| | pH | $P_{CO_2}$, mm Hg | $P_{O_2}$, mm Hg | $Ca^{2+}$ ionizado |
|---|---|---|---|---|
| **(A)** | 7.3 | 30 | 100 | Disminuido |
| **(B)** | 7.3 | 50 | 90 | Aumentado |
| **(C)** | 7.4 | 40 | 100 | Normal |
| **(D)** | 7.5 | 30 | 110 | Disminuido |
| **(E)** | 7.5 | 50 | 90 | Aumentado |

# Respuestas y explicaciones

1. **D [V B 4 b].** La secreción distal de $K^+$ se ve disminuida por factores que reducen la fuerza impulsora para la difusión pasiva de $K^+$ a través de la membrana luminal. Como la espironolactona es un antagonista de la aldosterona, reduce la secreción de $K^+$. La alcalosis, una dieta rica en $K^+$ y el hiperaldosteronismo aumentan la $[K^+]$ en las células distales y, por lo tanto, la secreción de $K^+$. Los diuréticos tiazídicos incrementan el flujo a través del túbulo distal y diluyen la $[K^+]$ luminal, de modo que aumenta la fuerza impulsora para la secreción de $K^+$.

2. **D [I C 2 a; VII C; figura 5-15; tabla 5-6].** Después de beber agua destilada, Jared tendrá un aumento de los volúmenes del LIC y del LEC, una disminución de la osmolaridad del plasma, una inhibición de la secreción de ADH y una $C_{H_2O}$ positiva; además, producirá orina *diluida* con un alto flujo. Adán, después de beber el mismo volumen de NaCl isotónico, solamente tendrá un aumento en el volumen del LEC y ningún cambio en la osmolaridad del plasma. Debido a que la ADH de Adán no será inhibida, tendrá una osmolaridad de la orina más alta, un flujo de orina más bajo y una $C_{H_2O}$ más baja que Jared.

3. **A [IX D 1 a-c; tablas 5-8 y 5-9].** Un pH ácido, junto con una disminución del $HCO_3^-$ y un decremento de la $P_{CO_2}$, es compatible con una acidosis metabólica con compensación respiratoria (hiperventilación). La diarrea causa la pérdida digestiva de $HCO_3^-$, lo que crea una acidosis metabólica.

4. **D [IX D 1 a-c; tablas 5-8 y 5-9].** La disminución de la $[HCO_3^-]$ arterial es causada por la pérdida digestiva de $HCO_3^-$ debido a la diarrea, no por la amortiguación del exceso de $H^+$ por el $HCO_3^-$. La mujer está hiperventilando como compensación respiratoria para la acidosis metabólica. Su hipocalemia no puede ser el resultado del intercambio de $H^+$ intracelular por $K^+$ extracelular, porque tiene un aumento del $H^+$ extracelular, el cual impulsaría el intercambio en la otra dirección. Sus concentraciones circulantes de aldosterona aumentarían como resultado de la contracción del volumen del LEC, lo que conduce a un aumento de la secreción de $K^+$ por el túbulo distal y a la hipocalemia.

5. **C [II C 4, 5].** La filtración glomerular se detendrá cuando la presión neta de ultrafiltración a través del capilar glomerular sea cero, es decir, cuando la fuerza que favorece la filtración (47 mm Hg) sea exactamente igual a las fuerzas que se oponen a la filtración (10 mm Hg + 37 mm Hg).

6. **D [IX C 1 a, b].** Los descensos de la $P_{CO_2}$ arterial ocasionan una disminución de la reabsorción del $HCO_3^-$ filtrado al disminuir el suministro de $H^+$ en la célula para su secreción al lumen. La reabsorción del $HCO_3^-$ filtrado es de casi el 100% de la carga filtrada y requiere de la anhidrasa carbónica en el borde en cepillo para convertir el $HCO_3^-$ filtrado en $CO_2$ para proceder normalmente. Este proceso causa una escasa acidificación de la orina y no está relacionado con la excreción neta de $H^+$ como ácido titulable o $NH_4^+$.

7. **B [II C 1].** Para responder a esta pregunta, calcule la TFG y la $C_X$. TFG = 150 mg/mL × 1 mL/min ÷ 1 mg/mL = 150 mL/min. $C_X$ = 100 mg/mL × 1 mL/min ÷ 2 mg/mL = 50 mL/min. Dado que la depuración de X es menor que la depuración de la inulina (o TFG), debe haber ocurrido una *reabsorción neta de X*. Los datos de depuración por sí solos no pueden determinar si también ha habido secreción de X. Dado que la TFG no puede medirse con una sustancia que se reabsorbe, X no sería adecuada.

8. **A [IX C 2].** La producción diaria total de $H^+$ fijo procedente del catabolismo de las proteínas y los fosfolípidos (más cualquier $H^+$ fijo adicional que se ingiera) debe ser igualada por la suma de la excreción de $H^+$ como ácido titulable más $NH_4^+$ para mantener el equilibrio ácido-base.

9. **C [I B 1 a].** El manitol es una sustancia marcadora del volumen del LEC. Volumen del LEC = cantidad de manitol/concentración de manitol = 1 g – 0.2 g/0.08 g/L = 10 L.

10. **D [III B; figura 5-5].** A concentraciones superiores al $T_m$ para la glucosa, los transportadores se saturan de modo que la tasa de reabsorción ya no coincide con la tasa de filtración. La diferencia se excreta en la orina. A medida que aumenta la concentración de glucosa en plasma, aumenta la excreción de la glucosa. Cuando es mayor que el $T_m$, la concentración de glucosa en la vena renal será menor que la concentración en la arteria renal porque parte de la glucosa se está excretando en la orina

y, por lo tanto, no se devuelve a la sangre. La depuración de la glucosa es cero a concentraciones inferiores al $T_m$ (o inferiores al umbral) cuando toda la glucosa filtrada se reabsorbe, pero es mayor de cero a concentraciones superiores al $T_m$.

11. **D [VII D; tabla 5-6].** Una persona que produce orina hiperosmótica (1000 mOsm/L) tendrá una $C_{H_2O}$ negativa: $[C_{H_2O} = V - C_{osm}]$. Todos los demás tendrán una $C_{H_2O}$ positiva porque están produciendo orina hipoosmótica como resultado de la inhibición de la ADH por beber agua, diabetes insípida central o diabetes insípida nefrógena.

12. **A [IX B 3].** Puede emplearse la ecuación de Henderson-Hasselbalch para calcular el cociente de HA/A⁻:

$$pH = pK + \log A^- / HA$$
$$7.4 = 5.4 + \log A^- / HA$$
$$2.0 = \log A^- / HA$$
$$100 = A^- / HA \quad o \quad HA/A^- \text{ es } 1/100$$

13. **A [II C 3; IV C 1 d (2)].** El aumento de la fracción de filtración significa que una mayor parte del FPR se filtra a través de los capilares glomerulares. Este aumento del flujo produce un incremento de la concentración de proteínas y de la presión oncótica de la sangre que sale de los capilares glomerulares. Esta sangre se convierte en el suministro de sangre capilar peritubular. El aumento de la presión oncótica en la sangre capilar peritubular es una fuerza impulsora que *favorece la reabsorción* en el túbulo proximal. La expansión del volumen del LEC, la disminución de la concentración de proteínas capilares peritubulares y el aumento de la presión hidrostática capilar peritubular inhiben la reabsorción proximal. La privación de oxígeno también inhibiría la reabsorción al detener la bomba de $Na^+$-$K^+$ en las membranas basolaterales.

14. **E [I B 2 b-d].** El volumen del líquido intersticial se mide indirectamente determinando la diferencia entre el volumen del LEC y el volumen del plasma. La inulina, un gran polímero de fructosa que está restringido al espacio extracelular, es un marcador del volumen del LEC. La albúmina radioactiva es un marcador del volumen plasmático.

15. **D [III C; figura 5-6].** A concentraciones plasmáticas inferiores al $T_m$ para la secreción del PAH, la concentración de PAH en la vena renal es casi nula porque la suma de la filtración más la secreción elimina prácticamente todo el PAH del plasma renal. Así, la concentración de PAH en la vena renal es menor que en la arteria renal porque la mayor parte del PAH que entra en los riñones se excreta en la orina. La depuración del PAH es mayor que la de la inulina porque el PAH se filtra y se secreta; la inulina solo se filtra.

16. **E [VII D; figuras 5-14 y 5-15].** La persona con privación de agua tendrá una mayor osmolaridad plasmática y mayores concentraciones circulantes de ADH. Estos efectos aumentarán la tasa de reabsorción del $H_2O$ en los túbulos colectores y crearán una $C_{H_2O}$ *negativa*. La osmolaridad del LT/P en el túbulo proximal no se ve afectada por la ADH.

17. **C [II C 4; tabla 5-3].** La dilatación de la arteriola aferente aumentará tanto el FPR (porque la resistencia vascular renal disminuye) como la TFG (porque la presión hidrostática capilar glomerular aumenta). La dilatación de la arteriola eferente aumentará el FPR pero disminuirá la TFG. La constricción de la arteriola eferente disminuirá el FPR (debido al aumento de la resistencia vascular renal) y aumentará la TFG. Tanto la hiperproteinemia (↑ de π en los capilares glomerulares) como un cálculo ureteral (↑ presión hidrostática en el espacio de Bowman) impedirán la filtración y disminuirán la TFG.

18. **B [IX D 4; tabla 5-8].** En primer lugar, hay que diagnosticar la alteración ácido-base. El pH alcalino, la $P_{CO_2}$ baja y el $HCO_3^-$ bajo son compatibles con la alcalosis respiratoria. En la *alcalosis respiratoria*, la $[H^+]$ disminuye y se une menos $H^+$ a los sitios con carga negativa de las proteínas plasmáticas. Como resultado, se une más $Ca^{2+}$ a las proteínas y, por lo tanto, la $[Ca^{2+}]$ *ionizada* disminuye. No hay compensación respiratoria para las alteraciones respiratorias primarias. El paciente está hiperventilando, lo que es la causa de la alcalosis respiratoria. La compensación renal adecuada sería la disminución de la reabsorción del $HCO_3^-$, lo que haría que su $[HCO_3^-]$ arterial se redujera y su pH sanguíneo disminuyera (se volviera normal).

19. **C [VII B, D 4; tabla 5-6].** Ambos individuos tendrán una orina hiperosmótica, una $C_{H_2O}$ negativa, un gradiente corticopapilar normal y altas concentraciones circulantes de ADH. La persona con privación

de agua tendrá una osmolaridad plasmática alta, en tanto que la persona con el SIADH tendrá una osmolaridad plasmática baja (debido a la dilución por la reabsorción inadecuada de agua).

**20. B [tabla 5-11].** Los diuréticos tiazídicos tienen un efecto único en el túbulo distal: aumentan la reabsorción de $Ca^{2+}$, con lo que disminuye la excreción y la depuración de $Ca^{2+}$. Dado que la PTH aumenta la reabsorción de $Ca^{2+}$, la falta de PTH producirá un incremento de la depuración de $Ca^{2+}$. La furosemida inhibe la reabsorción de $Na^+$ en la rama ascendente gruesa, y la expansión del volumen del LEC inhibe la reabsorción de $Na^+$ en el túbulo proximal. En estos sitios, la reabsorción de $Ca^{2+}$ está ligada a la reabsorción de $Na^+$, y la depuración de $Ca^{2+}$ estaría aumentada. Dado que el $Mg^{2+}$ compite con el $Ca^{2+}$ por la reabsorción en la rama ascendente gruesa, la hipermagnesemia producirá un aumento de la depuración de $Ca^{2+}$.

**21. D [IX D 2; tabla 5-8].** En primer lugar, hay que diagnosticar la alteración ácido-base. El pH alcalino, con aumento del $HCO_3^-$ e incremento de la $P_{CO_2}$, es compatible con una alcalosis metabólica con compensación respiratoria. La baja presión arterial y la disminución de la turgencia sugieren una contracción del volumen del LEC. La reducción de la $[H^+]$ en sangre hará que el $H^+$ intracelular salga de las células a cambio de $K^+$ extracelular. La compensación respiratoria adecuada es la *hipoventilación*, la cual es responsable de la elevación de la $P_{CO_2}$. La secreción de $K^+$ por parte de los túbulos distales aumentará porque las concentraciones de aldosterona se incrementarán de forma secundaria a la contracción del volumen del LEC. Se espera que el paciente tenga hipocalemia (no hipercalemia).

**22. B [VII B; figura 5-14].** La osmolaridad del plasma y de la orina de esta paciente, en conjunto, son compatibles con la privación de agua. La osmolaridad plasmática está en el lado alto de la normalidad, lo que estimula que la hipófisis posterior secrete la ADH. La secreción de la ADH, a su vez, actúa en los túbulos colectores para aumentar la reabsorción de agua y producir una orina hiperosmótica. El SIADH también produciría una orina hiperosmótica, pero la osmolaridad del plasma sería inferior a la normal debido a la excesiva retención de agua. La diabetes insípida central y la nefrógena y la ingesta excesiva de agua darían lugar a una orina hipoosmótica.

**23. C [II B 2, 3].** El FPR verdadero se calcula a partir de la depuración del ácido PAH $[C_{PAH} = U_{PAH} \times V/P_{PAH} = 600\ mL/min]$. FSR = FPR/1 − hematócrito = 1091 mL/min.

**24. A [III D].** El ácido PAH es el que tiene la mayor depuración de todas las sustancias porque se filtra y se secreta. La inulina solo se filtra. Las otras sustancias son filtradas y posteriormente reabsorbidas; por lo tanto, tendrán depuraciones inferiores a la de la inulina.

**25. D [I C 2 f; tabla 5-2].** Al sudar y luego reponer todo el volumen bebiendo $H_2O$, la mujer tiene una *pérdida neta de NaCl sin una pérdida neta de $H_2O$*. Por lo tanto, su osmolaridad extracelular y plasmática disminuirá; como resultado, el agua fluirá del LEC al LIC. La osmolaridad intracelular también se reducirá tras el desplazamiento del agua. El ACT no cambiará porque la mujer sustituyó todo el volumen perdido en el sudor bebiendo agua. El hematócrito aumentará debido al desplazamiento de agua del LEC al LIC y al desplazamiento de agua hacia los eritrocitos, lo que hace que su volumen se eleve.

**26. A [tabla 5-4].** El ejercicio causa un desplazamiento de $K^+$ de las células a la sangre. El resultado es la hipercalemia. La hipoosmolaridad, la insulina, los agonistas β y la alcalosis producen un desplazamiento de $K^+$ de la sangre a las células. El resultado es la hipocalemia.

**27. E [tabla 5-9].** Una causa de la alcalosis metabólica es el hiperaldosteronismo; el aumento de las concentraciones de aldosterona produce un incremento de la secreción de $H^+$ por el túbulo distal y un aumento de la reabsorción del «nuevo» $HCO_3^-$. La diarrea ocasiona la pérdida de $HCO_3^-$ del tubo digestivo y la acetazolamida causa la pérdida de $HCO_3^-$ en la orina, lo que da lugar a una acidosis metabólica hiperclorémica con una brecha aniónica normal. La ingesta de etilenglicol y la intoxicación por salicilatos producen una acidosis metabólica con aumento de la brecha aniónica.

**28. A [VI B; tabla 5-7].** La PTH actúa en el túbulo renal estimulando la adenilato-ciclasa y generando cAMP. Las principales acciones de la hormona son la inhibición de la reabsorción de fosfato en el túbulo proximal, la estimulación de la reabsorción de $Ca^{2+}$ en el túbulo distal y la estimulación de la producción de 1,25-dihidroxicolecalciferol. La PTH no altera el manejo renal del $K^+$.

**29. C [IV C 3 b; V B 4 b].** La hipertensión, la hipocalemia, la alcalosis metabólica, la elevación de la aldosterona sérica y la disminución de la actividad de la renina plasmática son compatibles con un hiperaldosteronismo primario (p. ej., el síndrome de Conn). Las concentraciones elevadas de aldosterona producen un aumento de la reabsorción de $Na^+$ (que conduce a un aumento de la presión arterial), un incremento de la secreción de $K^+$ (que lleva a una hipocalemia) y un incremento de la secreción de $H^+$ (que conduce a una alcalosis metabólica). En el síndrome de Conn, la elevación de la presión arterial causa un incremento de la presión de perfusión renal, el cual inhibe la secreción de renina. Ni el síndrome de Cushing ni la enfermedad de Cushing son una posible causa de la hipertensión de este paciente porque las concentraciones séricas de cortisol y de ACTH son normales. La estenosis de la arteria renal produce una hipertensión que se caracteriza por un incremento de la actividad de la renina plasmática. El feocromocitoma se descarta por la excreción urinaria normal del ácido vanililmandélico.

30. **D [IX D 3; tablas 5-8 y 5-9].** Los antecedentes sugieren fuertemente la enfermedad pulmonar obstructiva crónica (EPOC) como causa de la acidosis respiratoria. Debido a la EPOC, la frecuencia ventilatoria disminuye y se retiene el $CO_2$. La $[H^+]$ y la $[HCO_3^-]$ aumentan por acción de masa. La $[HCO_3^-]$ se incrementa aún más por la compensación renal para la acidosis respiratoria (el aumento de la reabsorción de $HCO_3^-$ por los riñones se ve facilitado por la elevada $P_{CO_2}$).

31. **B [IX D 4; tabla 5-8].** Los valores sanguíneos en la alcalosis respiratoria muestran una disminución de la $P_{CO_2}$ (la causa) y un decremento de la $[H^+]$ y la $[HCO_3^-]$ por acción de masa. La $[HCO_3^-]$ disminuye aún más mediante la compensación renal para la alcalosis respiratoria crónica (decremento de la reabsorción de $HCO_3^-$).

32. **E [IX D 1; tablas 5-8 y 5-9].** En los pacientes que padecen una enfermedad renal crónica y que ingieren cantidades normales de proteínas, los ácidos fijos se producen a partir del catabolismo de las proteínas. Como los riñones con insuficiencia no producen suficiente $NH_4^+$ para excretar todo el ácido fijado, se produce una acidosis metabólica (con compensación respiratoria).

33. **E [IX D 1; tablas 5-8 y 5-9].** La diabetes mellitus no tratada da lugar a la producción de cetoácidos, los cuales son ácidos fijos que causan acidosis metabólica. La excreción urinaria de $NH_4^+$ está incrementada en este paciente porque se ha producido un aumento adaptativo de la síntesis renal de $NH_3$ en respuesta a la acidosis metabólica.

34. **A [IX D 2; tablas 5-8 y 5-9].** Los antecedentes de vómitos (en ausencia de cualquier otra información) indican pérdida de $H^+$ gástrico y, como resultado, alcalosis metabólica (con compensación respiratoria).

35. **E [V B 4].** El $K^+$ es secretado por el túbulo distal tardío y los túbulos colectores. Dado que esta secreción se ve afectada por el $K^+$ de la dieta, una persona con una dieta rica en este elemento puede secretar más de él en la orina del que se filtró originalmente. En todos los demás sitios de la nefrona, la cantidad de $K^+$ en el líquido tubular es igual a la cantidad filtrada (sitio *A*) o menor (porque el $K^+$ se reabsorbe en el túbulo proximal y el asa de Henle).

36. **D [VII B 3; figura 5-16].** Una persona privada de agua tendrá concentraciones circulantes elevadas de ADH. La osmolaridad del LT/P es de 1.0 en todo el túbulo proximal, independientemente del estado de la ADH. En la antidiuresis, la osmolaridad del LT/P es mayor de 1.0 en el sitio *C* debido al equilibrio del líquido tubular con el gran gradiente osmótico corticopapilar. En el sitio *E*, la osmolaridad del LT/P es mayor de 1.0 debido a la reabsorción de agua fuera de los túbulos colectores y al equilibrio con el gradiente corticopapilar. En el sitio *D*, el líquido tubular se diluye porque el NaCl se reabsorbe en la rama ascendente gruesa sin agua, lo que hace que la osmolaridad del LT/P sea menor de 1.0.

37. **E [IV A 2].** Como la inulina, una vez filtrada, no se reabsorbe ni se secreta, su concentración en el líquido tubular refleja la cantidad de agua que queda en el túbulo. En la antidiuresis, el agua se reabsorbe en toda la nefrona (excepto en la rama ascendente gruesa y el segmento de dilución cortical). Así, la concentración de inulina en el líquido tubular aumenta progresivamente a lo largo de la nefrona a medida que se reabsorbe el agua, y será más alta en la orina final.

38. **A [IV A 2].** La concentración de inulina en el líquido tubular depende de la cantidad de agua presente. A medida que se produce la reabsorción de agua a lo largo de la nefrona, la concentración de inulina aumenta de manera progresiva. Así, la concentración de inulina en el líquido tubular es más baja en el espacio de Bowman, antes de cualquier reabsorción de agua.

39. **A [IV C 1 a].** La glucosa se reabsorbe ampliamente en el túbulo proximal temprano mediante el cotransportador de $Na^+$-glucosa. La concentración de glucosa en el líquido tubular es máxima en el espacio de Bowman antes de que se produzca la reabsorción.

40. **C [IV A 2].** Una vez filtrada la inulina, no se reabsorbe ni se secreta. Así, el 100% de la inulina filtrada permanece en el líquido tubular en cada sitio de la nefrona y en la orina final.

**41. A [IV C 1 a].** La alanina, al igual que la glucosa, se reabsorbe ávidamente en el túbulo proximal temprano mediante un cotransportador de $Na^+$-aminoácidos. Así, el porcentaje de la carga filtrada de alanina que permanece en el líquido tubular disminuye rápidamente a lo largo del túbulo proximal a medida que la alanina se reabsorbe en la sangre.

**42. D [III C; IV A 3].** El PAH es un ácido orgánico que es filtrado y posteriormente secretado por el túbulo proximal. El proceso de secreción añade PAH al líquido tubular; por lo tanto, la cantidad que está presente en el extremo del túbulo proximal es mayor que la cantidad que estaba presente en el espacio de Bowman.

**43. B [III E].** La alcalinización de la orina convierte más ácido salicílico en su forma $A^-$. La forma $A^-$ está cargada y no puede retrodifundirse de la orina a la sangre. Por lo tanto, queda atrapada en la orina y se excreta.

**44. D [IX D 3; tablas 5-8 y 5-9].** La alumna está hiperventilando, lo que ocasiona una disminución de la $P_{CO_2}$ y un incremento de la $P_{O_2}$. El decremento de la $P_{CO_2}$ conduce a un aumento del pH. El incremento del pH produce una disminución de la concentración de $Ca^{2+}$ ionizado porque el $H^+$ y el $Ca^{2+}$ compiten por unirse a la albúmina plasmática; con el aumento del pH (reducción de la concentración de $H^+$), hay menos unión de $H^+$ a la hemoglobina, más unión de $Ca^{2+}$ y una menor concentración de $Ca^{2+}$ libre ionizado. La disminución de la concentración de $Ca^{2+}$ libre ionizado es responsable de sus síntomas de hormigueo y entumecimiento.

# Capítulo 6 | Fisiología gastrointestinal

## I. ESTRUCTURA E INERVACIÓN DEL TUBO DIGESTIVO

### A. Estructura del tubo digestivo (fig. 6-1)

**1. Células epiteliales**

■ Se especializan en diferentes partes del tubo digestivo para la **secreción** o la **absorción**.

**2. Muscular de la mucosa**

■ La contracción provoca un cambio en la superficie de secreción o absorción.

**3. Músculo circular**

■ La contracción provoca una **disminución del diámetro** del lumen del tubo digestivo.

**4. Músculo longitudinal**

■ La contracción provoca el **acortamiento** de un segmento del tubo digestivo.

**5. Plexo submucoso (de Meissner) y plexo mientérico**

■ Comprenden el **sistema nervioso entérico** del tubo digestivo.
■ Integran y coordinan las funciones de motilidad, secreción y endocrinas del tubo digestivo.

### B. Inervación del tubo digestivo

■ El sistema nervioso autónomo (SNA) del tubo digestivo comprende tanto el sistema nervioso extrínseco como el intrínseco.

**1. Inervación extrínseca (sistemas nerviosos parasimpático y simpático)**

■ Las **fibras eferentes** llevan la información desde el tronco encefálico y la médula espinal hasta el tubo digestivo.
■ Las **fibras aferentes** llevan la información sensitiva desde los quimiorreceptores y mecanorreceptores del tubo digestivo hasta el tronco encefálico y la médula espinal.

**a. Sistema nervioso parasimpático**

■ **Suele** ser **estimulante** de las funciones del tubo digestivo.
■ Se transmite a través de los nervios vagos y pélvicos.
■ Las fibras parasimpáticas preganglionares hacen sinapsis tanto en el plexo mientérico como en el submucoso.
■ Los cuerpos celulares de los ganglios de los plexos envían entonces información al músculo liso, las células secretoras y las células endocrinas del tubo digestivo.

**(1)** El **nervio vago** inerva el esófago, el estómago, el páncreas y la parte superior del intestino grueso.

■ Los reflejos en los que tanto las vías aferentes como las eferentes están contenidas en el nervio vago se denominan *reflejos vagovagales*.

**(2)** El **nervio pélvico** inerva la parte inferior del intestino grueso, el recto y el ano.

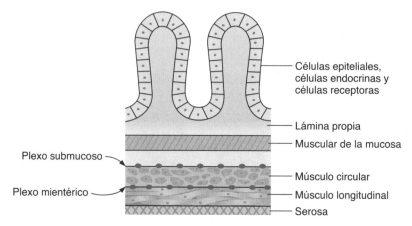

Células epiteliales, células endocrinas y células receptoras

Lámina propia

Muscular de la mucosa

Plexo submucoso

Músculo circular

Plexo mientérico

Músculo longitudinal

Serosa

**FIGURA 6-1** Estructura del tubo digestivo.

### b. Sistema nervioso simpático

- **Suele** ser **inhibidor** de las funciones del tubo digestivo.
- Las fibras se originan en la médula espinal entre T8 y L2.
- Las fibras colinérgicas preganglionares simpáticas hacen sinapsis en los ganglios prevertebrales.
- Las fibras adrenérgicas simpáticas posganglionares salen de los ganglios prevertebrales y hacen sinapsis tanto en el plexo mientérico como en el submucoso. También se produce una inervación adrenérgica posganglionar directa de los vasos sanguíneos y de algunas células musculares lisas.
- Los cuerpos celulares de los ganglios de los plexos envían entonces información al músculo liso, las células secretoras y las células endocrinas del tubo digestivo.

### 2. Inervación intrínseca (sistema nervioso entérico)

- Coordina y transmite la información del sistema nervioso parasimpático y simpático al tubo digestivo.
- Utiliza los **reflejos locales** para transmitir información **dentro del tubo digestivo**.
- Controla la mayoría de las funciones del tubo digestivo, especialmente la motilidad y la secreción, incluso en ausencia de inervación extrínseca.

### a. Plexo mientérico (de Auerbach)

- Controla principalmente la **motilidad** del músculo liso gastrointestinal (GI).

### b. Plexo submucoso (de Meissner)

- Controla principalmente la **secreción y el flujo sanguíneo**.
- Recibe información sensitiva de quimiorreceptores y mecanorreceptores en el tubo digestivo.

## II. SUSTANCIAS REGULADORAS EN EL TUBO DIGESTIVO (FIG. 6-2)

### A. Hormonas gastrointestinales (tabla 6-1)

- Se liberan de las células endocrinas de la mucosa GI a la circulación portal, entran en la circulación general y tienen acciones fisiológicas sobre las células diana.
- Cuatro sustancias cumplen con los requisitos para ser consideradas hormonas GI «oficiales»; otras se consideran hormonas «candidatas». Las cuatro hormonas GI oficiales son la **gastrina**, la **colecistocinina (CCK)**, la **secretina** y el **péptido insulinotrópico dependiente de la glucosa (GIP,** *glucose-dependent insulinotropic peptide*).

### 1. Gastrina

- Contiene 17 aminoácidos (**«gastrina pequeña»**).
- La gastrina pequeña es la forma que se segrega en respuesta a una comida.
- Toda la actividad biológica de la gastrina reside en los **cuatro aminoácidos C-terminal (extremo carboxilo)**.
- La **«gastrina grande»** contiene 34 aminoácidos, aunque no es un dímero de la gastrina pequeña.

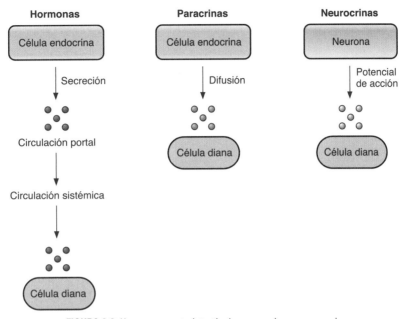

**Hormonas**

Célula endocrina

↓ Secreción

Circulación portal

Circulación sistémica

Célula diana

**Paracrinas**

Célula endocrina

↓ Difusión

Célula diana

**Neurocrinas**

Neurona

↓ Potencial de acción

Célula diana

**FIGURA 6-2** Hormonas gastrointestinales, paracrinas y neurocrinas.

a. **Acciones de la gastrina**

(1) *Aumenta* la *secreción de H⁺* por las **células parietales gástricas**.

(2) *Estimula el crecimiento de la mucosa gástrica* mediante la estimulación de la síntesis de ARN y de nuevas proteínas. Los pacientes con **tumores secretores de gastrina** presentan hipertrofia e hiperplasia de la mucosa gástrica.

**Tabla 6-1** Resumen de las hormonas gastrointestinales

| Hormonas | Homología (familia) | Lugar de secreción | Estímulo para la secreción | Acciones |
|---|---|---|---|---|
| Gastrina | Gastrina-CCK | Células G del estómago | Péptidos pequeños y aminoácidos<br>Distensión del estómago<br>Vago (vía GRP)<br>Inhibido por el H⁺ en el estómago<br>Inhibido por la somatostatina | ↑ secreción gástrica de H⁺<br>Estimula el crecimiento de la mucosa gástrica |
| Colecistocinina | Gastrina-CCK | Células I del duodeno y yeyuno | Péptidos pequeños y aminoácidos<br>Ácidos grasos | Estimula la contracción de la vesícula biliar y la relajación del esfínter de Oddi<br>↑ enzimas pancreáticas y secreción de HCO₃⁻<br>↑ crecimiento del páncreas exocrino/vesícula biliar<br>Inhibe el vaciado gástrico |
| Secretina | Secretina-glucagón | Células S del duodeno | H⁺ en el duodeno<br>Ácidos grasos en el duodeno | ↑ secreción de HCO₃⁻ pancreático<br>↑ secreción biliar de HCO₃⁻<br>↓ secreción gástrica de H⁺ |
| Péptido insulinotrópico dependiente de la glucosa | Secretina-glucagón | Duodeno y yeyuno | Ácidos grasos, aminoácidos y glucosa oral | ↑ secreción de insulina<br>↓ secreción gástrica de H⁺ |

CCK: colecistocinina; GIP: péptido insulinotrópico dependiente de la glucosa; GRP: péptido liberador de gastrina.

**b. Estímulos para la secreción de gastrina**

■ La gastrina es secretada por las **células G** del **antro gástrico** en respuesta a una comida.

■ La gastrina se segrega en respuesta a lo siguiente:

**(1)** *Pequeños péptidos y aminoácidos* en el lumen del estómago.

  ■ Los estímulos más potentes para la secreción de gastrina son la **fenilalanina** y el **triptófano**.

**(2)** *Distensión del estómago.*

**(3)** Estimulación vagal, mediada por el **péptido liberador de gastrina** (**GRP**, *gastrin-releasing peptide*).

  ■ La atropina no bloquea la secreción de gastrina mediada por vía vagal porque el mediador del efecto vagal es el GRP, no la acetilcolina (ACh).

**c. Inhibición de la secreción de gastrina**

■ El **H⁺ en el lumen del estómago** inhibe la liberación de gastrina. Este control de retroalimentación negativa garantiza la inhibición de la secreción de gastrina si el contenido del estómago está suficientemente acidificado.

■ La **somatostatina** inhibe la liberación de gastrina.

**d. Síndrome de Zollinger-Ellison (gastrinoma)**

■ Se produce cuando la gastrina es segregada por los tumores de células no β del páncreas.

## 2. Colecistocinina

■ Contiene 33 aminoácidos.

■ Es **homóloga a la gastrina**.

■ Los cinco aminoácidos de extremo C son los mismos en la CCK y en la gastrina.

■ La actividad biológica de la CCK reside en el **heptapéptido de extremo C**. Así pues, el heptapéptido contiene la secuencia homóloga a la gastrina y tiene actividad tanto de CCK como de gastrina.

**a. Acciones de la colecistocinina**

**(1)** Estimula la **contracción de la vesícula biliar** y simultáneamente provoca la **relajación del esfínter de Oddi** para la secreción de la bilis.

**(2)** Induce la **secreción de enzimas pancreáticas**.

**(3)** Potencia la estimulación de la secreción pancreática de $HCO_3^-$ inducida por la secretina.

**(4)** Estimula el **crecimiento del páncreas exocrino**.

**(5)** **Inhibe el vaciado gástrico.** Así, las comidas que contienen grasa estimulan la secreción de CCK, que ralentiza el vaciado gástrico para dar más tiempo a la digestión y absorción intestinal.

**b. Estímulos para la liberación de colecistocinina**

■ La CCK es liberada por las **células I** de la **mucosa duodenal y yeyunal** por:

**(1)** **Pequeños péptidos y aminoácidos**

**(2)** **Ácidos grasos y monoglicéridos**

  ■ Los triglicéridos no estimulan la liberación de CCK porque no pueden atravesar las membranas celulares intestinales.

## 3. Secretina

■ Contiene 27 aminoácidos.

■ Es **homóloga al glucagón**; 14 de los 27 aminoácidos de la secretina son los mismos que los del glucagón.

■ Todos los aminoácidos son necesarios para la actividad biológica.

**a. Acciones de la secretina**

■ Se coordinan para reducir la cantidad de H⁺ en el lumen del intestino delgado.

**(1)** **Estimula la secreción pancreática de $HCO_3^-$** y aumenta el **crecimiento del páncreas exocrino**. El $HCO_3^-$ pancreático neutraliza el H⁺ en el lumen intestinal.

**(2)** Estimula la secreción de $HCO_3^-$ y $H_2O$ por el hígado y aumenta la **producción de bilis**.

**(3)** **Inhibe la secreción de H⁺** por parte de las células parietales gástricas.

**b. Estímulos para la liberación de secretina**

■ La secretina es liberada por las **células S** del **duodeno** en respuesta a:

**(1)** **H⁺** en el lumen del duodeno.

**(2)** **Ácidos grasos** en el lumen del duodeno.

## 4. Péptido insulinotrópico dependiente de la glucosa

■ Contiene 42 aminoácidos.

■ Es **homólogo a la secretina y al glucagón**.

**a. Acciones del péptido insulinotrópico dependiente de la glucosa**

**(1) Estimula la liberación de insulina.** En presencia de una carga oral de glucosa, el GIP provoca la liberación de insulina del páncreas. Así, la **glucosa oral es más eficaz que la intravenosa para provocar la liberación de insulina** y, por lo tanto, la utilización de la glucosa.

**(2) Inhibe la secreción de H⁺** por parte de las células parietales gástricas.

**b. Estímulos para la liberación del GIP**

- El GIP es secretado por el duodeno y el yeyuno.
- El GIP es la única hormona GI que se libera en respuesta a las grasas, las proteínas y los hidratos de carbono. La secreción de GIP es estimulada por los **ácidos grasos**, los **aminoácidos** y la **glucosa administrada por vía oral**.

**5. Hormonas candidatas**

- Son secretadas por las células del tubo digestivo.
- La **motilina** aumenta la motilidad digestiva y participa en los **complejos mioeléctricos interdigestivos**.
- El **polipéptido pancreático** inhibe las secreciones pancreáticas.
- El **péptido similar al glucagón 1** (**GLP-1**, *glucagon-like peptide-1*) se une a las células β del páncreas y **estimula la secreción de insulina**. Los análogos del GLP-1 pueden ser útiles para tratar la diabetes mellitus de tipo 2.
- La **leptina** disminuye el apetito.
- La **grelina** aumenta el apetito.

## B. Hormonas paracrinas

- Son liberadas por las células endocrinas de la mucosa gastrointestinal.
- Se difunden a través de distancias cortas para actuar sobre las células diana situadas en el tubo digestivo.
- Las hormonas paracrinas GI son la **somatostatina** y la **histamina**.

**1. Somatostatina**

- Es secretada por las células de todo el tubo digestivo en respuesta al H⁺ en el lumen. Su secreción es inhibida por la estimulación vagal.
- **Inhibe la liberación de todas las hormonas gastrointestinales**.
- Inhibe la secreción gástrica de H⁺.

**2. Histamina**

- Es secretada por los mastocitos de la mucosa gástrica.
- **Aumenta la secreción gástrica de H⁺** directamente y potencia los efectos de la gastrina y la estimulación vagal.

## C. Hormonas neurocrinas

- Se sintetizan en las neuronas del tubo digestivo, se desplazan por el transporte axónico hacia abajo y se liberan por los potenciales de acción en los nervios.
- A continuación, las neuronas se difunden a través de la hendidura sináptica hacia una célula diana.
- Las hormonas neurocrinas GI son el **péptido intestinal vasoactivo** (**VIP**, *vasoactive intestinal peptide*), el **neuropéptido Y**, el **óxido nítrico** (**NO**), el **GRP (bombesina)** y las **encefalinas**.

**1. Péptido intestinal vasoactivo**

- Contiene 28 aminoácidos y es **homólogo a la secretina**.
- Es liberado por las neuronas de la mucosa y el músculo liso del tubo digestivo.
- Produce la **relajación** del músculo liso GI, incluyendo el **esfínter esofágico inferior**.
- **Estimula la secreción pancreática de HCO₃⁻** e **inhibe la secreción gástrica de H⁺**. En estas acciones, se asemeja a la secretina.
- Es secretado por los tumores de las células de los islotes pancreáticos y se presume que es el mediador de la **cólera pancreática**.

**2. Péptido liberador de gastrina (bombesina)**

- Se libera de los nervios vagos que inervan las células G.
- **Estimula la liberación de gastrina** de las células G.

**3. Encefalinas (met-encefalina y leu-encefalina)**

- Son secretadas por los nervios de la mucosa y el músculo liso del tubo digestivo.
- **Estimulan la contracción del músculo liso GI**, en particular los esfínteres esofágico inferior, pilórico e ileocecal.

■ **Inhiben la secreción intestinal** de líquidos y electrólitos. Esta acción constituye el fundamento de la utilidad de **los opiáceos para tratar la diarrea**.

## D. Saciedad

■ **Centros hipotalámicos**

**1.** El **centro de la saciedad** (inhibe el apetito) se encuentra en el núcleo ventromedial del hipotálamo.

**2.** El **centro de alimentación** (estimula el apetito) está situado en la zona lateral del hipotálamo.

■ Las **neuronas anorexígenas** liberan proopiomelanocortina (POMC) en los centros hipotalámicos y provocan una disminución del apetito.

■ Las **neuronas orexigénicas** liberan el neuropéptido Y en los centros hipotalámicos y estimulan el apetito.

■ La **leptina** es segregada por las células grasas. Estimula las neuronas anorexigénicas e inhibe las neuronas orexigénicas, disminuyendo así el apetito.

■ La insulina y el GLP-1 inhiben el apetito.

■ La **grelina** es secretada por las células gástricas. Estimula las neuronas orexigénicas e inhibe las anorexigénicas, aumentando así el apetito. El péptido YY inhibe la secreción de grelina y, por lo tanto, disminuye el apetito.

# III. MOTILIDAD GASTROINTESTINAL

■ El tejido contráctil del tubo digestivo es casi exclusivamente **músculo liso unitario**, con excepción de la faringe, el tercio superior del esófago y el esfínter anal externo, que son todos **músculos estriados**.

■ La despolarización del **músculo circular** conduce a la contracción de un anillo de músculo liso y a la **disminución del diámetro** de ese segmento del tubo digestivo.

■ La despolarización del **músculo longitudinal** provoca una contracción en sentido longitudinal y una **disminución de la longitud** de ese segmento del tubo digestivo.

■ Las **contracciones fásicas** se producen en el esófago, el antro gástrico y el intestino delgado, que se contraen y relajan periódicamente.

■ Las **contracciones tónicas** ocurren en el esfínter esofágico inferior, el estómago proximal y los esfínteres ileocecal y anal interno.

## A. Ondas lentas (fig. 6-3)

■ Son **potenciales de membrana oscilantes** inherentes a las células musculares lisas de algunas partes del tubo digestivo.

■ Se producen de forma espontánea.

■ Se originan en las **células intersticiales de Cajal**, que sirven de **marcapasos** para el músculo liso GI.

■ *No* son **potenciales de acción**, aunque **determinan el patrón de los potenciales de acción** y, por lo tanto, el patrón de contracción.

**1. Mecanismo de producción de ondas lentas**

■ Es la abertura cíclica de los canales de $Ca^{2+}$ (despolarización) seguida de la abertura de los canales de $K^+$ (repolarización).

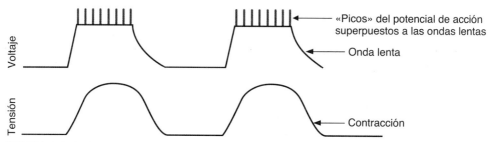

**FIGURA 6-3** Ondas lentas gastrointestinales superpuestas por potenciales de acción. Los potenciales de acción producen una contracción posterior.

- La **despolarización durante cada onda lenta** acerca el potencial de membrana de las células musculares lisas al umbral y, por lo tanto, **aumenta la probabilidad de que se produzcan potenciales de acción**.
- Los potenciales de acción, producidos sobre un fondo de ondas lentas, inician entonces las contracciones fásicas de las células musculares lisas (*véase* cap. 1, VII A y B).

**2. Frecuencia de las ondas lentas**

- Varía a lo largo del tubo digestivo, pero es constante y característica para cada parte del tubo digestivo.
- *No* está influida por los aportes neuronales u hormonales. En cambio, la frecuencia de los potenciales de acción que se producen sobre las ondas lentas se modifica por influencias neuronales y hormonales.
- **Establece la frecuencia máxima de las contracciones** para cada parte del tubo digestivo.
- **Es menor en el estómago** (3 ondas lentas/min) y **mayor en el duodeno** (12 ondas lentas/min).

**B. Masticación, deglución y peristaltismo esofágico**

**1. Masticación**

- Lubrica los alimentos mezclándolos con la saliva.
- Disminuye el tamaño de las partículas de los alimentos para facilitar la deglución e iniciar el proceso digestivo.

**2. Deglución**

- El reflejo de deglución se **coordina en el bulbo raquídeo**. Las fibras de los nervios vago y glosofaríngeo transportan información entre el tubo digestivo y el bulbo raquídeo.
- La deglución implica la siguiente secuencia de acontecimientos:
- **a.** La nasofaringe se cierra y, al mismo tiempo, **se inhibe la respiración.**
- **b.** Los músculos laríngeos se contraen para cerrar la glotis y elevar la laringe.
- **c. El peristaltismo comienza en la faringe** para impulsar el bolo alimenticio hacia el esófago. De manera simultánea, el **esfínter esofágico superior se relaja** para permitir que el bolo entre en el esófago.

**3. Motilidad esofágica**

- El esófago impulsa los alimentos ingeridos hacia el estómago.
- Los esfínteres situados en ambos extremos del esófago impiden que el aire entre en la parte superior del esófago y que el ácido gástrico entre en la parte inferior.
- Como el esófago está situado en el tórax, la presión intraesofágica es igual a la presión torácica, que es **inferior a la presión atmosférica**. De hecho, se puede utilizar un catéter con balón colocado en el esófago para medir la presión intratorácica.
- A medida que los alimentos entran y bajan por el esófago, se produce la siguiente secuencia de acontecimientos:
- **a.** Como parte del reflejo de deglución, el **esfínter esofágico superior se relaja** para permitir que los alimentos deglutidos entren en el esófago.
- **b.** El esfínter esofágico superior se contrae entonces para que los alimentos no refluyan hacia la faringe.
- **c.** Una **contracción peristáltica primaria** crea una zona de alta presión detrás del bolo alimenticio. La contracción peristáltica desciende por el esófago e impulsa el bolo alimenticio. La **gravedad** acelera el movimiento.
- **d.** Una **contracción peristáltica secundaria** despeja cualquier alimento restante del esófago.
- **e.** El esfínter esofágico inferior se abre justo después de que el esfínter superior vuelve a su tono de reposo. Así, el esfínter esofágico inferior está abierto durante todo el tiempo que el bolo alimenticio desciende por el esófago. Esta relajación está mediada por la vía vagal, y los neurotransmisores son el **VIP** y el **NO**.
- **f.** La región proximal del estómago se relaja (**«relajación receptiva»**) para permitir que el bolo alimenticio entre en el estómago.

**4. Correlaciones clínicas de la motilidad esofágica** (*véase* Correlación clínica: reflujo gastroesofágico [pirosis] y acalasia)

**CORRELACIÓN CLÍNICA**

El **reflujo gastroesofágico (pirosis)** puede producirse si el tono del esfínter esofágico inferior disminuye y el contenido gástrico refluye hacia el esófago.

---

| **CORRELACIÓN CLÍNICA** | La **acalasia** (**«ausencia de relajación»**) puede producirse si el esfínter esofágico inferior no se relaja durante la deglución, con una alteración del peristaltismo esofágico. Los alimentos se acumulan en el esófago y hay una dilatación por encima del esfínter. |
| --- | --- |

---

## C. Motilidad gástrica

- El estómago tiene tres capas de músculo liso: las capas longitudinales y circulares habituales y una tercera capa oblicua.
- El estómago tiene tres divisiones anatómicas: **fondo, cuerpo** y **antro**.
- La **región proximal** (**oral**) del estómago incluye el fondo y el cuerpo proximal. Esta región contiene glándulas oxínticas y se encarga de recibir los alimentos ingeridos.
- La **región distal** (**caudada**) del estómago incluye el antro y el cuerpo distal. Esta región es responsable de las contracciones que mezclan los alimentos y los impulsan hacia el duodeno.

### 1. «Relajación receptiva»

- Consiste en un **reflejo vagovagal** que se inicia con la distensión del estómago y se suprime con la vagotomía.
- La **región proximal del estómago se relaja** para contener la comida ingerida.
- La **CCK** participa en la «relajación receptiva» aumentando la distensibilidad del estómago proximal.

### 2. Mezcla y digestión

- La región distal del estómago se contrae para mezclar los alimentos con las secreciones gástricas e iniciar el proceso de digestión. El tamaño de las partículas de los alimentos se reduce.
- **a.** Las **ondas lentas** en el estómago distal ocurren con una frecuencia de 3-5 ondas/min. Despolarizan las células musculares lisas.
- **b.** Si se alcanza el umbral durante las ondas lentas, se desencadenan los potenciales de acción, seguidos de la contracción. Así, la frecuencia de las ondas lentas establece la frecuencia máxima de contracción.
- **c.** Una **ola de contracción** cierra el antro distal. Así, cuando el estómago distal se contrae, los alimentos son impulsados de vuelta al estómago para ser mezclados (**retropulsión**).
- **d.** Las contracciones gástricas **aumentan con la estimulación vagal y disminuyen con la simpática**.
- **e.** Incluso durante el ayuno, las contracciones (el **«complejo mioeléctrico migratorio»**) se producen a intervalos de 90 min y limpian el estómago de los restos de comida. La **motilina** es el mediador de estas contracciones.

### 3. Vaciado gástrico

- La región distal del estómago se contrae para impulsar los alimentos hacia el duodeno.
- **a.** La velocidad de **vaciado gástrico es mayor** cuando el contenido del estómago es **isotónico**. Si el contenido del estómago es hipertónico o hipotónico, el vaciado gástrico es más lento.
- **b.** **La grasa inhibe el vaciado gástrico** (es decir, aumenta el tiempo de vaciado gástrico) al estimular la liberación de **CCK**.
- **c.** El **H$^+$ en el duodeno inhibe el vaciado gástrico** a través de reflejos neurales directos. Los receptores de H$^+$ del duodeno transmiten información al músculo liso gástrico a través de las interneuronas de los plexos GI.

## D. Motilidad del intestino delgado

- El intestino delgado funciona en la **digestión y absorción** de nutrientes. El intestino delgado mezcla los nutrientes con las enzimas digestivas, expone los nutrientes digeridos a la mucosa de absorción y, a continuación, impulsa cualquier material no absorbido al intestino grueso.
- Al igual que en el estómago, las **ondas lentas** marcan el ritmo eléctrico básico, que se produce a una frecuencia de 12 ondas/min. Los potenciales de acción se producen sobre las ondas lentas y dan lugar a las contracciones.
- La **estimulación parasimpática** aumenta la contracción del músculo liso intestinal; la **estimulación simpática** la disminuye.

### 1. Contracciones de segmentación

- **Mezclan el contenido intestinal**.
- Una sección del intestino delgado se contrae, enviando el contenido intestinal (quimo) en dirección oral y caudal. Esta sección del intestino delgado se relaja entonces y el contenido vuelve a entrar en el segmento.

▨ Este **movimiento de vaivén** generado por las contracciones de segmentación produce la mezcla sin que haya un movimiento neto de avance del quimo.

## 2. Contracciones peristálticas

▨ Están muy coordinadas e **impulsan el quimo** a través del intestino delgado hacia el intestino grueso. Lo ideal es que el peristaltismo se produzca después de la digestión y la absorción.

▨ La **contracción detrás del bolo** y, simultáneamente, la **relajación delante del bolo** hacen que el quimo sea impulsado caudalmente.

▨ El reflejo peristáltico es **coordinado por el sistema nervioso entérico**.

**a.** Las células enterocromafines detectan la presencia de alimentos en la luz intestinal y liberan serotonina (**5-hidroxitriptamina o 5-HT**).

**b.** La 5-HT se une a los receptores de las neuronas aferentes primarias intrínsecas (**NAPI**), que inician el reflejo peristáltico.

**c. Detrás del bolo alimenticio**, los transmisores excitadores provocan la contracción del músculo circular y los transmisores inhibidores la relajación del músculo longitudinal. **Frente al bolo**, los transmisores inhibidores causan la relajación del músculo circular y los transmisores excitadores la contracción del músculo longitudinal.

## 3. Reflejo gastroileal

▨ Es mediado por el SNA extrínseco y posiblemente por la gastrina.

▨ La presencia de alimentos en el estómago provoca un aumento del peristaltismo en el íleon y la relajación del esfínter ileocecal. Como resultado, el contenido intestinal llega al intestino grueso.

## E. Motilidad del intestino grueso

▨ La materia fecal se desplaza desde el ciego hasta el colon (es decir, a través del colon ascendente, transverso, descendente y sigmoideo), hasta el recto y luego hasta el conducto anal.

▨ Las **haustras**, o segmentos en forma de saco, aparecen tras las contracciones del intestino grueso.

### 1. Ciego y colon proximal

▨ Cuando el colon proximal se distiende con materia fecal, el esfínter ileocecal se contrae para evitar el reflujo hacia el íleon.

**a.** Las **contracciones de segmentación** en el colon proximal mezclan el contenido y son responsables de la aparición de las haustras.

**b.** Los **movimientos en masa se producen de una a tres veces al día** y hacen que el contenido del colon se desplace distalmente durante largos trechos (p. ej., desde el colon transverso hasta el colon sigmoideo).

### 2. Colon distal

▨ Dado que la mayor parte de la absorción de agua del colon se produce en la porción proximal, la materia fecal del colon distal se vuelve semisólida y se mueve con lentitud. Los movimientos de masa la impulsan hacia el recto.

### 3. Recto, conducto anal y defecación

▨ La secuencia de acontecimientos para la defecación es la siguiente:

**a.** A medida que el recto se llena de materia fecal, se contrae y el esfínter anal interno se relaja (**reflejo rectoesfinteriano**).

**b.** Una vez que el recto se llena hasta aproximadamente el 25% de su capacidad, surge una **necesidad de defecar**. Sin embargo, se impide la defecación porque el esfínter anal externo se contrae tónicamente.

**c. Cuando es oportuno defecar**, el esfínter anal externo se relaja voluntariamente. El músculo liso del recto se contrae, forzando las heces a salir del cuerpo.

▨ La presión intraabdominal se incrementa al espirar contra una glotis cerrada (**maniobra de Valsalva**).

### 4. Reflejo gastrocólico

▨ La presencia de **alimentos en el estómago** incrementa la motilidad del colon y **aumenta la frecuencia de los movimientos de la masa**.

**a.** El reflejo gastrocólico tiene un componente **parasimpático** rápido que se inicia cuando el estómago se estira por la comida.

**b.** Un componente hormonal más lento es mediado por la CCK y la gastrina.

### 5. Trastornos de la motilidad del intestino grueso (*véase* Correlación clínica: enfermedad de Hirschsprung [megacolon])

■ Los factores emocionales influyen mucho en la motilidad del intestino grueso a través del SNA extrínseco. El **síndrome del intestino irritable** puede producirse durante períodos de estrés y puede dar lugar a **estreñimiento** (aumento de las contracciones de segmentación) o **diarrea** (disminución de las contracciones de segmentación).

---

**CORRELACIÓN CLÍNICA**

La **enfermedad de Hirschsprung (megacolon)**, la **ausencia del sistema nervioso entérico del colon**, da lugar a la constricción del segmento implicado, a una marcada dilatación y acumulación del contenido intestinal proximal a la constricción, y a un estreñimiento grave.

---

## F. Vómitos

■ Comienza una ola de peristaltismo inverso en el intestino delgado que mueve el contenido gastrointestinal en dirección oral.

■ El contenido gástrico finalmente es empujado hacia el esófago. Si el esfínter esofágico superior permanece cerrado, se producen **arcadas**. Si la presión en el esófago es lo suficientemente alta como para abrir el esfínter esofágico superior, se producen **vómitos**.

■ El **centro del vómito** en el **bulbo raquídeo** es estimulado por el cosquilleo en la parte posterior de la garganta, la distensión gástrica y la estimulación vestibular (mareo).

■ La **zona de activación de los quimiorreceptores** en el cuarto ventrículo se activa con los eméticos, la radiación y la estimulación vestibular.

# IV. SECRECIÓN GASTROINTESTINAL (TABLA 6-2)

## A. Secreción salival

### 1. Funciones de la saliva

**a. Digestión inicial del almidón** por la amilasa α (ptialina) y **digestión inicial de los triglicéridos** por la lipasa lingual.

**b. Lubricación** de los alimentos ingeridos por la acción del moco.

**c. Protección** de la boca y el esófago mediante la dilución y amortiguación de los alimentos ingeridos.

### 2. Composición de la saliva

**a.** La saliva se caracteriza por:

**(1)** Volumen elevado (en relación con el pequeño tamaño de las glándulas salivales)

**(2)** *Altas* concentraciones de $K^+$ y $HCO_3^-$

**(3)** Bajas concentraciones de $Na^+$ y $Cl^-$

**(4)** *Hipotonicidad*

**(5)** Presencia de amilasa α, lipasa lingual y calicreína

**b.** La composición de la saliva varía en función del flujo salival (fig. 6-4).

**(1)** *A las tasas de flujo más bajas*, la saliva tiene la osmolaridad más baja y las concentraciones más bajas de $Na^+$, $Cl^-$ y $HCO_3^-$, pero la concentración más alta de $K^+$.

**(2)** *A los flujos más altos* (hasta 4 mL/min), la composición de la saliva es más parecida a la del plasma.

### 3. Formación de saliva (fig. 6-5)

■ La saliva es formada por tres glándulas principales: la **parótida**, la **submandibular** y la **sublingual**.

■ La **estructura** de cada glándula es similar a un racimo de uvas. El **acino** (el extremo ciego de cada conducto) está revestido de células acinares y secreta una saliva inicial. Un **sistema de conductos ramificados** está recubierto de células epiteliales cilíndricas, que modifican la saliva inicial.

■ Cuando se estimula la producción de saliva, las **células mioepiteliales**, que recubren el acino y los conductos iniciales, se contraen y expulsan la saliva hacia la boca.

**a. Acino**

■ **Produce una saliva inicial** con una composición **similar a la del plasma**.

■ Esta saliva inicial es **isotónica** y tiene las mismas concentraciones de $Na^+$, $K^+$, $Cl^-$ y $HCO_3^-$ que el plasma.

| T a b l a **6-2** | Resumen de las secreciones gastrointestinales | | |
|---|---|---|---|
| **Secreción gastrointestinal** | **Características principales** | **Estimulada por** | **Inhibida por** |
| Saliva | HCO$_3^-$ alto<br>K$^+$ alto<br>Hipotónica<br>Amilasa α<br>Lipasa lingual | Sistema nervioso parasimpático<br>Sistema nervioso simpático | Sueño<br>Deshidratación<br>Atropina |
| Secreción gástrica | HCl | Gastrina<br>Sistema nervioso parasimpático<br>Histamina | ↓ pH del estómago<br>Quimo en el duodeno<br>(vía secretina y GIP)<br>Somatostatina<br>Atropina<br>Cimetidina<br>Omeprazol |
| | Pepsinógeno<br>Factor intrínseco | Sistema nervioso parasimpático | |
| Secreción pancreática | HCO$_3^-$ alto<br>Isotónica | Secretina<br>CCK (potencia la secretina)<br>Sistema nervioso parasimpático | |
| | Lipasa, amilasa<br>y proteasas<br>pancreáticas | Colecistocinina<br>Sistema nervioso parasimpático | |
| Bilis | Sales biliares<br>Bilirrubina<br>Fosfolípidos<br>Colesterol | CCK (provoca la contracción de la vesícula<br>biliar y la relajación del esfínter de Oddi)<br>Sistema nervioso parasimpático (provoca la<br>contracción de la vesícula biliar) | Resección ileal |

CCK: colecistocinina; GIP: péptido insulinotrópico dependiente de la glucosa.

**b. Conductos**

■ **Modifican la saliva inicial** mediante los siguientes procesos:

**(1)** Los conductos **reabsorben Na$^+$ y Cl$^-$**; por lo tanto, las concentraciones de estos iones son inferiores a sus concentraciones plasmáticas.

**(2)** Los conductos **secretan K$^+$ y HCO$_3^-$**; por lo tanto, las concentraciones de estos iones son mayores que sus concentraciones plasmáticas.

**(3)** La **aldosterona** actúa sobre las células ductales para aumentar la reabsorción de Na$^+$ y la secreción de K$^+$ (de forma análoga a sus acciones sobre el túbulo distal renal).

**(4)** **La saliva se vuelve hipotónica** en los conductos porque son relativamente impermeables al agua. Como los ductos reabsorben más solutos que agua, la saliva se diluye en relación con el plasma.

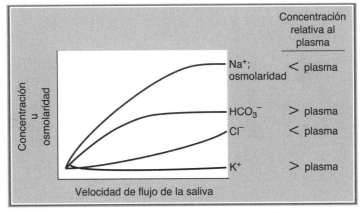

**FIGURA 6-4** Composición de la saliva en función del flujo salival.

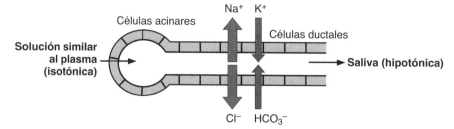

**FIGURA 6-5** Modificación de la saliva por las células ductales.

**(5)** El **efecto de la velocidad de flujo** en la composición de la saliva se explica principalmente por los cambios en el tiempo de contacto disponible para que se produzcan los procesos de reabsorción y secreción en los conductos.

- Así, a **altas velocidades de flujo**, la saliva se parece más a la secreción inicial del acino; tiene las concentraciones más altas de $Na^+$ y $Cl^-$ y la más baja de $K^+$.
- A **bajas velocidades de flujo**, la saliva es lo menos parecido a la secreción inicial del acino; tiene las concentraciones más bajas de $Na^+$ y $Cl^-$ y la más alta de $K^+$.
- El único ion que no «encaja» en esta explicación del tiempo de contacto es el $HCO_3^-$: su secreción se estimula selectivamente cuando se estimula la secreción de saliva.

**4. Regulación de la producción de saliva** (fig. 6-6)

- La producción de saliva es controlada por los sistemas nerviosos parasimpático y simpático (no por las hormonas GI).
- La producción de saliva es única en el sentido de que **aumenta tanto por la actividad parasimpática como por la simpática**. Sin embargo, la actividad parasimpática es más importante.

**a. Estimulación parasimpática (nervios craneales VII y IX)**

- **Aumenta la producción de saliva** al incrementar los procesos de transporte en las células acinares y ductales y al provocar vasodilatación.

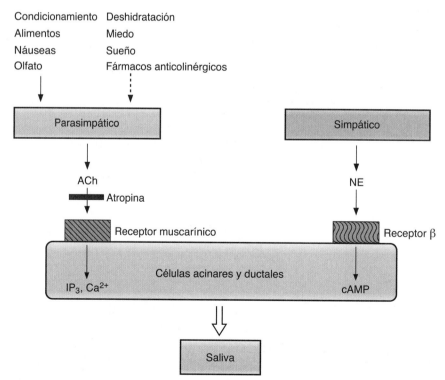

**FIGURA 6-6** Regulación de la secreción salival. ACh: acetilcolina; cAMP: monofosfato de adenosina cíclico; $IP_3$: inositol 1,4,5-trifosfato; NE: norepinefrina.

■ Los receptores colinérgicos de las células acinares y ductales son **muscarínicos**.

■ El segundo mensajero es el **inositol 1,4,5-trifosfato (IP$_3$)** y el **aumento del Ca$^{2+}$ intracelular**.

■ Los fármacos anticolinérgicos (p. ej., la **atropina**) inhiben la producción de saliva y provocan **sequedad de la boca**.

**b. Estimulación simpática**

■ **Aumenta la producción de saliva** y el crecimiento de las glándulas salivales, aunque los efectos son menores que los de la estimulación parasimpática.

■ Los receptores de las células acinares y ductales son **β-adrenérgicos**.

■ El segundo mensajero es el **monofosfato de adenosina cíclico** (**cAMP,** *cyclic adenosine monophosphate*).

**c. Producción de saliva**

■ **Se incrementa** (mediante la activación del sistema nervioso parasimpático) por la **comida** en la boca, los **olores**, los **reflejos condicionados** y las **náuseas**.

■ **Disminuye** (a través de la inhibición del sistema nervioso parasimpático) con el **sueño**, la **deshidratación**, el **miedo** y los **fármacos anticolinérgicos**.

## B. Secreción gástrica

**1. Tipos de células gástricas y sus secreciones** (tabla 6-3 y fig. 6-7)

■ Las **células parietales**, situadas en el cuerpo, segregan **HCl** y **factor intrínseco**.

■ Las **células principales**, ubicadas en el cuerpo, segregan **pepsinógeno**.

■ Las **células G**, localizadas en el antro, segregan **gastrina**.

**2. Mecanismo de secreción gástrica de H$^+$** (fig. 6-8)

■ Las células parietales **secretan HCl en el lumen del estómago** y, al mismo tiempo, **absorben HCO$_3^-$** en el torrente sanguíneo de la siguiente manera:

**a.** En las células parietales, el CO$_2$ y el H$_2$O se convierten en H$^+$ y HCO$_3^-$, catalizados por la **anhidrasa carbónica**.

**b.** El **H$^+$ es secretado en el lumen del estómago** por la bomba H$^+$-K$^+$ (**H$^+$, K$^+$-ATPasa**). El Cl$^-$ se secreta junto con el H$^+$; por lo tanto, el producto de secreción de las células parietales es el HCl.

■ El fármaco **omeprazol** (un «inhibidor de la bomba de protones») inhibe la H$^+$, K$^+$-ATPasa y bloquea la secreción de H$^+$.

**c.** El **HCO$_3^-$** producido en las células se absorbe en el torrente sanguíneo a cambio de Cl$^-$ (intercambio de **Cl$^-$-HCO$_3^-$**). Conforme se añade HCO$_3^-$ a la sangre venosa, el pH de la sangre aumenta («**marea alcalina**») (eventualmente, este HCO$_3^-$ será segregado en las secreciones pancreáticas para neutralizar el H$^+$ en el intestino delgado).

■ Si se producen **vómitos**, el H$^+$ gástrico nunca llega al intestino delgado, no hay estímulo para la secreción pancreática de HCO$_3^-$ y la sangre arterial se vuelve alcalina (**alcalosis metabólica**).

**Tabla 6-3** Tipos de células gástricas y sus secreciones

| Tipo de célula | Parte del estómago | Productos de secreción | Estímulo para la secreción |
|---|---|---|---|
| Células parietales | Cuerpo (fondo gástrico) | HCl | Gastrina Estimulación vagal (ACh) Histamina |
| | | Factor intrínseco (esencial) | |
| Células principales | Cuerpo (fondo gástrico) | Pepsinógeno (convertido en pepsina a bajo pH) | Estimulación vagal (ACh) |
| Células G | Antro | Gastrina | Estimulación vagal (vía GRP) Péptidos pequeños Inhibido por la somatostatina Inhibido por el H$^+$ en el estómago (al estimular la liberación de somatostatina) |
| Células mucosas | Antro | Moco y pepsinógeno | Estimulación vagal (ACh) |

ACh: acetilcolina; GRP: péptido liberador de gastrina.

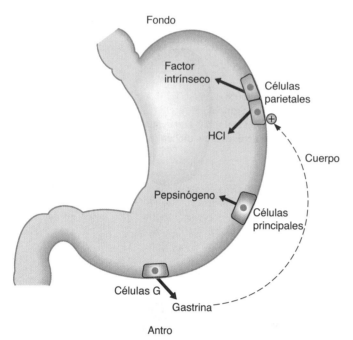

**FIGURA 6-7** Tipos de células gástricas y sus funciones.

3. **Estimulación de la secreción gástrica de H⁺** (fig. 6-9)
   a. **Estimulación vagal**

   ▪ Aumenta la secreción de H⁺ por una vía directa y otra indirecta.

   ▪ En la vía directa, **el nervio vago inerva las células parietales** y estimula la secreción de H⁺ directamente. El neurotransmisor en estas sinapsis es la **ACh**, el receptor en las células parietales es **muscarínico** ($M_3$) y los segundos mensajeros de la CCK son el **IP₃** y el **aumento del Ca²⁺ intracelular**.

   ▪ En la vía indirecta, **el nervio vago inerva las células G** y estimula la secreción de gastrina, que a su vez estimula la secreción de H⁺ por una acción endocrina. El neurotransmisor en estas sinapsis es el **GRP** (no la ACh).

   ▪ La **atropina**, un antagonista muscarínico, inhibe la secreción de H⁺ al bloquear la vía directa, que utiliza la ACh como neurotransmisor. Sin embargo, la atropina no bloquea completamente la secreción de H⁺ porque no inhibe la vía indirecta, que utiliza el GRP como neurotransmisor.

   ▪ La **vagotomía** elimina las vías directas e indirectas.

   b. **Gastrina**

   ▪ Se libera en respuesta a la ingesta de una comida (péptidos pequeños, distensión del estómago, estimulación vagal).

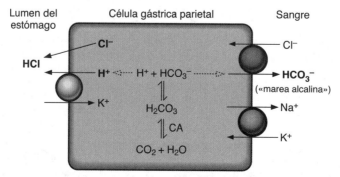

**FIGURA 6-8** Mecanismo simplificado de secreción de H⁺ por las células parietales gástricas. AC: anhidrasa carbónica.

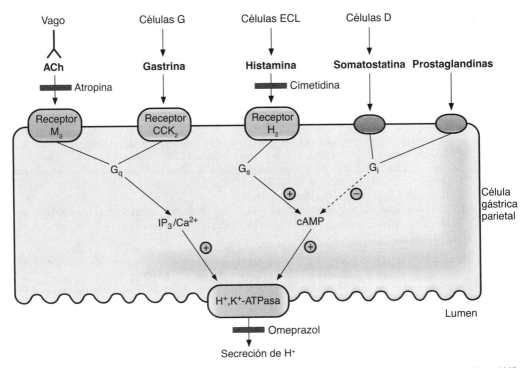

**FIGURA 6-9** Fármacos que estimulan e inhiben la secreción de H$^+$ por las células parietales gástricas. ACh: acetilcolina; cAMP: monofosfato de adenosina cíclico; CCK: colecistocinina; ECL: enterocromafín; IP$_3$: inositol 1,4,5-trifosfato; M: muscarínico.

■ Estimula la secreción de H$^+$ al interactuar con el receptor de colecistocinina$_2$ (CCK$_2$) en las células parietales.

■ El segundo mensajero de la gastrina en la célula parietal es el IP$_3$/Ca$^{2+}$.

■ La gastrina también estimula las células similares a las enterocromafines (ECL, *enterochromaffin-like*) y la secreción de histamina, que estimula la secreción de H$^+$ (no se muestra en la figura).

**c. Histamina**

■ Se libera de las células ECL en la mucosa gástrica y se difunde a las células parietales cercanas.

■ Estimula la secreción de H$^+$ mediante la activación de los **receptores H$_2$** en la membrana de las células parietales.

■ El receptor H$_2$ está acoplado a la adenilil-ciclasa a través de una proteína G$_s$.

■ El segundo mensajero de la histamina es el **cAMP**.

■ Los fármacos bloqueadores de los receptores H$_2$, como la **cimetidina**, inhiben la secreción de H$^+$ al bloquear el efecto estimulante de la histamina.

**d.** Efectos potenciadores de la ACh, la histamina y la gastrina sobre la **secreción de H$^+$**

■ La **potenciación** se produce cuando la respuesta a la administración simultánea de dos estimulantes es mayor que la suma de las respuestas a cualquiera de los fármacos administrados por separado. En consecuencia, las bajas concentraciones de estimulantes administradas conjuntamente pueden producir efectos máximos.

■ La potenciación de la secreción gástrica de H$^+$ puede explicarse, en parte, porque **cada fármaco tiene un mecanismo de acción diferente** sobre la célula parietal.

**(1)** *La histamina potencia la acción de la ACh y la gastrina* para estimular la secreción de H$^+$.

■ Así, los bloqueadores de los receptores H$_2$ (p. ej., **cimetidina**) son especialmente eficaces para tratar las úlceras porque bloquean tanto la acción directa de la histamina sobre las células parietales como los efectos potenciadores de la histamina sobre la ACh y la gastrina.

**(2)** *La ACh potencia la acción de la histamina y la gastrina* para estimular la secreción de H$^+$.

■ Así, los bloqueadores de los receptores muscarínicos, como la **atropina**, bloquean tanto la acción directa de la ACh sobre las células parietales como los efectos potenciadores de la ACh sobre la histamina y la gastrina.

**4.** Inhibición de la **secreción gástrica de H$^+$**

■ Los mecanismos de **retroalimentación negativa** inhiben la secreción de H$^+$ por las células parietales.

**a. pH bajo (< 3.0) en el estómago**

■ **Inhibe la secreción de gastrina** y, por lo tanto, limita la secreción de H⁺.

■ Después de la ingesta de una comida, la secreción de H⁺ es estimulada por los mecanismos discutidos anteriormente (*véase* IV B 2). Una vez digerida la comida y vaciado el estómago, una mayor secreción de H⁺ disminuye el pH del contenido del estómago. Cuando el pH del contenido del estómago es < 3.0, se inhibe la secreción de gastrina y, por retroalimentación negativa, se inhibe la secreción de H⁺.

**b. Somatostatina** (*véase* fig. 6-9)

■ Inhibe la secreción gástrica de H⁺ por una vía directa y otra indirecta.

■ En la **vía directa**, la somatostatina se une a los receptores de la célula parietal que están acoplados a la adenilil-ciclasa a través de una proteína $G_i$, inhibiendo así la adenilil-ciclasa y **disminuyendo** las concentraciones de **cAMP**. En esta vía, la somatostatina antagoniza la acción estimulante de la histamina sobre la secreción de H⁺.

■ En las **vías indirectas** (no mostradas en la fig. 6-9), la somatostatina **inhibe la liberación de histamina y gastrina**, disminuyendo así la secreción de H⁺ indirectamente.

**c. Prostaglandinas** (*véase* fig. 6-9)

■ Inhiben la secreción gástrica de H⁺ mediante la activación de una proteína $G_i$, la inhibición de la adenilil-ciclasa y la **disminución de las concentraciones de cAMP**.

■ Mantienen la barrera de la mucosa y estimulan la secreción de $HCO_3^-$ y de mucosa, protegiendo así la mucosa gástrica de los efectos dañinos del H⁺.

## 5. Enfermedad por úlcera péptica

■ Es una lesión ulcerosa de la mucosa gástrica o duodenal.

■ Puede ocurrir cuando hay **pérdida de la barrera mucosa protectora** (de moco y $HCO_3^-$) o **secreción excesiva de H⁺ y pepsina**.

■ Los **factores de protección** son el moco, el $HCO_3^-$, las prostaglandinas, el flujo sanguíneo de la mucosa y los factores de crecimiento.

■ Los **factores perjudiciales** son el H⁺, la pepsina, *Helicobacter pylori* (*H. pylori*), los antiinflamatorios no esteroideos (AINE), el estrés, el tabaco y el alcohol.

**a. Úlceras gástricas**

■ La mucosa gástrica está dañada.

■ La **secreción** gástrica de **H⁺ *disminuye* porque el H⁺ secretado** se filtra a través de la mucosa gástrica dañada.

■ Las **concentraciones de gastrina aumentan** porque la disminución de la secreción de H⁺ estimula la secreción de gastrina.

■ Una de las principales causas de la úlcera gástrica es la bacteria gramnegativa *H. pylori*.

■ *H. pylori* coloniza la mucosa gástrica y libera citotoxinas que dañan la mucosa gástrica.

■ *H. pylori* contiene **ureasa**, que convierte la urea en $NH_3$, alcalinizando así el entorno local y permitiendo que *H. pylori* sobreviva en el lumen gástrico, que de otro modo sería ácido.

■ La **prueba de diagnóstico para *H. pylori*** consiste en beber una solución de $^{13}C$-urea, que se convierte en $^{13}CO_2$ mediante la ureasa y se mide en el aire espirado.

**b. Úlceras duodenales**

■ La mucosa duodenal está dañada.

■ La **secreción** gástrica de **H⁺ *aumenta***. El exceso de H⁺ llega al duodeno, dañando la mucosa duodenal.

■ La **secreción de gastrina en respuesta a una comida está aumentada** (aunque la gastrina basal puede ser normal).

■ *H. pylori* también es una de las principales causas de úlcera duodenal. Esta bacteria inhibe la secreción de somatostatina (estimulando así la secreción gástrica de H⁺) y limita la secreción intestinal de $HCO_3^-$ (por lo que no hay suficiente $HCO_3^-$ para neutralizar la carga de H⁺ del estómago).

**c. Síndrome de Zollinger-Ellison**

■ Se produce cuando un **tumor del páncreas que segrega gastrina** provoca un aumento de la secreción de H⁺.

■ La secreción de H⁺ continúa sin cesar porque la gastrina secretada por las células tumorales pancreáticas no está sujeta a la inhibición por retroalimentación negativa por parte del H⁺.

**6. Fármacos que bloquean la secreción gástrica de H⁺** (*véase* fig. 6-9)

  **a. Atropina**

- Bloquea la secreción de H⁺ mediante la inhibición de los receptores colinérgicos muscarínicos en las células parietales, inhibiendo así la estimulación de la secreción de H⁺ por la ACh.

  **b. Cimetidina**

- Bloquea los receptores $H_2$ y, por lo tanto, inhibe la estimulación de la secreción de H⁺ por parte de la histamina.

- Es particularmente eficaz para reducir la secreción de H⁺ porque no solo bloquea la estimulación de su secreción por parte de la histamina, sino que también bloquea la potenciación de los efectos de la ACh por la histamina.

  **c. Omeprazol**

- Es un inhibidor de la bomba de protones.

- Inhibe directamente la secreción de H⁺, K⁺-ATPasa y H⁺.

**C. Secreción pancreática**

- Contiene una alta concentración de **$HCO_3^-$**, cuya finalidad es neutralizar el quimo ácido que llega al duodeno.

- Incluye **enzimas** esenciales para la digestión de proteínas, hidratos de carbono y grasas.

**1. Composición de la secreción pancreática**

  **a.** El jugo pancreático se caracteriza por:

  **(1)** Alto volumen

  **(2)** Prácticamente las mismas concentraciones de Na⁺ y K⁺ que el plasma

  **(3)** Concentración de $HCO_3^-$ **mucho mayor que la del plasma**

  **(4)** Concentración de Cl⁻ mucho más baja que la del plasma

  **(5)** *Isotonicidad*

  **(6)** Lipasa pancreática, amilasa y proteasas

  **b.** La constitución del componente acuoso de la secreción pancreática varía con la velocidad de flujo (fig. 6-10).

- A **bajas velocidades de flujo**, el páncreas secreta un líquido isotónico que se compone principalmente de Na⁺ y **Cl⁻**.

- A **altas velocidades de flujo**, el páncreas secreta un líquido isotónico compuesto principalmente por Na⁺ y **$HCO_3^-$**.

- Independientemente de la velocidad de flujo, las secreciones pancreáticas son **isotónicas**.

**2. Formación de la secreción pancreática** (fig. 6-11)

- Al igual que las glándulas salivales, el páncreas exocrino se parece a un racimo de uvas.

- Las células acinares del páncreas exocrino constituyen la mayor parte de su peso.

  **a. Células acinares**

- Producen un pequeño volumen de secreción pancreática inicial, principalmente de Na⁺ y Cl⁻.

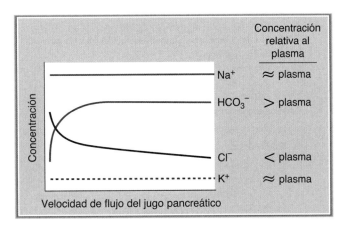

**FIGURA 6-10** Composición de la secreción pancreática en función de la velocidad de flujo pancreático.

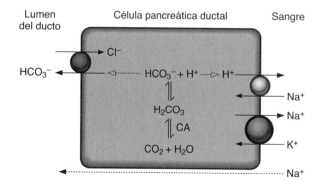

**FIGURA 6-11** Modificación de la secreción pancreática por las células ductales. AC: anhidrasa carbónica.

**b. Células ductales**

- Modifican la secreción pancreática inicial **secretando HCO₃⁻** y **absorbiendo Cl⁻** a través de un mecanismo de **intercambio de Cl⁻-HCO₃⁻** en la membrana luminal.
- Como los conductos pancreáticos son **permeables al agua**, el $H_2O$ se desplaza hacia el lumen para que la secreción pancreática sea isoosmótica.

**3. Estimulación de la secreción pancreática**

**a. Secretina**

- Es secretada por las células S del duodeno en respuesta al $H^+$ en el lumen duodenal.
- Actúa sobre las **células ductales pancreáticas** para aumentar la secreción de **HCO₃⁻**.
- Así, cuando el $H^+$ pasa del estómago al duodeno, se libera secretina. En consecuencia, el páncreas segrega $HCO_3^-$ en el lumen duodenal para neutralizar el $H^+$.
- El segundo mensajero de la secretina es el **cAMP**.

**b. Colecistocinina**

- Es secretada por las células I del duodeno en respuesta a los péptidos pequeños, aminoácidos y ácidos grasos en el lumen duodenal.
- Actúa sobre las **células acinares pancreáticas** para aumentar la **secreción de enzimas** (amilasa, lipasas, proteasas).
- Potencia el efecto de la secretina en las células ductales para estimular la secreción de $HCO_3^-$.
- Los segundos mensajeros de la CCK son el **IP₃** y el **aumento del $Ca^{2+}$ intracelular**. Los efectos potenciadores de la CCK sobre la secretina se explican por los diferentes mecanismos de acción de las dos hormonas GI (es decir, cAMP para la secretina e $IP_3/Ca^{2+}$ para la CCK).

**c. Acetilcolina (a través de los reflejos vagovagales)**

- Se libera en respuesta a $H^+$, péptidos pequeños, aminoácidos y ácidos grasos en la luz duodenal.
- **Estimula la secreción de enzimas** por parte de las células acinares y, al igual que la CCK, potencia el efecto de la secretina sobre la secreción de $HCO_3^-$.

**4. Fibrosis quística**

- Es un trastorno de la secreción pancreática.
- Es el resultado de un **defecto en los canales** de $Cl^-$ causado por una mutación en el **gen regulador de la conductancia transmembrana de la fibrosis quística** (**CFTR**, *cystic fibrosis transmembrane conductance regulator*).
- Se asocia con una **deficiencia de enzimas pancreáticas** que provoca malabsorción y esteatorrea.

**D. Secreción biliar y función de la vesícula biliar (fig. 6-12)**

**1. Composición y función de la bilis**

- La bilis contiene **sales biliares**, fosfolípidos, colesterol y pigmentos biliares (bilirrubina).

**a. Sales biliares**

- Son moléculas **anfipáticas** porque tienen porciones hidrófilas e hidrófobas. En solución acuosa, las sales biliares se orientan alrededor de las gotas de lípidos y las mantienen dispersas (**emulsificación**).
- Ayudan a la digestión intestinal y a la absorción de los lípidos al emulsionarlos y solubilizarlos en **micelas**.

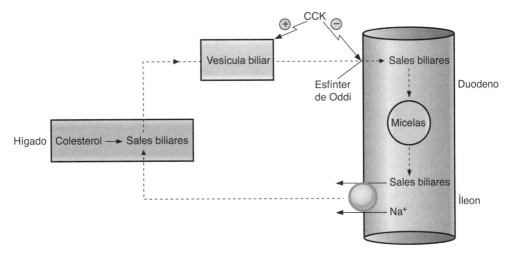

**FIGURA 6-12** Recirculación de los ácidos biliares desde el íleon hasta el hígado. CCK: colecistocinina.

**b. Micelas**

- Por encima de una **concentración micelar crítica**, las sales biliares forman micelas.
- Las sales biliares se sitúan en el exterior de la micela, con sus porciones hidrófilas disueltas en la solución acuosa del lumen intestinal y las hidrófobas disueltas en el interior de la micela.
- Los ácidos grasos libres y los monoglicéridos están presentes en el interior de la micela, esencialmente «solubilizados» para su posterior absorción.

**2. Formación de la bilis**

- La bilis es **producida continuamente por los hepatocitos**.
- La bilis drena en los conductos hepáticos y se almacena en la vesícula biliar para su posterior liberación.
- Los **agentes coleréticos** aumentan la formación de bilis.
- La bilis se forma mediante el siguiente proceso:

**a.** Los **ácidos biliares primarios** (ácido cólico y ácido quenodesoxicólico) son sintetizados a partir del colesterol por los hepatocitos.

- En el intestino, las bacterias convierten una parte de cada uno de los ácidos biliares primarios en **ácidos biliares secundarios** (ácido desoxicólico y ácido litocólico).
- La síntesis de nuevos ácidos biliares se produce, según la necesidad, para reemplazar los ácidos biliares que se excretan en las heces.

**b.** Los ácidos biliares se conjugan con glicina o taurina para formar sus respectivas **sales biliares**, que reciben el nombre del ácido biliar de origen (p. ej., el ácido taurocólico es el ácido cólico conjugado con taurina).

**c.** Se añaden electrólitos y $H_2O$ a la bilis.

**d.** Durante el período interdigestivo, la vesícula biliar se relaja, el esfínter de Oddi se cierra y la vesícula se llena de bilis.

**e.** La bilis se **concentra** en la vesícula biliar resultado de la absorción isoosmótica de solutos y $H_2O$.

**3. Contracción de la vesícula biliar**

**a. Colecistocinina**

- Se libera en respuesta a los **péptidos pequeños** y los **ácidos grasos** en el duodeno.
- Indica a la vesícula biliar que se requiere bilis para emulsionar y absorber los lípidos en el duodeno.
- Provoca la **contracción de la vesícula biliar** y la **relajación del esfínter de Oddi**.

**b. Acetilcolina**

- Provoca la contracción de la vesícula biliar.

**4. Recirculación de ácidos biliares al hígado (*véase* Correlación clínica: resección ileal)**

**a.** El **íleon terminal** contiene un **cotransportador de $Na^+$-ácidos biliares**, que es un transportador activo secundario que recircula los ácidos biliares hacia el hígado.

**b.** Dado que los ácidos biliares no se recirculan hasta que llegan al íleon terminal, estos están presentes para la máxima absorción de los lípidos en toda la parte superior del intestino delgado.

---

**Resección ileal**. Después de la resección ileal, los ácidos biliares no se recirculan al hígado, sino que se excretan en las heces. De este modo, se agota la reserva de ácidos biliares y se ve afectada la absorción de grasas, lo que provoca **esteatorrea**.

---

## V. DIGESTIÓN Y ABSORCIÓN (TABLA 6-4)

- Los hidratos de carbono, las proteínas y los lípidos se digieren y absorben en el intestino delgado.
- La superficie de absorción en el intestino delgado aumenta considerablemente por la presencia de las **vellosidades**.

### A. Hidratos de carbono

1. **Digestión de los hidratos de carbono**

   - **Solo se absorben los monosacáridos.** Los hidratos de carbono deben ser digeridos en glucosa, galactosa y fructosa para que se produzca su absorción.

   a. Las **amilasas** $\alpha$ (salivales y pancreáticas) hidrolizan los enlaces 1,4-glicosídicos del almidón, dando lugar a maltosa, maltotriosa y dextrinas $\alpha$-limitadas.

   b. La maltasa, la $\alpha$-**dextrinasa** y la **sacarasa** en el borde en cepillo intestinal hidrolizan los oligosacáridos en glucosa.

   c. La **lactasa**, la **trehalasa** y la **sacarasa** degradan sus respectivos disacáridos en monosacáridos.

   - La **lactasa** degrada la lactosa en glucosa y galactosa.
   - La **trehalasa** degrada la trehalosa en glucosa.
   - La **sacarasa** degrada la sacarosa en glucosa y fructosa.

2. **Absorción de hidratos de carbono** (fig. 6-13)

   a. **Glucosa y galactosa**

---

**T a b l a  6-4**  Resumen de la digestión y la absorción

| Nutrientes | Digestión | Lugar de absorción | Mecanismo de absorción |
|---|---|---|---|
| Hidratos de carbono | A los monosacáridos (glucosa, galactosa, fructosa) | Intestino delgado | Cotransporte dependiente de $Na^+$ (glucosa, galactosa) <br> Difusión facilitada (fructosa) |
| Proteínas | A los aminoácidos, dipéptidos, tripéptidos | Intestino delgado | Cotransporte dependiente de $Na^+$ (aminoácidos) <br> Cotransporte dependiente de $H^+$ (dipéptidos y tripéptidos) |
| Lípidos | A los ácidos grasos, monoglicéridos, colesterol | Intestino delgado | Formación de micelas con sales biliares en la luz intestinal <br> Difusión de ácidos grasos, monoglicéridos y colesterol en la célula <br> Reesterificación en la célula a triglicéridos y fosfolípidos <br> Los quilomicrones se forman en la célula (requiere apoproteína) y se transfieren a la linfa |
| Vitaminas liposolubles | | Intestino delgado | Micelas con sales biliares |
| Vitaminas hidrosolubles | | Intestino delgado | Cotransporte dependiente de $Na^+$ |
| Vitamina $B_{12}$ | | Íleon del intestino delgado | Complejo factor intrínseco-vitamina $B_{12}$ |
| Ácidos biliares | | Íleon del intestino delgado | Cotransporte dependiente de $Na^+$; recirculado al hígado |
| $Ca^{2+}$ | | Intestino delgado | Dependiente de la vitamina D (calbindina D-28K) |
| $Fe^{2+}$ | El $Fe^{3+}$ se reduce a $Fe^{2+}$ | Intestino delgado | Se une a la apoferritina en la célula <br> Circula en la sangre unido a la transferrina |

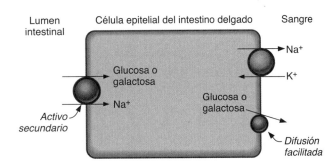

**FIGURA 6-13** Mecanismo de absorción de monosacáridos por las células epiteliales intestinales. La glucosa y la galactosa se absorben por cotransporte dependiente de Na⁺ (activo secundario), y la fructosa (no mostrada) se absorbe por difusión facilitada.

- ■ Son transportadas desde el lumen intestinal hasta las células por un **cotransporte dependiente de Na⁺ (SGLT1)** en la membrana luminal. El azúcar se transporta «cuesta arriba» y el Na⁺ se transporta «cuesta abajo».
- ■ Se transportan de la célula a la sangre por difusión facilitada (GLUT2).
- ■ La bomba de Na⁺-K⁺ en la membrana basolateral mantiene el Na⁺ intracelular bajo, conservando así el gradiente de Na⁺ a través de la membrana luminal.
- ■ La intoxicación de la bomba de Na⁺-K⁺ inhibe la absorción de glucosa y galactosa al disipar el gradiente de Na⁺.

**b. Fructosa**

- ■ Se transporta exclusivamente por **difusión facilitada**; por lo tanto, no puede ser absorbida contra un gradiente de concentración.

**3. Trastornos clínicos de la absorción de hidratos de carbono** (*véase* Correlación clínica: intolerancia a la lactosa)

---

**CORRELACIÓN CLÍNICA**
La **intolerancia a la lactosa** es resultado de la ausencia de lactasa en las vellosidades y, por lo tanto, de la incapacidad para hidrolizar la lactosa en glucosa y galactosa para su absorción. La lactosa y el H₂O no absorbidos permanecen en el lumen GI y causan **diarrea osmótica**.

---

**B. Proteínas**

**1. Digestión de las proteínas**

**a. Endopeptidasas**

- ■ Degradan las proteínas hidrolizando los enlaces peptídicos interiores.

**b. Exopeptidasas**

- ■ Hidrolizan un aminoácido a la vez del extremo C de las proteínas y péptidos.

**c. Pepsina**

- ■ No es esencial para la digestión de las proteínas.
- ■ Es secretada como pepsinógeno por las células principales del estómago.
- ■ El pepsinógeno es activado a pepsina por el H⁺ gástrico.
- ■ El **pH óptimo para la pepsina está entre 1 y 3**.
- ■ Cuando el pH es > 5, la pepsina se desnaturaliza. Así, en el intestino, a medida que se segrega HCO₃⁻ en los líquidos pancreáticos, aumenta el pH duodenal y se inactiva la pepsina.

**d. Proteasas pancreáticas**

- ■ Incluyen la tripsina, la quimotripsina, la elastasa, la carboxipeptidasa A y la carboxipeptidasa B.
- ■ Se secretan en formas inactivas que se activan en el intestino delgado de la siguiente manera:

**(1)** El tripsinógeno es activado a **tripsina** por una enzima de las vellosidades, la enterocinasa.

**(2)** A continuación, la tripsina convierte el quimotripsinógeno, la proelastasa y la procarboxipeptidasa A y B en sus formas activas (¡incluso el tripsinógeno es convertido en más tripsina por la tripsina!).

**(3)** Una vez completado su trabajo digestivo, las proteasas pancreáticas se degradan y se absorben junto con las proteínas alimentarias.

**2. Absorción de las proteínas** (fig. 6-14)

- ■ Los productos digestivos de las proteínas pueden **absorberse como aminoácidos, dipéptidos y tripéptidos** (en contraste con los hidratos de carbono, que solo pueden hacerlo como monosacáridos).

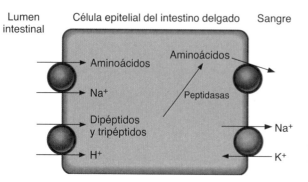

**FIGURA 6-14** Mecanismo de absorción de aminoácidos, dipéptidos y tripéptidos por las células epiteliales intestinales.

**a. Aminoácidos libres**

■ El **cotransporte de aminoácidos dependiente de Na⁺** se produce en la membrana luminal. Es análogo al cotransportador de glucosa y galactosa.

■ Enseguida, los aminoácidos son transportados de la célula a la sangre por difusión facilitada.

■ Hay **cuatro transportadores distintos** para los aminoácidos neutros, ácidos, básicos e iminoácidos, respectivamente.

**b. Dipéptidos y tripéptidos**

■ Se absorben más rápidamente que los aminoácidos libres.

■ El **cotransporte de dipéptidos y tripéptidos dependiente de H⁺** también se produce en la membrana luminal.

■ Después de que los dipéptidos y tripéptidos son transportados al interior de las células intestinales, las peptidasas citoplasmáticas los hidrolizan en aminoácidos.

■ A continuación, los aminoácidos son transportados de la célula a la sangre por difusión facilitada.

## C. Lípidos

### 1. Digestión de los lípidos

**a. Estómago**

**(1)** En el estómago, la **mezcla** rompe los lípidos en gotas para aumentar la superficie de digestión por parte de las enzimas pancreáticas.

**(2)** Las **lipasas linguales** digieren parte de los triglicéridos ingeridos hasta convertirlos en monoglicéridos y ácidos grasos. Sin embargo, la mayoría de los lípidos ingeridos son digeridos en el intestino por las lipasas pancreáticas.

**(3)** **La CCK retrasa el vaciado gástrico.** Así, la entrega de los lípidos del estómago al duodeno se ralentiza para permitir un tiempo adecuado para la digestión y la absorción en el intestino.

**b. Intestino delgado**

**(1)** Los **ácidos biliares** emulsionan los lípidos en el intestino delgado, aumentando la superficie de digestión.

**(2)** Las **lipasas pancreáticas** hidrolizan los lípidos en ácidos grasos, monoglicéridos, colesterol y lisolecitina. Las enzimas son la lipasa pancreática, la colesterol éster hidrolasa y la fosfolipasa $A_2$.

**(3)** Los productos hidrófobos de la digestión de los lípidos son solubilizados en **micelas** por los **ácidos biliares**.

### 2. Absorción de los lípidos

**a.** Las **micelas** ponen en contacto los productos de la digestión de los lípidos con la superficie de absorción de las células intestinales. A continuación, **los ácidos grasos, los monoglicéridos y el colesterol se difunden a través de la membrana luminal hacia las células**. El glicerol es hidrófilo y no está contenido en las micelas.

**b.** En las células intestinales, los productos de la digestión de los lípidos se **reesterifican** en triglicéridos, ésteres de colesterol y fosfolípidos y, con las apoproteínas, forman los **quilomicrones**.

■ La falta de apoproteína B lleva a la incapacidad para transportar los quilomicrones fuera de las células intestinales y causa la **abetalipoproteinemia**.

**c.** Los quilomicrones son transportados fuera de las células intestinales por **exocitosis**. Como los quilomicrones son demasiado grandes para entrar en los capilares, se transfieren a los **vasos linfáticos** y se incorporan al torrente sanguíneo a través del conducto torácico.

### 3. Malabsorción de lípidos: esteatorrea

■ Puede ser provocada por cualquiera de las siguientes causas:

**a. Enfermedad pancreática** (p. ej., pancreatitis, fibrosis quística), en la que el páncreas no puede sintetizar cantidades adecuadas de las enzimas (p. ej., lipasa pancreática) necesarias para la digestión de los lípidos.

**b. Hipersecreción de gastrina**, en la que aumenta la secreción gástrica de $H^+$ y disminuye el pH duodenal. Un pH duodenal bajo inactiva la lipasa pancreática.

**c. Resección ileal**, lo que conduce a un agotamiento de la reserva de ácidos biliares porque estos no recirculan al hígado.

**d. Sobrecrecimiento bacteriano**, que puede provocar la desconjugación de los ácidos biliares y su absorción «temprana» en la parte superior del intestino delgado. En este caso, los ácidos biliares no están presentes en todo el intestino delgado para ayudar a la absorción de los lípidos.

**e. Disminución del número de células intestinales** para la absorción de lípidos (esprúe tropical).

**f. Deficiencia para sintetizar la apoproteína B**, que lleva a la incapacidad para formar quilomicrones.

## D. Absorción y secreción de electrólitos y $H_2O$

- Los electrólitos y el $H_2O$ pueden atravesar las células epiteliales intestinales por vía celular o paracelular (entre células).
- Las **uniones estrechas** unen las células epiteliales entre sí en la membrana luminal.
- La permeabilidad de las uniones estrechas varía según el tipo de epitelio. Un epitelio **«apretado»** (impermeable) es el del colon. Los epitelios **«con fugas»** (permeables) son los del intestino delgado y la vesícula biliar.

### 1. Absorción de NaCl

**a.** El $Na^+$ se mueve dentro de las células intestinales, a través de la membrana luminal, y por su gradiente electroquímico mediante los siguientes mecanismos:

**(1)** Difusión pasiva (a través de los canales de $Na^+$)

**(2)** Cotransporte $Na^+$-glucosa o $Na^+$-aminoácidos

**(3)** Cotransporte $Na^+$-$Cl^-$

**(4)** Intercambio de $Na^+$-$H^+$

- En el **intestino delgado**, los mecanismos de cotransporte $Na^+$-glucosa, de cotransporte $Na^+$-aminoácidos y de intercambio $Na^+$-$H^+$ son los más importantes. Estos mecanismos de cotransporte e intercambio son similares a los del túbulo proximal renal.
- En el **colon**, la difusión pasiva a través de los canales de $Na^+$ es la más importante. Los canales de $Na^+$ del colon son similares a los del túbulo distal renal y los conductos colectores, y son estimulados por la **aldosterona**.

**b.** El $Na^+$ es bombeado fuera de la célula contra su gradiente electroquímico por la bomba de $Na^+$-$K^+$ en las membranas basolaterales.

**c.** La absorción de $Cl^-$ acompaña a la absorción de $Na^+$ a lo largo del tubo digestivo mediante los siguientes mecanismos:

**(1)** Difusión pasiva por vía paracelular

**(2)** Cotransporte de $Na^+$-$Cl^-$

**(3)** Intercambio de $Cl^-$-$HCO_3^-$

### 2. Absorción y secreción de $K^+$

**a.** El $K^+$ de la dieta se **absorbe en el intestino delgado** por difusión pasiva a través de una ruta paracelular.

**b.** El $K^+$ **se secreta en el colon** mediante un mecanismo similar al de su secreción en el túbulo distal renal (*véase* Correlación clínica: diarrea).

- Al igual que en el túbulo distal, la secreción de $K^+$ en el colon es estimulada por la **aldosterona**.

**CORRELACIÓN CLÍNICA** La **diarrea** provoca un aumento de la secreción de $K^+$ por el colon debido a un mecanismo dependiente de la velocidad de flujo, similar al del túbulo distal renal. La pérdida excesiva de $K^+$ en el líquido diarreico provoca **hipocalemia**.

### 3. Absorción de $H_2O$

- Es secundaria a la absorción de solutos.
- **Es isoosmótica en el intestino delgado y la vesícula biliar**. El mecanismo de acoplamiento de la absorción de solutos y agua en estos epitelios es el mismo que el del **túbulo proximal renal**.
- En el **colon**, la permeabilidad al $H_2O$ es mucho menor que en el intestino delgado, y las heces pueden ser hipertónicas.

4. **Secreción de electrólitos y $H_2O$ por el intestino**
   - El tubo digestivo también secreta electrólitos de la sangre al lumen.
   - Los mecanismos de secreción se encuentran en las **criptas**. Los mecanismos de absorción se localizan en las vellosidades.

   **a.** El **$Cl^-$ es el principal ion secretado** en la luz intestinal. Se transporta a través de canales de $Cl^-$ en la membrana luminal que están regulados por el **cAMP**.

   **b.** El $Na^+$ se secreta en el lumen siguiendo pasivamente al $Cl^-$. El $H_2O$ sigue al NaCl para mantener las condiciones isoosmóticas.

   **c.** *Vibrio cholerae* **(toxina del cólera)** provoca diarrea al estimular la secreción de $Cl^-$.

   - La toxina del cólera cataliza la **ribosilación del difosfato de adenosina** de la subunidad $\alpha_s$ de la proteína $G_s$ acoplada a la adenilil-ciclasa, activándola permanentemente.
   - El cAMP intracelular aumenta; como resultado, se abren los **canales de $Cl^-$** en la membrana luminal.
   - El $Na^+$ y el $H_2O$ siguen al $Cl^-$ hacia el lumen y provocan una **diarrea secretora**.
   - Algunas cepas de *Escherichia coli* causan diarrea mediante un mecanismo similar.
   - Las soluciones de rehidratación oral contienen $Na^+$, $Cl^-$, $HCO_3^-$ y glucosa. La inclusión de glucosa estimula la absorción a través del cotransporte de $Na^+$-glucosa para compensar las pérdidas secretoras.

E. **Absorción de otras sustancias**
   1. **Vitaminas**
      **a.** Las **vitaminas liposolubles** (A, D, E y K) se incorporan a las micelas y se absorben junto con otros lípidos.
      **b.** La mayoría de las **vitaminas hidrosolubles** se absorben mediante mecanismos de cotransporte dependientes del $Na^+$.
      **c.** **La vitamina $B_{12}$ se absorbe en el íleon** y requiere del **factor intrínseco**.
      - El complejo vitamina $B_{12}$-factor intrínseco se une a un receptor en las células ileales y se absorbe.
      - La **gastrectomía** provoca la pérdida de células parietales gástricas, que son la fuente del factor intrínseco. La inyección de vitamina $B_{12}$ es necesaria para evitar la **anemia perniciosa**.
      - La **ileectomía** lleva a la pérdida de absorción del complejo vitamina $B_{12}$-factor intrínseco y, por lo tanto, requiere la inyección de vitamina $B_{12}$.

   2. **Calcio**
      - La absorción en el intestino delgado depende de la presencia de cantidades adecuadas de la forma activa de la vitamina D, el **1,25-dihidroxicolecalciferol**, que se produce en el riñón. El 1,25-dihidroxicolecalciferol induce la síntesis de una proteína intestinal de unión al $Ca^{2+}$, la **calbindina D-28K** (*véase* Correlación clínica: insuficiencia de vitamina D).

**CORRELACIÓN CLÍNICA**    La **insuficiencia de vitamina D** y la enfermedad renal crónica llevan a la absorción inadecuada de $Ca^{2+}$ en el intestino, causando **raquitismo** en niños y **osteomalacia** en adultos.

   3. **Hierro**
      - Se absorbe como **hierro hemo** (hierro unido a la hemoglobina o a la mioglobina) o como **Fe libre$^{2+}$**. En las células intestinales, el «hierro hemo» se degrada y se libera $Fe^{2+}$ libre. El $Fe^{2+}$ libre se une a la apoferritina y se transporta a la sangre.
      - El $Fe^{2+}$ libre circula en la **sangre unido a la transferrina**, que lo transporta desde el intestino delgado a sus sitios de almacenamiento en el hígado y desde el hígado a la médula ósea para la síntesis de hemoglobina.
      - La carencia de hierro es la causa más frecuente de anemia.

# VI. FISIOLOGÍA DEL HÍGADO

A. **Formación y secreción de bilis** (*véase* IV D)

**B. Producción y excreción de bilirrubina (fig. 6-15)**

■ La hemoglobina es degradada a **bilirrubina** por el sistema reticuloendotelial.

■ La bilirrubina se transporta en la circulación unida a la albúmina.

■ En el hígado, la bilirrubina se conjuga con el ácido glucurónico a través de la enzima **UDP glucuronil-transferasa**.

■ Una parte de la **bilirrubina conjugada** se excreta en la orina, y una parte se secreta en la bilis.

■ En el intestino, la bilirrubina conjugada se convierte en **urobilinógeno**, que vuelve al hígado a través de la circulación enterohepática, y en **urobilina** y **estercobilina**, que se excretan en las heces.

**C. Funciones metabólicas del hígado**

**1. Metabolismo de los hidratos de carbono**

■ Realiza la gluconeogénesis, almacena la glucosa en forma de glucógeno y libera la glucosa almacenada en la circulación.

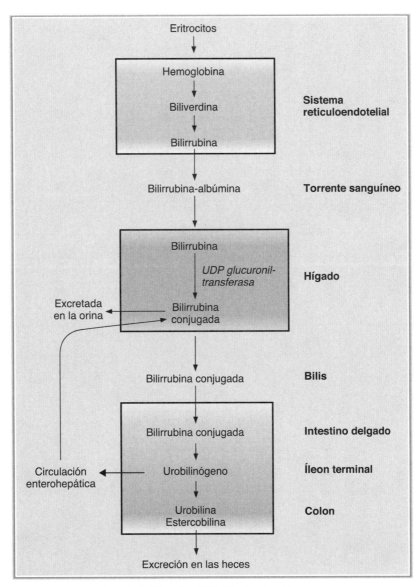

**FIGURA 6-15** Metabolismo de la bilirrubina. UDP: difosfato de uridina.

## 2. Metabolismo de las proteínas

- Sintetiza aminoácidos no esenciales.
- Sintetiza las proteínas plasmáticas.

## 3. Metabolismo de los lípidos

- Participa en la oxidación de los ácidos grasos.
- Sintetiza lipoproteínas, colesterol y fosfolípidos.

## D. Desintoxicación

- Las sustancias potencialmente tóxicas llegan al hígado a través de la circulación portal.
- El hígado modifica estas sustancias en el «metabolismo de primer paso».
- Las **reacciones de fase I** son catalizadas por las enzimas del citocromo P-450, a las que siguen las **reacciones de fase II** que conjugan las sustancias.

# Autoevaluación

**1.** ¿Cuál de las siguientes sustancias es liberada por las neuronas del tubo digestivo y produce la relajación del músculo liso?

**(A)** Secretina
**(B)** Gastrina
**(C)** Colecistocinina (CCK)
**(D)** Péptido intestinal vasoactivo (VIP)
**(E)** Péptido inhibidor gástrico (GIP)

**2.** ¿Cuál de los siguientes es el lugar de secreción del factor intrínseco?

**(A)** Antro gástrico
**(B)** Fondo gástrico
**(C)** Duodeno
**(D)** Íleon
**(E)** Colon

**3.** *Vibrio cholerae* causa diarrea porque:

**(A)** Aumenta los canales de secreción de $HCO_3^-$ en las células epiteliales intestinales
**(B)** Aumenta los canales secretores de $Cl^-$ en las células de las criptas
**(C)** Impide la absorción de la glucosa y hace que el agua se retenga en la luz intestinal de forma isoosmótica
**(D)** Inhibe la producción de monofosfato de adenosina cíclico (cAMP) en las células epiteliales intestinales
**(E)** Inhibe la producción de inositol 1,4,5-trifosfato ($IP_3$) en las células epiteliales intestinales

**4.** La colecistocinina tiene algunas propiedades similares a la gastrina porque tanto una como la otra:

**(A)** Se liberan de las células G del estómago
**(B)** Se liberan de las células I del duodeno
**(C)** Son miembros de la familia de las secretinas homólogas
**(D)** Tienen cinco aminoácidos de extremo C idénticos
**(E)** Tienen un 90% de homología de sus aminoácidos

**5.** ¿Cuál de las siguientes sustancias se transporta en las células epiteliales intestinales mediante un proceso de cotransporte dependiente del $Na^+$?

**(A)** Ácidos grasos
**(B)** Triglicéridos
**(C)** Fructosa
**(D)** Alanina
**(E)** Oligopéptidos

**6.** Un paciente de 49 años de edad con enfermedad de Crohn grave no ha respondido al tratamiento farmacológico y se somete a una resección ileal. Después de la cirugía, el paciente tendrá esteatorrea porque:

**(A)** La reserva de ácidos biliares del hígado aumenta
**(B)** Los quilomicrones no se forman en la luz intestinal
**(C)** Las micelas no se forman en la luz intestinal
**(D)** Los triglicéridos de la dieta no pueden ser digeridos
**(E)** El páncreas no segrega lipasa

**7.** La colecistocinina inhibe:

**(A)** Vaciado gástrico
**(B)** Secreción pancreática de $HCO_3^-$
**(C)** Secreción de enzimas pancreáticas
**(D)** Contracción de la vesícula biliar
**(E)** Relajación del esfínter de Oddi

**8.** ¿Cuál de las siguientes opciones suprime la «relajación receptiva» del estómago?

**(A)** Estimulación parasimpática
**(B)** Estimulación simpática
**(C)** Vagotomía
**(D)** Administración de gastrina
**(E)** Administración de péptido intestinal vasoactivo
**(F)** Administración de colecistocinina

**9.** ¿Cuál de las siguientes sustancias es inhibida por un pH bajo?

**(A)** Secretina
**(B)** Gastrina
**(C)** Colecistocinina
**(D)** Péptido intestinal vasoactivo
**(E)** Péptido inhibidor gástrico

**10.** ¿Cuál de las siguientes opciones es el lugar de secreción de la gastrina?

**(A)** Antro gástrico
**(B)** Fondo gástrico
**(C)** Duodeno
**(D)** Íleon
**(E)** Colon

**11.** La formación de micelas es necesaria para la absorción intestinal de:

**(A)** Glicerol

**(B)** Galactosa
**(C)** Leucina
**(D)** Ácidos biliares
**(E)** Vitamina $B_{12}$
**(F)** Vitamina D

**12.** ¿Cuál de los siguientes cambios se produce durante la defecación?

**(A)** El esfínter anal interno está relajado
**(B)** El esfínter anal externo está contraído
**(C)** El músculo liso rectal está relajado
**(D)** La presión intraabdominal es más baja que en reposo
**(E)** Predominan las contracciones de segmentación

**13.** ¿Cuál de las siguientes es una característica de la saliva?

**(A)** Hipotonicidad respecto al plasma
**(B)** Concentración de $HCO_3^-$ inferior a la del plasma
**(C)** Presencia de proteasas
**(D)** Velocidad de secreción que aumenta con la vagotomía
**(E)** La modificación por parte de las células ductales salivales implica la reabsorción de $K^+$ y $HCO_3^-$

**14.** ¿Cuál de las siguientes sustancias se segrega en respuesta a una carga de glucosa oral?

**(A)** Secretina
**(B)** Gastrina
**(C)** Colecistocinina
**(D)** Péptido intestinal vasoactivo
**(E)** Péptido insulinotrópico dependiente de la glucosa

**15.** ¿Cuál de las siguientes afirmaciones es cierta sobre la secreción del páncreas exocrino?

**(A)** Tiene una mayor concentración de $Cl^-$ que el plasma
**(B)** Es estimulada por la presencia de $HCO_3^-$ en el duodeno
**(C)** La secreción pancreática de $HCO_3^-$ aumenta con la gastrina
**(D)** La secreción de enzimas pancreáticas aumenta con la colecistocinina
**(E)** Es hipotónica

**16.** ¿Cuál de las siguientes sustancias debe ser digerida antes de que pueda ser absorbida por transportadores específicos en las células intestinales?

**(A)** Fructosa
**(B)** Sacarosa
**(C)** Alanina
**(D)** Dipéptidos
**(E)** Tripéptidos

**17.** Las ondas lentas en las células del músculo liso del intestino delgado son:

**(A)** Potenciales de acción
**(B)** Contracciones fásicas
**(C)** Contracciones tónicas
**(D)** Potenciales de membrana en reposo oscilantes
**(E)** Liberación oscilante de colecistocinina (CCK)

**18.** Un estudiante graduado de 24 años de edad participa en un estudio de investigación clínica sobre la motilidad intestinal. El peristaltismo del intestino delgado:

**(A)** Mezcla el bolo alimenticio
**(B)** Es coordinado por el sistema nervioso central (SNC)
**(C)** Implica la contracción del músculo liso circular detrás y delante del bolo alimenticio
**(D)** Implica la contracción del músculo liso circular detrás del bolo alimenticio y la relajación del músculo liso circular delante del bolo
**(E)** Implica la relajación del músculo liso circular y longitudinal simultáneamente en todo el intestino delgado

**19.** Un hombre de 38 años de edad con una úlcera duodenal es tratado con éxito con el fármaco cimetidina. El fundamento de la inhibición de la secreción gástrica de $H^+$ por parte de la cimetidina es que:

**(A)** Bloquea los receptores muscarínicos de las células parietales
**(B)** Bloquea los receptores $H_2$ en las células parietales
**(C)** Aumenta las concentraciones intracelulares de monofosfato de adenosina cíclico (cAMP)
**(D)** Bloquea la $H^+$ y $K^+$-adenosina trifosfatasa (ATPasa)
**(E)** Potencia la acción de la acetilcolina (ACh) en las células parietales

**20.** ¿Cuál de las siguientes sustancias inhibe el vaciado gástrico?

**(A)** Secretina
**(B)** Gastrina
**(C)** Colecistocinina
**(D)** Péptido intestinal vasoactivo
**(E)** Péptido inhibidor gástrico

**21.** Al estimular las células parietales, secretan:

**(A)** HCl y factor intrínseco
**(B)** HCl y pepsinógeno
**(C)** HCl y $HCO_3^-$
**(D)** $HCO_3^-$ y factor intrínseco
**(E)** Moco y pepsinógeno

**22.** A una mujer de 44 años de edad se le diagnostica el síndrome de Zollinger-Ellison. ¿Cuál de los siguientes hallazgos es compatible con el diagnóstico?

**(A)** Disminución de las concentraciones de gastrina sérica

**(B)** Aumento de las concentraciones de insulina en suero

**(C)** Aumento de la absorción de los lípidos de la dieta

**(D)** Disminución de la masa celular parietal

**(E)** Enfermedad por úlcera péptica

**23.** ¿Cuál de las siguientes opciones es el sitio de cotransporte de $Na^+$-ácidos biliares?

**(A)** Antro gástrico

**(B)** Fondo gástrico

**(C)** Duodeno

**(D)** Íleon

**(E)** Colon

# Respuestas y explicaciones

1. **D [II C 1].** El péptido intestinal vasoactivo (VIP) es una sustancia neurocrina GI que provoca la relajación del músculo liso GI. Por ejemplo, interviene en la respuesta de relajación del esfínter esofágico inferior cuando un bolo alimenticio se acerca a él, permitiendo el paso del bolo al estómago.

2. **B [IV B 1; tabla 6-3; figura 6-7].** El factor intrínseco es secretado por las células parietales del fondo gástrico (al igual que el HCl). Se absorbe, con la vitamina $B_{12}$, en el íleon.

3. **B [V D 4 c].** La toxina del cólera activa la adenilato-ciclasa y aumenta el monofosfato de adenosina cíclico (cAMP) en las células de la cripta intestinal. En las células de la cripta, el cAMP activa los canales de secreción de $Cl^-$ y produce una secreción primaria de $Cl^-$, seguida de $Na^+$ y $H_2O$.

4. **D [II A 2].** Las dos hormonas tienen cinco aminoácidos idénticos en el extremo C. La actividad biológica de la CCK se asocia con los siete aminoácidos de extremo C, y la actividad biológica de la gastrina está relacionada con los cuatro aminoácidos de extremo C. Dado que este heptapéptido de la CCK contiene los cinco aminoácidos comunes, es lógico que la CCK tenga algunas propiedades similares a la gastrina. Las células G segregan gastrina. Las células I segregan CCK. La familia de las secretinas incluye al glucagón.

5. **D [V A-C; tabla 6-4].** La fructosa es el único monosacárido que no se absorbe por cotransporte dependiente de $Na^+$; se transporta por difusión facilitada. Los aminoácidos se absorben por cotransporte dependiente del $Na^+$, pero los oligopéptidos (unidades peptídicas más grandes) no. Los triglicéridos no se absorben sin una digestión posterior. Los productos de la digestión de los lípidos, como los ácidos grasos, se absorben por difusión simple.

6. **C [IV D 4].** La resección ileal elimina la porción del intestino delgado que generalmente transporta los ácidos biliares desde el lumen del intestino y los recircula hacia el hígado. Debido a que este proceso mantiene la reserva de ácidos biliares, solo se requiere de una nueva síntesis de ácidos biliares para reemplazar aquellos que se pierden en las heces. Con la resección ileal, la mayoría de los ácidos biliares secretados se excretan en las heces, y la reserva hepática disminuye considerablemente. Los ácidos biliares son necesarios para la formación de micelas en el lumen intestinal para solubilizar los productos de la digestión de los lípidos para que puedan ser absorbidos. Los quilomicrones se forman *dentro* de las células epiteliales intestinales y son transportados a los vasos linfáticos.

7. **A [II A 2 a; tabla 6-1].** La CCK inhibe el vaciado gástrico y, por lo tanto, ayuda a ralentizar el paso de los alimentos del estómago al intestino durante los períodos de gran actividad digestiva. La CCK estimula ambas funciones del páncreas exocrino: la secreción de $HCO_3^-$ y de enzimas digestivas. También estimula la salida de la bilis de la vesícula biliar al lumen del intestino delgado al provocar la contracción de la vesícula mientras relaja el esfínter de Oddi.

8. **C [III C 1].** La «relajación receptiva» de la región proximal del estómago se inicia cuando el alimento entra en el estómago desde el esófago. Este reflejo parasimpático (vagovagal) se suprime con la vagotomía.

9. **B [II A 1; tabla 6-1].** La principal acción fisiológica de la gastrina es aumentar la secreción de $H^+$. La secreción de $H^+$ disminuye el pH del contenido del estómago. La disminución del pH, a su vez, inhibe la secreción de gastrina, un ejemplo clásico de retroalimentación negativa.

10. **A [II A 1 b; tabla 6-3; figura 6-7].** La gastrina es secretada por las células G del antro gástrico. El HCl y el factor intrínseco son secretados por el fondo gástrico.

11. **F [V E 1; tabla 6-4].** Las micelas proporcionan un mecanismo para solubilizar los nutrientes liposolubles en la solución acuosa del lumen intestinal hasta que los nutrientes puedan entrar en contacto con las células epiteliales intestinales y ser absorbidos por ellas. Como la vitamina D es soluble en grasa, se absorbe de la misma manera que otros lípidos de la dieta. El glicerol es un producto de la digestión de los lípidos que es soluble en agua y no está incluido en las micelas. La galactosa y la leucina se absorben por cotransporte dependiente de $Na^+$. Aunque los ácidos biliares son un ingrediente clave de las micelas, son absorbidos por un cotransportador específico dependiente del $Na^+$ en el íleon. La vitamina $B_{12}$ es soluble en agua, por lo que su absorción no requiere micelas.

**12. A [III E 3].** Tanto el esfínter anal interno como el externo deben estar relajados para permitir la expulsión de las heces del cuerpo. El músculo liso rectal se contrae y la presión intraabdominal se eleva al espirar contra una glotis cerrada (maniobra de Valsalva). Las contracciones de segmentación son prominentes en el intestino delgado durante la digestión y la absorción.

**13. A [IV A 2 a; tabla 6-2].** La saliva se caracteriza por su hipotonicidad y su elevada concentración de $HCO_3^-$ (en relación con el plasma) y por la presencia de amilasa α y lipasa lingual (no de proteasas). La alta concentración de $HCO_3^-$ se consigue por la secreción de esta sustancia en la saliva por parte de las células ductales (no por su reabsorción). Como el control de la producción de saliva es parasimpático, se suprime con la vagotomía.

**14. E [II A 4; tabla 6-4].** El péptido insulinotrópico dependiente de la glucosa es la única hormona GI que se libera en respuesta a las tres categorías de nutrientes: grasas, proteínas e hidratos de carbono. La glucosa oral libera el GIP, que, a su vez, provoca la liberación de insulina del páncreas endocrino. Esta acción del GIP explica por qué la glucosa oral es más eficaz que la intravenosa para liberar insulina.

**15. D [II A 2, 3; tabla 6-2].** El anión principal en las secreciones pancreáticas es el $HCO_3^-$ (que se encuentra en mayor concentración que en el plasma), y la concentración de $Cl^-$ es menor que en el plasma. La secreción pancreática es estimulada por la presencia de ácidos grasos en el duodeno. La secretina (no la gastrina) estimula la secreción pancreática de $HCO_3^-$, y la CCK estimula la secreción de enzimas pancreáticas. Las secreciones pancreáticas son siempre isotónicas, independientemente de su velocidad de flujo.

**16. B [V A, B; tabla 6-4].** Solo los monosacáridos pueden ser absorbidos por las células epiteliales intestinales. Los disacáridos, como la sacarosa, deben ser digeridos a monosacáridos antes de ser absorbidos. Por otra parte, las proteínas se hidrolizan en aminoácidos, dipéptidos o tripéptidos, y las tres formas se transportan a las células intestinales para su absorción.

**17. D [III A; figura 6-3].** Las ondas lentas son potenciales de membrana en reposo oscilantes del músculo liso GI. Las ondas lentas llevan el potencial de membrana hacia o al umbral, pero *no son en sí mismas potenciales de acción*. Si el potencial de membrana es llevado al umbral por una onda lenta, entonces se producen potenciales de acción, seguidos de la contracción.

**18. D [III D 2].** El peristaltismo es una actividad contráctil coordinada por el sistema nervioso entérico (no por el sistema nervioso central) que impulsa el contenido intestinal hacia delante. Por lo general, tiene lugar después de que se haya producido una mezcla, digestión y absorción suficientes. Para impulsar el bolo alimenticio hacia adelante, el músculo liso circular debe contraerse simultáneamente detrás del bolo y relajarse delante de él; al mismo tiempo, el músculo liso longitudinal se relaja (alarga) detrás del bolo y se contrae (acorta) delante de él.

**19. B [IV B 3 c, d (1), 6].** La cimetidina es un inhibidor reversible de los receptores $H_2$ de las células parietales y bloquea la secreción de $H^+$. Se espera que las concentraciones de cAMP (el segundo mensajero de la histamina) disminuyan, no que aumenten. La cimetidina también bloquea la acción de la ACh para estimular la secreción de $H^+$. El omeprazol bloquea directamente la $H^+$, $K^+$-adenosina trifosfatasa (ATPasa).

**20. C [II A 2 a; tabla 6-1].** La CCK es la hormona más importante para la digestión y la absorción de las grasas alimentarias. Además de provocar la contracción de la vesícula biliar, inhibe el vaciado gástrico. Como resultado, el quimo se mueve más lentamente del estómago al intestino delgado, permitiendo así más tiempo para la digestión y absorción de las grasas.

**21. A [IV B I; tabla 6-3].** Las células parietales gástricas secretan HCl y factor intrínseco. Las células principales segregan pepsinógeno.

**22. E [II A 1 d; V C 3 b].** El síndrome de Zollinger-Ellison (gastrinoma) es un tumor del páncreas de células no β. El tumor segrega gastrina, que luego circula hacia las células parietales gástricas para producir un aumento de la secreción de $H^+$, úlcera péptica y crecimiento de las células parietales (efecto trófico de la gastrina). Como el tumor no afecta a las células β del páncreas, las concentraciones de insulina no deberían verse afectadas. La absorción de lípidos disminuye (no aumenta) porque el incremento de la secreción de $H^+$ reduce el pH de la luz intestinal e inactiva las lipasas pancreáticas.

**23. D [IV D 4].** Las sales biliares se recirculan hacia el hígado en la circulación enterohepática a través de un cotransportador $Na^+$-ácido biliar situado en el íleon del intestino delgado.

Capítulo **7** Fisiología endocrina

# I. PANORAMA GENERAL DE LAS HORMONAS

**A.** Consulte en la tabla 7-1 una lista de hormonas, la cual incluye las abreviaturas, las glándulas de origen y las principales acciones.

**B.** Síntesis de hormonas
### 1. Síntesis de proteínas y hormonas peptídicas
- La síntesis de **preprohormonas** se produce en el **retículo endoplasmático** y es dirigida por un ácido ribonucleico mensajero (ARNm) específico.
- **Los péptidos señalizadores se escinden** de la preprohormona produciendo una **prohormona**, la cual es transportada al aparato de Golgi.
- Las secuencias peptídicas adicionales se escinden en el aparato de Golgi para formar la **hormona**, la cual se empaqueta en gránulos secretores para su posterior liberación.
### 2. Síntesis de hormonas esteroideas
- Las hormonas esteroideas son **derivados del colesterol** (las vías de la biosíntesis se describen en la secc. V A 1).
### 3. Síntesis de hormonas amínicas
- Las hormonas amínicas (hormonas tiroideas, adrenalina, noradrenalina) son **derivados de la tirosina** (la vía de la biosíntesis de las hormonas tiroideas se describe en la secc. IV A).

**C.** Regulación de la secreción de hormonas
### 1. Retroalimentación negativa
- Es el principio más aplicado para regular la secreción de hormonas.
- Es autolimitante.
- Una hormona tiene acciones biológicas que, directa o indirectamente, inhiben la secreción posterior de la hormona.
- **Por ejemplo**, la insulina es secretada por las células β del páncreas en respuesta a un aumento de la glucemia. A su vez, la insulina causa un incremento de la captación de la glucosa por parte de las células que se traduce en una disminución de la concentración de glucosa en sangre. El descenso de la concentración de glucosa en sangre disminuye entonces la secreción de la insulina.
- **Por ejemplo**, la hormona paratiroidea (PTH, *parathyroid hormone*) es secretada por las células principales de la glándula paratiroidea en respuesta a una disminución de la concentración sérica de $Ca^{2+}$. A su vez, las acciones de la PTH en los huesos, los riñones y el intestino actúan conjuntamente para incrementar la concentración sérica de $Ca^{2+}$. El aumento de la concentración sérica de $Ca^{2+}$ reduce entonces la secreción de la PTH.
### 2. Retroalimentación positiva
- Es poco frecuente.
- Es explosiva y se refuerza a sí misma.
- Una hormona tiene acciones biológicas que, directa o indirectamente, causan una mayor secreción de la hormona.

**Tabla 7-1** Lista maestra de hormonas

| Hormona | Abreviatura | Glándula de origen | Acciones principales[a] |
|---|---|---|---|
| Hormona liberadora de TSH | TRH | Hipotálamo | Estimula la secreción de la TSH y la prolactina |
| Hormona liberadora de corticotropina | CRH | Hipotálamo | Estimula la secreción de la ACTH |
| Hormona liberadora de gonadotropina | GnRH | Hipotálamo | Estimula la secreción de la LH y la FSH |
| Hormona liberadora de la hormona del crecimiento | GHRH | Hipotálamo | Estimula la secreción de la GH |
| Hormona inhibidora de la liberación de la hormona del crecimiento | SRIH | Hipotálamo | Inhibe la secreción de la GH |
| Factor inhibidor de la prolactina (dopamina) | PIF | Hipotálamo | Inhibe la secreción de la prolactina |
| Hormona estimulante de la tiroides (tirotropina) | TSH | Hipófisis anterior | Estimula la síntesis y la secreción de las hormonas tiroideas |
| Hormona foliculoestimulante (folitropina) | FSH | Hipófisis anterior | Estimula el crecimiento de los folículos ováricos y la secreción de los estrógenos<br>Promueve la maduración del esperma (testículos) |
| Hormona luteinizante (lutropina) | LH | Hipófisis anterior | Estimula la ovulación, la formación del cuerpo lúteo y la síntesis de estrógenos y progesterona (ovarios)<br>Estimula la síntesis y la secreción de la testosterona (testículos) |
| Hormona del crecimiento (somatostatina) | GH | Hipófisis anterior | Estimula la síntesis de proteínas y el crecimiento general |
| Prolactina | | Hipófisis anterior | Estimula la producción de leche y el desarrollo de las mamas |
| Hormona adrenocorticotrópica | ACTH | Hipófisis anterior | Estimula la síntesis y la secreción de las hormonas de la corteza suprarrenal |
| Hormona estimulante de los melanocitos | MSH | Hipófisis anterior | Estimula la síntesis de la melanina (en los humanos) |
| Oxitocina | | Hipófisis posterior | Expulsión de la leche; contracción uterina |
| Hormona antidiurética (vasopresina) | ADH | Hipófisis posterior | Estimula la reabsorción de $H_2O$ por los túbulos colectores renales y la contracción de las arteriolas |
| L-tiroxina<br>Triyodotironina | $T_4$<br>$T_3$ | Tiroides | Crecimiento del esqueleto; ↑ consumo de $O_2$; producción de calor; ↑ uso de proteínas, grasas e hidratos de carbono; maduración del sistema nervioso (perinatal) |
| Glucocorticoides (cortisol) | | Corteza suprarrenal | Estimula la gluconeogénesis; antiinflamatorios; inmunodepresores |
| Estradiol | | Ovarios | Crecimiento y desarrollo de los órganos reproductores femeninos; fase folicular del ciclo menstrual |
| Progesterona | | Ovarios | Fase luteínica del ciclo menstrual |
| Testosterona | | Testículos | Espermatogénesis; caracteres sexuales secundarios masculinos |
| Hormona paratiroidea | PTH | Glándulas paratiroides | ↑ de $Ca^{2+}$ sérico; ↓ de fosfato sérico |
| Calcitonina | | Tiroides (células parafoliculares) | ↓ de $Ca^{2+}$ sérico |
| Aldosterona | | Corteza suprarrenal | ↑ de reabsorción renal de $Na^+$; ↑ de secreción renal de $K^+$; ↑ de secreción renal de $H^+$ |
| 1,25-dihidroxicolecalciferol | | Riñones (activación) | ↑ de absorción intestinal de $Ca^{2+}$; ↑ de mineralización ósea |

| | | | |
|---|---|---|---|
| **Tabla 7-1** Lista maestra de hormonas (*continuación*) | | | |

| Hormona | Abreviatura | Glándula de origen | Acciones principales[a] |
|---|---|---|---|
| Insulina | | Páncreas (células β) | ↓ de la glucosa en sangre; ↓ de aminoácidos en sangre; ↓ de ácidos grasos en sangre |
| Glucagón | | Páncreas (células α) | ↑ de glucosa en sangre; ↑ de ácidos grasos en sangre |
| Gonadotropina coriónica humana | HCG | Placenta | ↑ de síntesis de estrógenos y progesterona en el cuerpo lúteo durante el embarazo |
| Lactógeno placentario humano | HPL | Placenta | Las mismas acciones que la hormona del crecimiento y la prolactina durante el embarazo |

[a] *Véase* el texto para una descripción más completa de cada hormona.

■ **Por ejemplo**, el aumento de la hormona luteinizante (LH) que se produce justo antes de la ovulación es el resultado de la retroalimentación positiva de los estrógenos en la hipófisis anterior. La LH actúa entonces en los ovarios y ocasiona una mayor secreción de estrógenos.

### D. Regulación de los receptores

■ Las hormonas determinan la sensibilidad del tejido diana **regulando el número o la sensibilidad de los receptores**.

**1. Regulación a la baja de los receptores**

■ La hormona **disminuye el número o la afinidad de los receptores** para sí misma o para otra hormona. Por ejemplo, en el útero, la progesterona regula a la baja su propio receptor y el receptor de estrógenos.

**2. Regulación al alza de los receptores**

■ La hormona **aumenta el número o la afinidad de los receptores** para sí misma o para otra hormona.
■ **Por ejemplo**, en los ovarios, los estrógenos regulan al alza sus propios receptores y los de la LH.

## II. MECANISMOS CELULARES Y SEGUNDOS MENSAJEROS (TABLA 7-2)

### A. Proteínas G

■ Son **proteínas de unión al trifosfato de guanosina** (GTP, *guanosine triphosphate*) que acoplan los receptores hormonales a las moléculas efectoras adyacentes. Por ejemplo, en el sistema de segundo mensajero del monofosfato de adenosina cíclico (cAMP, *cyclic adenosine monophosphate*), las proteínas G acoplan el receptor hormonal a la adenilato-ciclasa.
■ En los **sistemas de segundo mensajero** se emplean la adenilato-ciclasa y el **inositol 1,4,5-trifosfato (IP₃)**.

| | | | |
|---|---|---|---|
| **Tabla 7-2** Mecanismos de acción de las hormonas | | | |

| Mecanismo del cAMP | Mecanismo del IP$_3$ | Mecanismo de las hormonas esteroideas | Otros mecanismos |
|---|---|---|---|
| ACTH | GnRH | Glucocorticoides | **Mecanismo de tirosina-cinasa** |
| LH y FSH | TRH | Estrógenos | Insulina |
| TSH | GHRH | Testosterona | IGF-1 |
| ADH (receptor V$_2$) | Angiotensina II | Progesterona | Hormona del crecimiento |
| HCG | ADH (receptor V$_1$) | Aldosterona | Prolactina |
| MSH | Oxitocina | Vitamina D | |
| CRH | Receptores α$_1$ | Hormona tiroidea | **Mecanismo del cGMP** |
| Receptores β$_1$ y β$_2$ | | | ANP |
| Calcitonina | | | Óxido nítrico |
| PTH | | | |
| Glucagón | | | |

ANP: péptido natriurético auricular; cAMP: monofosfato de adenosina cíclico; cGMP: monofosfato de guanosina cíclico; IGF: factor de crecimiento insulínico; IP$_3$: inositol 1,4,5-trifosfato.

■ Tienen **actividad de GTPasa** intrínseca.

■ Tienen tres subunidades: α, β y γ.

■ La **subunidad α** puede unirse al difosfato de guanosina (GDP, *guanosine diphosphate*) o al GTP. Cuando el GDP se une a la subunidad α, la proteína G está inactiva. Cuando el GTP está unido, la proteína G está activa.

■ Las proteínas G pueden ser estimulantes ($G_s$) o inhibidoras ($G_i$). La actividad estimulante o inhibidora reside en las subunidades α, por lo que estas se denominan $\alpha_s$ y $\alpha_i$.

**B. Mecanismo de la adenilato-ciclasa (fig. 7-1)**

1. **La hormona se une a un receptor en la membrana celular** (paso 1).
2. **El GDP se libera de la proteína G y se sustituye por GTP** (paso 2), lo que activa la proteína G. A continuación, la proteína G activa o inhibe la adenilato-ciclasa. Si la proteína G es estimulante ($G_s$), la adenilato-ciclasa se activará. Si la proteína G es inhibidora ($G_i$), entonces la adenilato-ciclasa se inhibirá (no se muestra). La actividad de GTPasa intrínseca de la proteína G convierte el GTP de nuevo en GDP (no se muestra).
3. La **adenilato-ciclasa activada** cataliza entonces la conversión del trifosfato de adenosina (ATP, *adenosine triphosphate*) en cAMP (paso 3).
4. **El cAMP activa la proteína-cinasa A** (paso 4), la cual fosforila proteínas específicas (paso 5), lo que produce acciones fisiológicas específicas (paso 6).
5. **El cAMP es degradado a 5′-AMP por la fosfodiesterasa**, la cual es inhibida por la **cafeína**. Por lo tanto, se espera que los inhibidores de la fosfodiesterasa aumenten las acciones fisiológicas del cAMP.

**C. Mecanismo del IP₃ (fig. 7-2)**

1. **La hormona se une a un receptor** en la membrana celular (paso 1) y, a través de una proteína G (paso 2), **activa la fosfolipasa C** (paso 3).
2. **La fosfolipasa C libera el diacilglicerol y el IP₃** de los lípidos de la membrana (paso 4).

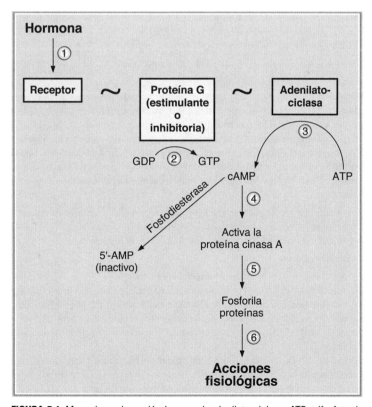

**FIGURA 7-1** Mecanismo de acción hormonal: adenilato-ciclasa. ATP: trifosfato de adenosina; cAMP: monofosfato de adenosina cíclico; GDP: difosfato de guanosina; GTP: trifosfato de guanosina.

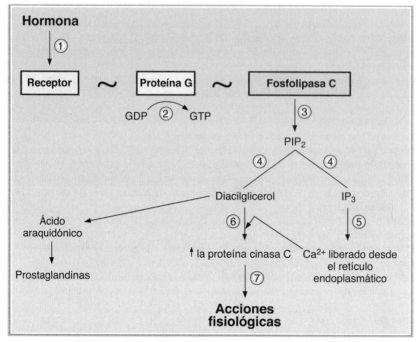

**FIGURA 7-2** Mecanismo de acción hormonal: inositol 1,4,5-trifosfato ($IP_3$)-$Ca^{2+}$. GDP: difosfato de guanosina; GTP: trifosfato de guanosina; $PIP_2$: fosfatidilinositol 4,5-difosfato.

**3.** El **$IP_3$ moviliza $Ca^{2+}$ del retículo endoplasmático** (paso 5). Juntos, el $Ca^{2+}$ y el diacilglicerol **activan la pro-teína-cinasa C** (paso 6), que fosforila las proteínas y produce **acciones fisiológicas** específicas (paso 7).

**D. Mecanismos de los receptores catalíticos**

■ La hormona se une a los receptores extracelulares que tienen, o están asociados con, la actividad enzimática en el lado intracelular de la membrana.

**1. Guanilato-ciclasa**

**a.** El **péptido natriurético auricular** (ANP, *atrial natriuretic peptide*) actúa a través del *receptor* de la guanilato-ciclasa, donde el lado extracelular del receptor se une al ANP y el lado intracelular tiene actividad de guanilato-ciclasa. La activación de la guanilato-ciclasa convierte el GTP en mono-fosfato de guanosina (GMP, *guanosine monophosphate*) cíclico, el cual es el segundo mensajero.

**b.** El **óxido nítrico** (NO) actúa a través de la guanilato-ciclasa *citosólica*. La activación de la guanilato-ciclasa convierte el GTP en GMP cíclico, el cual es el segundo mensajero.

**2.** Tirosina-cinasas (fig. 7-3)

■ La hormona se une a los receptores extracelulares que tienen, o están asociados con, la actividad de tirosina-cinasa. Cuando se activa, la tirosina-cinasa fosforila las porciones de tirosina de las proteínas, lo que da lugar a las acciones fisiológicas de la hormona.

**a. Tirosina-cinasa receptora**

■ La hormona se une al lado extracelular del receptor.

■ El lado intracelular del receptor tiene actividad intrínseca de tirosina-cinasa.

■ Un tipo de tirosina-cinasa receptora es un **monómero** (p. ej., el receptor del factor de creci-miento de los nervios). La unión de la hormona o el ligando produce la dimerización del receptor, la activación de la tirosina-cinasa intrínseca y la fosforilación de las porciones de tirosina.

■ Otro tipo de tirosina-cinasa receptora es un **dímero** (p. ej., los receptores de la **insulina** y el **fac-tor de crecimiento insulínico** [IGF, *insulin-like growth factor*]). La unión de la hormona activa la tirosina-cinasa intrínseca, lo que lleva a la fosforilación de las porciones de tirosina.

■ Los receptores de la insulina también se analizan en la sección VI C 2.

**b. Receptor asociado con la tirosina-cinasa**

■ Es el mecanismo de acción de la **hormona del crecimiento**.

## Receptores de tirosina-cinasas

### Tirosina-cinasas receptoras

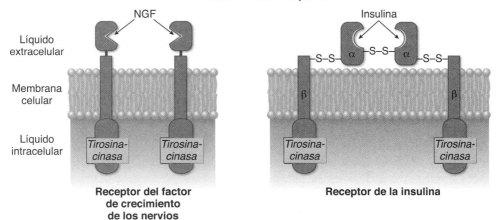

**Receptor del factor
de crecimiento
de los nervios**

**Receptor de la insulina**

### Receptores asociados
con la *tirosina-cinasa*

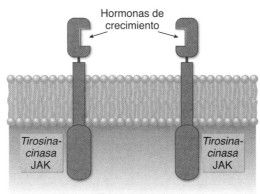

**Receptor de la
hormona de crecimiento**

**FIGURA 7-3** Receptores de tirosina-cinasa. El factor de crecimiento de los nervios y la insulina utilizan tirosina-cinasas receptoras. La hormona del crecimiento utiliza un receptor asociado con la tirosina-cinasa. JAK: familia Jano de tirosina-cinasas asociadas con receptores; NGF: factor de crecimiento de los nervios.

- La hormona del crecimiento se une al lado extracelular del receptor.
- La parte intracelular del receptor *no* tiene actividad de tirosina-cinasa, pero está *asociada de forma no covalente con* la tirosina-cinasa (p. ej., la familia Jano de tirosina-cinasas asociadas con receptores [**JAK**]).
- La unión de la hormona del crecimiento causa la dimerización del receptor y la activación de la tirosina-cinasa en la proteína asociada (p. ej., JAK).
- Entre las dianas de las JAK se encuentran los transductores de señales y activadores de la transcripción (**STAT**, *signal transducers and activators of transcription*), los cuales producen la transcripción de nuevos ARNm y la síntesis de nuevas proteínas.

E. **Mecanismo de las hormonas esteroideas y tiroideas (fig. 7-4)**
1. La hormonas esteroideas/tiroideas se difunden por la membrana celular y se unen a su **receptor** (paso 1).
2. El complejo hormona-receptor entra en el núcleo y se dimeriza (paso 2).
3. Los **dímeros hormonas-receptores** son factores de transcripción que **se unen a los elementos sensibles a los esteroides** del ácido desoxirribonucleico (ADN) (paso 3) e inician la transcripción del ADN (paso 4).
4. Se forma un **nuevo ARNm**, que sale del núcleo y se traduce para sintetizar nuevas proteínas (paso 5).
5. Las **nuevas proteínas** que se sintetizan tienen acciones fisiológicas específicas. Por ejemplo, el 1,25-dihidroxicolecalciferol induce la síntesis de la calbindina D-28K, una proteína de unión al $Ca^{2+}$ en el intestino; la aldosterona induce la síntesis de canales de $Na^+$ en las células principales de los riñones.

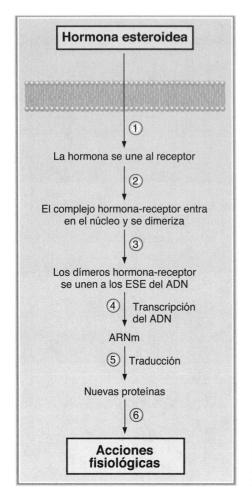

**FIGURA 7-4** Mecanismo de acción hormonal: hormonas esteroideas y hormona tiroidea. ADN: ácido desoxirribonucleico; ARNm: ácido ribonucleico mensajero; ESE: elementos sensibles a los esteroides.

# III. GLÁNDULA HIPÓFISIS

## A. Relaciones hipotálamo-hipófisis

1. El **lóbulo anterior de la hipófisis** está unido al **hipotálamo mediante el sistema porta hipotalámico-hipofisario**. Así, la sangre del hipotálamo que contiene altas concentraciones de hormonas hipotalámicas llega directamente a la hipófisis anterior. Las hormonas hipotalámicas (p. ej., la hormona liberadora de la hormona del crecimiento [GHRH]) estimulan o inhiben la liberación de las hormonas de la hipófisis anterior (p. ej., la hormona del crecimiento).

2. El **lóbulo posterior de la hipófisis** se deriva del tejido neural. **Los cuerpos de las células nerviosas se encuentran en los núcleos hipotalámicos.** Las hormonas de la hipófisis posterior se sintetizan en los cuerpos de las células nerviosas, se empaquetan en gránulos secretores y se transportan por los axones hasta la hipófisis posterior para su liberación en la circulación.

## B. Hormonas del lóbulo anterior de la hipófisis

- Estas son la hormona del crecimiento, la prolactina, la hormona estimulante de la tiroides (TSH), la LH, la hormona foliculoestimulante (FSH) y la hormona adrenocorticotrópica (ACTH).
- La hormona del crecimiento y la prolactina se analizan a detalle en esta sección. La TSH, la LH, la FSH y la ACTH se analizan en su contexto (p. ej., la TSH con la hormona tiroidea) en secciones posteriores de este capítulo.

## 1. TSH, LH y FSH

- Pertenecen a la misma familia de glicoproteínas. Cada una tiene una subunidad $\alpha$ y una subunidad $\beta$. **Las subunidades $\alpha$ son idénticas.** Las subunidades $\beta$ son diferentes y son responsables de la actividad biológica única de cada hormona.

POMC

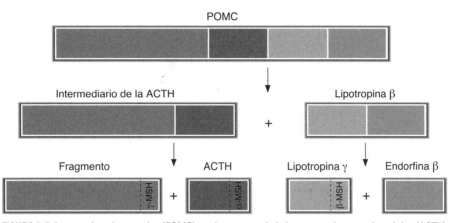

Intermediario de la ACTH

Lipotropina β

+

Fragmento        ACTH        Lipotropina γ        Endorfina β

γ-MSH    +    α-MSH        β-MSH    +

**FIGURA 7-5** La proopiomelanocortina (POMC) es el precursor de la hormona adrenocorticotrópica (ACTH), la lipotropina β y la endorfina β en la hipófisis anterior. MSH: hormona estimulante de los melanocitos.

2. **ACTH, hormona estimulante de los melanocitos (MSH), lipotropina β y endorfina β** (fig. 7-5)

- Se derivan de un único precursor, la **proopiomelanocortina** (POMC).
- La **MSH α** y la **MSH β** se producen en el lóbulo intermedio, el cual es rudimentario en los humanos adultos.

3. **Hormona del crecimiento (somatotropina)**

- Es la hormona más importante para el crecimiento normal hasta el tamaño adulto.
- Es un polipéptido de cadena única **homólogo a la prolactina** y al lactógeno placentario humano.

a. **Regulación de la secreción de la hormona del crecimiento** (fig. 7-6)

- La hormona del crecimiento se libera de forma **pulsátil**.
- La **secreción aumenta** con el sueño, el estrés, las hormonas relacionadas con la pubertad, la inanición, el ejercicio y la hipoglucemia.
- La **secreción disminuye** con la somatostatina, las somatomedinas, la obesidad, la hiperglucemia y el embarazo.

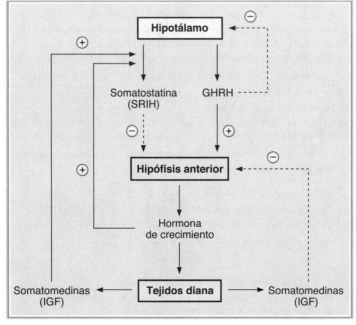

**FIGURA 7-6** Control de la secreción de la hormona del crecimiento. GHRH: hormona liberadora de la hormona del crecimiento; IGF: factor de crecimiento insulínico; SRIH: hormona inhibidora de la liberación de la hormona del crecimiento.

**(1)** *Control hipotalámico: GHRH y somatostatina*

- La **GHRH** estimula la síntesis y la secreción de la hormona del crecimiento.
- La **somatostatina** inhibe la secreción de la hormona del crecimiento al bloquear la respuesta de la hipófisis anterior a la GHRH.

**(2)** *Control de la retroalimentación negativa por parte de las somatomedinas*

- Las somatomedinas se producen cuando la hormona del crecimiento actúa en los tejidos diana; **inhiben la secreción de la hormona del crecimiento** actuando directamente en la hipófisis anterior y estimulando la secreción de la somatostatina del hipotálamo.

**(3)** *Control de la retroalimentación negativa por parte de la GHRH y la hormona del crecimiento*

- La **GHRH** inhibe su propia secreción en el hipotálamo.
- La **hormona del crecimiento** también inhibe su propia secreción al estimular la secreción de la somatostatina del hipotálamo.

**b. Acciones de la hormona del crecimiento**

- En el hígado, la hormona del crecimiento genera la producción de **somatomedinas** (IGF), las cuales sirven como intermediarias de varias acciones fisiológicas.
- El **receptor del IGF** tiene **actividad de tirosina-cinasa**, similar a la del receptor de la insulina.

**(1)** *Acciones directas de la hormona del crecimiento*
  **(a)** Reduce la captación de la glucosa en las células y aumenta la gluconeogénesis (**diabetógena**).
  **(b)** Incrementa la lipólisis.
  **(c)** Aumenta la síntesis de proteínas en el músculo e incrementa la masa corporal magra.
  **(d)** Incrementa la producción del **IGF**.

**(2)** *Acciones de la hormona del crecimiento a través del IGF*
  **(a)** Aumenta la síntesis de proteínas en los condrocitos y el **crecimiento lineal (estirón puberal)**.
  **(b)** Incrementa la síntesis de proteínas en el músculo y aumenta la **masa corporal magra**.
  **(c)** Aumenta el **tamaño de los órganos** y la síntesis de proteínas en la mayoría de los órganos.

**c. Fisiopatología de la hormona del crecimiento**

**(1)** *Insuficiencia de la hormona del crecimiento*

- En los niños ocasiona **enanismo**, retraso del crecimiento, baja estatura, obesidad leve y retraso de la pubertad.
- Puede ser causada por:

  **(a)** Falta de hormona del crecimiento de la hipófisis anterior.
  **(b)** Disfunción hipotalámica (↓ de la GHRH).
  **(c)** Incapacidad para generar el IGF en el hígado (**enanismo de Laron**).
  **(d)** Insuficiencia del receptor de la hormona del crecimiento.

**(2)** *Exceso de hormona del crecimiento* (*véase* Correlación clínica: análogos de la somatostatina)

- La hipersecreción de la hormona del crecimiento causa la **acromegalia**.

  **(a)** **Antes de la pubertad**, el exceso de hormona del crecimiento ocasiona un aumento del crecimiento lineal (**gigantismo**).
  **(b)** **Después de la pubertad**, el exceso de hormona del crecimiento produce un mayor crecimiento óseo periístico, un aumento del tamaño de los órganos e intolerancia a la glucosa.

- Puede tratarse con **análogos de la somatostatina** (p. ej., octreotida), los cuales inhiben la secreción de la hormona del crecimiento.

---

**CORRELACIÓN CLÍNICA**  Los **análogos de la somatostatina**, como la octreotida, inhiben la secreción de la hormona del crecimiento y pueden emplearse para tratar la acromegalia.

---

**4. Prolactina**

- Es la principal hormona responsable de la **lactogénesis**.
- Participa, junto con los estrógenos, en el desarrollo de las mamas.
- Es estructuralmente **homóloga a la hormona del crecimiento**.

**a. Regulación de la secreción de la prolactina** (fig. 7-7 y tabla 7-3)
  **(1)** *Control hipotalámico: dopamina y hormona liberadora de TSH (TRH)*

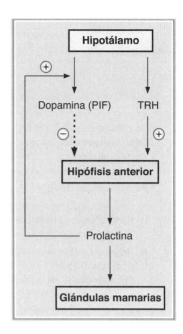

**FIGURA 7-7** Control de la secreción de la prolactina. PIF: factor inhibidor de la prolactina; TRH: hormona liberadora de la hormona estimulante de la tiroides.

- La secreción de la prolactina es **inhibida tónicamente por la dopamina** (factor inhibidor de la prolactina) secretada por el hipotálamo. Así, la interrupción del eje hipotalámico-hipofisario aumenta la secreción de la prolactina y produce una lactancia sostenida.
- La TRH aumenta la secreción de la prolactina.

**(2)** *Control de la retroalimentación negativa*

- La prolactina inhibe su propia secreción al estimular la liberación hipotalámica de la dopamina.

**b. Acciones de la prolactina**

**(1)** **Estimula la producción de leche** en las mamas (caseína, lactoalbúmina).

**(2)** **Estimula el desarrollo de las mamas** (en una función de apoyo junto con los estrógenos).

**(3)** **Inhibe la ovulación** al disminuir la síntesis y la liberación de la hormona liberadora de gonadotropina (GnRH).

**(4)** Inhibe la espermatogénesis (al disminuir la GnRH).

**c. Fisiopatología de la prolactina**

**(1)** *Insuficiencia de prolactina* (destrucción de la hipófisis anterior)

- Da lugar al **fracaso de la lactancia**.

**(2)** *Exceso de prolactina* (*véase* Correlación clínica: bromocriptina)

- **Resulta de la destrucción del hipotálamo** (debido a la pérdida del control tónico «inhibidor» por parte de la dopamina) o de tumores secretores de prolactina (**prolactinomas**).
- Produce **galactorrea** y disminución de la libido.
- Causa **falta de ovulación** y **amenorrea** porque inhibe la secreción de la GnRH.
- Puede tratarse con **bromocriptina**, la cual reduce la secreción de la prolactina al actuar como **agonista de la dopamina**.

**T a b l a** **7-3** Regulación de la secreción de prolactina

| Factores que aumentan la secreción de prolactina | Factores que disminuyen la secreción de prolactina |
|---|---|
| Estrógenos (embarazo) | Dopamina |
| Lactancia materna | Bromocriptina (agonista de la dopamina) |
| Sueño | Somatostatina |
| Estrés | Prolactina (mediante retroalimentación negativa) |
| TRH | |
| Antagonistas de la dopamina | |

TRH: hormona liberadora de la hormona estimulante de la tiroides.

| CORRELACIÓN CLÍNICA | La **bromocriptina**, un agonista de la dopamina, puede usarse para tratar el exceso de prolactina. |

## C. Hormonas del lóbulo posterior de la hipófisis

■ Estas son la hormona antidiurética (ADH) y la oxitocina.
■ Son nonapéptidos homólogos.
■ **Se sintetizan en los núcleos hipotalámicos** y se empaquetan en gránulos secretores con sus respectivas **neurofisinas**.
■ Viajan por los axones nerviosos para su secreción por parte de la hipófisis posterior.

### 1. ADH (*véase* cap. 5, VII)

■ Se origina principalmente en los **núcleos supraópticos** del hipotálamo.
■ Regula la osmolaridad del suero aumentando la permeabilidad al $H_2O$ de los túbulos distales tardíos y de los túbulos colectores.

**a. Regulación de la secreción de la ADH** (tabla 7-4)

**b. Acciones de la ADH**

(1) **Aumenta la permeabilidad al $H_2O$ (acuaporina 2)** de las células principales del túbulo distal tardío y del túbulo colector (a través de un **receptor $V_2$** y un mecanismo adenilato-ciclasa-cAMP).

(2) **Constriñe el músculo liso vascular** (a través de un **receptor $V_1$** y un mecanismo $IP_3/Ca^{2+}$).

(3) **Aumenta el cotransporte de $Na^+$-$2Cl^-$-$K^+$** en la rama ascendente gruesa, lo que conduce a un aumento de la multiplicación de la contracorriente y al incremento del gradiente osmótico corticopapilar.

(4) **Aumenta el reciclaje de la urea** en los túbulos colectores medulares internos, lo que ocasiona un incremento del gradiente osmótico corticopapilar.

**c. Fisiopatología de la ADH** (*véase* cap. 5, VII)

### 2. Oxitocina

■ Se origina principalmente en los **núcleos paraventriculares** del hipotálamo.
■ Produce la **eyección de leche de las mamas** cuando se estimula la succión.

**a. Regulación de la secreción de la oxitocina**

(1) *Succión*

■ Es el principal estímulo para la secreción de la oxitocina.
■ Las fibras aferentes llevan los impulsos desde los pezones hasta la médula espinal. Las transmisiones del hipotálamo desencadenan la liberación de la oxitocina desde la hipófisis posterior.
■ Ver u oír al lactante puede estimular las neuronas hipotalámicas para que secreten oxitocina, incluso en ausencia de lactancia.

(2) Dilatación del cuello uterino y orgasmo

■ Aumenta la secreción de la oxitocina.

**b. Acciones de la oxitocina**

(1) *Contracción de las células mioepiteliales en las mamas*

■ La leche es forzada desde los alvéolos mamarios hacia los conductos y es expulsada.

(2) *Contracción del útero*

**Tabla 7-4** Regulación de la secreción de ADH

| Factores que aumentan la secreción de ADH | Factores que disminuyen la secreción de ADH |
|---|---|
| ↑ de la osmolaridad del suero | ↓ de la osmolaridad del suero |
| Contracción del volumen | Etanol |
| Dolor | Agonistas α |
| Náuseas (potente estimulante) | ANP |
| Hipoglucemia | |
| Nicotina, opiáceos, medicamentos antineoplásicos | |

ADH: hormona antidiurética; ANP: péptido natriurético auricular.

- Durante el embarazo, los receptores de la oxitocina en el útero aumentan a medida que se acerca el parto, aunque el papel de la oxitocina en el parto normal es incierto.
- La oxitocina puede usarse para inducir el parto y **reducir la hemorragia posparto**.

# IV. GLÁNDULA TIROIDES

**A. Síntesis de las hormonas tiroideas (fig. 7-8; *véase* Correlación clínica: propiltiouracilo)**

**CORRELACIÓN CLÍNICA** El **propiltiouracilo** inhibe varios pasos en la síntesis de hormonas tiroideas: la oxidación de I⁻ a $I_2$, la organificación de $I_2$ y el acoplamiento de la monoyodotirosina y la diyodotirosina. Así, se usa para bloquear la síntesis de hormonas tiroideas y tratar el hipertiroidismo.

- Cada paso de la síntesis es **estimulado por la TSH**.
1. La **tiroglobulina** se sintetiza a partir de la tirosina en las células foliculares tiroideas, se empaqueta en vesículas secretoras y se expulsa hacia el lumen folicular (paso 1).
2. **Bomba de yoduro (I⁻) o cotransporte de Na⁺-I⁻** (*véase* Correlación clínica: tiocianato)
   - Está presente en las células epiteliales foliculares tiroideas.
   - Transporta activamente el I⁻ a las células foliculares tiroideas para su posterior incorporación a las hormonas tiroideas (paso 2).
   - **Es inhibida por los aniones tiocianato y perclorato.**

**CORRELACIÓN CLÍNICA** El **tiocianato** es un inhibidor del cotransporte de Na⁺-I⁻ en las células foliculares tiroideas y puede emplearse para tratar el hipertiroidismo.

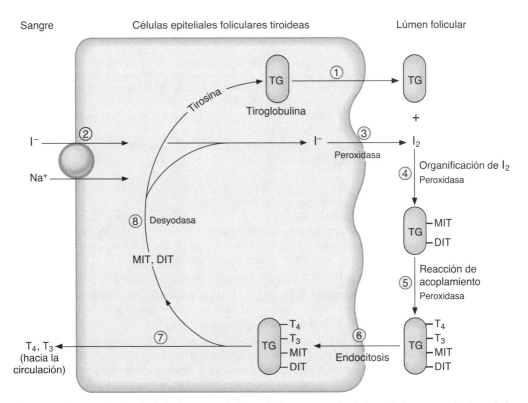

**FIGURA 7-8** Pasos en la síntesis de las hormonas tiroideas. Cada paso es estimulado por la hormona estimulante de la tiroides. DIT: diyodotirosina; I⁻: yoduro; MIT: monoyodotirosina; $T_3$: triyodotironina; $T_4$: tiroxina; TG: tiroglobulina.

### 3. Oxidación del I⁻ a $I_2$

- Es catalizada por una **enzima peroxidasa** en la membrana de la célula folicular (paso 3).
- El $I_2$ es la forma reactiva, la cual se «organificará» mediante su combinación con la tirosina en la tiroglobulina.
- La enzima peroxidasa es **inhibida por el propiltiouracilo**, el cual se emplea terapéuticamente para reducir la síntesis de hormonas tiroideas para tratar el hipertiroidismo.
- La misma enzima peroxidasa cataliza el resto de las reacciones de organificación y acoplamiento implicadas en la síntesis de las hormonas tiroideas.

### 4. Organificación del $I_2$

- En la unión de las células foliculares y el lumen folicular, los residuos de tirosina de la tiroglobulina reaccionan con el $I_2$ para formar **monoyodotirosina** (MIT) y **diyodotirosina** (DIT) (paso 4).
- Las concentraciones elevadas de I⁻ inhiben la organificación y, por lo tanto, la síntesis de la hormona tiroidea (**efecto Wolff-Chaikoff**).

### 5. Acoplamiento de la MIT y la DIT

- Mientras la MIT y la DIT se unen a la tiroglobulina, ocurren dos reacciones de acoplamiento (paso 5).
- **a.** Cuando dos moléculas de DIT se combinan, se forma la **tiroxina** ($T_4$).
- **b.** Cuando una molécula de DIT se combina con una molécula de MIT, se forma la **triyodotironina** ($T_3$).
  - Se sintetiza más $T_4$ que $T_3$, aunque la $T_3$ es más activa.
- **c.** La tiroglobulina yodada se almacena en el lumen folicular hasta que la glándula tiroides es estimulada para secretar hormonas tiroideas.

### 6. Estimulación de las células tiroideas por la TSH

- Cuando las células tiroideas son estimuladas, la tiroglobulina yodada es llevada a las células foliculares por endocitosis (paso 6). A continuación, las enzimas lisosómicas digieren la tiroglobulina, liberando $T_4$ y $T_3$ en la circulación (paso 7).
- Los restos de la MIT y la DIT son desyodados por la **desyodasa tiroidea** (paso 8). El $I_2$ que se libera se reutiliza para sintetizar más hormonas tiroideas. Por lo tanto, la insuficiencia de la desyodasa tiroidea imita la insuficiencia de $I_2$.

### 7. Unión de $T_3$ y $T_4$

- En la circulación, la mayor parte de la $T_3$ y la $T_4$ se une a la globulina de unión a la tiroxina (**TBG**, *thyroxine-binding globulin*).
- **a.** En la **insuficiencia hepática**, la TBG disminuye, lo que lleva a una reducción de las concentraciones totales de la hormona tiroidea, pero a concentraciones normales de la hormona libre.
- **b.** En el **embarazo**, la TBG aumenta, llevando a mayores concentraciones totales de la hormona tiroidea, pero concentraciones normales de la hormona libre (es decir, clínicamente, eutiroidismo).

### 8. Conversión de la $T_4$ a $T_3$ y $T_3$ inversa ($rT_3$, *reverse $T_3$*)

- En los tejidos periféricos, la $T_4$ se convierte en $T_3$ mediante la **5'-yodinasa** (o en $rT_3$).
- **La $T_3$ es más activa biológicamente que la $T_4$.**
- La $rT_3$ está inactiva.

## B. Regulación de la secreción de las hormonas tiroideas (fig. 7-9)

### 1. Control hipotálamo-hipofisario: TRH y TSH

- **a.** La **TRH** es secretada por el hipotálamo y estimula la secreción de TSH por la hipófisis anterior.
- **b.** La **TSH** aumenta tanto la síntesis como la secreción de las hormonas tiroideas por parte de las células foliculares a través de un mecanismo de **adenilato-ciclasa-cAMP**.
  - La elevación crónica de la TSH produce la **hipertrofia** de la glándula tiroides.
- **c.** La $T_3$ **regula a la baja los receptores de la TRH** en la hipófisis anterior y, por lo tanto, inhibe la secreción de la TSH.

### 2. Inmunoglobulinas estimulantes de la tiroides

- Son componentes de la fracción de inmunoglobulina G de las proteínas plasmáticas y son **anticuerpos contra los receptores de la TSH** en la glándula tiroides.
- Se unen a los receptores de la TSH y, al igual que la TSH, **estimulan la glándula tiroides para que secrete $T_3$ y $T_4$**.
- Circulan en grandes cantidades en pacientes con **enfermedad de Graves**, caracterizada por altas concentraciones circulantes de hormonas tiroideas y, en consecuencia, bajas de TSH (causadas por la inhibición de retroalimentación de las hormonas tiroideas en la hipófisis anterior).

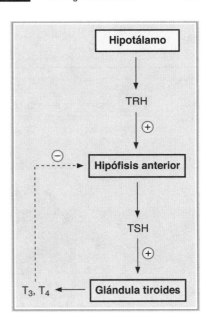

FIGURA 7-9 Control de la secreción de la hormona tiroidea. $T_3$: triyodotironina; $T_4$: tiroxina; TRH: hormona liberadora de la hormona estimulante de la tiroides; TSH: hormona estimulante de la tiroides.

## C. Acciones de las hormonas tiroideas

- **La $T_3$ es de tres a cuatro veces más potente que la $T_4$.** Los tejidos diana convierten la $T_4$ en $T_3$ (*véase* IV A 8).

### 1. Crecimiento

- Conseguir la estatura de adulto requiere de la hormona tiroidea.
- Las hormonas tiroideas actúan en sinergia con la hormona del crecimiento y las somatomedinas para promover la **osificación**.
- Las hormonas tiroideas estimulan la **maduración ósea** como resultado de la osificación y la fusión de las placas de crecimiento. **En la insuficiencia de hormonas tiroideas, la edad ósea es menor que la edad cronológica**.

### 2. Sistema nervioso central (SNC)

#### a. Período perinatal

- La maduración del SNC **requiere de la hormona tiroidea en el período perinatal**.
- La insuficiencia de hormonas tiroideas produce un retraso mental irreversible. Dado que solo hay un breve período perinatal en el que el tratamiento de reposición de la hormona tiroidea es útil, **el cribado del hipotiroidismo neonatal es obligatorio**.

#### b. Edad adulta

- El **hipertiroidismo** genera hiperexcitabilidad e irritabilidad.
- El **hipotiroidismo** causa apatía, lentitud en el habla, somnolencia, deterioro de la memoria y disminución de la capacidad mental.

### 3. Sistema nervioso autónomo

- La hormona tiroidea tiene muchas de las mismas acciones que el sistema nervioso simpático porque **regula al alza los receptores adrenérgicos $\beta_1$ en el corazón**. Por lo tanto, un tratamiento complementario útil para el hipertiroidismo es un bloqueador adrenérgico $\beta$, como el propranolol.

### 4. Metabolismo basal (MB)

- **El consumo de $O_2$ y el MB se ven aumentados** por las hormonas tiroideas en todos los tejidos excepto el cerebro, las gónadas y el bazo. El incremento resultante de la producción de calor subyace al papel de la hormona tiroidea en la regulación de la temperatura.
- La hormona tiroidea **aumenta la síntesis de $Na^+$ y $K^+$-ATPasa** y, en consecuencia, incrementa el consumo de $O_2$ relacionado con la actividad de la bomba de $Na^+$-$K^+$.

### 5. Sistemas cardiovascular y respiratorio

- Los efectos de las hormonas tiroideas en el gasto cardíaco y la frecuencia ventilatoria se combinan para asegurar que se suministre más $O_2$ a los tejidos.

| T a b l a **7-5** | Fisiopatología de la glándula tiroides | |
|---|---|---|
| | **Hipertiroidismo** | **Hipotiroidismo** |
| Síntomas | ↑ índice metabólico<br>Pérdida de peso<br>Balance negativo de nitrógeno<br>↑ producción de calor<br>(sudoración)<br>↑ gasto cardíaco<br>Disnea<br>Temblor, debilidad<br>Exoftalmos<br>Bocio | ↓ índice metabólico<br>Aumento de peso<br>Balance positivo de nitrógeno<br>↓ producción de calor (sensibilidad al frío)<br>↓ gasto cardíaco<br>Hipoventilación<br>Letargia, lentitud mental<br>Párpados caídos<br>Mixedema<br>Retrasos del crecimiento y mental (perinatal)<br>Bocio |
| Causas | Enfermedad de Graves<br>(anticuerpos contra el receptor<br>de la TSH)<br>Neoplasia tiroidea | Tiroiditis (tiroiditis autoinmunitaria; tiroiditis de Hashimoto)<br>Tiroidectomía<br>Insuficiencia de yoduro<br>Cretinismo (congénito)<br>↓ de la TRH o la TSH |
| Concentraciones de TSH | ↓ (al inhibir la retroalimentación<br>en la hipófisis anterior por<br>las altas concentraciones de<br>hormona tiroidea) | ↑ (por la menor inhibición de la retroalimentación en la<br>hipófisis anterior por las bajas concentraciones de<br>hormona tiroidea)<br>↓ (por defecto primario en hipotálamo/hipófisis anterior) |
| Tratamiento | Propiltiouracilo (inhibe la síntesis<br>de las hormonas tiroideas al<br>bloquear la peroxidasa)<br>Tiroidectomía<br>$^{131}$I (destruye la glándula tiroides)<br>Bloqueadores β (complemento) | Reposición de la hormona tiroidea |

TRH: hormona liberadora de la hormona estimulante de la tiroides; TSH: hormona estimulante de la tiroides.

   **a.** La frecuencia cardíaca y el volumen sistólico aumentan. Estos efectos se combinan para producir un **aumento del gasto cardíaco**. El exceso de hormona tiroidea puede ocasionar una **insuficiencia cardíaca de alto gasto**.
   **b.** La frecuencia ventilatoria se eleva.
**6. Efectos metabólicos**

   ▪ En general, el metabolismo se incrementa para satisfacer la demanda de sustrato asociada con la mayor tasa de consumo de $O_2$.

   **a.** Aumenta la absorción de la glucosa en el tubo digestivo.
   **b.** La **glucogenólisis**, la **gluconeogénesis** y la **oxidación de la glucosa** (impulsada por la demanda de ATP) se incrementan.
   **c.** La lipólisis aumenta.
   **d.** La síntesis y la degradación de las proteínas aumentan. El efecto global de la hormona tiroidea es **catabólico**.

**D. Fisiopatología de la glándula tiroides (tabla 7-5)**

# V. CORTEZA SUPRARRENAL Y MÉDULA SUPRARRENAL (FIG. 7-10)

**A. Corteza suprarrenal**
   **1. Síntesis de las hormonas corticosuprarrenales** (fig. 7-11)

   ▪ La **zona glomerular** produce **aldosterona**.
   ▪ Las **zonas fasciculada y reticular** producen glucocorticoides (**cortisol**) y andrógenos (**deshidroepiandrosterona** y **androstenodiona**).

   **a. Esteroides de 21 carbonos**

   ▪ Incluyen la **progesterona**, la **desoxicorticosterona**, la **aldosterona** y el **cortisol**.
   ▪ La progesterona es el precursor de los demás esteroides de la serie de 21 carbonos.

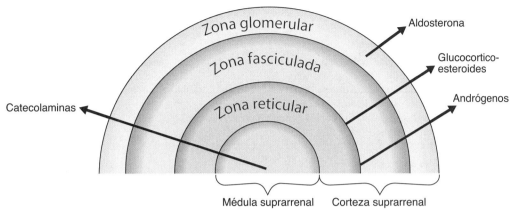

**FIGURA 7-10** Productos secretados por la corteza y la médula suprarrenales.

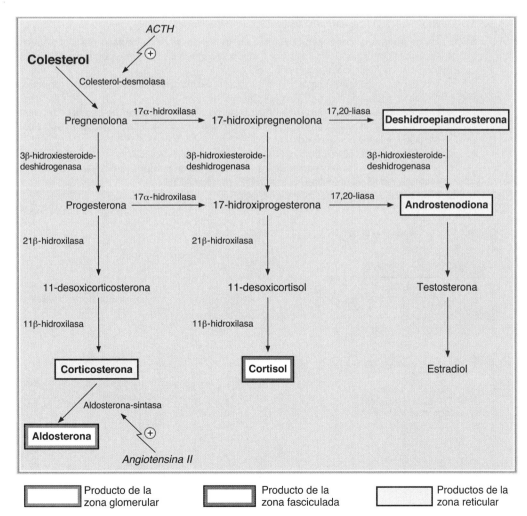

**FIGURA 7-11** Vías de síntesis de los glucocorticoides, los andrógenos y los mineralocorticoides en la corteza suprarrenal. ACTH: hormona adrenocorticotrópica.

- La **hidroxilación en C-21** conduce a la producción de desoxicorticosterona, la cual tiene actividad mineralocorticoide (pero no glucocorticoide).
- La **hidroxilación en C-17** lleva a la producción de glucocorticoides (cortisol).

**b. Esteroides de 19 carbonos**

- Tienen **actividad androgénica** y son precursores de los estrógenos.
- Si el esteroide ha sido previamente hidroxilado en C-17, la cadena lateral $C_{20,21}$ puede escindirse para dar lugar a los esteroides de 19 carbonos **deshidroepiandrosterona** o **androstenodiona** en la corteza suprarrenal.
- Los andrógenos suprarrenales tienen un grupo cetónico en C-17 y se excretan como **17-cetoesteroides** en la orina.
- En los testículos, la androstenodiona se convierte en testosterona.

**c. Esteroides de 18 carbonos**

- Tienen **actividad estrogénica**.
- La oxidación del anillo A (**aromatización**) para producir estrógenos tiene lugar en los **ovarios** y la **placenta**, pero no en la corteza suprarrenal ni en los testículos.

**2. Regulación de la secreción de las hormonas corticosuprarrenales**
**a. Secreción de glucocorticoides** (fig. 7-12)

- Oscila con una periodicidad de 24 h o un **ritmo circadiano**.
- En el caso de los individuos que duermen por la noche, **las concentraciones de cortisol son más altas justo antes de despertarse** (≈8 de la mañana) y **más bajas por la noche** (≈12 de la noche).

**(1)** *Control hipotalámico: hormona liberadora de corticotropina (CRH)*

- Las neuronas que contienen CRH están en los **núcleos paraventriculares** del hipotálamo.
- Cuando se estimulan estas neuronas, la CRH se libera en la sangre portal hipotalámica-hipofisaria y llega a la hipófisis anterior.
- La CRH se secreta en ráfagas y con un patrón diurno que, a su vez, impulsa un patrón diurno de secreción de la ACTH y los glucocorticoides.
- Los centros superiores del SNC dirigen este patrón de secreción de la CRH. Un «reloj interno» dirige el patrón diurno, el cual se suprime con el coma, la ceguera o la exposición constante a la luz o a la oscuridad.
- El estrés aumenta la amplitud de los pulsos secretores de la CRH.
- La CRH se une a los receptores de los corticotropos de la hipófisis anterior y les ordena **sintetizar POMC** (el precursor de la ACTH) y **secretar ACTH**.
- El segundo mensajero de la CRH es el **cAMP**.

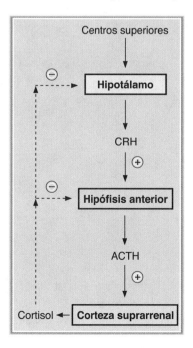

**FIGURA 7-12** Control de la secreción de los glucocorticoides. ACTH: hormona adrenocorticotrópica; CRH: hormona liberadora de corticotropina.

**(2)** *Lóbulo anterior de la hipófisis: ACTH*

- **La ACTH aumenta la síntesis de las hormonas esteroideas** en todas las zonas de la corteza suprarrenal al estimular la **colesterol-desmolasa** y aumentar la conversión del colesterol en pregnenolona.
- **La ACTH también aumenta de forma regulada su propio receptor**, de modo que la sensibilidad de la corteza suprarrenal a la ACTH se incrementa.
- El aumento crónico de las concentraciones de ACTH ocasiona la hipertrofia de la corteza suprarrenal.
- El segundo mensajero de la ACTH es el **cAMP**.

**(3)** *Control de la retroalimentación negativa: cortisol* (*véase* Correlación clínica: prueba de inhibición con dexametasona)

- **El cortisol inhibe la secreción de la CRH** del hipotálamo y **la secreción de la ACTH** de la hipófisis anterior.
- Cuando las concentraciones de cortisol (glucocorticoide) están crónicamente elevadas, la secreción de la CRH y la ACTH se inhibe mediante la retroalimentación negativa.

---

**CORRELACIÓN CLÍNICA**

La **prueba de inhibición con dexametasona** se basa en la capacidad de la dexametasona (un glucocorticoide sintético) para inhibir la secreción de la ACTH. En las personas sanas, las dosis bajas de dexametasona inhiben o «suprimen» la secreción de la ACTH y, en consecuencia, la secreción del cortisol. En las personas con **tumores secretores de ACTH**, la dexametasona en dosis bajas no inhibe la secreción del cortisol, pero sí lo hace la dexametasona en dosis altas. En las personas con **tumores corticosuprarrenales**, la dexametasona ya sea en dosis bajas o altas inhibe la secreción del cortisol.

---

**b. Secreción de la aldosterona** (*véase* cap. 3, VI B)

- Está bajo el control tónico de la ACTH, pero está regulado por separado por el sistema renina-angiotensina y por el potasio sérico.

**(1) Sistema renina-angiotensina-aldosterona**

**(a)** La **disminución de la volemia** produce un descenso de la presión de perfusión renal, que a su vez aumenta la secreción de renina. La **renina**, una enzima, cataliza la conversión del angiotensinógeno en angiotensina I. La angiotensina I es convertida en **angiotensina II** por la **enzima convertidora de angiotensina**.

**(b)** La **angiotensina II** actúa en la zona glomerular de la corteza suprarrenal para **aumentar la conversión de corticosterona en aldosterona**.

**(c)** La **aldosterona** incrementa la reabsorción renal de Na⁺, restaurando así el volumen del líquido extracelular (LEC) y la volemia a la normalidad.

**(2)** La **hipercalemia** aumenta la secreción de la aldosterona. La aldosterona incrementa la secreción renal de K⁺, lo que restaura el K⁺ sérico a la normalidad.

**3. Acciones de los glucocorticoides (cortisol)**

- En general, los glucocorticoides son esenciales para la **respuesta al estrés**.

**a. Estimulación de la gluconeogénesis**

- Los glucocorticoides incrementan la gluconeogénesis por medio de los siguientes mecanismos:

**(1) Aumentan el catabolismo proteínico** en el músculo y disminuyen la síntesis de proteínas, proporcionando así más aminoácidos al hígado para la gluconeogénesis.

**(2) Disminuyen la utilización de la glucosa** y la sensibilidad a la insulina del tejido adiposo.

**(3) Incrementan la lipólisis**, la cual proporciona más glicerol al hígado para la gluconeogénesis.

**b. Efectos antiinflamatorios**

**(1)** Los glucocorticoides **inducen la síntesis de la lipocortina**, un **inhibidor de la fosfolipasa A₂** (la fosfolipasa A₂ es la enzima que libera araquidonato de los fosfolípidos de la membrana, lo que proporciona el precursor para la síntesis de prostaglandinas y leucotrienos). Dado que las prostaglandinas y los leucotrienos participan en la respuesta inflamatoria, los glucocorticoides tienen propiedades antiinflamatorias al inhibir la formación del precursor (araquidonato).

**(2) Los glucocorticoides inhiben la producción de la interleucina 2** (IL-2) e inhiben la proliferación de los linfocitos T.

**(3)** Los glucocorticoides **inhiben la liberación de la histamina y la serotonina** de los mastocitos y los trombocitos.

**c. Inhibición de la respuesta inmunitaria**

■ Los glucocorticoides **inhiben la producción de la IL-2** y de los linfocitos T, ambos críticos para la inmunidad celular. En dosis farmacológicas, los glucocorticoides se usan para **prevenir el rechazo de los órganos trasplantados**.

**d. Mantenimiento de la capacidad de respuesta vascular a las catecolaminas**

■ El cortisol **aumenta de forma regulada los receptores $\alpha_1$** en las arteriolas, lo que incrementa su sensibilidad al efecto vasoconstrictor de la noradrenalina. Así, con el exceso de cortisol, la presión arterial se incrementa; con la insuficiencia de cortisol, disminuye.

**4. Acciones de los mineralocorticoides (aldosterona)** (*véanse* caps. 3 y 5 y Correlación clínica: ácido glicirretínico [regaliz])

**a. Aumento de la reabsorción renal de Na⁺** (acción en las células principales del túbulo distal tardío y del túbulo colector).

**b. Incremento de la secreción renal de K⁺** (acción en las células principales del túbulo distal tardío y del túbulo colector).

**c. Aumento de la secreción renal de H⁺** (acción en las células α intercaladas del túbulo distal tardío y del túbulo colector).

---

| **CORRELACIÓN CLÍNICA** | **Ácido glicirretínico (regaliz).** El ácido glicirretínico es un esteroide del regaliz. Inhibe la 11β-hidroxiesteroide-deshidrogenasa, una enzima de las células renales cuya función es la inactivación del cortisol en cortisona. Dado que los receptores mineralocorticoides tienen |
|---|---|

una gran afinidad por el cortisol, esta enzima impide que el cortisol «active» a estos receptores. En las personas que ingieren grandes cantidades de regaliz, se impide la inactivación renal del cortisol y las altas concentraciones resultantes generan un estado persistente de elevada actividad mineralocorticoide; como resultado, estas personas presentan un aumento de la presión arterial, hipocalemia y alcalosis metabólica.

---

**5. Fisiopatología de la corteza suprarrenal** (tabla 7-6)

**a. Insuficiencia corticosuprarrenal**

**(1)** *Insuficiencia corticosuprarrenal primaria: enfermedad de Addison*

■ Es más frecuentemente causada por la **destrucción autoinmunitaria de la corteza suprarrenal** y produce una **insuficiencia suprarrenal aguda**.

■ Se caracteriza por lo siguiente:

**(a) Descenso de los glucocorticoides, andrógenos y mineralocorticoides suprarrenales.**

**(b) Aumento de la ACTH** (las concentraciones bajas de cortisol estimulan la secreción de la ACTH mediante la retroalimentación negativa).

**(c) Hipoglucemia** (causada por la insuficiencia de cortisol).

**(d)** Pérdida de peso, debilidad, náuseas y vómitos.

**(e) Hiperpigmentación** (las concentraciones bajas de cortisol estimulan la secreción de la ACTH; esta última contiene el fragmento de MSH).

**(f)** Reducción del vello púbico y axilar en las mujeres (causada por la insuficiencia de andrógenos suprarrenales).

**(g) Contracción del volumen del LEC, hipotensión, hipercalemia y acidosis metabólica** (causada por la insuficiencia de aldosterona).

**(2)** *Insuficiencia corticosuprarrenal secundaria*

■ Es causada por una **insuficiencia primaria de ACTH**.

■ *No* presenta **hiperpigmentación** (porque hay una insuficiencia de la ACTH).

■ *No* presenta **contracción de volumen, hipercalemia o acidosis metabólica** (porque las concentraciones de aldosterona son normales).

■ Por lo demás, los síntomas son similares a los de la enfermedad de Addison.

**b. Exceso corticosuprarrenal: síndrome de Cushing**

■ Causada con mayor frecuencia por administrar **dosis farmacológicas de glucocorticoides**.

**T a b l a  7-6** Fisiopatología de la corteza suprarrenal

| Alteración | Características clínicas | Concentraciones de ACTH | Tratamiento |
|---|---|---|---|
| Enfermedad de Addison (p. ej., insuficiencia corticosuprarrenal primaria) | Hipoglucemia<br>Anorexia, pérdida de peso, náuseas, vómitos<br>Debilidad<br>Hipotensión<br>Hipercalemia<br>Acidosis metabólica<br>Disminución del vello púbico y axilar en las mujeres<br>Hiperpigmentación | Aumentadas (efecto de retroalimentación negativa de la disminución del cortisol) | Reposición de glucocorticoides y mineralocorticoides |
| Síndrome de Cushing (p. ej., hiperplasia suprarrenal primaria) | Hiperglucemia<br>Atrofia muscular<br>Obesidad central<br>Cara redonda, grasa supra-clavicular, giba de bisonte<br>Osteoporosis<br>Estrías<br>Virilización y alteraciones menstruales en la mujer<br>Hipertensión | Disminuidas (efecto de retroalimentación negativa del aumento del cortisol) | Ketoconazol<br>Metirapona |
| Enfermedad de Cushing (exceso de ACTH) | Igual que el síndrome de Cushing | Aumentadas | Extirpación quirúrgica del tumor secretor de ACTH |
| Síndrome de Conn (tumor secretor de aldosterona) | Hipertensión<br>Hipocalemia<br>Alcalosis metabólica<br>Disminución de la renina | | Espironolactona (antagonista de aldosterona)<br>Resección del tumor secretor de aldosterona |
| Deficiencia de 21β-hidroxilasa (↓ de los glucocorticoides y los mineralocorticoides; ↑ de los andrógenos suprarrenales) | Virilización de la mujer<br>Aceleración temprana del crecimiento lineal<br>Aparición temprana de vello púbico y axilar<br>Síntomas de deficiencia de glucocorticoides y mineralocorticoides | Aumentadas (efecto de retroalimentación negativa de la disminución del cortisol) | Reposición de glucocorticoides y mineralocorticoides |
| Deficiencia de 17α-hidroxilasa (↓ de los andrógenos suprarrenales y los glucocorticoides; ↑ de los mineralocorticoides) | Falta de vello púbico y axilar en las mujeres<br>Síntomas de deficiencia de glucocorticoides<br>Síntomas de exceso de mineralocorticoides | Aumentadas (efecto de retroalimentación negativa de la disminución del cortisol) | Reposición de glucocorticoides<br>Antagonista de la aldosterona |

ADH: hormona antidiurética.

- ■ También es causada por una **hiperplasia primaria de las glándulas suprarrenales**.
- ■ Se denomina *enfermedad de Cushing* cuando es causada por la sobreproducción de la ACTH.
- ■ Se caracteriza por lo siguiente:

(1) **Aumento de las concentraciones de cortisol y andrógenos.**

(2) Disminución de la ACTH (si es causada por una hiperplasia suprarrenal primaria o por dosis farmacológicas de glucocorticoides); incremento de la ACTH (si es causada por una sobreproducción de la ACTH, como en la enfermedad de Cushing).

(3) **Hiperglucemia** (causada por concentraciones elevadas de cortisol).

(4) Aumento del catabolismo proteínico y la atrofia muscular.

(5) Obesidad central (cara redonda, grasa supraclavicular, giba de bisonte).

(6) Mala cicatrización de las heridas.

(7) **Virilización de la mujer** (causada por concentraciones altas de andrógenos suprarrenales).

(8) **Hipertensión** (causada por concentraciones altas de cortisol y aldosterona).

(9) Osteoporosis (las concentraciones elevadas de cortisol causan un aumento de la reabsorción ósea).

(10) Estrías.

- El **ketoconazol**, un inhibidor de la síntesis de las hormonas esteroideas, puede utilizarse para tratar la enfermedad de Cushing.

c. **Hiperaldosteronismo: síndrome de Conn**

- Es causado por un tumor que secreta aldosterona.
- Se caracteriza por lo siguiente:

(1) **Hipertensión** (porque la aldosterona aumenta la reabsorción de Na$^+$, lo que causa un incremento del volumen del LEC y de la volemia).

(2) **Hipocalemia** (porque la aldosterona aumenta la secreción de K$^+$).

(3) Alcalosis metabólica (porque la aldosterona incrementa la secreción de H$^+$).

(4) **Disminución de la secreción de renina** (porque el aumento del volumen del LEC y la presión arterial inhiben la secreción de renina mediante retroalimentación negativa).

d. **Insuficiencia de 21β-hidroxilasa**

- Es la anomalía bioquímica más frecuente de la vía esteroidogénica (*véase* fig. 7-11).
- Pertenece a un grupo de alteraciones caracterizadas por el **síndrome genitosuprarrenal**.
- Se distingue por lo siguiente:

(1) **Descenso del cortisol y la aldosterona** (porque el bloqueo enzimático impide la producción de 11-desoxicorticosterona y 11-desoxicortisol, los precursores del cortisol y la aldosterona).

(2) Incremento de las concentraciones de 17-hidroxiprogesterona y progesterona (debido a la acumulación de intermediarios por encima del bloqueo de la enzima).

(3) **Aumento de la ACTH** (por la menor inhibición de la retroalimentación por parte del cortisol).

(4) Hiperplasia de las zonas fasciculada y reticular (debido a las altas concentraciones de ACTH).

(5) **Incremento de los andrógenos suprarrenales** (porque la 17-hidroxiprogesterona es su principal precursor) y **de los 17-cetoesteroides urinarios**.

(6) **Virilización de las mujeres**.

(7) Aceleración temprana del crecimiento lineal y aparición precoz del vello púbico y axilar.

(8) Inhibición de la función gonadal tanto en hombres como en mujeres.

e. La **insuficiencia de 17α-hidroxilasa** se caracteriza por lo siguiente:

(1) **Decremento de las concentraciones de andrógenos y glucocorticoides** (porque el bloqueo enzimático impide la producción de la 17-hidroxipregnenolona y la 17-hidroxiprogesterona).

(2) **Aumento de las concentraciones de mineralocorticoides** (porque los productos intermedios se acumulan a la izquierda del bloqueo enzimático y se desvían hacia la producción de los mineralocorticoides).

(3) Falta de vello púbico y axilar (que depende de los andrógenos suprarrenales) en las mujeres.

(4) Hipoglucemia (debido a la disminución de los glucocorticoides).

(5) Alcalosis metabólica, hipocalemia e hipertensión (por el aumento de mineralocorticoides).

(6) **Incremento de la ACTH** (porque la disminución de las concentraciones de cortisol estimula la secreción de la ACTH mediante la retroalimentación negativa).

B. **Médula suprarrenal** (*véase* cap. 2, I A 4)

# VI. PÁNCREAS ENDOCRINO: GLUCAGÓN E INSULINA (TABLA 7-7)

A. Organización del páncreas endocrino

- Los islotes de Langerhans contienen tres tipos principales de células (tabla 7-8). Otras células secretan el polipéptido pancreático.
- Las **uniones comunicantes** unen las células β entre sí, las células α entre sí y las células β con las α para una rápida comunicación.
- La irrigación portal de los islotes permite que la sangre de las células β (las cuales contienen insulina) bañe las células α y Δ, lo que permite una rápida comunicación entre células.

B. Glucagón

1. **Regulación de la secreción del glucagón** (tabla 7-9)

- El principal factor que regula la secreción del glucagón es la concentración de glucosa en sangre. **La disminución de la glucemia estimula la secreción del glucagón.**

| | Estímulo para la secreción | Acciones principales | Efecto global en las concentraciones en sangre |
|---|---|---|---|
| Insulina (receptor de tirosina-cinasa) | ↑ de la glucemia<br>↑ de los aminoácidos<br>↑ de los ácidos grasos<br>Glucagón<br>GIP<br>Hormona del crecimiento<br>Cortisol | Aumenta la captación de la glucosa en las células y la formación de glucógeno<br>Disminuye la glucogenólisis y la gluconeogénesis<br>Incrementa la síntesis de proteínas<br>Eleva el depósito de grasa y reduce la lipólisis<br>Aumenta la captación de K⁺ en las células | ↓ de glucosa<br>↓ de aminoácidos<br>↓ de ácidos grasos<br>↓ de cetoácidos<br>Hipocalemia |
| Glucagón (mecanismo del cAMP) | ↓ de la glucemia<br>↑ de los aminoácidos<br>CCK<br>Noradrenalina, adrenalina, ACh | Aumenta la glucogenólisis y la gluconeogénesis<br>Incrementa la lipólisis y la producción de cetoácidos | ↑ de glucosa<br>↑ de ácidos grasos<br>↑ de cetoácidos |

ACh: acetilcolina; cAMP: monofosfato de adenosina cíclico; CCK: pancreocimina (colecistocinina); GIP: polipéptido inhibidor gástrico.

- El aumento de los aminoácidos en la sangre estimula la secreción del glucagón, el cual previene la hipoglucemia causada por la insulina sin oposición en respuesta a una comida rica en proteínas.

**2. Acciones del glucagón**

- El glucagón actúa en el hígado y el tejido adiposo.
- El segundo mensajero del glucagón es el **cAMP**.

**a. El glucagón aumenta la concentración de glucosa en sangre.**
   **(1) Aumenta la glucogenólisis** e impide el reciclaje de la glucosa en glucógeno.
   **(2) Incrementa la gluconeogénesis.** El glucagón disminuye la producción de la fructosa 2,6-bisfosfato, lo que disminuye la actividad de la fosfofructocinasa; en efecto, el sustrato se dirige hacia la formación de glucosa en lugar de hacia su descomposición.

**b. El glucagón aumenta la concentración de ácidos grasos y cetoácidos en la sangre.**

- El glucagón **incrementa la lipólisis**. La inhibición de la síntesis de ácidos grasos en efecto «desvía» los sustratos hacia la gluconeogénesis.
- Los cetoácidos (β-hidroxibutirato y acetoacetato) se producen a partir de la acetil-coenzima A (CoA), la cual resulta de la degradación de los ácidos grasos.

**c. El glucagón aumenta la producción de la urea.**

- Los aminoácidos se utilizan para la gluconeogénesis (estimulada por el glucagón), y los grupos amino resultantes se incorporan a la urea.

**C. Insulina**

- Contiene una cadena A y una cadena B, unidas por dos puentes disulfuro.
- **La proinsulina se sintetiza como un péptido de cadena única.** Dentro de los gránulos de almacenamiento, un péptido de conexión (péptido C) es eliminado por las proteasas para producir insulina. El **péptido C** se empaqueta y secreta junto con la insulina, y su concentración se usa para controlar la función de las células β en los pacientes diabéticos que reciben insulina exógena.

**1. Regulación de la secreción de la insulina** (tabla 7-10)

| Tipo de célula | Ubicación | Función |
|---|---|---|
| β | Islote central | Secreta insulina |
| α | Borde exterior del islote | Secreta glucagón |
| Δ | Mixta | Secreta somatostatina y gastrina |

| T a b l a   **7-9**   Regulación de la secreción del glucagón | |
|---|---|
| **Factores que aumentan la secreción del glucagón** | **Factores que disminuyen la secreción del glucagón** |
| ↓ de glucemia | ↑ de glucemia |
| ↑ de aminoácidos (especialmente arginina) | Insulina |
| CCK (alerta a las células α de una comida proteínica) | Somatostatina |
| Noradrenalina, adrenalina | Ácidos grasos, cetoácidos |
| ACh | |

ACh: acetilcolina; CCK: pancreocimina.

a. **Concentración de glucosa en sangre**
  ▪ Es el principal factor que regula la secreción de la insulina.
  ▪ **El aumento de la glucemia estimula la secreción de la insulina.** A una ráfaga inicial de insulina le sigue una secreción sostenida.

b. **Mecanismo de secreción de la insulina**
  ▪ La glucosa, la cual estimula la secreción de insulina, se une al receptor **Glut 2** de las células β.
  ▪ En el interior de las células β, la glucosa se oxida a **ATP**, lo que cierra los canales $K_{ATP}$ de la membrana celular y conduce a la **despolarización** de las células β. De forma similar a la acción del ATP, los **fármacos con sulfonilurea** (p. ej., tolbutamida, gliburida) estimulan la secreción de insulina cerrando estos canales de $K^+$.
  ▪ La despolarización **abre los canales de $Ca^{2+}$**, lo que lleva a un aumento del $Ca^{2+}$ intracelular y a la **secreción de insulina**.

2. **Receptor de la insulina** (*véase* fig. 7-3)
  ▪ Se encuentra en los tejidos diana de la insulina.
  ▪ Es un tetrámero, con dos subunidades α y dos subunidades β.

  a. Las subunidades α se encuentran en el lado extracelular de la membrana celular.
  b. Las **subunidades β** se extienden por la membrana celular y tienen una **actividad de tirosina-cinasa intrínseca**. Cuando la insulina se une al receptor, la tirosina-cinasa se activa y autofosforila las subunidades β. El receptor fosforilado entonces fosforila proteínas intracelulares.
  c. Los complejos insulina-receptor entran en las células diana.
  d. La insulina **reduce de forma regulada** sus propios receptores en los tejidos diana.
    ▪ Por lo tanto, el número de receptores de la insulina **aumenta en la inanición** y **disminuye en la obesidad** (p. ej., la diabetes mellitus de tipo 2).

3. **Acciones de la insulina**
  ▪ La insulina actúa en el hígado, el tejido adiposo y el músculo.
  a. **La insulina disminuye la concentración de glucosa en sangre** mediante los siguientes mecanismos:
  (1) **Aumenta la captación de glucosa** en las células diana dirigiendo la inserción de transportadores de glucosa en las membranas celulares. A medida que la glucosa entra en las células, la concentración de glucosa en sangre disminuye.

| T a b l a   **7-10**   Regulación de la secreción de la insulina | |
|---|---|
| **Factores que aumentan la secreción de la insulina** | **Factores que disminuyen la secreción de la insulina** |
| ↑ de la glucemia | ↓ de la glucemia |
| ↑ de los aminoácidos (arginina, lisina, leucina) | Somatostatina |
| ↑ de los ácidos grasos | Noradrenalina, adrenalina |
| Glucagón | |
| GIP | |
| Ach | |

ACh: acetilcolina; GIP: polipéptido gástrico inhibidor.

**(2) Promueve la formación de glucógeno** a partir de la glucosa en el músculo y el hígado y simultáneamente inhibe la glucogenólisis.

**(3) Disminuye la gluconeogénesis.** La insulina aumenta la producción de la fructosa 2,6-bisfosfato, lo que incrementa la actividad de la fosfofructocinasa. En efecto, el sustrato se aleja de la formación de la glucosa.

**b. La insulina disminuye las concentraciones de ácidos grasos y cetoácidos en sangre.**

- En el tejido adiposo, la insulina **estimula el depósito de grasa** e **inhibe la lipólisis.**
- La insulina **inhibe la formación de los cetoácidos** en el hígado porque la menor degradación de los ácidos grasos brinda menos sustrato de acetil-CoA para la formación de los cetoácidos.

**c. La insulina disminuye la concentración de aminoácidos en sangre.**

- La insulina estimula la captación de aminoácidos en las células, aumenta la síntesis de proteínas e inhibe su degradación. Por lo tanto, la insulina es **anabólica**.

**d. La insulina disminuye la concentración de K⁺ en sangre.**

- La insulina aumenta la captación de K⁺ en las células, reduciendo su concentración en sangre.

**4. Fisiopatología de la insulina: diabetes mellitus**

- **Estudio de caso:** una mujer es llevada al servicio de urgencias. Está hipotensa y respira rápidamente; su aliento tiene olor a cetonas. Su análisis de sangre muestra hiperglucemia grave, hipercalemia y valores de gasometría arterial que son compatibles con acidosis metabólica.
- **Explicación:**

**a. Hiperglucemia**

- Es compatible con la insuficiencia de insulina.
- En ausencia de insulina, la captación de glucosa en las células disminuye, así como el almacenamiento de la glucosa en forma de glucógeno.
- Si se realizaran pruebas, la sangre de la mujer habría mostrado un aumento de las concentraciones tanto de aminoácidos (debido al aumento del catabolismo de las proteínas) como de ácidos grasos (debido al aumento de la lipólisis).

**b. Hipotensión**

- Es el resultado de la contracción del volumen del LEC.
- La elevada concentración de glucosa en sangre da lugar a una elevada carga filtrada de glucosa que supera la capacidad de reabsorción (transporte máximo) de los riñones.
- La glucosa no reabsorbida actúa como un diurético osmótico en la orina y causa la contracción del volumen del LEC.

**c. Acidosis metabólica**

- Es causada por la sobreproducción de cetoácidos (β-hidroxibutirato y acetoacetato).
- El **aumento de la frecuencia ventilatoria**, o respiración de Kussmaul, es la compensación respiratoria para la acidosis metabólica.

**d. Hipercalemia**

- Es el resultado de la falta de insulina; por lo general, la insulina promueve la captación de K⁺ en las células.

**D. Somatostatina**

- Es secretada por las células Δ del páncreas.
- Inhibe la secreción de la insulina, el glucagón y la gastrina.

# VII. METABOLISMO DEL CALCIO (HORMONA PARATIROIDEA, VITAMINA D, CALCITONINA) (TABLA 7-11)

**A. Homeostasis global del Ca²⁺ (fig. 7-13)**

- El 40% del Ca²⁺ total de la sangre está **unido a las proteínas plasmáticas**.
- El 60% del Ca²⁺ total de la sangre no está unido a las proteínas y es ultrafiltrable. El **Ca²⁺ ultrafiltrable** incluye el Ca²⁺ en un complejo con aniones como el fosfato y el Ca²⁺ libre e ionizado.

| T a b l a   **7-11**   Resumen de las hormonas que regulan el $Ca^{2+}$ | | | |
|---|---|---|---|
| | **PTH** | **Vitamina D** | **Calcitonina** |
| **Estímulo para la secreción** | ↓ $Ca^{2+}$ sérico | ↓ $Ca^{2+}$ sérico<br>↑ PTH<br>↓ fosfato sérico | ↑ $Ca^{2+}$ sérico |
| **Acción en** | | | |
| Huesos | ↑ reabsorción | ↑ reabsorción | ↓ reabsorción |
| Riñones | ↓ reabsorción de P (↑ del cAMP urinario)<br>↑ reabsorción de $Ca^{2+}$ | ↑ reabsorción de P<br>↑ reabsorción de $Ca^{2+}$ | |
| Intestino | ↑ absorción de $Ca^{2+}$ (a través de la activación de la vitamina D) | ↑ absorción de $Ca^{2+}$ (calbindina D-28K)<br>↑ absorción de P | |
| **Efecto global en** | | | |
| $Ca^{2+}$ sérico | ↑ | ↑ | ↓ |
| Fosfato sérico | ↓ | ↑ | |

cAMP: monofosfato de adenosina cíclico; PTH: hormona paratiroidea.

- **El $Ca^{2+}$ libre e ionizado es biológicamente activo.**
- El $Ca^{2+}$ sérico está determinado por la interacción de la absorción intestinal, la excreción renal y la remodelación ósea (reabsorción y osificación). Cada componente está regulado hormonalmente.
- Para mantener el equilibrio del $Ca^{2+}$, la absorción intestinal neta debe equilibrarse con la excreción urinaria.

1. **Equilibrio positivo del $Ca^{2+}$**

   - Se observa en los niños en crecimiento.
   - La absorción intestinal de $Ca^{2+}$ supera la excreción urinaria, y el exceso se deposita en los huesos en crecimiento.

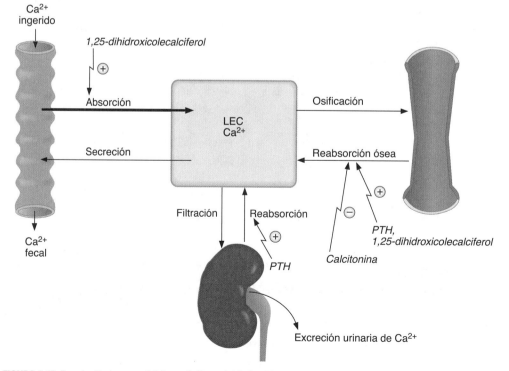

**FIGURA 7-13** Regulación hormonal del metabolismo del $Ca^{2+}$. LEC: líquido extracelular; PTH: hormona paratiroidea.

2. **Equilibrio negativo del Ca²⁺**

   ▨ Se observa en las mujeres durante el embarazo o la lactancia.
   ▨ La absorción intestinal de Ca²⁺ es menor que la excreción de Ca²⁺, y la deficiencia proviene de los huesos maternos.

## B. PTH

   ▨ Es la principal hormona para la regulación del Ca²⁺ sérico.
   ▨ Es sintetizada y secretada por las **células principales** de las glándulas paratiroideas.

1. **Secreción de la PTH**

   ▨ Es controlada por la unión del Ca²⁺ sérico a los receptores sensores de **Ca²⁺** en la membrana de la célula principal paratiroidea. **La disminución del calcio sérico aumenta la secreción de la PTH**, mientras que su aumento la disminuye.
   ▨ El decremento del Ca²⁺ sérico produce una disminución de la unión al receptor sensor de Ca²⁺, lo que estimula la secreción de PTH.
   ▨ Las reducciones leves del Mg²⁺ sérico estimulan la secreción de PTH.
   ▨ Los descensos graves del Mg²⁺ sérico inhiben la secreción de PTH y producen síntomas de hipoparatiroidismo (p. ej., hipocalcemia).
   ▨ El segundo mensajero para la secreción de PTH por las glándulas paratiroideas es el cAMP.

2. **Acciones de la PTH**

   ▨ Se coordinan para producir un **aumento del calcio sérico** y una **disminución del fosfato sérico**.
   ▨ El segundo mensajero de las acciones de la PTH en sus tejidos diana es el **cAMP**.

   a. **La PTH incrementa la reabsorción ósea**, lo que lleva tanto el Ca²⁺ como el fosfato del mineral óseo al LEC. Por sí solo, este efecto en el hueso no aumentaría el Ca²⁺ ionizado en suero porque el fosfato forma complejos con el Ca²⁺.

      ▨ La reabsorción de la matriz orgánica ósea se refleja en una **mayor excreción de hidroxiprolina**.

   b. **La PTH inhibe la reabsorción renal de fosfato** en el **túbulo proximal** y, por lo tanto, aumenta la excreción de fosfato (**efecto fosfatúrico**). Como resultado, el fosfato reabsorbido del hueso se excreta en la orina, lo que permite que el Ca²⁺ ionizado en suero aumente.

T a b l a  **7-12**  Fisiopatología de la hormona paratiroidea

| Alteración | PTH | 1,25-dihi-droxicole-calciferol | Huesos | Orina | Ca²⁺ sérico | P sérico |
|---|---|---|---|---|---|---|
| Hiperpara-tiroidismo primario | ↑ | ↑ (la PTH estimula la 1α-hidro-xilasa) | ↑ reabsorción | ↑ excreción de P (fosfaturia) ↑ excreción de Ca²⁺ (alta carga filtrada de Ca²⁺) ↑ cAMP urinario | ↑ | ↓ |
| Hipercalcemia humoral maligna | ↓ | — | ↑ reabsorción | ↑ excreción de P | ↑ | ↓ |
| Hipoparatiroi-dismo quirúrgico | ↓ | ↓ | ↓ reabsorción | ↓ excreción de P ↓ cAMP urinario | ↓ | ↑ |
| Seudo-hipo-paratiroidismo | ↑ | ↓ | ↓ reabsorción (G$_s$ defectuosa) | ↓ excreción de P ↓ del cAMP urinario (G$_s$ defectuosa) | ↓ | ↑ |
| Insuficiencia renal crónica | ↑ (2.°) | ↓ (por insuficiencia renal) | Osteomalacia (por ↓ de 1,25-dihidroxi-colecalciferol) ↑ reabsorción (por ↑ de PTH) | ↓ excreción de P (causada por ↓ de TFG) | ↓ (causada por ↓ de 1,25-dihi-droxicole-calciferol) | ↑ (causado por ↓ de excreción de P) |

cAMP: monofosfato de adenosina cíclico; PTH: hormona paratiroidea; TFG: tasa de filtración glomerular.

■ El cAMP generado como resultado de la acción de la PTH en el túbulo proximal se excreta en la orina (**cAMP urinario**).

**c. La PTH aumenta la reabsorción renal de Ca²⁺** en el **túbulo distal**, lo que también eleva el Ca²⁺ sérico.

**d. La PTH aumenta la absorción intestinal de Ca²⁺** de forma indirecta al estimular la producción de 1,25-dihidroxicolecalciferol en los riñones (*véase* VII C).

**3. Fisiopatología de la PTH** (tabla 7-12)

**a. Hiperparatiroidismo primario**

■ La causa más habitual es un **adenoma paratiroideo**.

■ Se caracteriza por lo siguiente:

**(1)** Elevación del calcio sérico (hipercalcemia).
**(2)** Descenso del fosfato sérico (hipofosfatemia).
**(3)** Aumento de la excreción urinaria de fosfato (efecto fosfatúrico de la PTH).
**(4)** Aumento de la excreción urinaria de Ca²⁺ (causada por la mayor carga filtrada de Ca²⁺).
**(5)** Elevación del cAMP urinario.
**(6)** Incremento de la reabsorción ósea.

**b. Hipercalcemia humoral de origen maligno**

■ Es causada por el **péptido relacionado con la PTH** (PTH-rp) secretado por algunos tumores malignos (p. ej., mama, pulmón). El PTH-rp tiene todas las acciones fisiológicas de la PTH, incluida la mayor reabsorción ósea y reabsorción renal de Ca²⁺ y la menor reabsorción renal de fosfato.

■ Se caracteriza por lo siguiente:

**(1)** Elevación del calcio sérico (hipercalcemia).
**(2)** Descenso del fosfato sérico (hipofosfatemia).
**(3)** Aumento de la excreción urinaria de fosfato (efecto fosfatúrico del PTH-rp).
**(4)** Descenso de la PTH sérica (por la inhibición de la retroalimentación del elevado Ca²⁺ sérico).

    ■ Puede tratarse con un inhibidor de la reabsorción ósea (p. ej., etidronato o pamidronato) y furosemida.

**c. Hipoparatiroidismo**

■ Es más frecuentemente un resultado de la **cirugía de la glándula tiroides**, o puede ser **congénita**.

■ Se caracteriza por lo siguiente:

**(1)** Descenso del calcio sérico (hipocalcemia) y **tetania**.
**(2)** Aumento del fosfato sérico (hiperfosfatemia).
**(3)** Decremento de la excreción urinaria de fosfato.

**d. Seudohipoparatiroidismo de tipo Ia: osteodistrofia hereditaria de Albright**

■ Es el resultado de una **proteína Gₛ defectuosa** en los riñones y los huesos, lo que produce una **resistencia de órganos específicos a la PTH**.

■ Se produce **hipocalcemia** e **hiperfosfatemia** (como en el hipoparatiroidismo), las cuales no son corregibles mediante la administración de PTH exógena.

■ Las **concentraciones de PTH circulante son elevadas** (estimuladas por la hipocalcemia).

**e. Insuficiencia renal crónica**

■ La disminución de la tasa de filtración glomerular conduce a una menor filtración de fosfato, a la retención de fosfato y al **aumento del fosfato sérico**.

■ El fosfato sérico alto forma complejos con el Ca²⁺ y hace que **disminuya el Ca²⁺ ionizado**.

■ La **menor producción de 1,25-dihidroxicolecalciferol** por parte del tejido renal enfermo también contribuye a la disminución del Ca²⁺ ionizado (*véase* VII C 1).

■ El descenso del Ca²⁺ causa un **hiperparatiroidismo secundario**.

■ La combinación de un aumento de las concentraciones de PTH y una disminución del 1,25-dihidroxicolecalciferol produce una **osteodistrofia renal**, en la que hay un aumento de la reabsorción ósea y osteomalacia.

**f. Hipercalcemia hipocalciúrica familiar (*véase* Correlación clínica: fármacos calcimiméticos)**

■ Es una alteración autosómica dominante con disminución de la excreción urinaria de Ca²⁺ (hipocalciuria) y aumento del Ca²⁺ sérico (hipercalcemia).

■ Es causada por mutaciones inactivadoras de los **receptores sensores de Ca²⁺** en las glándulas paratiroideas (las cuales regulan la secreción de la PTH) y en la rama ascendente gruesa de los riñones (la cual inhibe la reabsorción de Ca²⁺).

■ Si la concentración de $Ca^{2+}$ en suero es elevada, se une a los receptores sensores de $Ca^{2+}$ en la rama ascendente gruesa, inhibe el cotransporte de $Na^+$-$2Cl^-$-$K^+$ y la diferencia de potencial positivo del lumen y, por lo tanto, inhibe la reabsorción de $Ca^{2+}$; por ello, en general, una concentración elevada de $Ca^{2+}$ en suero causa un aumento de la excreción urinaria de $Ca^{2+}$.

■ Cuando los receptores renales están defectuosos, la concentración elevada de $Ca^{2+}$ en suero se percibe incorrectamente como «normal» y la reabsorción de $Ca^{2+}$ aumenta (lo que lleva a una disminución del $Ca^{2+}$ en la orina y a una disminución de la concentración de $Ca^{2+}$ en suero).

■ Los receptores de $Ca^{2+}$ en las glándulas paratiroideas también están defectuosos y perciben incorrectamente el aumento del $Ca^{2+}$ sérico como algo normal; la secreción de la PTH no se inhibe como lo haría en los individuos sanos.

---

**CORRELACIÓN CLÍNICA**

Los **fármacos calcimiméticos** se unen a los receptores sensores de $Ca^{2+}$ en las glándulas paratiroideas y en la rama ascendente gruesa, actuando así como agonistas del $Ca^{2+}$. Se utilizan para tratar el hiperparatiroidismo secundario (p. ej., en la enfermedad renal crónica).

---

**C. Vitamina D**

■ Proporciona $Ca^{2+}$ y fosfato al LEC para realizar la mineralización ósea.
■ En los niños, la insuficiencia de vitamina D produce **raquitismo**.
■ En los adultos, la insuficiencia de vitamina D causa **osteomalacia**.

**1. Metabolismo de la vitamina D** (fig. 7-14)

■ El colecalciferol, el 25-hidroxicolecalciferol y el 24,25-dihidroxicolecalciferol son inactivos.
■ La forma activa de la vitamina D es el **1,25-dihidroxicolecalciferol**.
■ La producción de 1,25-dihidroxicolecalciferol en el riñón es catalizada por la enzima 1α-hidroxilasa.
■ **La actividad de la 1α-hidroxilasa aumenta** debido a lo siguiente:

**a.** Disminución del calcio sérico.
**b.** Incremento de las concentraciones de PTH.
**c.** Descenso del fosfato sérico.

**2. Acciones del 1,25-dihidroxicolecalciferol**

■ Se coordinan para **aumentar tanto el $Ca^{2+}$ como el fosfato** en el LEC para **mineralizar el hueso nuevo**.

**a. Eleva la absorción intestinal de $Ca^{2+}$.** La proteína de unión al $Ca^{2+}$ dependiente de la vitamina D (**calbindina D-28K**) es inducida por el 1,25-dihidroxicolecalciferol.

■ La PTH aumenta la absorción intestinal de $Ca^{2+}$ indirectamente al estimular la 1α-hidroxilasa y elevar la producción de la forma activa de la vitamina D.

**b. Aumenta la absorción intestinal de fosfatos.**

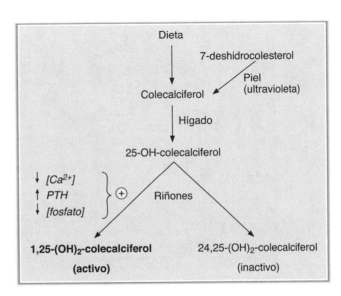

**FIGURA 7-14** Pasos y regulación en la síntesis del 1,25-dihidroxicolecalciferol. PTH: hormona paratiroidea.

**c. Incrementa la reabsorción renal de Ca²⁺ y fosfato,** de forma análoga a sus acciones en el intestino.

**d. Eleva la reabsorción ósea,** que aporta Ca²⁺ y fosfato del hueso «viejo» para mineralizar el hueso «nuevo».

## D. Calcitonina

- Es sintetizada y secretada por las **células parafoliculares** de la glándula tiroides.
- Es estimulada por un aumento del calcio sérico.
- Actúa principalmente para **inhibir la reabsorción ósea.**
- Puede utilizarse para **tratar la hipercalcemia.**

# VIII.  DIFERENCIACIÓN SEXUAL (FIG. 7-15)

- El **sexo genético** se define mediante los cromosomas sexuales: **XY** en los hombres y **XX** en las mujeres.
- El **sexo gonadal** se define mediante la presencia de **testículos** en los hombres y de **ovarios** en las mujeres.
- El **sexo fenotípico** se define mediante las características del **aparato genital** y los **genitales externos.**

## A. Fenotipo masculino

- Los testículos de los hombres gonadales secretan la **hormona antimülleriana** y la **testosterona.**
- La testosterona estimula el crecimiento y la diferenciación de los conductos de Wolff, los cuales se convierten en el aparato genital masculino.
- La hormona antimülleriana ocasiona la atrofia de los conductos de Müller (los cuales se habrían convertido en el aparato genital femenino).

## B. Fenotipo femenino

- Los ovarios de las mujeres gonadales secretan estrógenos, pero no la hormona antimülleriana ni la testosterona.
- Sin testosterona, los conductos de Wolff no se diferencian.
- Sin la hormona antimülleriana, los conductos de Müller no se suprimen y, por lo tanto, se desarrollan en el aparato genital femenino.

# IX.  REPRODUCCIÓN MASCULINA

## A. Síntesis de la testosterona (fig. 7-16)

- La testosterona es el principal andrógeno sintetizado y secretado por las **células de Leydig.**

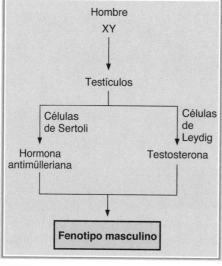
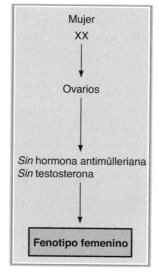

**FIGURA 7-15** Diferenciación sexual en hombres y mujeres.

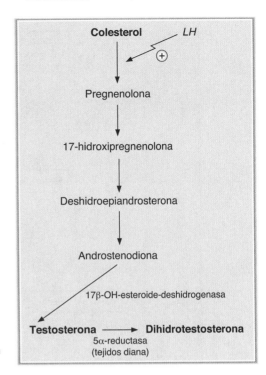

Colesterol *LH*

⊕

↓

Pregnenolona

↓

17-hidroxipregnenolona

↓

Deshidroepiandrosterona

↓

Androstenodiona

17β-OH-esteroide-deshidrogenasa

**Testosterona** ⟶ **Dihidrotestosterona**
5α-reductasa
(tejidos diana)

**FIGURA 7-16** Síntesis de la testosterona. LH: hormona luteinizante.

■ Estas células no contienen 21β-hidroxilasa ni 11β-hidroxilasa (a diferencia de la corteza suprarrenal) y, por lo tanto, no sintetizan glucocorticoides ni mineralocorticoides.

■ La LH (en una acción análoga a la de la ACTH en la corteza suprarrenal) aumenta la síntesis de la testosterona al estimular la colesterol-desmolasa, el primer paso de la vía.

■ Los órganos sexuales accesorios (p. ej., la **próstata**) contienen la **5α-reductasa**, la cual convierte la testosterona en su forma activa, la dihidrotestosterona.

■ **Los inhibidores de la 5α-reductasa (finasterida)** pueden utilizarse para tratar la **hiperplasia prostática benigna** porque bloquean la activación de la testosterona en dihidrotestosterona en la próstata.

**B. Regulación de los testículos (fig. 7-17)**

**1. Control hipotalámico: GnRH**

■ Los núcleos arqueados del hipotálamo secretan la GnRH en la sangre portal hipotalámica-hipofisaria. La GnRH estimula la hipófisis anterior para que secrete la FSH y la LH.

**2. Hipófisis anterior: FSH y LH**

■ **La FSH actúa en las células de Sertoli** para mantener la **espermatogénesis**. Las células de Sertoli también secretan **inhibina**, la cual participa en la retroalimentación negativa de la secreción de la FSH.

■ **La LH actúa en las células de Leydig** para promover la **síntesis de testosterona**. La testosterona actúa mediante un mecanismo paracrino intratesticular para reforzar los efectos espermatogénicos de la FSH en las células de Sertoli.

**3. Control de la retroalimentación negativa: testosterona e inhibina**

■ **La testosterona inhibe la secreción de LH** al limitar la liberación de GnRH del hipotálamo y al inhibir directamente la liberación de LH de la hipófisis anterior.

■ La **inhibina** (producida por las células de Sertoli) **inhibe la secreción de FSH** de la hipófisis anterior.

**C. Acciones de la testosterona o la dihidrotestosterona**

**1. Acciones de la testosterona**

■ Diferenciación del epidídimo, los conductos deferentes y las vesículas seminales

■ Estirón puberal

■ Cese del crecimiento puberal (cierre epifisario)

■ Libido

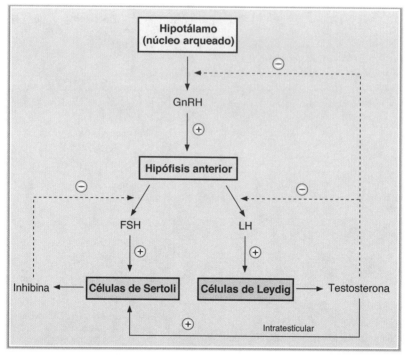

**FIGURA 7-17** Control de las hormonas reproductivas masculinas. FSH: hormona foliculoestimulante; GnRH: hormona liberadora de gonadotropina; LH: hormona luteinizante.

- Espermatogénesis en las células de Sertoli (efecto paracrino)
- Agravamiento de la voz
- Aumento de la masa muscular
- Crecimiento del pene y de las vesículas seminales
- Retroalimentación negativa en la hipófisis anterior

**2. Acciones de la dihidrotestosterona**

- Diferenciación del pene, el escroto y la próstata
- Patrón de pelo masculino
- Calvicie con patrón masculino
- Actividad de las glándulas sebáceas
- Crecimiento de la próstata

**3. Trastorno de insensibilidad a los andrógenos (síndrome de feminización testicular)**

- El trastorno es provocado por la **deficiencia de los receptores de andrógenos** en los tejidos diana de los hombres.
- Las acciones de la testosterona y la dihidrotestosterona en los tejidos diana están ausentes.
- Hay **genitales externos femeninos** («por defecto») y no hay aparato genital.
- Las concentraciones de testosterona están elevadas debido a la falta de receptores para esta hormona en la hipófisis anterior (falta de inhibición de la retroalimentación).

**D. Pubertad (masculina y femenina)**

- Se inicia con el comienzo de la **liberación pulsátil de GnRH** desde el hipotálamo.
- La FSH y la LH son, a su vez, secretadas de forma pulsátil.
- La GnRH **aumenta de forma regulada** su propio receptor en la hipófisis anterior.

**E. Variación de las concentraciones de FSH y LH a lo largo de la vida (en hombres y mujeres)**

**1.** En la infancia, las concentraciones hormonales son más bajas y la FSH es superior a la LH.

**2.** En la pubertad y durante los años reproductivos, las concentraciones hormonales aumentan y la LH es superior a la FSH.

**3.** En la senectud, las concentraciones hormonales son más altas y la FSH es superior a la LH.

# X. REPRODUCCIÓN FEMENINA

**A. Síntesis de los estrógenos y la progesterona (fig. 7-18)**

- Las **células de la teca** producen androstenodiona (que es estimulada en el primer paso por la LH). La androstenodiona se difunde a las **células de la granulosa** cercanas, las cuales contienen 17β-hidroxiesteroide-deshidrogenasa, que convierte la androstenodiona en testosterona, y aromatasa, que convierte la testosterona en 17β-estradiol (estimulada por la FSH).

**B. Regulación de los ovarios**

**1. Control hipotalámico: GnRH**

- Al igual que en el hombre, la GnRH pulsátil estimula la hipófisis anterior para que secrete FSH y LH.

**2. Lóbulo anterior de la hipófisis: FSH y LH**

- La FSH y la LH estimulan lo siguiente en los ovarios:

**a.** Esteroidogénesis en el folículo ovárico y el cuerpo lúteo
**b.** Desarrollo folicular más allá del estadio antral
**c.** Ovulación
**d.** Luteinización

**3. Control de la retroalimentación negativa y positiva: estrógenos y progesterona** (tabla 7-13)

- Las células de la granulosa secretan inhibina, la cual inhibe la secreción de la FSH.
- Las células de la granulosa secretan andrógenos, los cuales estimulan la secreción de la FSH.

**C. Acciones de los estrógenos**

**1.** Tienen efectos de retroalimentación tanto negativa como positiva en la secreción de FSH y LH.
**2.** Maduran y mantienen las trompas uterinas, el útero, el cuello uterino y la vagina.
**3.** Llevan al desarrollo de los caracteres sexuales secundarios femeninos en la pubertad.
**4.** Dan lugar al desarrollo de las mamas.
**5.** Aumentan de forma regulada los receptores de estrógenos, la LH y la progesterona.
**6.** Producen la proliferación y el desarrollo de las células de la granulosa de los ovarios.

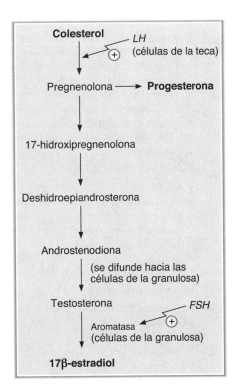

**FIGURA 7-18** Síntesis de los estrógenos y la progesterona. FSH: hormona foliculoestimulante; LH: hormona luteinizante.

| T a b l a **7-13** | Control de retroalimentación negativa y positiva del ciclo menstrual | |
|---|---|---|
| **Fase del ciclo menstrual** | **Hormona** | **Tipo de retroalimentación y sitio** |
| Folicular | Estrógenos | Negativa; hipófisis anterior |
| Intermenstrual | Estrógenos | Positiva; hipófisis anterior |
| Luteínica | Estrógenos | Negativa; hipófisis anterior |
|  | Progesterona | Negativa; hipófisis anterior |

**7.** En el embarazo, estimulan el crecimiento del miometrio y del sistema ductal en las mamas.

**8.** En el embarazo, estimulan la secreción de la prolactina (pero luego bloquean su acción en las mamas).

**9.** Aumentan la contractilidad uterina.

## D. Acciones de la progesterona

**1.** Tiene efectos de retroalimentación negativa en la secreción de la FSH y la LH durante la fase luteínica.

**2.** Mantiene la actividad secretora del útero durante la fase luteínica.

**3.** Durante el embarazo, mantiene el revestimiento del endometrio.

**4.** Disminuye la contractilidad uterina.

**5.** Participa en el desarrollo de las mamas.

## E. Ciclo menstrual (fig. 7-19)

### 1. Fase folicular (días 0-14)

- **Un folículo primordial se desarrolla** hasta el estadio de folículo ovárico maduro, con atresia de los folículos vecinos.
- Los receptores de la LH y la FSH están regulados al alza en las células de la teca y de la granulosa.
- Las **concentraciones de estradiol aumentan** y ocasionan la **proliferación del útero**.
- Las **concentraciones de FSH y LH son reducidas** por el efecto de retroalimentación negativa del estradiol en la hipófisis anterior.
- Las concentraciones de progesterona son bajas.

### 2. Ovulación (día 14)

- Se produce 14 días antes de la menstruación, sin importar la duración del ciclo. Así, en un ciclo de 28 días, la ovulación se produce el día 14; en un ciclo de 35 días, se produce el día 22.
- Una ráfaga de síntesis de estradiol al final de la fase folicular tiene un efecto de **retroalimentación positiva** en la secreción de FSH y LH (**aumento de la LH**).
- La **ovulación** es resultado del **aumento repentino de la LH inducido por los estrógenos**.
- Las concentraciones de estrógenos disminuyen justo después de la ovulación (pero vuelven a incrementarse durante la fase luteínica).
- El **moco cervical aumenta** en cantidad; se vuelve menos viscoso y más penetrable para los espermatozoides.

### 3. Fase luteínica (días 14-28)

- El **cuerpo lúteo** comienza a desarrollarse y **sintetiza estrógenos y progesterona**.
- **La vascularidad y la actividad secretora del endometrio aumentan** para preparar la recepción de un óvulo fecundado.
- **La temperatura corporal basal se eleva** debido al efecto de la progesterona en el centro termorregulador hipotalámico.
- Si no se produce la fecundación, **el cuerpo lúteo retrocede** al final de la fase luteínica. Como resultado, las concentraciones de estradiol y progesterona descienden bruscamente.

### 4. Menstruación (días 0-4)

- **El endometrio se desprende** debido a la privación brusca del estradiol y la progesterona.

## F. Embarazo (fig. 7-20)

- Se caracteriza por el incremento constante de las concentraciones de estrógenos y progesterona, las cuales mantienen el endometrio para el feto, reducen la función folicular ovárica (mediante la inhibición de la secreción de la FSH y la LH) y estimulan el desarrollo de las mamas.

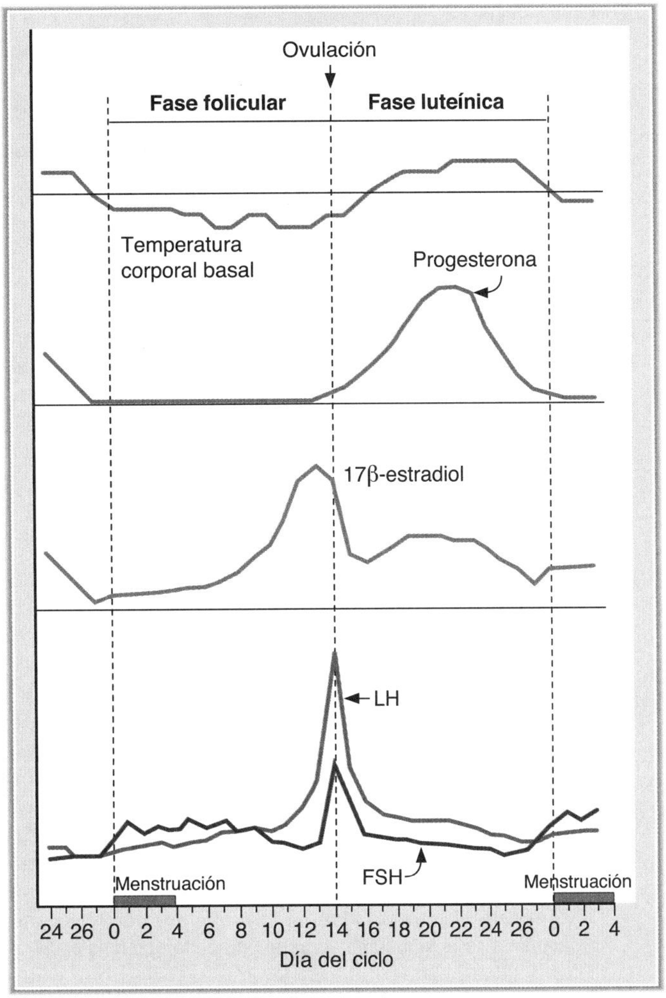

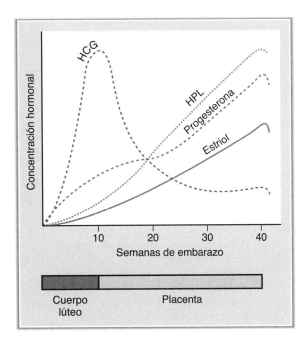

Ovulación
Fase folicular
Fase luteínica
Temperatura
corporal basal
Progesterona
17β-estradiol
LH
FSH
Menstruación
Menstruación
24 26 0 2 4 6 8 10 12 14 16 18 20 22 24 26 0 2 4
Día del ciclo

**FIGURA 7-19** Ciclo menstrual. FSH: hormona foliculoestimulante; LH: hormona luteinizante.

HCG
HPL
Progesterona
Estriol
Concentración hormonal
10
20
30
40
Semanas de embarazo
Cuerpo
lúteo
Placenta

**FIGURA 7-20** Concentraciones hormonales durante el embarazo. HCG: gonadotropina coriónica humana; HPL: lactógeno placentario humano.

### 1. Fecundación

- Si **se produce la fecundación**, el cuerpo lúteo es rescatado de la regresión por la **gonadotropina coriónica humana** (HCG, *human chorionic gonadotropin*), la cual es producida por la placenta.

### 2. Primer trimestre

- El cuerpo lúteo (estimulado por la **HCG**) es responsable de la producción del estradiol y la progesterona.
- Las concentraciones máximas de la HCG se producen en la novena semana de embarazo y luego descienden.

### 3. Segundo y tercer trimestres

- La **progesterona** es producida por la placenta.
- Los **estrógenos** son producidos por la interacción de la **glándula suprarrenal fetal** y la placenta. La glándula suprarrenal fetal sintetiza el sulfato de deshidroepiandrosterona, el cual luego se hidroxila en el hígado del feto. Estos intermediarios se transfieren a la placenta, donde las enzimas eliminan el sulfato y se aromatizan a estrógenos. **El principal estrógeno de la placenta es el estriol.**
- El **lactógeno placentario humano** se produce durante todo el embarazo. Sus acciones son similares a las de la hormona del crecimiento y la prolactina.

### 4. Parto

- A lo largo del embarazo, los estrógenos aumentan la contractilidad uterina y la progesterona la disminuye.
- Cerca del término, la relación estrógenos-progesterona se incrementa, lo que hace que el útero sea más sensible a los estímulos contráctiles. La respuesta del útero a los estrógenos aumenta y la respuesta a la progesterona disminuye.
- **Distensión del útero.** Una vez que el feto alcanza un tamaño importante, la distensión del útero aumenta su contractilidad, lo que genera las contracciones de Braxton-Hicks.
- El **aumento de los receptores uterinos de la PGF$_{2\alpha}$ y la oxitocina** incrementa la respuesta del útero a las acciones contráctiles de las prostaglandinas y la oxitocina.
- **Incremento de la producción uterina de prostaglandinas PGE$_2$ y PGF$_{2\alpha}$.** Las prostaglandinas elevan la contractilidad de las células del músculo liso uterino, promueven la formación de uniones entre las células del músculo liso uterino para permitir la contracción sincrónica y producen el ablandamiento, el adelgazamiento (borramiento) y la dilatación del cuello uterino.
- **Aumento de la secreción de oxitocina de la hipófisis posterior materna.** La oxitocina es un potente estimulante de las contracciones uterinas (se emplea para inducir el parto). Las concentraciones de oxitocina se incrementan durante el embarazo *y*, hacia el término, los receptores uterinos de la oxitocina están regulados al alza.

### 5. Períodos del parto

  a. **Período 0.** El útero está inactivo y el cuello uterino está cerrado. Hacia el final del período 0, comienzan las contracciones de Braxton-Hicks.
  b. **Período de dilatación.** Los receptores de los estímulos contráctiles (PGF$_{2\alpha}$ y oxitocina) están regulados al alza.
  c. **Período expulsivo.** Las concentraciones de PGF$_{2\alpha}$ y las uniones comunicantes aumentan, y hay una mayor capacidad de respuesta del útero a la PGF$_{2\alpha}$ y a la oxitocina. Las contracciones uterinas empujan al feto hacia el cuello uterino, este se dilata y, finalmente, se produce la expulsión del feto y la placenta.
  d. **Alumbramiento.** La oxitocina produce potentes contracciones uterinas, y el feto y la placenta son expulsados. La oxitocina constriñe las arteriolas espirales para limitar la hemorragia posparto. Tras la expulsión de la placenta, las concentraciones hormonales vuelven a sus valores previos al embarazo, excepto la prolactina, cuyas concentraciones se mantienen elevadas si la madre amamanta al lactante.

### 6. Lactancia

- Los estrógenos y la progesterona estimulan el crecimiento y el desarrollo de las mamas durante todo el embarazo.
- **Las concentraciones de prolactina se elevan de forma constante durante el embarazo** porque los estrógenos estimulan la secreción de la prolactina de la hipófisis anterior.
- **La lactancia no se produce durante el embarazo porque los estrógenos y la progesterona bloquean la acción de la prolactina en las mamas.**

- Tras el parto, las concentraciones de los estrógenos y la progesterona disminuyen bruscamente y se produce la lactancia.
- La lactancia se mantiene mediante la succión, la cual estimula la secreción de la oxitocina y la prolactina.
- La **ovulación se inhibe** mientras continúa la lactancia porque la prolactina tiene los siguientes efectos:

  **a.** Inhibe la secreción hipotalámica de la GnRH.
  **b.** Inhibe la acción de la GnRH en la hipófisis anterior y, en consecuencia, inhibe la secreción de la LH y la FSH.
  **c.** Antagoniza las acciones de la LH y la FSH en los ovarios.

## G. Menopausia («climaterio»)

- Es el cese de los ciclos menstruales y señala el fin de la función reproductiva en la mujer.
- La secreción de estrógenos disminuye y luego cesa. Debido a la reducción de las concentraciones de estrógenos, hay una disminución de la retroalimentación negativa en la hipófisis anterior y, en consecuencia, un aumento de la secreción de la FSH y la LH.
- Los síntomas de la menopausia incluyen la atrofia del epitelio vaginal, la disminución de las secreciones vaginales, la relajación pélvica, la pérdida de tono vaginal, la reducción de la masa mamaria, la aceleración de la pérdida ósea y la osteoporosis, la inestabilidad vascular («sofocos» y sudores nocturnos), los trastornos del sueño y los cambios de humor.
- El tratamiento de reposición hormonal tiene como objetivo reemplazar la fuente ovárica de estrógenos para reducir los síntomas de la menopausia; en las mujeres con útero, se administra progesterona con estrógenos para reducir el riesgo de cáncer de endometrio.
- Los **moduladores selectivos de los receptores de estrógenos** interactúan con los receptores de los estrógenos y actúan como agonistas o antagonistas de los estrógenos, dependiendo del tejido diana. Por ejemplo, el tamoxifeno y el raloxifeno son agonistas de los estrógenos en los huesos y el aparato cardiovascular, pero son antagonistas de los estrógenos en las mamas y el útero.

# Autoevaluación

**Reactivos 1-5.**

Utilice el siguiente gráfico, el cual muestra los cambios durante el ciclo menstrual, para responder a los reactivos 1-5.

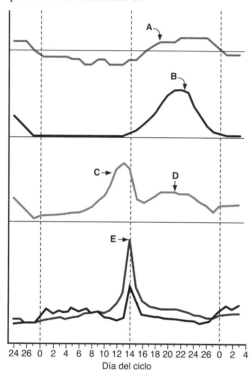

24 26 0 2 4 6 8 10 12 14 16 18 20 22 24 26 0 2 4

Día del ciclo

**1.** El aumento mostrado en el punto A se debe al efecto de:

**(A)** Estrógenos en la hipófisis anterior
**(B)** Progesterona en el hipotálamo
**(C)** FSH en los ovarios
**(D)** LH en la hipófisis anterior
**(E)** Prolactina en los ovarios

**2.** ¿De cuál sustancia describe la curva B las concentraciones en sangre?

**(A)** Estradiol
**(B)** Estriol
**(C)** Progesterona
**(D)** FSH
**(E)** LH

**3.** El origen del aumento de la concentración indicado en el punto C es:

**(A)** Hipotálamo
**(B)** Hipófisis anterior
**(C)** Cuerpo lúteo
**(D)** Ovarios
**(E)** Corteza suprarrenal

**4.** El origen del aumento de la concentración en el punto D es:

**(A)** Ovarios
**(B)** Corteza suprarrenal
**(C)** Cuerpo lúteo
**(D)** Hipotálamo
**(E)** Hipófisis anterior

**5.** La causa del aumento repentino que se muestra en el punto E es:

**(A)** Retroalimentación negativa de la progesterona en el hipotálamo
**(B)** Retroalimentación negativa de los estrógenos en la hipófisis anterior
**(C)** Retroalimentación negativa de la FSH en los ovarios
**(D)** Retroalimentación positiva de la FSH en los ovarios
**(E)** Retroalimentación positiva de los estrógenos en la hipófisis anterior

**6.** Mujer de 41 años de edad tiene hipocalcemia, hiperfosfatemia y una menor excreción de fosfato en la orina. La inyección de PTH produce un aumento del cAMP en la orina. El diagnóstico más probable es:

**(A)** Hiperparatiroidismo primario
**(B)** Intoxicación por vitamina D
**(C)** Deficiencia de vitamina D
**(D)** Hipoparatiroidismo después de la cirugía de glándula tiroides
**(E)** Seudohipoparatiroidismo

**7.** ¿Cuál de las siguientes hormonas actúa en sus tejidos diana mediante un mecanismo de acción de hormona esteroidea?

**(A)** Hormona tiroidea
**(B)** PTH
**(C)** ADH en el túbulo colector
**(D)** Agonistas adrenérgicos $\beta_1$
**(E)** Glucagón

**8.** A un hombre de 38 años de edad que tiene galactorrea se le descubre un prolactinoma. Su médico le trata con bromocriptina, la cual elimina la galactorrea. La base de la acción terapéutica de la bromocriptina es que:

**(A)** Antagoniza la acción de la prolactina en las mamas
**(B)** Potencia la acción de la prolactina en las mamas
**(C)** Inhibe la liberación de la prolactina de la hipófisis anterior
**(D)** Inhibe la liberación de la prolactina del hipotálamo
**(E)** Potencia la acción de la dopamina en la hipófisis anterior

**9.** ¿Cuál de las siguientes hormonas se origina en la hipófisis anterior?

**(A)** Dopamina
**(B)** GHRH
**(C)** Somatostatina
**(D)** GnRH
**(E)** TSH
**(F)** Oxitocina
**(G)** Testosterona

**10.** ¿Cuál de las siguientes funciones de las células de Sertoli media el control de la retroalimentación negativa de la secreción de la FSH?

**(A)** Síntesis de la inhibina
**(B)** Síntesis de la testosterona
**(C)** Aromatización de la testosterona
**(D)** Mantenimiento de la barrera sangre-testículos

**11.** ¿Cuál de las siguientes sustancias deriva de la POMC?

**(A)** ACTH
**(B)** FSH
**(C)** Melatonina
**(D)** Cortisol
**(E)** Deshidroepiandrosterona

**12.** ¿Cuál de los siguientes factores inhibe la secreción de la hormona del crecimiento por parte de la hipófisis anterior?

**(A)** Sueño
**(B)** Estrés
**(C)** Pubertad
**(D)** Somatomedinas
**(E)** Inanición
**(F)** Hipoglucemia

**13.** ¿La destrucción selectiva de la zona glomerular de la corteza suprarrenal produciría una deficiencia de qué hormona?

**(A)** Aldosterona
**(B)** Androstenodiona
**(C)** Cortisol
**(D)** Deshidroepiandrosterona
**(E)** Testosterona

**14.** ¿Cuál de las siguientes razones explica la inhibición de la lactancia durante el embarazo?

**(A)** Las concentraciones de prolactina en sangre son demasiado bajas para la producción de leche
**(B)** Las concentraciones de lactógeno placentario humano son demasiado bajas para que haya producción de leche
**(C)** La glándula suprarrenal fetal no produce suficiente estriol
**(D)** Las concentraciones de estrógenos y progesterona en sangre son elevadas
**(E)** La hipófisis anterior materna se suprime

**15.** ¿Qué paso de la biosíntesis de las hormonas esteroideas, si se inhibe, bloquea la producción de todos los compuestos androgénicos pero no bloquea la producción de glucocorticoides?

**(A)** Colesterol → pregnenolona
**(B)** Progesterona → 11-desoxicorticosterona
**(C)** 17-hidroxipregnenolona → deshidroepiandrosterona
**(D)** Testosterona → estradiol
**(E)** Testosterona → dihidrotestosterona

**16.** Una mujer de 46 años de edad tiene hirsutismo, hiperglucemia, obesidad, atrofia muscular y aumento de las concentraciones circulantes de ACTH. La causa más probable de sus síntomas es:

**(A)** Insuficiencia corticosuprarrenal primaria (enfermedad de Addison)
**(B)** Feocromocitoma
**(C)** Sobreproducción primaria de la ACTH (enfermedad de Cushing)
**(D)** Tratamiento con glucocorticoides exógenos
**(E)** Hipofisectomía

**17.** ¿Cuál de los siguientes factores disminuye la conversión del 25-hidroxicolecalciferol en 1,25-dihidroxicolecalciferol?

**(A)** Dieta pobre en $Ca^{2+}$
**(B)** Hipocalcemia
**(C)** Hiperparatiroidismo
**(D)** Hipofosfatemia
**(E)** Insuficiencia renal crónica

**18.** El aumento de la secreción de la ACTH sería de esperar en los pacientes:

**(A)** Con insuficiencia corticosuprarrenal crónica (enfermedad de Addison)
**(B)** Con hiperplasia corticosuprarrenal primaria

**(C)** Que reciben glucocorticoides para la inmunodepresión después de un trasplante renal

**(D)** Con concentraciones elevadas de la angiotensina II

**19.** ¿Cuál de las siguientes situaciones se espera en un paciente con enfermedad de Graves?

**(A)** Sensibilidad al frío
**(B)** Aumento de peso
**(C)** Disminución del consumo de $O_2$
**(D)** Reducción del gasto cardíaco
**(E)** Párpados caídos
**(F)** Atrofia de la glándula tiroides
**(G)** Aumento de las concentraciones de TSH
**(H)** Aumento de las concentraciones de $T_3$

**20.** ¿Cuál de las siguientes sustancias tiene concentraciones en sangre disminuidas en la enfermedad de Graves?

**(A)** $T_3$
**(B)** $T_4$
**(C)** DIT
**(D)** TSH
**(E)** $I^-$

**21.** ¿Cuál de las siguientes hormonas actúa mediante un mecanismo de acción $IP_3$-$Ca^{2+}$?

**(A)** 1,25-dihidroxicolecalciferol
**(B)** Progesterona
**(C)** Insulina
**(D)** PTH
**(E)** GNRH

**22.** ¿Qué paso de la biosíntesis de las hormonas esteroideas es estimulado por la ACTH?

**(A)** Colesterol → pregnenolona
**(B)** Progesterona → 11-desoxicorticosterona
**(C)** 17-hidroxipregnenolona → deshidroepiandrosterona
**(D)** Testosterona → estradiol
**(E)** Testosterona → dihidrotestosterona

**23.** La fuente de estrógenos durante el segundo y el tercer trimestres del embarazo es:

**(A)** Cuerpo lúteo
**(B)** Ovarios maternos
**(C)** Ovarios fetales
**(D)** Placenta
**(E)** Ovarios maternos y glándula suprarrenal fetal
**(F)** Glándula suprarrenal materna e hígado fetal
**(G)** Glándula suprarrenal fetal, hígado fetal y placenta

**24.** ¿Cuál de las siguientes causas aumenta la secreción de aldosterona?

**(A)** Disminución de la volemia
**(B)** Administración de un inhibidor de la enzima convertidora de angiotensina
**(C)** Hiperosmolaridad
**(D)** Hipocalemia

**25.** La secreción de la oxitocina aumenta con:

**(A)** Expulsión de la leche
**(B)** Dilatación del cuello uterino
**(C)** Aumento de la prolactina
**(D)** Incremento del volumen de LEC
**(E)** Elevación de la osmolaridad sérica

**26.** Una persona de 61 años de edad con hipertiroidismo es tratada con propilitiouracilo. El fármaco reduce la síntesis de las hormonas tiroideas porque inhibe la oxidación de:

**(A)** $T_3$
**(B)** $T_4$
**(C)** DIT
**(D)** TSH
**(E)** $I^-$

**27.** Una paciente de 39 años de edad con diabetes mellitus de tipo I no tratada es llevado al servicio de urgencias. Se espera que una inyección de insulina produzca en el paciente un aumento de:

**(A)** Concentración de glucosa en orina
**(B)** Concentración de glucosa en sangre
**(C)** Concentración de $K^+$ en sangre
**(D)** pH de la sangre
**(E)** Frecuencia respiratoria

**28.** ¿Cuál de los siguientes resultados es la acción de la PTH en el túbulo renal?

**(A)** Inhibición de la 1α-hidroxilasa
**(B)** Estimulación de la reabsorción de $Ca^{2+}$ en el túbulo distal
**(C)** Estimulación de la reabsorción de fosfato en el túbulo proximal
**(D)** Interacción con los receptores de la membrana luminal de las células tubulares proximales
**(E)** Disminución de la excreción urinaria de cAMP

**29.** ¿Qué paso de la biosíntesis de las hormonas esteroideas se produce en los tejidos diana sexuales accesorios del hombre y es catalizado por la 5α-reductasa?

**(A)** Colesterol → pregnenolona
**(B)** Progesterona → 11-desoxicorticosterona

**(C)** 17-hidroxipregnenolona →
deshidroepiandrosterona
**(D)** Testosterona → estradiol
**(E)** Testosterona → dihidrotestosterona

**30.** ¿Cuál de las siguientes secreciones pancreáticas tiene un receptor con cuatro subunidades, dos de las cuales tienen actividad de tirosina-cinasa?

**(A)** Insulina
**(B)** Glucagón
**(C)** Somatostatina
**(D)** Lipasa pancreática

**31.** A una chica de 16 años de edad, aparentemente sana, se le diagnostica un trastorno de insensibilidad a los andrógenos. Nunca ha tenido un ciclo menstrual y se descubre que tiene una vagina ciega; no tiene útero, cuello uterino ni ovarios; tiene un genotipo 46 XY; y tiene testículos intraabdominales. Su testosterona sérica es elevada. ¿Cuál de las siguientes características es causada por la falta de receptores de andrógenos?

**(A)** Genotipo 46 XY
**(B)** Testículos
**(C)** Testosterona sérica elevada
**(D)** Falta de útero y cuello uterino
**(E)** Falta de ciclos menstruales

**Reactivos 32-34.**
Un hombre de 76 años de edad con cáncer de pulmón está letárgico y excreta grandes volúmenes de orina. Tiene sed y bebe agua casi constantemente. Los valores de las pruebas de laboratorio revelan una concentración sérica de $Ca^{2+}$ elevada de 18 mg/dL, así como una osmolaridad sérica alta de 310 mOsm/L y una osmolaridad urinaria de 90 mOsm/L. La administración de un análogo de la ADH no modifica su osmolaridad sérica o urinaria.

**32.** La concentración sérica de ADH del hombre está:

**(A)** Disminuida porque el exceso de consumo de agua ha reducido la secreción de la ADH
**(B)** Disminuida porque su hipófisis posterior no está secretando la ADH
**(C)** Normal
**(D)** Aumentada porque la elevada osmolaridad sérica ha estimulado la secreción de la ADH
**(E)** Aumentada porque su sed extrema ha estimulado directamente la secreción de la ADH

**33.** La causa del exceso de volumen de orina del paciente es:

**(A)** Deshidratación
**(B)** Síndrome de secreción inadecuada de hormona antidiurética
**(C)** Diabetes insípida central
**(D)** Diabetes insípida nefrógena

**34.** El tratamiento más adecuado es un:

**(A)** Antagonista de la ADH
**(B)** Análogo de la ADH
**(C)** Análogo de la PTH
**(D)** Solución salina al 0.45%
**(E)** Pamidronato más furosemida

# Respuestas y explicaciones

1. **B [X E 3; figura 7-19].** La curva A muestra la temperatura corporal basal. El aumento de la temperatura se produce como resultado de las elevadas concentraciones de progesterona durante la fase luteínica (secretora) del ciclo menstrual. La progesterona eleva el punto de ajuste para la temperatura en el centro termorregulador hipotalámico.

2. **C [X E 3; figura 7-19].** La progesterona se secreta durante la fase luteínica del ciclo menstrual.

3. **D [X A, E 1; figura 7-19].** La curva muestra las concentraciones de estradiol en sangre. La fuente del aumento de la concentración de estradiol que se muestra en el punto C son las células de la granulosa ovárica, las cuales contienen altas concentraciones de aromatasa y convierten la testosterona en estradiol.

4. **C [X E 3; figura 7-19].** La curva muestra las concentraciones de estradiol en sangre. Durante la fase luteínica del ciclo, la fuente del estradiol es el cuerpo lúteo. El cuerpo lúteo prepara al útero para recibir un óvulo fecundado.

5. **E [X E 2; figura 7-20].** El punto E muestra el aumento de la LH que inicia la ovulación en la mitad del ciclo. La elevación de la LH es producida por el incremento de las concentraciones de estrógenos del folículo ovárico en desarrollo. El aumento de los estrógenos, mediante retroalimentación positiva, estimula la hipófisis anterior para que secrete la LH y FSH.

6. **D [VII B 3 b].** Un $Ca^{2+}$ en sangre bajo y un fosfato en sangre alto son compatibles con el hipoparatiroidismo. La falta de PTH disminuye la reabsorción ósea, reduce la reabsorción renal de $Ca^{2+}$ y aumenta la reabsorción renal de fosfato (causando una concentración baja de fosfato urinario). Dado que la paciente respondió a la PTH exógena con un aumento del cAMP urinario, la proteína G que acopla el receptor de la PTH a la adenilato-ciclasa es aparentemente normal. En consecuencia, se descarta el seudohipoparatiroidismo. La intoxicación por vitamina D causaría hipercalcemia, no hipocalcemia. La insuficiencia de vitamina D causaría hipocalcemia e hipofosfatemia.

7. **A [II E; tabla 7-2].** La hormona tiroidea, una amina, actúa en sus tejidos diana mediante un mecanismo de hormona esteroidea, induciendo la síntesis de nuevas proteínas. La acción de la ADH en el túbulo colector (receptores $V_2$) está mediada por el cAMP, aunque la otra acción de la ADH (músculo liso vascular, receptores $V_1$) está mediada por el $IP_3$. La PTH, los agonistas $\beta_1$ y el glucagón actúan a través de mecanismos de acción del cAMP.

8. **C [III B 4 a (1), c (2)].** La bromocriptina es un agonista de la dopamina. La secreción de la prolactina por parte de la hipófisis anterior es inhibida tónicamente por la secreción de dopamina del hipotálamo. Así, un agonista de la dopamina actúa como la dopamina: inhibe la secreción de la prolactina de la hipófisis anterior.

9. **E [III B; tabla 7-1].** La TSH es secretada por la hipófisis anterior. El hipotálamo secreta dopamina, GHRH, somatostatina y GnRH. La oxitocina es secretada por la hipófisis posterior. La testosterona es secretada por los testículos.

10. **A [IX B 2, 3].** La inhibina es producida por las células de Sertoli de los testículos cuando son estimuladas por la FSH. Inhibe entonces la secreción adicional de la FSH mediante retroalimentación negativa en la hipófisis anterior. Las células de Leydig sintetizan la testosterona. La testosterona se aromatiza en los ovarios.

11. **A [III B 1, 2; figura 7-5].** La POMC es la molécula original en la hipófisis anterior de la ACTH, las endorfinas β, la lipotropina α y la lipotropina β (y en el lóbulo intermedio de la MSH). La FSH no es un miembro de esta «familia»; más bien es un miembro de la «familia» de la TSH y de la LH. La MSH, un componente de la POMC y la ACTH, puede estimular la producción de la melatonina. El cortisol y la deshidroepiandrosterona son producidos por la corteza suprarrenal.

12. **D [III B 3 a]**. La hormona del crecimiento se secreta de forma pulsátil, con una gran ráfaga durante el sueño profundo (fase de sueño 3 o 4). La secreción de la hormona del crecimiento aumenta con el sueño, el estrés, la pubertad, la inanición y la hipoglucemia. Las somatomedinas se generan cuando la hormona del crecimiento actúa en sus tejidos diana; inhiben la secreción de la hormona del crecimiento por parte de la hipófisis anterior, tanto directa como indirectamente (estimulando la liberación de la somatostatina).

13. **A [V A 1; figura 7-10]**. La aldosterona se produce en la zona glomerular de la corteza suprarrenal porque esa capa contiene la enzima para la conversión de la corticosterona en aldosterona (aldosterona-sintasa). El cortisol se produce en la zona fasciculada. La androstenodiona y la deshidroepiandrosterona se forma en la zona reticular. La testosterona se sintetiza en los testículos, no en la corteza suprarrenal.

14. **D [X F 5]**. Aunque las altas concentraciones circulantes de estrógenos estimulan la secreción de prolactina durante el embarazo, la acción de la prolactina en las mamas es inhibida por la progesterona y los estrógenos. Después del parto, las concentraciones de progesterona y estrógenos disminuyen drásticamente. La prolactina puede entonces interactuar con sus receptores en las mamas, y la lactancia procede si se inicia con la succión.

15. **C [figura 7-11]**. La conversión de la 17-hidroxipregnenolona en la deshidroepiandrosterona (así como la conversión de la 17-hidroxiprogesterona en la androstenodiona) es catalizada por la 17,20-liasa. Si se inhibe este proceso, se detiene la síntesis de los andrógenos.

16. **C [V A 5 b]**. Esta mujer tiene los síntomas clásicos de una elevación primaria de la ACTH (enfermedad de Cushing). El incremento de la ACTH estimula la sobreproducción de los glucocorticoides y los andrógenos. El tratamiento con dosis farmacológicas de glucocorticoides produciría síntomas similares, excepto que las concentraciones circulantes de ACTH serían bajas debido a la inhibición de la retroalimentación negativa tanto a nivel hipotalámico (CRH) como hipofisario anterior (ACTH). La enfermedad de Addison es causada por una insuficiencia corticosuprarrenal primaria. Aunque un paciente con la enfermedad de Addison tendría concentraciones aumentadas de ACTH (debido a la pérdida de la inhibición de la retroalimentación negativa), los síntomas serían de deficiencia de glucocorticoides, no de exceso. La hipofisectomía eliminaría la fuente de la ACTH. Un *feocromocitoma* es un tumor de la médula suprarrenal que secreta catecolaminas.

17. **E [VII C 1]**. La deficiencia de $Ca^{2+}$ (dieta pobre en $Ca^{2+}$ o hipocalcemia) activa la 1α-hidroxilasa, la cual cataliza la conversión de la vitamina D en su forma activa, el 1,25-dihidroxicolecalciferol. El aumento de la hormona PTH y la hipofosfatemia también estimulan la enzima. La insuficiencia renal crónica está asociada con una constelación de osteopatías, entre ellas la osteomalacia, causada por la incapacidad del tejido renal enfermo para producir la forma activa de la vitamina D.

18. **A [V A 2 a (3); tabla 7-6; figura 7-12]**. La enfermedad de Addison es causada por una insuficiencia corticosuprarrenal primaria. El descenso resultante de la producción de cortisol causa un decremento de la inhibición de la retroalimentación negativa en el hipotálamo y la hipófisis anterior. Ambas alteraciones darán lugar a un aumento de la secreción de la ACTH. Los pacientes que tienen hiperplasia corticosuprarrenal o que están recibiendo glucocorticoides exógenos tendrán una mayor inhibición de la retroalimentación negativa de la secreción de ACTH.

19. **H [IV B 2; tabla 7-5]**. La enfermedad de Graves (hipertiroidismo) es causada por la sobreestimulación de la glándula tiroides mediante anticuerpos circulantes contra el receptor de la TSH (que entonces aumenta la producción y secreción de $T_3$ y $T_4$, al igual que lo haría la TSH). Por lo tanto, los signos y síntomas de la enfermedad de Graves son los mismos que los del hipertiroidismo, y reflejan las acciones del aumento de las concentraciones circulantes de hormonas tiroideas: mayor producción de calor, pérdida de peso, aumento del consumo de $O_2$ y del gasto cardíaco, exoftalmos (ojos saltones, no párpados caídos) e hipertrofia de la glándula tiroides (bocio). Las concentraciones de TSH disminuirán (no aumentarán) como resultado del efecto de retroalimentación negativa de las mayores concentraciones de $T_3$ en la hipófisis anterior.

20. **D [IV B 2; tabla 7-5]**. En la enfermedad de Graves (hipertiroidismo), la glándula tiroides es estimulada para producir y secretar grandes cantidades de hormonas tiroideas como resultado de la estimulación por parte de las inmunoglobulinas estimulantes de la tiroides (anticuerpos contra los receptores de la TSH en la glándula tiroides). Debido a las altas concentraciones circulantes de hormonas tiroideas, la secreción de TSH de la hipófisis anterior se suprimirá (retroalimentación negativa).

**21. E [tabla 7-2].** La *GnRH* es una hormona peptídica que actúa en las células de la hipófisis anterior mediante un mecanismo de $IP_3$-$Ca^{2+}$ para secretar FSH y LH. El *1,25-dihidroxicolecalciferol* y la *progesterona* son hormonas esteroideas derivadas del colesterol que actúan induciendo la síntesis de nuevas proteínas. La insulina actúa en sus células diana mediante un mecanismo de tirosina-cinasa. La PTH actúa en sus células diana por medio de un mecanismo de adenilato-ciclasa-cAMP.

**22. A [V A 2 a (2)].** La conversión del colesterol en pregnenolona es catalizada por la colesterol-desmolasa. Este paso en la vía biosintética de las hormonas esteroideas es estimulado por la ACTH.

**23. G [X F 3].** Durante el segundo y el tercer trimestres del embarazo, la glándula suprarrenal fetal sintetiza sulfato de deshidroepiandrosterona, el cual se hidroxila en el hígado del feto y luego se transfiere a la placenta, donde se aromatiza a estrógenos. En el primer trimestre, el cuerpo lúteo es la fuente de estrógenos y progesterona.

**24. A [V A 2 b].** El descenso de la volemia estimula la secreción de renina (debido al decremento de la presión de perfusión renal) e inicia la cascada renina-angiotensina-aldosterona. Los inhibidores de la enzima convertidora de angiotensina bloquean la cascada al disminuir la producción de angiotensina II. La hiperosmolaridad estimula la secreción de ADH (no de aldosterona). La hipercalemia, no la hipocalemia, estimula directamente la secreción de la aldosterona por parte de la corteza suprarrenal.

**25. B [III C 2].** La succión de las mamas y la dilatación del cuello uterino son los estímulos fisiológicos para la secreción de la oxitocina. La eyección de la leche es el *resultado* de la acción de la oxitocina, no la causa de su secreción. La secreción de la prolactina también es estimulada por la lactancia; sin embargo, la prolactina no causa directamente la secreción de oxitocina. El aumento del volumen del LEC y la hiperosmolaridad son los estímulos para la secreción de la otra hormona hipofisaria posterior, la ADH.

**26. E [IV A 2].** Para que el $I^-$ se «organifique» (se incorpore a la hormona tiroidea), debe ser oxidado a $I_2$, lo que se consigue mediante una enzima peroxidasa en la membrana de la célula folicular tiroidea. El propiltiouracilo inhibe la peroxidasa y, por lo tanto, detiene la síntesis de las hormonas tiroideas.

**27. D [VI C 3; tabla 7-7].** Antes de la inyección de insulina, la mujer habría tenido hiperglucemia, glucosuria, hipercalemia y acidosis metabólica con hiperventilación compensatoria. Se espera que la inyección de insulina disminuya su glucemia (al aumentar la captación de glucosa en las células), reduzca su glucosa en orina (secundario a la disminución de su glucemia), descienda su $K^+$ en sangre (al trasladar el $K^+$ a las células) y corrija su acidosis metabólica (al disminuir la producción de cetoácidos). La corrección de la acidosis metabólica conducirá a un aumento de su pH sanguíneo y reducirá su hiperventilación compensatoria.

**28. B [VII B 2].** La PTH estimula tanto la reabsorción renal de $Ca^{2+}$ en el túbulo distal renal como la enzima 1α-hidroxilasa. La PTH inhibe (no estimula) la reabsorción de fosfato en el túbulo proximal, lo que se asocia con un aumento del cAMP urinario. Los receptores de la PTH se encuentran en las membranas basolaterales, no en las membranas luminales.

**29. E [IX A].** Algunos tejidos diana de los andrógenos contienen 5α-reductasa, la cual convierte la testosterona en dihidrotestosterona, la forma activa en esos tejidos.

**30. A [VI C 2].** El receptor de la insulina en los tejidos diana es un tetrámero. Las dos subunidades β tienen actividad de tirosina-cinasa y autofosforilan el receptor cuando son estimuladas por la insulina.

**31. C [IX C].** La elevación de la testosterona sérica se debe a la falta de receptores de andrógenos en la hipófisis anterior (que normalmente mediaría la retroalimentación negativa de la testosterona). La presencia de testículos se debe al genotipo masculino. La falta de útero y cuello uterino se debe a la hormona antimülleriana (secretada por los testículos del feto), la cual inhibe la diferenciación de los conductos de Müller en el aparato genital femenino interno. La falta de ciclos menstruales se debe a la ausencia de un aparato reproductor femenino.

**32. D [III C 1; también VII].** El hombre está excretando grandes volúmenes de orina diluida, lo que ha elevado su osmolaridad sérica y le ha dado mucha sed. El aumento de la osmolaridad sérica produciría entonces un incremento de las concentraciones séricas de ADH. El hecho de que la administración de ADH exógena no cambiara su osmolaridad sérica o urinaria sugiere que el túbulo colector de la nefrona no responde a la ADH. La sed no aumenta directamente la secreción de la ADH.

**33. D [III C 1; VII, B 3; VI].** La osmolaridad de la orina del hombre está muy diluida, mientras que la osmolaridad del suero está aumentada. Ante el incremento de la osmolaridad sérica, debería haber un aumento de la secreción de ADH, la cual debería actuar en las células principales del túbulo colector para elevar la reabsorción de agua y concentrar la orina. El hecho de que la orina esté diluida, no concentrada, sugiere que la ADH está ausente (diabetes insípida central) o es ineficaz (diabetes insípida nefrógena). La administración de un análogo exógeno de la ADH separa estas dos posibilidades: fue ineficaz para cambiar la osmolaridad del suero o de la orina; por lo tanto, se puede concluir que la ADH es incapaz de actuar en los túbulos colectores, es decir, la diabetes insípida nefrógena. Una de las causas de la diabetes insípida nefrógena es la hipercalcemia, la cual está presente en este paciente secundaria a su cáncer de pulmón; probablemente tenga hipercalcemia humoral de origen maligno, debido a la secreción del PTH-rp por el tumor. La deshidratación causaría un aumento de la secreción de ADH y de la osmolaridad de la orina. El síndrome de secreción inadecuada de hormona antidiurética ocasionaría un incremento de la osmolaridad de la orina y, posteriormente, una disminución de la osmolaridad del suero, debido a un exceso de reabsorción de agua.

**34. E [VII, B 3].** La diabetes insípida nefrógena del hombre es causada por la hipercalcemia secundaria al aumento del PTH-rp secretado por su tumor pulmonar. El PTH-rp tiene todas las acciones de la PTH, incluida la mayor reabsorción ósea, la mayor reabsorción renal de $Ca^{2+}$ y la menor reabsorción renal de fosfato; todas estas acciones conducen a una elevación de la concentración sérica de $Ca^{2+}$. El tratamiento debe dirigirse a reducir la concentración sérica de $Ca^{2+}$, lo que puede conseguirse administrando un inhibidor de la reabsorción ósea (p. ej., pamidronato) y un inhibidor de la reabsorción renal de $Ca^{2+}$ (furosemida). La administración de un antagonista de la ADH sería ineficaz porque la diabetes insípida nefrógena del hombre ha hecho que sus túbulos colectores sean insensibles a la ADH. La administración de solución salina al 0.45% podría reducir su osmolaridad sérica temporalmente, pero no resolvería el problema subyacente de la hipercalcemia.

# Autoevaluación general

## Preguntas 1 y 2:

Tras realizarle numerosas pruebas, se descubre que un hombre de 60 años tiene un feocromocitoma que segrega principalmente adrenalina.

**1.** ¿Cuál de los siguientes signos se esperaría en este paciente?

**(A)** Disminución de la frecuencia cardíaca
**(B)** Disminución de la presión arterial
**(C)** Disminución de la tasa de excreción del ácido 3-metoxi-4-hidroximandélico (VMA)
**(D)** Piel fría y húmeda

**2.** En este hombre, el tratamiento sintomático se lograría mejor con:

**(A)** Fentolamina
**(B)** Isoproterenol
**(C)** Una combinación de fentolamina e isoproterenol
**(D)** Una combinación de fentolamina y propranolol
**(E)** Una combinación de isoproterenol y fenilefrina

**3.** El principio de retroalimentación positiva se ilustra con el efecto de:

**(A)** La $P_{O_2}$ en la frecuencia respiratoria
**(B)** La glucosa en la secreción de insulina
**(C)** Los estrógenos en la secreción de la hormona foliculoestimulante a mitad del ciclo menstrual
**(D)** El $Ca^{2+}$ en la sangre en la secreción de la hormona paratiroidea
**(E)** La disminución de la presión sanguínea en el aumento de flujo simpático del corazón y los vasos sanguíneos

**4.** En el gráfico de la parte superior derecha, la respuesta mostrada por la línea punteada ilustra el efecto de:

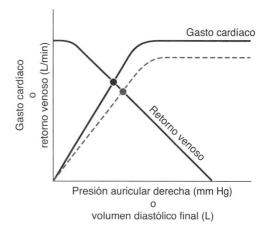

**(A)** Administración de digitálicos
**(B)** Administración de un fármaco inotrópico negativo
**(C)** Aumento del volumen sanguíneo
**(D)** Disminución del volumen sanguíneo
**(E)** Disminución de la resistencia periférica total (RPT)

## Preguntas 5 y 6

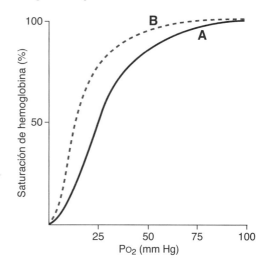

**5.** En el gráfico anterior, el desplazamiento de la curva A a la curva B podría deberse a:

**(A)** Hemoglobina fetal (HbF)
**(B)** Intoxicación por monóxido de carbono (CO)
**(C)** Disminución del pH
**(D)** Aumento de la temperatura
**(E)** Aumento del 2,3-difosfoglicerato (DPG)

**6.** El paso de la curva A a la curva B está asociado con:

**(A)** Disminución de $P_{50}$
**(B)** Disminución de la afinidad de la hemoglobina por el $O_2$
**(C)** Disminución de la capacidad de transporte de $O_2$ de la hemoglobina
**(D)** Mayor capacidad de descarga de $O_2$ en los tejidos

**7.** Una depuración de agua libre $\left(C_{H_2O}\right)$ negativa ocurriría en una persona:

**(A)** Que bebe 2 L de agua en 30 min
**(B)** Tras la restricción de agua durante la noche
**(C)** Que está recibiendo litio para el tratamiento de la depresión y tiene poliuria debida a la administración de vasopresina (ADH)
**(D)** Con un flujo de orina de 5 mL/min, una osmolaridad de la orina de 295 mOsm/L y una osmolaridad del suero de 295 mOsm/L
**(E)** Con una osmolaridad de la orina de 90 mOsm/L y una osmolaridad del suero de 310 mOsm/L tras un traumatismo craneoencefálico grave

**8.** El $CO_2$ generado en los tejidos es transportado en la sangre venosa principalmente como:

**(A)** $CO_2$ en el plasma
**(B)** $H_2CO_3$ en el plasma
**(C)** $HCO_3^-$ en el plasma
**(D)** $CO_2$ en los eritrocitos
**(E)** Carboxihemoglobina en los eritrocitos

**9.** En un ciclo menstrual de 35 días, la ovulación se produce en el día:

**(A)** 12
**(B)** 14
**(C)** 17
**(D)** 21
**(E)** 28

**10.** ¿Cuál de las siguientes hormonas estimula la conversión de testosterona en 17β-estradiol en las células granulosas ováricas?

**(A)** Hormona adrenocorticotrópica (ACTH)
**(B)** Estradiol
**(C)** Hormona foliculoestimulante (FSH)

**(D)** Hormona liberadora de gonadotropina (GnRH)
**(E)** Gonadotropina coriónica humana (HCG)
**(F)** Prolactina
**(G)** Testosterona

**11.** ¿Qué secreción gastrointestinal es hipotónica, tiene un alto $HCO_3^-$ y su producción es inhibida por la vagotomía?

**(A)** Saliva
**(B)** Secreción gástrica
**(C)** Secreción pancreática
**(D)** Bilis

## Preguntas 12 y 13

Un hombre de 53 años con mieloma múltiple es hospitalizado tras 2 días de poliuria, polidipsia y confusión creciente. Las pruebas de laboratorio muestran un $Ca^{2+}$ sérico elevado de 15 mg/dL y se inicia un tratamiento para disminuirlo. La osmolaridad sérica del paciente es de 310 mOsm/L.

**12.** La razón más probable de la poliuria de este hombre es:

**(A)** Aumento de las concentraciones circulantes de la hormona antidiurética (ADH)
**(B)** Aumento de las concentraciones circulantes de aldosterona
**(C)** Inhibición de la acción de la ADH en el túbulo renal
**(D)** Estimulación de la acción de la ADH en el túbulo renal
**(E)** Beber agua de forma psicógena

**13.** Se administra el fármaco del tratamiento *por error* y produce un aumento adicional del $Ca^{2+}$ sérico del paciente. Dicho fármaco es:

**(A)** Un diurético tiazídico
**(B)** Un diurético de asa
**(C)** Calcitonina
**(D)** Mitramicina
**(E)** Etidronato disódico

**14.** ¿Cuál de las siguientes sustancias actúa sobre sus células diana a través de un mecanismo inositol 1,4,5-trifosfato ($IP_3$)-$Ca^{2+}$?

**(A)** Somatomedinas que actúan sobre los condrocitos
**(B)** La oxitocina actúa sobre las células mioepiteliales de la mama
**(C)** Hormona antidiurética (ADH) que actúa en el túbulo colector renal
**(D)** Hormona adrenocorticotrópica (ACTH) que actúa sobre la corteza suprarrenal
**(E)** Hormona tiroidea que actúa sobre el músculo esquelético

**15.** Una diferencia clave en el mecanismo de acoplamiento excitación-contracción entre el músculo de la faringe y el músculo de la pared del intestino delgado es que:

**(A)** Las ondas lentas están presentes en la faringe, pero no en el intestino delgado

**(B)** El trifosfato de adenosina se utiliza para la contracción en la faringe, pero no en el intestino delgado

**(C)** El $Ca^{2+}$ intracelular aumenta tras la excitación en la faringe, pero no en el intestino delgado

**(D)** Los potenciales de acción despolarizan el músculo del intestino delgado, pero no el de la faringe

**(E)** El $Ca^{2+}$ se une a la troponina C en la faringe, pero no en el intestino delgado, para iniciar la contracción

**16.** Una mujer de 40 años tiene un pH arterial de 7.25, una $P_{CO_2}$ arterial de 30 mm Hg y un $K^+$ sérico de 2.8 mEq/L. Su presión arterial es de 100/80 mm Hg en posición supina y de 80/50 mm Hg al estar de pie. ¿Cuál es la causa de sus valores sanguíneos anómalos?

**(A)** Vómitos
**(B)** Diarrea
**(C)** Tratamiento con un diurético de asa
**(D)** Tratamiento con un diurético tiazídico

**17.** La secreción de HCl por las células parietales gástricas es necesaria para:

**(A)** La activación de las lipasas pancreáticas
**(B)** La activación de las lipasas salivales
**(C)** La activación del factor intrínseco
**(D)** La activación del pepsinógeno a pepsina
**(E)** La formación de micelas

**18.** ¿Cuál de las siguientes situaciones provocaría un aumento de la tasa de filtración glomerular (TFG)?

**(A)** Constricción de la arteriola aferente
**(B)** Constricción de la arteriola eferente
**(C)** Constricción del uréter
**(D)** Aumento de la concentración de proteínas plasmáticas
**(E)** Infusión de inulina

**19.** La absorción de la vitamina D se produce principalmente en el:

**(A)** Estómago
**(B)** Yeyuno
**(C)** Íleon terminal
**(D)** Ciego
**(E)** Colon sigmoideo

**20.** ¿Cuál de las siguientes hormonas provoca la constricción del músculo liso vascular a través de un sistema de segundo mensajero de inositol 1,4,5-trifosfato ($IP_3$)?

**(A)** Hormona antidiurética (ADH)
**(B)** Aldosterona
**(C)** Dopamina
**(D)** Oxitocina
**(E)** Hormona paratiroidea (PTH)

**21.** A una mujer de 30 años se le extirpa quirúrgicamente el lóbulo anterior de la hipófisis debido a un tumor. Sin la terapia hormonal sustitutiva, ¿cuál de las siguientes situaciones se produciría después de la operación?

**(A)** Ausencia de menstruación
**(B)** Incapacidad para concentrar la orina en respuesta a la privación de agua
**(C)** Falta de secreción de catecolaminas en respuesta al estrés
**(D)** Falta de secreción de insulina en una prueba de tolerancia a la glucosa
**(E)** Falta de secreción de la hormona paratiroidea (PTH) en respuesta a la hipocalcemia

**22.** El siguiente gráfico muestra tres relaciones en función de la glucosa plasmática. Con una glucosa plasmática < 200 mg/dL, las curvas X y Z se superponen porque:

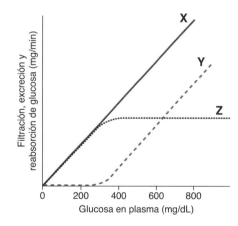

**(A)** La reabsorción y excreción de glucosa son iguales
**(B)** Toda la glucosa filtrada se reabsorbe
**(C)** La reabsorción de glucosa está saturada
**(D)** Se ha superado el umbral renal de glucosa
**(E)** El cotransporte $Na^+$-glucosa ha sido inhibido
**(F)** Toda la glucosa filtrada se excreta

**23.** ¿Cuál de las siguientes respuestas se produce como resultado de golpear el tendón rotuliano?

**(A)** Estimulación de las fibras aferentes Ib en el huso muscular
**(B)** Inhibición de las fibras aferentes Ia en el huso muscular
**(C)** Relajación del músculo cuádriceps
**(D)** Contracción del músculo cuádriceps
**(E)** Inhibición de las motoneuronas α

## Preguntas 24 y 25

Un niño de 5 años tiene un fuerte dolor de garganta, fiebre alta y adenopatías cervicales.

**24.** Se sospecha que el agente causante es *Streptococcus pyogenes*. ¿Cuál de los siguientes factores está implicado en la producción de fiebre en este paciente?

**(A)** Aumento de la producción de interleucina 1 (IL-1)
**(B)** Disminución de la producción de prostaglandinas
**(C)** Disminución del punto de ajuste para la temperatura en el hipotálamo
**(D)** Disminución de la tasa metabólica
**(E)** Vasodilatación de los vasos sanguíneos de la piel

**25.** Antes de iniciar la terapia con antibióticos, el niño recibe ácido acetilsalicílico para reducir la fiebre. El mecanismo de reducción de la fiebre de este fármaco es:

**(A)** Escalofríos
**(B)** Estimulación de la ciclooxigenasa
**(C)** Inhibición de la síntesis de prostaglandinas
**(D)** Derivación de la sangre de la superficie de la piel
**(E)** Aumento del punto de ajuste para la temperatura del hipotálamo

**26.** ¿En qué paciente se observaría un pH arterial de 7.52, una $P_{CO_2}$ arterial de 26 mm Hg y hormigueo y parestesias en los pies y las manos?

**(A)** Paciente con cetoacidosis diabética crónica
**(B)** Paciente con insuficiencia renal crónica
**(C)** Paciente con enfisema crónico y bronquitis
**(D)** Paciente que se hiperventila en un vuelo nacional
**(E)** Paciente que está tomando un inhibidor de la anhidrasa carbónica para el glaucoma
**(F)** Paciente con obstrucción pilórica que vomita durante 5 días
**(G)** Persona sana

**27.** El albuterol es útil para el tratamiento del asma porque actúa como agonista en cuál de los siguientes receptores?

**(A)** Receptor $\alpha_1$
**(B)** Receptor $\beta_1$
**(C)** Receptor $\beta_2$
**(D)** Receptor muscarínico
**(E)** Receptor nicotínico

**28.** ¿Cuál de las siguientes hormonas se convierte en su forma activa en los tejidos diana por la acción de la 5α-reductasa?

**(A)** Hormona adrenocorticotrópica (ACTH)
**(B)** Aldosterona
**(C)** Estradiol
**(D)** Prolactina
**(E)** Testosterona

**29.** Si una arteria se ocluye parcialmente por una embolia de tal manera que su radio se reduce a la mitad de su valor antes de la oclusión, ¿cuál de los siguientes parámetros *aumentará* por un factor de 16?

**(A)** Flujo sanguíneo
**(B)** Resistencia
**(C)** Gradiente de presión
**(D)** Capacitancia

**30.** Si la frecuencia cardíaca aumenta, ¿qué fase del ciclo cardíaco disminuye?

**(A)** Sístole auricular
**(B)** Contracción ventricular isovolumétrica
**(C)** Eyección ventricular rápida
**(D)** Reducción de la eyección ventricular
**(E)** Relajación ventricular isovolumétrica
**(F)** Llenado ventricular rápido
**(G)** Reducción del llenado ventricular

## Preguntas 31 y 32

Un joven de 17 años es llevado al servicio de urgencias tras resultar herido en un accidente de tránsito y sufrir una importante pérdida de sangre. Se le hace una transfusión de 3 unidades de sangre para estabilizar su presión arterial.

**31.** Antes de la transfusión, ¿cuál de las siguientes afirmaciones era cierta sobre su estado?

**(A)** Su resistencia periférica total (RPT) estaba disminuida
**(B)** Su ritmo cardíaco se redujo
**(C)** El ritmo de disparo de los nervios del seno carotídeo se incrementó
**(D)** El flujo de salida simpático a su corazón y vasos sanguíneos se incrementó

**32.** ¿Cuál de las siguientes es una consecuencia de la disminución del volumen sanguíneo en este paciente?

**(A)** Aumento de la presión de perfusión renal
**(B)** Aumento de las concentraciones circulantes de angiotensina II
**(C)** Disminución de la reabsorción renal de $Na^+$
**(D)** Disminución de la secreción renal de $K^+$

**33.** Una persona de 37 años sufre un grave traumatismo craneoencefálico en un accidente de esquí. Poco después, presenta polidipsia y poliuria. La osmolaridad de la orina es de 75 mOsm/L, y la del suero de 305 mOsm/L. El tratamiento con 1-deamino-8-D-arginina vasopresina (dDAVP) provoca un aumento de la osmolaridad de la orina hasta 450 mOsm/L. ¿Cuál es el diagnóstico correcto?

**(A)** Polidipsia primaria
**(B)** Diabetes insípida central
**(C)** Diabetes insípida nefrógena
**(D)** Privación de agua
**(E)** Síndrome de secreción inadecuada de hormona antidiurética (SIADH)

**34.** ¿Qué diurético inhibe la reabsorción de $Na^+$ y la secreción de $K^+$ en el túbulo distal al actuar como antagonista de la aldosterona?

**(A)** Acetazolamida
**(B)** Clorotiazida
**(C)** Furosemida
**(D)** Espironolactona

**35.** ¿Qué secreción gastrointestinal tiene un componente necesario para la absorción intestinal de la vitamina $B_{12}$?

**(A)** Saliva
**(B)** Secreción gástrica
**(C)** Secreción pancreática
**(D)** Bilis

**36.** ¿Cuál de las siguientes hormonas es estimulada por la expansión del volumen del líquido extracelular?

**(A)** Hormona antidiurética (ADH)
**(B)** Aldosterona
**(C)** Péptido natriurético auricular (ANP)
**(D)** 1,25-Dihidroxicolecalciferol
**(E)** Hormona paratiroidea (PTH)

**37.** ¿Qué enzima de la vía de síntesis de las hormonas esteroideas es estimulada por la angiotensina II?

**(A)** Aldosterona-sintasa
**(B)** Aromatasa
**(C)** Desmolasa de colesterol

**(D)** 17,20-Liasa
**(E)** 5α-Reductasa

**Preguntas 38-41**
Utilice el diagrama de un potencial de acción para responder a las siguientes preguntas.

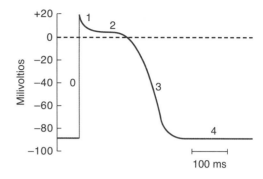

**38.** El potencial de acción mostrado es de:

**(A)** Una célula muscular esquelética
**(B)** Una célula muscular lisa
**(C)** Una célula sinoauricular (SA)
**(D)** Una célula muscular auricular
**(E)** Una célula muscular ventricular

**39.** La fase 0 del potencial de acción mostrado es producida por una:

**(A)** Corriente entrante de $K^+$
**(B)** Corriente entrante de $Na^+$
**(C)** Corriente entrante de $Ca^{2+}$
**(D)** Corriente saliente de $Na^+$
**(E)** Corriente saliente de $Ca^{2+}$

**40.** La fase 2, o fase de meseta, del potencial de acción mostrado:

**(A)** Es el resultado del flujo de $Ca^{2+}$ fuera de la célula
**(B)** Aumenta la duración a medida que se incrementa la frecuencia cardíaca
**(C)** Corresponde al período refractario efectivo
**(D)** Es el resultado de corrientes de entrada y salida aproximadamente iguales
**(E)** Es la parte del potencial de acción en la que se puede provocar más fácilmente otro potencial de acción

**41.** ¿Qué parte del electrocardiograma (ECG) corresponde al potencial de acción mostrado?

**(A)** Onda P
**(B)** Intervalo PR
**(C)** Complejo QRS
**(D)** Segmento ST
**(E)** Intervalo QT

**42.** ¿Cuál de los siguientes es el *primer* paso en la vía biosintética de las hormonas tiroideas que es inhibido por el propiltiouracilo?

**(A)** Bomba de yoduro ($I^-$)
**(B)** $I^- \rightarrow I_2$
**(C)** $I_2$ + tirosina
**(D)** Diyodotirosina (DIT) + DIT
**(E)** Tiroxina ($T_4$) $\rightarrow$ triyodotironina ($T_3$)

**43.** ¿En qué paciente se observaría un pH arterial de 7.29, un $HCO_3^-$ arterial de 14 mEq/L, un aumento de la excreción urinaria de $NH_4^+$ e hiperventilación?

**(A)** Paciente con cetoacidosis diabética crónica
**(B)** Paciente con insuficiencia renal crónica
**(C)** Paciente con enfisema crónico y bronquitis
**(D)** Paciente que se hiperventila en un vuelo nacional
**(E)** Paciente que está tomando un inhibidor de la anhidrasa carbónica para el glaucoma
**(F)** Paciente con obstrucción pilórica que vomita durante 5 días
**(G)** Persona sana

**44.** ¿La activación de cuál de los siguientes receptores aumenta la resistencia periférica total (RPT)?

**(A)** Receptor $\alpha_1$
**(B)** Receptor $\beta_1$
**(C)** Receptor $\beta_2$
**(D)** Receptor muscarínico
**(E)** Receptor nicotínico

**45.** El receptor de esta hormona tiene una actividad tirosina-cinasa intrínseca:

**(A)** Hormona adrenocorticotrópica (ACTH)
**(B)** Hormona antidiurética (ADH)
**(C)** Aldosterona
**(D)** Insulina
**(E)** Hormona paratiroidea (PTH)
**(F)** Somatostatina
**(G)** Hormona del crecimiento

**46.** Si una arteria se ocluye parcialmente por una embolia de tal manera que su radio se reduce a la mitad de su valor antes de la oclusión, ¿cuál de los siguientes parámetros *disminuirá* por un factor de 16?

**(A)** Flujo sanguíneo
**(B)** Resistencia
**(C)** Gradiente de presión
**(D)** Capacitancia

**47.** ¿Qué fase del ciclo cardíaco está ausente si no hay una onda P en el electrocardiograma (ECG)?

**(A)** Sístole auricular
**(B)** Contracción ventricular isovolumétrica

**(C)** Eyección ventricular rápida
**(D)** Reducción de la eyección ventricular
**(E)** Relajación ventricular isovolumétrica
**(F)** Llenado ventricular rápido
**(G)** Reducción del llenado ventricular

**48.** En el corpúsculo de Pacini, un potencial receptor:

**(A)** Es a todo o nada
**(B)** Tiene un tamaño y una forma estereotipados
**(C)** Es el potencial de acción de este receptor sensorial
**(D)** Si es hiperpolarizante, aumenta la probabilidad de que se produzca un potencial de acción
**(E)** Si se despolariza, acerca el potencial de membrana al umbral

**49.** En comparación con la base del pulmón, en una persona que está de pie, el ápice del pulmón tiene:

**(A)** Una mayor tasa de ventilación
**(B)** Una mayor tasa de perfusión
**(C)** Una mayor relación ventilación/perfusión (V/Q)
**(D)** La misma relación V/Q
**(E)** Una $Po_2$ capilar pulmonar más baja

**50.** Un hombre de 54 años con un tumor en el pulmón tiene altas concentraciones circulantes de hormona antidiurética, una osmolaridad sérica de 260 mOsm/L y una depuración de agua libre $\left( C_{H_2O} \right)$ negativa. ¿Cuál es el diagnóstico correcto?

**(A)** Polidipsia primaria
**(B)** Diabetes insípida central
**(C)** Diabetes insípida nefrógena
**(D)** Privación de agua
**(E)** Síndrome de secreción inadecuada de hormona antidiurética (SIADH)

**51.** ¿Cuál de las siguientes hormonas provoca poliuria y una osmolaridad sérica elevada?

**(A)** Hormona antidiurética (ADH)
**(B)** Aldosterona
**(C)** 1,25-Dihidroxicolecalciferol
**(D)** Hormona paratiroidea (PTH)
**(E)** Somatostatina

**52.** ¿Qué diurético causa un aumento de la excreción urinaria de $Na^+$ y $K^+$ y una disminución de la excreción urinaria de $Ca^{2+}$?

**(A)** Acetazolamida
**(B)** Clorotiazida
**(C)** Furosemida
**(D)** Espironolactona

**53.** ¿En qué paciente se observaría una $P_{CO_2}$ arterial de 72 mm Hg, un $HCO_3^-$ arterial de 38 mEq/L y un aumento de la excreción de $H^+$?

**(A)** Paciente con cetoacidosis diabética crónica
**(B)** Paciente con insuficiencia renal crónica
**(C)** Paciente con enfisema crónico y bronquitis
**(D)** Paciente que se hiperventila en un vuelo nacional
**(E)** Paciente que está tomando un inhibidor de la anhidrasa carbónica para el glaucoma
**(F)** Paciente con obstrucción pilórica que vomita durante 5 días
**(G)** Persona sana

**54.** En un capilar de músculo esquelético, la presión hidrostática capilar ($P_c$) es de 32 mm Hg, la presión oncótica capilar ($\pi_c$) es de 27 mm Hg y la presión hidrostática intersticial ($P_i$) es de 2 mm Hg. La presión oncótica intersticial ($\pi_i$) es insignificante. ¿Cuál es la fuerza impulsora a través de la pared capilar? ¿Favorecerá la filtración o la absorción?

**(A)** 3 mm Hg, favoreciendo la absorción
**(B)** 3 mm Hg, favoreciendo la filtración
**(C)** 7 mm Hg, favoreciendo la absorción
**(D)** 7 mm Hg, favoreciendo la filtración
**(E)** 9 mm Hg, favoreciendo la filtración

**55.** ¿Cuál de las siguientes sustancias tiene la menor depuración renal?

**(A)** Creatinina
**(B)** Glucosa
**(C)** $K^+$
**(D)** $Na^+$
**(E)** Ácido *para*-aminohipúrico (PAH)

**56.** La atropina causa xerostomía al inhibir ¿cuál de los siguientes receptores?

**(A)** Receptor $\alpha_1$
**(B)** Receptor $\beta_1$
**(C)** Receptor $\beta_2$
**(D)** Receptor muscarínico
**(E)** Receptor nicotínico

**57.** ¿Cuál de los siguientes mecanismos de transporte es inhibido por la furosemida en la rama ascendente gruesa?

**(A)** Difusión de $Na^+$ a través de los canales de $Na^+$
**(B)** Cotransporte de $Na^+$-glucosa (simpático)
**(C)** Cotransporte de $Na^+$-$K^+$-$2Cl^-$ (simpático)
**(D)** Intercambio de $Na^+$-$H^+$ (antiporte)
**(E)** $Na^+$,$K^+$-adenosina trifosfatasa (ATPasa)

**58.** ¿Cuál de las siguientes situaciones disminuye la probabilidad de formación de edema?

**(A)** Constricción arteriolar
**(B)** Constricción venosa
**(C)** Estar de pie
**(D)** Síndrome nefrótico
**(E)** Inflamación

**59.** ¿Cuál de las siguientes situaciones causa hipoventilación?

**(A)** Ejercicio extenuante
**(B)** Ascenso a gran altura
**(C)** Anemia
**(D)** Cetoacidosis diabética
**(E)** Enfermedad pulmonar obstructiva crónica

**60.** Un hombre de 28 años que recibe tratamiento con litio para el trastorno bipolar presenta poliuria. La osmolaridad de su orina es de 90 mOsm/L; se mantiene en ese nivel cuando se le administra un aerosol nasal de dDAVP. ¿Cuál es el diagnóstico correcto?

**(A)** Polidipsia primaria
**(B)** Diabetes insípida central
**(C)** Diabetes insípida nefrógena
**(D)** Privación de agua
**(E)** Síndrome de secreción inadecuada de hormona antidiurética (SIADH)

**61.** ¿La inhibición de qué enzima de la vía de síntesis de las hormonas esteroideas bloquea la producción de todos los compuestos androgénicos en la corteza suprarrenal, pero no la producción de glucocorticoides o mineralocorticoides?

**(A)** Aldosterona-sintasa
**(B)** Aromatasa
**(C)** Desmolasa de colesterol
**(D)** 17,20-Liasa
**(E)** 5α-Reductasa

**62.** ¿En qué paciente se observaría un pH arterial de 7.54, un $HCO_3$ arterial de 48 mEq/L, hipocalemia e hipoventilación?

**(A)** Paciente con cetoacidosis diabética crónica
**(B)** Paciente con insuficiencia renal crónica
**(C)** Paciente con enfisema crónico y bronquitis
**(D)** Paciente que hiperventila en vuelo nacional
**(E)** Paciente que está tomando un inhibidor de la anhidrasa carbónica para el glaucoma
**(F)** Paciente con obstrucción pilórica que vomita durante 5 días
**(G)** Persona sana

**63.** La somatostatina inhibe la secreción de ¿cuál de las siguientes hormonas?

**(A)** Hormona antidiurética (ADH)
**(B)** Insulina
**(C)** Oxitocina
**(D)** Prolactina
**(E)** Hormona tiroidea

**64.** ¿Cuál de las siguientes sustancias se convierte en una forma más activa después de su secreción?

**(A)** Testosterona
**(B)** Triyodotironina ($T_3$)
**(C)** Triyodotironina inversa ($rT_3$)
**(D)** Angiotensina II
**(E)** Aldosterona

**65.** ¿Cuál de las siguientes hormonas está elevada durante el primer trimestre del embarazo y disminuye durante el segundo y tercer trimestre?

**(A)** Hormona adrenocorticotrópica (ACTH)
**(B)** Estradiol
**(C)** Hormona foliculoestimulante (FSH)
**(D)** Hormona liberadora de gonadotropina (GnRH)
**(E)** Gonadotropina coriónica humana (HCG)
**(F)** Oxitocina
**(G)** Prolactina
**(H)** Testosterona

### El siguiente diagrama se aplica a las Preguntas 66 y 67

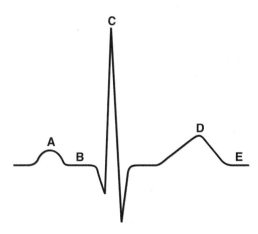

**66.** ¿Durante qué onda o segmento según las etiqueta de este ECG las aurículas y los ventrículos están completamente repolarizados?

**(A)** A
**(B)** B
**(C)** C
**(D)** D
**(E)** E

**67.** ¿Durante qué onda o segmento según las etiquetas de este ECG la presión aórtica alcanza su valor más bajo?

**(A)** A
**(B)** B
**(C)** C
**(D)** D
**(E)** E

### El siguiente diagrama se aplica a las Preguntas 68-74

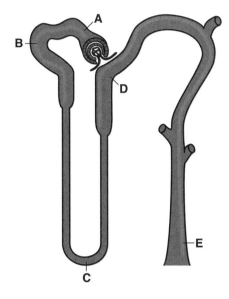

**68.** ¿En qué lugar es más baja la cantidad de ácido *para*-aminohipúrico en el líquido tubular?

**(A)** Sitio A
**(B)** Sitio B
**(C)** Sitio C
**(D)** Sitio D
**(E)** Sitio E

**69.** ¿En qué lugar es más alta la concentración de creatinina en una persona privada de agua?

**(A)** Sitio A
**(B)** Sitio B
**(C)** Sitio C
**(D)** Sitio D
**(E)** Sitio E

**70.** ¿En qué lugar es más alto el $HCO_3^-$ del líquido tubular?

**(A)** Sitio A
**(B)** Sitio B
**(C)** Sitio C
**(D)** Sitio D
**(E)** Sitio E

**71.** ¿En qué lugar es menor la cantidad de K$^+$ en el líquido tubular en una persona que sigue una dieta muy baja en K$^+$?

**(A)** Sitio A
**(B)** Sitio B
**(C)** Sitio C
**(D)** Sitio D
**(E)** Sitio E

**72.** ¿En qué lugar la composición del líquido tubular es más parecida a la del plasma?

**(A)** Sitio A
**(B)** Sitio B
**(C)** Sitio C
**(D)** Sitio D
**(E)** Sitio E

**73.** ¿En qué lugar queda aproximadamente un tercio del agua filtrada en el líquido tubular?

**(A)** Sitio A
**(B)** Sitio B
**(C)** Sitio C
**(D)** Sitio D
**(E)** Sitio E

**74.** ¿En qué lugar la osmolaridad del líquido tubular es menor que la del plasma en una persona que está privada de agua?

**(A)** Sitio A
**(B)** Sitio B
**(C)** Sitio C
**(D)** Sitio D
**(E)** Sitio E

**75.** El electrocardiograma (ECG) de un paciente muestra complejos QRS periódicos que no están precedidos por ondas P y que tienen una forma anómala. Estos complejos QRS se originan en el:

**(A)** Nodo sinoauricular (SA)
**(B)** Nodo auriculoventricular (AV)
**(C)** Sistema His-Purkinje
**(D)** Músculo ventricular

**76.** ¿Cuál de las siguientes sustancias podría provocar un aumento de la presión arterial?

**(A)** Saralasina
**(B)** Agonista V$_1$
**(C)** Acetilcolina (ACh)
**(D)** Espironolactona
**(E)** Fenoxibenzamina

**77.** ¿Cuál de los siguientes parámetros disminuye en una arteria y produce un aumento de la presión del pulso?

**(A)** Flujo sanguíneo
**(B)** Resistencia
**(C)** Gradiente de presión
**(D)** Capacitancia

**78.** ¿Cuál de los siguientes cambios se produce durante el ejercicio moderado?

**(A)** Aumento de la resistencia periférica total (RPT)
**(B)** Aumento del volumen sistólico
**(C)** Disminución de la presión diferencial
**(D)** Disminución del retorno venoso
**(E)** Disminución de la P$_{O_2}$

**79.** La actividad de la renina plasmática es inferior a la normal en los pacientes con:

**(A)** Choque hemorrágico
**(B)** Hipertensión esencial
**(C)** Insuficiencia cardíaca congestiva
**(D)** Hipertensión causada por la constricción de la aorta por encima de las arterias renales

**80.** ¿La inhibición de qué enzima de la vía de síntesis de las hormonas esteroides reduce el tamaño de la próstata?

**(A)** Aldosterona-sintasa
**(B)** Aromatasa
**(C)** Desmolasa de colesterol
**(D)** 17,20-Liasa
**(E)** 5α-Reductasa

**81.** ¿Durante qué fase del ciclo cardíaco aumenta la presión ventricular pero el volumen ventricular permanece constante?

**(A)** Sístole auricular
**(B)** Contracción ventricular isovolumétrica
**(C)** Eyección ventricular rápida
**(D)** Reducción de la eyección ventricular
**(E)** Relajación ventricular isovolumétrica
**(F)** Llenado ventricular rápido
**(G)** Reducción del llenado ventricular

**82.** ¿Cuál de los siguientes volúmenes o capacidades pulmonares incluye el volumen residual?

**(A)** Volumen corriente (V$_c$)
**(B)** Capacidad vital (CV)
**(C)** Capacidad inspiratoria (CI)
**(D)** Capacidad residual funcional (CRF)
**(E)** Volumen de reserva inspiratoria (VRI)

**83.** ¿En qué paciente se observaría un HCO$_3$$^-$ arterial de 18 mEq/L, una P$_{CO_2}$ de 34 mm Hg y un aumento de la excreción urinaria de HCO$_3$$^-$?

**(A)** Paciente con cetoacidosis diabética crónica
**(B)** Paciente con insuficiencia renal crónica

**(C)** Paciente con enfisema crónico y bronquitis
**(D)** Paciente que se hiperventila en un vuelo nacional
**(E)** Paciente que está tomando un inhibidor de la anhidrasa carbónica para el glaucoma
**(F)** Paciente con obstrucción pilórica que vomita durante 5 días
**(G)** Persona sana

**84.** Una mujer de 36 años con galactorrea es tratada con bromocriptina. El fundamento de la acción de la bromocriptina es que actúa como agonista de:

**(A)** Dopamina
**(B)** Estradiol
**(C)** Hormona foliculoestimulante (FSH)
**(D)** Hormona liberadora de gonadotropina (GnRH)
**(E)** Gonadotropina coriónica humana (HCG)
**(F)** Oxitocina
**(G)** Prolactina

**85.** Un paciente de 32 años con sed tiene una osmolaridad de la orina de 950 mOsm/L y una osmolaridad del suero de 297 mOsm/L. ¿Cuál es el diagnóstico correcto?

**(A)** Polidipsia primaria
**(B)** Diabetes insípida central
**(C)** Diabetes insípida nefrógena
**(D)** Privación de agua
**(E)** Síndrome de secreción inadecuada de hormona antidiurética (SIADH)

**86.** ¿La hipoxia provoca vasoconstricción en cuál de los siguientes lechos vasculares?

**(A)** Cerebral
**(B)** Coronario
**(C)** Muscular
**(D)** Pulmonar
**(E)** Cutáneo

**87.** Se desarrolla un nuevo diurético para el tratamiento del mal agudo de montaña que provoca un aumento del pH de la orina. Este diurético pertenece a la misma clase que:

**(A)** Acetazolamida
**(B)** Clorotiazida
**(C)** Furosemida
**(D)** Espironolactona

**88.** ¿En qué paciente se observaría un pH arterial de 7.25, una $P_{CO_2}$ arterial de 30 mm Hg y una disminución de la excreción urinaria de $NH_4^+$?

**(A)** Paciente con cetoacidosis diabética crónica
**(B)** Paciente con insuficiencia renal crónica
**(C)** Paciente con enfisema crónico y bronquitis
**(D)** Paciente que se hiperventila en un vuelo nacional

**(E)** Paciente que está tomando un inhibidor de la anhidrasa carbónica para el glaucoma
**(F)** Paciente con obstrucción pilórica que vomita durante 5 días
**(G)** Persona sana

**89.** ¿En cuál de las siguientes situaciones la $P_{O_2}$ arterial estará más cerca de 100 mm Hg?

**(A)** Una persona que tiene una crisis asmática grave
**(B)** Una persona que vive a gran altura
**(C)** Una persona que tiene una derivación cardíaca de derecha a izquierda
**(D)** Una persona que tiene una derivación cardíaca de izquierda a derecha
**(E)** Una persona que tiene fibrosis pulmonar

**90.** ¿Cuál de los siguientes es un ejemplo de proceso de transporte activo primario?

**(A)** Transporte de $Na^+$-glucosa en las células epiteliales del intestino delgado
**(B)** Transporte de $Na^+$-alanina en las células tubulares proximales renales
**(C)** Transporte de glucosa dependiente de la insulina en las células musculares
**(D)** Transporte de $H^+$-$K^+$ en las células parietales gástricas
**(E)** Intercambio de $Na^+$-$Ca^{2+}$ en las células nerviosas

**91.** ¿Qué secreción gastrointestinal se inhibe cuando el pH del contenido gástrico es de 1.0?

**(A)** Saliva
**(B)** Secreción gástrica
**(C)** Secreción pancreática
**(D)** Bilis

**92.** ¿Cuál de las siguientes situaciones se espera que aumente tras la extirpación quirúrgica del duodeno?

**(A)** Vaciado gástrico
**(B)** Secreción de colecistocinina
**(C)** Secreción de secretina
**(D)** Contracción de la vesícula biliar
**(E)** Absorción de lípidos

**93.** ¿Cuál de las siguientes hormonas provoca la contracción del músculo liso vascular?

**(A)** Hormona antidiurética (ADH)
**(B)** Aldosterona
**(C)** Péptido natriurético auricular (ANP)
**(D)** 1,25-Dihidroxicolecalciferol
**(E)** Hormona paratiroidea (PTH)

**94.** ¿Cuál de las siguientes sustancias se absorbe por difusión facilitada?

**(A)** Glucosa en las células duodenales
**(B)** Fructosa en las células duodenales

**(C)** Dipéptidos en las células duodenales
**(D)** Vitamina $B_1$ en las células duodenales
**(E)** Colesterol en las células duodenales
**(F)** Ácidos biliares en las células ileales

**95.** ¿Cuál de las siguientes hormonas actúa sobre el lóbulo anterior de la hipófisis para inhibir la secreción de la hormona del crecimiento?

**(A)** Dopamina
**(B)** Hormona liberadora de gonadotropina (GnRH)
**(C)** Insulina
**(D)** Prolactina
**(E)** Somatostatina

**96.** ¿Qué enzima de la vía de síntesis de las hormonas esteroides es necesaria para el desarrollo de los caracteres sexuales secundarios femeninos, pero no de los masculinos?

**(A)** Aldosterona-sintasa
**(B)** Aromatasa
**(C)** Desmolasa de colesterol
**(D)** 17,20-Liasa
**(E)** 5α-Reductasa

**97.** ¿En qué fase del ciclo cardíaco se produce el segundo ruido cardíaco?

**(A)** Sístole auricular
**(B)** Contracción ventricular isovolumétrica
**(C)** Eyección ventricular rápida
**(D)** Reducción de la eyección ventricular
**(E)** Relajación ventricular isovolumétrica
**(F)** Llenado ventricular rápido
**(G)** Reducción del llenado ventricular

**98.** ¿Cuál de las siguientes acciones se produce cuando la luz incide sobre una célula fotorreceptora de la retina?

**(A)** La transducina se inhibe
**(B)** El fotorreceptor se despolariza
**(C)** Las concentraciones de monofosfato de guanosina cíclico (cGMP) en la célula disminuyen
**(D)** El retinal todo-*trans* se convierte en retinal 11-*cis*
**(E)** Aumento de la liberación de glutamato

**99.** ¿Qué paso de la vía de biosíntesis de las hormonas tiroideas produce tiroxina ($T_4$)?

**(A)** Bomba de yoduro ($I^-$)
**(B)** $I^- \rightarrow I_2$
**(C)** $I_2$ + tirosina
**(D)** Diyodotirosina (DIT) + DIT
**(E)** DIT + monoyodotirosina (MIT)

**100.** A una mujer de 44 años se le diagnostica diabetes insípida central tras un traumatismo cra-

neoencefálico. ¿Cuál de los siguientes conjuntos de valores es compatible con su trastorno?

| | Osmolaridad de la orina | Osmolaridad del suero | ADH en suero |
|---|---|---|---|
| (A) | ↑ | ↑ | ↑ |
| (B) | ↓ | ↓ | ↓ |
| (C) | ↓ | ↑ | Normal |
| (D) | ↑ | ↓ | ↓ |
| (E) | ↓ | ↑ | ↓ |

**101.** A un hombre de 58 años con cáncer de pulmón se le detecta hipercalcemia y se le diagnostica hipercalcemia humoral por malignidad. ¿Cuál de los siguientes conjuntos de valores es compatible con su trastorno?

| | Resorción ósea | Fosfato sérico | PTH en suero |
|---|---|---|---|
| (A) | ↑ | ↑ | ↑ |
| (B) | ↑ | ↓ | ↑ |
| (C) | ↑ | ↓ | ↓ |
| (D) | ↓ | ↑ | ↓ |
| (E) | ↓ | ↓ | ↑ |

**102.** Un paciente de 72 años respira una mezcla de gases que contiene 21% de $O_2$ a nivel del mar. El paciente tiene los siguientes valores en la gasometría arterial:

$Pa_{O_2}$ = 58 mm Hg

$Pa_{CO_2}$ = 46 mm Hg

DL$_{CO}$ normal

¿Cuál es la causa de la hipoxemia?

**(A)** Función pulmonar normal
**(B)** Hipoventilación
**(C)** Fibrosis
**(D)** Intoxicación por monóxido de carbono
**(E)** Derivación de derecha a izquierda

**103.** Una estudiante de posgrado de 26 años con una úlcera duodenal es tratada con el fármaco cimetidina. La úlcera se cura. El fundamento de la inhibición de la secreción gástrica de $H^+$ por parte de la cimetidina es que:

**(A)** Bloquea los receptores muscarínicos de las células parietales gástricas
**(B)** Bloquea los receptores $H_2$ de las células parietales gástricas
**(C)** Aumenta las concentraciones intracelulares de monofosfato de adenosina cíclico (cAMP)
**(D)** Bloquea la $H^+$-$K^+$ adenosina-trifosfatasa
**(E)** Potencia la acción de la acetilcolina (ACh) en las células parietales gástricas

# Respuestas y explicaciones

1. **La respuesta es D** [capítulo 2, I C; tabla 2-2]. El aumento de las concentraciones circulantes de adrenalina procedente del tumor de la médula suprarrenal estimula los receptores adrenérgicos tanto α como β. Así, aumentan la frecuencia cardíaca y la contractilidad y, como resultado, se incrementa el gasto cardíaco. La resistencia periférica total (RPT) se eleva debido a la vasoconstricción arteriolar, lo que lleva a una disminución del flujo sanguíneo a la circulación cutánea y provoca una piel fría y húmeda. Juntos, los aumentos del gasto cardíaco y de la RPT incrementan la presión arterial. El ácido 3-metoxi-4-hidroximandélico es un metabolito tanto de la noradrenalina como de la adrenalina; su excreción aumenta en los feocromocitomas.

2. **La respuesta es D** [capítulo 2, I; tabla 2-3]. El tratamiento está dirigido a bloquear los efectos estimulantes tanto α como β de las catecolaminas. La fentolamina es un bloqueador α; el propranolol es un bloqueador β. El isoproterenol es un agonista $\beta_1$ y $\beta_2$. La fenilefrina es un agonista $\alpha_1$.

3. **La respuesta es C** [capítulo 7, I D; X E 2]. El efecto de los estrógenos sobre la secreción de la hormona foliculoestimulante (FSH, *follicle-stimulating hormone*) y la hormona luteinizante (LH, *luteinizing hormone*) por el lóbulo anterior de la hipófisis en la mitad del ciclo es uno de los pocos ejemplos de retroalimentación positiva en los sistemas fisiológicos: el aumento de los estrógenos a la mitad del ciclo provoca *un aumento* de la secreción de FSH y LH. Las otras opciones ilustran la retroalimentación negativa. La disminución de la $P_{O_2}$ arterial provoca un aumento de la frecuencia respiratoria (a través de los quimiorreceptores periféricos). El incremento de la glucosa en sangre estimula la secreción de insulina. La reducción del $Ca^{2+}$ en sangre provoca un aumento de la secreción de la hormona paratiroidea. La disminución de la presión arterial reduce la frecuencia de disparo de los nervios del seno carotídeo (a través de los barorreceptores) y, en última instancia, aumenta el flujo de salida simpático hacia el corazón y los vasos sanguíneos para devolver la presión arterial a la normalidad.

4. **La respuesta es B** [capítulo 3, IV F 3 a; figuras 3-8 y 3-12]. Un desplazamiento hacia abajo de la curva de gasto cardíaco es compatible con una disminución de la contractilidad miocárdica (inotropismo negativo); para cualquier presión auricular derecha o volumen diastólico final, la fuerza de contracción disminuye. Los digitálicos, fármacos inotrópicos positivos, producirían un desplazamiento hacia arriba de la curva de gasto cardíaco. Los cambios en el volumen sanguíneo alteran la curva de retorno venoso más que la curva de gasto cardíaco. Los cambios en la resistencia periférica total alteran tanto las curvas de gasto cardíaco como las de retorno venoso.

5. **La respuesta es A** [capítulo 4, IV A 2, C; figura 4-7]. Dado que la hemoglobina fetal tiene una mayor afinidad por el $O_2$ que la hemoglobina adulta, la curva de disociación $O_2$-hemoglobina se *desplazaría hacia la izquierda*. La intoxicación por monóxido de carbono (CO) provocaría un desplazamiento hacia la izquierda, pero también causaría una disminución de la capacidad total de transporte de $O_2$ (disminución del porcentaje de saturación) porque el CO ocupa sitios de unión al $O_2$. La disminución del pH, el aumento de la temperatura y la elevación del 2,3-difosfoglicerato desplazarían la curva hacia la derecha.

6. **La respuesta es A** [capítulo 4, IV C 2]. Un desplazamiento hacia la izquierda de la curva de disociación $O_2$-hemoglobina representa una mayor afinidad de la hemoglobina por el $O_2$. En consecuencia, a cualquier nivel de $P_{O_2}$, el porcentaje de saturación aumenta, la $P_{50}$ disminuye (léase la $P_{O_2}$ al 50% de saturación) y la capacidad de descargar $O_2$ a los tejidos se ve afectada (debido a la mayor afinidad de la hemoglobina por el $O_2$). La capacidad de transporte de $O_2$ es determinada por la concentración de hemoglobina y no se ve afectada por el desplazamiento de la curva A a la curva B.

7. **La respuesta es B** [capítulo 5, VII D; tabla 5-6]. Una persona con una depuración de agua libre $\left(C_{H_2O}\right)$ negativa estaría, por definición, produciendo una orina hiperosmótica a la sangre $\left(C_{H_2O} = V - C_{osm}\right)$. Tras la restricción de agua durante la noche, la osmolaridad del suero aumenta. Este incremento, a través de los osmorreceptores hipotalámicos, estimula la liberación de la hormona antidiurética (ADH, *antidiuretic hormone*) desde el lóbulo posterior de la hipófisis. Esta ADH circula hacia los conductos colectores del riñón y provoca la reabsorción de agua, lo que da lugar a la producción de orina hiperosmótica. Beber grandes cantidades de agua inhibe la secreción de ADH y provoca la excreción de orina diluida y una $C_{H_2O}$ positiva. El litio provoca una diabetes insípida nefrógena al bloquear la

respuesta de la ADH en las células del túbulo colector, lo que da lugar a una orina diluida y a una $C_{H_2O}$ positiva. En la opción D, el valor calculado de $C_{H_2O}$ es cero. En la opción E, el valor calculado de $C_{H_2O}$ es positivo.

8. **La respuesta es C** [capítulo 4, V B; figura 4-9]. El $CO_2$ generado en los tejidos entra en la sangre venosa y, en los eritrocitos, se combina con $H_2O$ en presencia de la anhidrasa carbónica para formar $H_2CO_3$. Este último se disocia en $H^+$ y $HCO_3^-$. El $H^+$ permanece en los eritrocitos para ser amortiguado por la desoxihemoglobina, y el $HCO_3^-$ pasa al plasma a cambio de $Cl^-$. Así, el $CO_2$ es transportado en la sangre venosa a los pulmones como $HCO_3^-$. En los pulmones, las reacciones se producen a la inversa: el $CO_2$ se regenera y es espirado.

9. **La respuesta es D** [capítulo 7, X E 2]. La menstruación se produce 14 días después de la ovulación, independientemente de la duración del ciclo. Por lo tanto, en un ciclo menstrual de 35 días, la ovulación se produce el día 21. La ovulación tiene lugar en el punto medio del ciclo menstrual solo si la duración del ciclo es de 28 días.

10. **La respuesta es C** [capítulo 7, X A]. La testosterona se sintetiza a partir del colesterol en las células de la teca del ovario y se difunde a las células granulosas ováricas, donde se convierte en estradiol por la acción de la aromatasa. La hormona foliculoestimulante estimula la enzima aromatasa y aumenta la producción de estradiol.

11. **La respuesta es A** [capítulo 6, IV A 2-4 a]. La saliva tiene un alto contenido de $HCO_3^-$ porque las células que recubren los conductos salivales secretan esta sustancia. Dado que las células ductales son relativamente impermeables al agua y que reabsorben más solutos ($Na^+$ y $Cl^-$) de los que secretan ($K^+$ y $HCO_3^-$), la saliva se vuelve hipotónica. La estimulación vagal aumenta la producción de saliva, por lo que la vagotomía (o la atropina) la inhibe y produce sequedad de la boca.

12. **La respuesta es C** [capítulo 5, VII D 3; tabla 5-6]. La explicación más probable de la poliuria de este paciente es la hipercalcemia. En caso de hipercalcemia grave, el $Ca^{2+}$ se acumula en la médula interna y la papila del riñón e inhibe la adenilato-ciclasa, bloqueando el efecto de la ADH sobre la permeabilidad al agua. Debido a que la ADH es ineficaz, la orina no puede concentrarse y el paciente excreta grandes volúmenes de orina diluida. Su polidipsia es secundaria a su poliuria y es causada por el aumento de la osmolaridad sérica. El consumo psicógeno de agua también provocaría poliuria, pero la osmolaridad sérica sería inferior a la normal, no superior.

13. **La respuesta es A** [capítulo 5, VI C]. Los diuréticos tiazídicos estarían contraindicados en un paciente con hipercalcemia grave porque estos fármacos provocan un aumento de la reabsorción de $Ca^{2+}$ en el túbulo distal renal. Por otro lado, los diuréticos de asa inhiben la reabsorción de $Ca^{2+}$ y $Na^+$ y producen calciuresis. Cuando se administran con reposición de líquidos, los diuréticos de asa pueden reducir eficaz y rápidamente el $Ca^{2+}$ sérico. La calcitonina, la mitramicina y el etidronato disódico inhiben la reabsorción ósea y, en consecuencia, disminuyen el $Ca^{2+}$ sérico.

14. **La respuesta es B** [capítulo 7; tabla 7-2]. La oxitocina provoca la contracción de las células mioepiteliales de la mama por un mecanismo de inositol 1,4,5-trifosfato ($IP_3$)-$Ca^{2+}$. Las somatomedinas (factor de crecimiento insulínico), al igual que la insulina, actúan sobre las células diana activando la tirosina-cinasa. La ADH actúa sobre los receptores $V_2$ del túbulo colector renal mediante un mecanismo de monofosfato de adenosina cíclico (cAMP) (aunque en el músculo liso vascular actúa sobre los receptores $V_1$ mediante un mecanismo de $IP_3$). La hormona adrenocorticotrópica (ACTH) también actúa a través de un mecanismo de cAMP. La hormona tiroidea induce la síntesis de nuevas proteínas (p. ej., $Na^+$,$K^+$-adenosina trifosfatasa [ATPasa]) mediante un mecanismo de hormonas esteroideas.

15. **La respuesta es E** [capítulo 1, VI B; VII B; tabla 1-3]. La faringe es músculo esquelético y el intestino delgado es músculo liso unitario. La diferencia entre el músculo liso y el esquelético es el mecanismo por el que el $Ca^{2+}$ inicia la contracción. En el músculo liso, el $Ca^{2+}$ se une a la calmodulina, y en el músculo esquelético, se une a la troponina C. Ambos tipos de músculo se excitan para contraerse mediante potenciales de acción. Las ondas lentas están presentes en el músculo liso pero no en el músculo esquelético. Tanto el músculo liso como el esquelético requieren un aumento del $Ca^{2+}$ intracelular como vínculo importante entre la excitación (el potencial de acción) y la contracción, y ambos consumen trifosfato de adenosina durante la contracción.

16. **La respuesta es B** [capítulo 5, IX D; tabla 5-9]. Los valores de la sangre arterial y los hallazgos físicos son compatibles con acidosis metabólica, hipocalemia e hipotensión ortostática. La diarrea se asocia con la pérdida de $HCO_3^-$ y $K^+$ del tubo digestivo, congruente con los valores de laboratorio. La hipotensión es compatible con la contracción del volumen del líquido extracelular (LEC). Los vómitos provocarían

alcalosis metabólica e hipocalemia. El tratamiento con diuréticos de asa o tiazídicos *podría* causar contracción de volumen e hipocalemia, pero provocaría alcalosis metabólica en lugar de acidosis metabólica.

**17.** **La respuesta es D** [capítulo 6, V B 1 c]. El pepsinógeno es secretado por las células principales gástricas y es activado a pepsina por el bajo pH del estómago (creado por la secreción de HCl por las células parietales gástricas). Las lipasas se *inactivan* con un pH bajo.

**18.** **La respuesta es B** [capítulo 5, II C 6; tabla 5-3]. La tasa de filtración glomerular (TFG) está determinada por el equilibrio de las fuerzas de Starling a través de la pared capilar glomerular. La constricción de la arteriola eferente aumenta la presión hidrostática capilar glomerular (porque la sangre está restringida para salir del capilar glomerular), favoreciendo así la filtración. La constricción de la arteriola aferente tendría el efecto contrario y reduciría la presión hidrostática capilar glomerular. La constricción del uréter aumentaría la presión hidrostática en el túbulo y, por lo tanto, se opondría a la filtración. Una mayor concentración de proteínas plasmáticas aumentaría la presión oncótica capilar glomerular y se opondría a la filtración. La infusión de inulina se utiliza para medir la TFG y no altera las fuerzas de Starling.

**19.** **La respuesta es B** [capítulo 6, V C 1, 2]. La vitamina D es liposoluble y se absorbe junto con la grasa alimentaria. En primer lugar, la absorción de las grasas requiere la descomposición de los lípidos de la dieta en ácidos grasos, monoglicéridos y colesterol en el duodeno por las lipasas pancreáticas. En segundo lugar, la absorción de las grasas requiere la presencia de ácidos biliares, que son secretados en el intestino delgado por la vesícula biliar. Estos ácidos biliares forman micelas alrededor de los productos de la digestión de los lípidos y los llevan a la superficie de absorción de las células del intestino delgado. Dado que los ácidos biliares se recirculan al hígado desde el íleon, la absorción de las grasas debe completarse antes de que el quimo llegue al íleon terminal.

**20.** **La respuesta es A** [capítulo 7, III C 1 b]. La hormona antidiurética provoca la constricción del músculo liso vascular mediante la activación de un receptor $V_1$ que utiliza el sistema de segundo mensajero inositol 1,4,5-trifosfato ($IP_3$) y $Ca^{2+}$. Cuando se produce una hemorragia o una contracción del volumen del líquido extracelular, se estimula la secreción de ADH por parte de la hipófisis posterior a través de los receptores de volumen. El aumento resultante de las concentraciones de ADH provoca una mayor reabsorción de agua por los conductos colectores (receptores $V_2$) y una vasoconstricción (receptores $V_1$) para ayudar a restablecer la presión arterial.

**21.** **La respuesta es A** [capítulo 7, III B].Los ciclos menstruales normales dependen de la secreción de la hormona foliculoestimulante y la hormona luteinizante de la hipófisis anterior. La concentración de orina en respuesta a la privación de agua depende de la secreción de la hormona antidiurética por la hipófisis posterior. Las catecolaminas son segregadas por la médula suprarrenal en respuesta al estrés, pero las hormonas de la hipófisis anterior no están implicadas. Las hormonas de la hipófisis anterior no intervienen en el efecto directo de la glucosa sobre las células β del páncreas ni en el efecto directo del $Ca^{2+}$ sobre las células principales de las glándulas paratiroides.

**22.** **La respuesta es B** [capítulo 5, III B]. Las curvas X, Y y Z muestran la filtración, excreción y reabsorción de glucosa, respectivamente. Por debajo de una [glucosa] plasmática de 200 mg/dL, los transportadores para la reabsorción de la glucosa son insaturados, por lo que toda la glucosa filtrada puede ser reabsorbida, y ninguna parte será excretada en la orina.

**23.** **La respuesta es D** [capítulo 2, III C 1; figura 2-9]. Cuando el tendón rotuliano se estira, el músculo cuádriceps también lo hace. Este movimiento activa las fibras aferentes Ia de los husos musculares, que se disponen de formación paralela en el músculo. Estas fibras aferentes Ia forman sinapsis en las motoneuronas α de la médula espinal. A su vez, el conjunto de motoneuronas α se activa y provoca la contracción refleja del músculo cuádriceps para devolverlo a su longitud de reposo.

**24.** **La respuesta es A** [capítulo 2, VI C]. *Streptococcus pyogenes* causa un aumento de la producción de interleucina 1 (IL-1) en los macrófagos. La IL-1 actúa sobre el hipotálamo anterior para incrementar la producción de prostaglandinas, que aumentan el punto de ajuste para la temperatura del hipotálamo. El hipotálamo «lee» entonces que la temperatura central es inferior al nuevo punto de ajuste para la temperatura y activa diversos mecanismos generadores de calor que incrementan la temperatura corporal (fiebre). Estos mecanismos incluyen los escalofríos y la vasoconstricción de los vasos sanguíneos de la piel.

**25.** **La respuesta es C** [capítulo 2, VI C 2]. Al inhibir la ciclooxigenasa, el ácido acetilsalicílico inhibe la producción de prostaglandinas y reduce el punto de ajuste para la temperatura en el hipotálamo a su valor original. Tras el tratamiento con el ácido acetilsalicílico, el hipotálamo «lee» que la temperatura corporal es superior al punto de ajuste para la temperatura y activa los mecanismos de pérdida de calor, como la sudoración y la vasodilatación de los vasos sanguíneos de la piel. Esta vasodilatación desvía la sangre hacia la superficie de la piel. Cuando el calor se pierde del cuerpo por estos mecanismos, la temperatura corporal se reduce.

26. **La respuesta es D** [capítulo 5, IX D 4; tabla 5-9]. Los valores sanguíneos son compatibles con una alcalosis respiratoria aguda por hiperventilación histérica. Las parestesias y el entumecimiento son síntomas de una reducción del $Ca^{2+}$ ionizado en suero que se produce de forma secundaria a la alcalosis. Debido a la reducción del $H^+$, menos iones $H^+$ se unirán a los sitios cargados negativamente en las proteínas plasmáticas, y se unirá más $Ca^{2+}$ (disminuyendo el $Ca^{2+}$ libre ionizado).

27. **La respuesta es C** [capítulo 2, I C 1 d]. El albuterol es un agonista $\beta_2$ adrenérgico. Cuando se activan, los receptores $\beta_2$ de los bronquiolos producen la broncodilatación.

28. **La respuesta es E** [capítulo 7, IX A; figura 7-16]. La testosterona se convierte en su forma activa, la dihidrotestosterona, en algunos tejidos diana por la acción de la 5α-reductasa.

29. **La respuesta es B** [capítulo 3, II C, D]. Una disminución del radio provoca un aumento de la resistencia, tal y como describe la relación de Poiseuille (la resistencia es inversamente proporcional a $r^4$). Por lo tanto, si el radio disminuye dos veces, la resistencia aumentará $(2)^4$ o 16 veces.

30. **La respuesta es G** [capítulo 3, V; figura 3-15]. Cuando la frecuencia cardíaca aumenta, el tiempo entre las contracciones ventriculares (para rellenar los ventrículos con sangre) disminuye. Dado que la mayor parte del llenado ventricular se produce durante la fase «reducida», esta fase es la más comprometida por un aumento de la frecuencia cardíaca.

31. **La respuesta es D** [capítulo 3, IX C; tabla 3-6; figura 3-21]. La pérdida de sangre que se produjo en el accidente provocó un descenso de la presión arterial. Esta disminución fue detectada por los barorreceptores del seno carotídeo y causó una reducción de la frecuencia de disparo de los nervios del seno carotídeo. Como resultado de la respuesta barorreceptora, aumenta el flujo simpático hacia el corazón y los vasos sanguíneos, y disminuye el flujo parasimpático hacia el corazón. En conjunto, estos cambios ocasionaron una elevación de la frecuencia cardíaca, un incremento de la contractilidad y un aumento de la resistencia periférica total (en un intento por restablecer la presión arterial).

32. **La respuesta es B** [capítulo 3, IX C; tabla 3-6; figura 3-21; capítulo 5 IV C 3 b (1)]. La disminución del volumen sanguíneo provoca una reducción de la presión de perfusión renal que inicia una cascada de acontecimientos, entre los que se encuentran una mayor secreción de renina, el aumento de la angiotensina II circulante, una mayor secreción de aldosterona, una mayor reabsorción de $Na^+$ y una mayor secreción de $K^+$ por el túbulo renal.

33. **La respuesta es B** [capítulo 5, VII C; tabla 5-6]. Un antecedente de traumatismo craneoencefálico con producción de orina diluida acompañada de una osmolaridad sérica elevada sugiere diabetes insípida central. La respuesta del riñón a la hormona antidiurética exógena (1-deamino-8-D-arginina vasopresina [dDAVP]) descarta la diabetes insípida nefrógena como causa del defecto de concentración.

34. **La respuesta es D** [capítulo 5, IV C 3 b (1); tabla 5-11]. La espironolactona inhibe la reabsorción de $Na^+$ del túbulo distal y la secreción de $K^+$, actuando como antagonista de la aldosterona.

35. **La respuesta es B** [capítulo 6, V E 1 c; tabla 6-3]. Las células parietales gástricas secretan el factor intrínseco, que es necesario para la absorción intestinal de la vitamina $B_{12}$.

36. **La respuesta es C** [capítulo 3, VI C 4]. El péptido natriurético auricular es secretado por las aurículas en respuesta a la expansión del volumen de líquido extracelular y posteriormente actúa sobre el riñón para provocar un aumento de la excreción de $Na^+$ y $H_2O$.

37. **La respuesta es A** [capítulo 7, V A 2 b; figura 7-11]. La angiotensina II aumenta la producción de aldosterona al estimular la aldosterona-sintasa, la enzima que cataliza la conversión de corticoesterona en aldosterona.

38. **La respuesta es E** [capítulo 3, III B; figuras 3-4 y 3-5]. El potencial de acción mostrado es característico del músculo ventricular, con un potencial de membrana en reposo estable y una larga fase de meseta de casi 300 ms. Los potenciales de acción de las células esqueléticas son mucho más cortos (solo unos milisegundos). Los potenciales de acción del músculo liso se superponen a los potenciales de referencia fluctuantes (ondas lentas). Las células sinoauriculares (SA) del corazón presentan una despolarización espontánea (actividad de marcapasos) en lugar de un potencial de reposo estable. Las células musculares auriculares del corazón tienen una fase de meseta mucho más corta y una duración general mucho menor.

**39. La respuesta es B** [capítulo 3, III B]. La despolarización, como en la fase 0, es causada por una corriente entrante (definida como el movimiento de carga positiva hacia la célula). La corriente entrante durante la fase 0 del potencial de acción del músculo ventricular es provocada por la apertura de los canales de $Na^+$ en la membrana de la célula del músculo ventricular, el movimiento de $Na^+$ hacia la célula y la despolarización del potencial de membrana hacia el potencial de equilibrio de $Na^+$ (aproximadamente +65 mV). En las células sinoauriculares, la fase 0 es ocasionada por una corriente entrante de $Ca^{2+}$.

**40. La respuesta es D** [capítulo 3, III B 1 c]. Dado que la fase de meseta es un período de potencial de membrana estable, por definición, las corrientes de entrada y salida son iguales y se equilibran entre sí. La fase 2 es el resultado de la apertura de los canales de $Ca^{2+}$ y de la corriente de $Ca^{2+}$ entrante, no saliente. En esta fase, las células son refractarias a la iniciación de otro potencial de acción. La fase 2 corresponde al período refractario absoluto, más que al período refractario efectivo (que es más largo que la meseta). A medida que aumenta la frecuencia cardíaca, se reduce la duración del potencial de acción ventricular, principalmente al disminuir la duración de la fase 2.

**41. La respuesta es E** [capítulo 3, III A 4; figura 3-3]. El potencial de acción mostrado representa tanto la despolarización como la repolarización de una célula muscular ventricular. Por lo tanto, en un electrocardiograma (ECG), corresponde al período de despolarización (que comienza con la onda Q) hasta la repolarización (finalización de la onda T). Ese período se define como el intervalo QT.

**42. La respuesta es B** [capítulo 7, IV A 2]. La oxidación de $I^-$ a $I_2$ es catalizada por la peroxidasa e inhibida por el propiltiouracilo, que puede utilizarse para el tratamiento del hipertiroidismo. Los pasos posteriores de la vía que son catalizados por la peroxidasa e inhibidos por el propiltiouracilo son la yodación de la tirosina, el acoplamiento de la diyodotirosina (DIT) y la DIT, y el acoplamiento de la DIT y la monoyodotirosina (MIT).

**43. La respuesta es A** [capítulo 5, IX D 1; tabla 5-9]. Los valores sanguíneos son compatibles con la acidosis metabólica, como ocurriría en la cetoacidosis diabética. La hiperventilación es la compensación respiratoria de la acidosis metabólica. El aumento de la excreción urinaria de $NH_4^+$ refleja el incremento adaptativo de la síntesis de $NH_3$ que se produce en la acidosis crónica. Los pacientes con acidosis metabólica secundaria a una insuficiencia renal crónica tendrían una excreción reducida de $NH_4^+$ (debido al tejido renal enfermo).

**44. La respuesta es A** [capítulo 2, I C 1 a]. Cuando se activan los receptores adrenérgicos $\alpha_1$ en el músculo liso vascular, provocan vasoconstricción y aumento de la resistencia periférica total.

**45. La respuesta es D** [capítulo 7; tabla 7-2]. Los receptores hormonales con actividad tirosina-cinasa intrínseca incluyen los de la insulina y los de los factores de crecimiento similares a la insulina (IGF). Las subunidades $\beta$ del receptor de insulina tienen actividad tirosina-cinasa y, cuando son activadas por la insulina, los receptores se autofosforilan. Los receptores fosforilados a continuación fosforilan las proteínas intracelulares; este proceso da lugar finalmente a las acciones fisiológicas de la insulina. La hormona del crecimiento utiliza receptores asociados con la tirosina-cinasa.

**46. La respuesta es A** [capítulo 3, II C, D]. El flujo sanguíneo a través de la arteria es proporcional a la diferencia de presión e inversamente proporcional a la resistencia ($Q = \Delta P/R$). Dado que la resistencia se multiplicó por 16 cuando el radio se redujo dos veces, el flujo sanguíneo debe disminuir 16 veces.

**47. La respuesta es A** [capítulo 3, V; figura 3-15]. La onda P representa la activación eléctrica (despolarización) de las aurículas. La contracción auricular siempre va precedida de una activación eléctrica.

**48. La respuesta es E** [capítulo 2, III A 4; figura 2-2]. Los potenciales de los receptores sensoriales (como el corpúsculo de Pacini) no son potenciales de acción y, por lo tanto, no tienen el tamaño y la forma estereotipados ni la característica de todo o nada del potencial de acción. En cambio, son potenciales graduados que varían en tamaño dependiendo de la intensidad del estímulo. Un potencial receptor hiperpolarizante aleja el potencial de membrana del umbral y disminuye la probabilidad de que se produzca un potencial de acción. Un potencial receptor despolarizante llevaría el potencial de membrana hacia el umbral y aumentaría la probabilidad de que se produzca un potencial de acción.

**49. La respuesta es C** [capítulo 4, VII C; tabla 4-5]. En una persona que está de pie, tanto la ventilación como la perfusión son mayores en la base del pulmón que en el ápice. Sin embargo, como las diferencias regionales de perfusión son mayores que las de ventilación, el cociente ventilación/perfusión (V/Q) es mayor en el ápice que en la base. Por lo tanto, la $Po_2$ capilar pulmonar es mayor en el ápice que en la base porque la mayor relación V/Q hace que el intercambio de gases sea más eficiente.

**50. La respuesta es E** [capítulo 5, VII D 4]. Un valor negativo de la depuración de agua libre $\left(C_{H_2O}\right)$ significa que el «agua libre» (generada en los segmentos diluyentes de la rama ascendente gruesa y el túbulo distal temprano) es reabsorbida por los conductos colectores. Una $C_{H_2O}$ negativa es compatible con las altas concentraciones circulantes de ADH. Dado que los valores de ADH son elevados en un momento en el que el suero está muy diluido, la ADH ha sido secretada «inapropiadamente» por el tumor pulmonar.

**51. La respuesta es A** [capítulo 5, VII C; tabla 5-6]. La resistencia de los órganos finales a la hormona anti-diurética se denomina *diabetes insípida nefrógena*. Puede ser causada por una intoxicación por litio (que inhibe la proteína $G_s$ en las células del túbulo colector) o por una hipercalcemia (que inhibe la adenilato-ciclasa). El resultado es la incapacidad para concentrar la orina, la poliuria y el aumento de la osmolaridad sérica (resultante de la pérdida de agua libre en la orina).

**52. La respuesta es B** [capítulo 5, IV C 3 a; VI C 2; tabla 5-11]. Los diuréticos tiazídicos actúan en el túbulo distal temprano (segmento diluyente cortical) para inhibir la reabsorción de $Na^+$. En el mismo sitio, aumentan la reabsorción de $Ca^{2+}$ de modo que se incrementa la excreción urinaria de $Na^+$ mientras disminuye la excreción urinaria de $Ca^{2+}$. La excreción de $K^+$ aumenta porque la tasa de flujo se incrementa en el sitio de secreción tubular distal de $K^+$.

**53. La respuesta es C** [capítulo 5, IX D 3; tabla 5-9]. Los valores sanguíneos son compatibles con una acidosis respiratoria con compensación renal. Esta última implica un aumento de la reabsorción de $HCO_3^-$ (asociado con un incremento de la secreción de $H^+$), lo que eleva el $HCO_3^-$ sérico.

**54. La respuesta es B** [capítulo 3, VII C]. La fuerza impulsora se calcula a partir de las fuerzas de Starling a través de la pared capilar. La presión neta = $(P_c - P_i) - (\pi_c - \pi_i)$. Por lo tanto, la presión neta = $(32 \text{ mm Hg} - 2 \text{ mm Hg}) - (27 \text{ mm Hg}) = +3 \text{ mm Hg}$. Como el signo de la presión neta es positivo, se favorece la filtración.

**55. La respuesta es B** [capítulo 5, III D]. La glucosa tiene la menor depuración renal de las sustancias enumeradas, porque en concentraciones sanguíneas normales se filtra y se reabsorbe completamente. El $Na^+$ también se reabsorbe ampliamente, y solo se excreta una fracción del $Na^+$ filtrado. El $K^+$ se reabsorbe pero también se secreta. La creatinina, una vez filtrada, no se reabsorbe en absoluto. El ácido *para*-aminohipúrico (PAH) es filtrado y secretado; por lo tanto, tiene la mayor depuración renal de las sustancias enumeradas.

**56. La respuesta es D** [capítulo 2, I C 2 b]. La atropina bloquea los receptores colinérgicos muscarínicos. Dado que la producción de saliva aumenta por la estimulación del sistema nervioso parasimpático, el tratamiento con atropina reduce la producción de saliva y provoca sequedad de boca.

**57. La respuesta es C** [capítulo 5, IV C 2]. El cotransporte de $Na^+$-$K^+$-$2Cl^-$ es el mecanismo en la membrana luminal de las células de la rama ascendente gruesa que es inhibido por los diuréticos de asa como la furosemida. Otros diuréticos de asa que inhiben este transportador son la bumetanida y el ácido etacrínico.

**58. La respuesta es A** [capítulo 3, VII C; tabla 3-2]. La constricción de las arteriolas provoca una disminución de la presión hidrostática capilar y, como resultado, una disminución de la presión neta (fuerzas de Starling) a través de la pared capilar; la filtración se reduce, al igual que la tendencia al edema. La constricción venosa y la bipedestación provocan un aumento de la presión hidrostática capilar y tienden a provocar un incremento de la filtración y del edema. El síndrome nefrótico da lugar a la excreción de proteínas plasmáticas en la orina y a una disminución de la presión oncótica de la sangre capilar, lo que también provoca un aumento de la filtración y del edema. La inflamación causa edema local al dilatar las arteriolas.

**59. La respuesta es E** [capítulo 4, IX A, B; capítulo 5 IX D]. La enfermedad pulmonar obstructiva crónica (EPOC) provoca hipoventilación. El ejercicio extenuante aumenta la tasa de ventilación para proporcionar oxígeno adicional al músculo que se ejercita. El ascenso a gran altura y la anemia causan hipoxemia, que posteriormente provoca hiperventilación al estimular los quimiorreceptores periféricos. La compensación respiratoria de la cetoacidosis diabética es la hiperventilación.

**60. La respuesta es C** [capítulo 5, VII C]. El litio inhibe la proteína G que acopla el receptor de la hormona antidiurética (ADH) a la adenilato-ciclasa. El resultado es la incapacidad para concentrar la orina. Dado que el defecto se encuentra en el tejido diana de la ADH (diabetes insípida nefrógena), la ADH exógena administrada mediante aerosol nasal no la corregirá.

**61. La respuesta es D** [capítulo 7, V A 1; figura 7-11]. La 17,20-liasa cataliza la conversión de los gluco-corticoides en los compuestos androgénicos dehidroepiandrosterona y androstenodiona. Estos compuestos androgénicos son los precursores de la testosterona tanto en la corteza suprarrenal como en las células de Leydig testiculares.

62. **La respuesta es F** [capítulo 5, IX D 2; tabla 5-9]. Los valores sanguíneos y los antecedentes de vómitos son compatibles con una alcalosis metabólica. La hipoventilación es la compensación respiratoria de la alcalosis metabólica. La hipocalemia es el resultado de la pérdida de $K^+$ gástrico y del hiperaldosteronismo (que da lugar a un aumento de la secreción renal de $K^+$), secundario a la contracción de volumen.

63. **La respuesta es B** [capítulo 6, II B 1; capítulo 7 III B 3 a (1), VI D]. Las acciones de la somatostatina son diversas. Es secretada por el hipotálamo para inhibir la secreción de la hormona del crecimiento por el lóbulo anterior de la hipófisis. Es secretada por las células del tubo digestivo para inhibir la secreción de las hormonas GI. También es secretada por las células Δ del páncreas endocrino y, a través de mecanismos paracrinos, inhibe la secreción de insulina y glucagón por parte de las células β y α, respectivamente. La secreción de prolactina es inhibida por otra hormona hipotalámica, la dopamina.

64. **La respuesta es A** [capítulo 7, IX A; figura 7-16]. La testosterona se convierte en una forma más activa (dihidrotestosterona) en algunos tejidos diana. La triyodotironina ($T_3$) es la forma activa de la hormona tiroidea; la triyodotironina inversa ($rT_3$) es una forma alternativa inactiva de la $T_3$. La angiotensina I se convierte en su forma activa, la angiotensina II, por la acción de la enzima convertidora de angiotensina. La aldosterona no se modifica después de ser secretada por la zona glomerulosa de la corteza suprarrenal.

65. **La respuesta es E** [capítulo 7, X F 2; figura 7-20]. Durante el primer trimestre del embarazo, la placenta sintetiza gonadotropina coriónica humana (HCG, *human chorionic gonadotropin*), que estimula la producción de estrógenos y progesterona por parte del cuerpo lúteo. Las concentraciones máximas de HCG se producen alrededor de la novena semana de gestación y luego disminuyen. En el momento de la disminución de la HCG, la placenta asume la responsabilidad de la esteroidogénesis durante el resto del embarazo.

66. **La respuesta es E** [capítulo 3, V; figura 3-15]. Las aurículas se despolarizan durante la onda P y luego se repolarizan. Los ventrículos se despolarizan durante el complejo QRS y luego se repolarizan durante la onda T. En consecuencia, tanto las aurículas como los ventrículos están completamente repolarizados al finalizar la onda T.

67. **La respuesta es C** [capítulo 3, V; figura 3-15]. La presión aórtica es más baja justo antes de que los ventrículos se contraigan.

68. **La respuesta es A** [capítulo 5, III C]. El ácido *para*-aminohipúrico (PAH) se filtra a través de los capilares glomerulares y luego es secretado por las células del túbulo proximal tardío. La suma de la filtración más la secreción del ácido PAH es igual a su tasa de excreción. Por lo tanto, la menor cantidad de ácido PAH presente en el líquido tubular se encuentra en el filtrado glomerular antes del sitio de secreción.

69. **La respuesta es E** [capítulo 5, III C; IV A 2]. La creatinina es un marcador glomerular con características similares a la inulina. La concentración de creatinina en el líquido tubular es un indicador de la reabsorción de agua a lo largo de la nefrona. La cantidad de creatinina aumenta a medida que se reabsorbe el agua. En una persona privada de agua (antidiuresis), el agua se reabsorbe en toda la nefrona, incluidos los conductos colectores, y la concentración de creatinina es mayor en la orina final.

70. **La respuesta es A** [capítulo 5, IX C 1 a]. El $HCO_3^-$ se filtra y luego se reabsorbe ampliamente en el túbulo proximal temprano. Como esta reabsorción supera a la del $H_2O$, el $[HCO_3^-]$ del líquido tubular proximal disminuye. Por lo tanto, la mayor concentración de $[HCO_3^-]$ se encuentra en el filtrado glomerular.

71. **La respuesta es E** [capítulo 5, V B]. El $K^+$ se filtra y luego se reabsorbe en el túbulo proximal y en el asa de Henle. En una persona con una dieta muy baja en $K^+$, el túbulo distal sigue reabsorbiendo esta sustancia de modo que la cantidad presente en el líquido tubular es más baja en la orina final. Si la persona tuviera una dieta alta en $K^+$, entonces el elemento sería secretado, no reabsorbido, en el túbulo distal.

72. **La respuesta es A** [capítulo 5, II C 4 b]. En el filtrado glomerular, el líquido tubular se asemeja mucho al plasma; allí, su composición es prácticamente idéntica a la del plasma, salvo que no contiene proteínas plasmáticas. Estas proteínas no pueden atravesar el capilar glomerular debido a su tamaño molecular. Una vez que el líquido tubular sale del espacio de Bowman, es ampliamente modificado por las células que recubren el túbulo.

**73. La respuesta es B** [capítulo 5, IV C 1]. El túbulo proximal reabsorbe de forma isoosmótica unos dos tercios del filtrado glomerular. Por lo tanto, un tercio del filtrado glomerular permanece en el extremo del túbulo proximal.

**74. La respuesta es D** [capítulo 5, VII B, C]. En condiciones de privación de agua (antidiuresis) o de carga de agua, la rama gruesa ascendente del asa de Henle realiza su función básica de reabsorción de sal sin agua (debido a la impermeabilidad al agua de este segmento). Así, el líquido que sale del asa de Henle es diluido con respecto al plasma, incluso cuando la orina final está más concentrada que el plasma.

**75. La respuesta es C** [capítulo 3, III A]. Dado que no hay ondas P asociadas con el complejo QRS anómalo, la activación no puede haber comenzado en el nodo sinoauricular (SA). Si el latido se hubiera originado en el nodo auriculoventricular (AV), el complejo QRS habría tenido una forma «normal» porque los ventrículos se activarían en su secuencia normal. Por lo tanto, el latido debe haberse originado en el sistema de His-Purkinje, y la forma anómala del complejo QRS refleja una secuencia de activación inadecuada de los ventrículos. El músculo ventricular no tiene propiedades de marcapasos.

**76. La respuesta es B** [capítulo 3, III E; VI B]. Los agonistas $V_1$ simulan los efectos vasoconstrictores de la hormona antidiurética. Como la saralasina es un inhibidor de la enzima convertidora de angiotensina (IECA), bloquea la producción de la sustancia vasoconstrictora angiotensina II. La espironolactona, un antagonista de la aldosterona, bloquea los efectos de la aldosterona para aumentar la reabsorción de $Na^+$ en los túbulos distales y, en consecuencia, reduce el volumen de líquido extracelular y la presión arterial. La fenoxibenzamina, un bloqueador $\alpha$, inhibe el efecto vasoconstrictor de la estimulación $\alpha$-adrenérgica. La acetilcolina, a través de la producción del factor relajante derivado del endotelio, provoca la vasodilatación del músculo liso vascular y reduce la presión arterial.

**77. La respuesta es D** [capítulo 3, II E]. Una disminución de la capacitancia de la arteria significa que, para un determinado volumen de sangre en la arteria, la presión aumentará. Por lo tanto, para un determinado volumen sistólico expulsado en la arteria, tanto la presión sistólica como la presión diferencial serán mayores.

**78. La respuesta es B** [capítulo 3, IX B; tabla 3-5]. Durante el ejercicio moderado, aumenta el flujo simpático hacia el corazón y los vasos sanguíneos. Los efectos simpáticos sobre el corazón provocan un aumento de la frecuencia cardíaca y de la contractilidad, y la mayor contractilidad se traduce en un incremento del volumen sistólico. La presión diferencial se eleva como resultado del incremento del volumen sistólico. El retorno venoso también aumenta debido a la actividad muscular; este aumento del retorno venoso contribuye además a incrementar el volumen sistólico con el mecanismo de Frank-Starling. Cabe esperar que la resistencia periférica total (RPT) crezca debido a la estimulación simpática de los vasos sanguíneos. *Sin embargo*, la acumulación de metabolitos locales en el músculo que se ejercita provoca una vasodilatación local que anula el efecto vasoconstrictor simpático, disminuyendo así la RPT. La $P_{O_2}$ arterial no disminuye durante el ejercicio moderado, aunque el consumo de $O_2$ aumenta.

**79. La respuesta es B** [capítulo 3, VI B]. Los pacientes con hipertensión esencial tienen una disminución de la secreción de renina como resultado del aumento de la presión de perfusión renal. Los pacientes con insuficiencia cardíaca congestiva y choque hemorrágico tienen un aumento de la secreción de renina debido a la reducción del volumen intravascular, lo que provoca una disminución de la presión de perfusión renal. Los pacientes con constricción de la aorta por encima de las arterias renales son hipertensos porque la disminución de la presión de perfusión renal provoca un aumento de la secreción de renina, seguido de un incremento de la secreción de angiotensina II y aldosterona.

**80. La respuesta es E** [capítulo 7, IX A]. La 5$\alpha$-reductasa cataliza la conversión de la testosterona en dihidrotestosterona. Esta última es el andrógeno activo en varios tejidos sexuales accesorios masculinos (p. ej., la próstata).

**81. La respuesta es B** [capítulo 3, V; figura 3-15]. Como los ventrículos se contraen durante la contracción isovolumétrica, la presión ventricular aumenta. Como todas las válvulas están cerradas, la contracción es isovolumétrica. No se expulsa sangre a la aorta hasta que la presión ventricular aumenta lo suficiente como para abrir la válvula aórtica.

**82. La respuesta es D** [capítulo 4, I A, B]. El volumen residual es aquel presente en los pulmones después de la espiración máxima, o espiración de la capacidad vital (CV). Por lo tanto, el volumen residual no se incluye en el volumen corriente ($V_C$), la CV, el volumen de reserva inspiratorio (VRI) o la capacidad inspiratoria (CI). La capacidad residual funcional (CRF) es el volumen que queda en los pulmones tras la espiración de un $V_C$ normal y, en consecuencia, incluye el volumen residual.

83. **La respuesta es E** [capítulo 5, IX D 1; tabla 5-9]. Los valores sanguíneos son compatibles con la acidosis metabólica (calcular el pH = 7.34). El tratamiento con un inhibidor de la anhidrasa carbónica provoca acidosis metabólica porque aumenta la excreción de $HCO_3^-$.

84. **La respuesta es A** [capítulo 7, III B 4 a, c (2)]. La secreción de prolactina por la hipófisis anterior es inhibida tónicamente por la dopamina secretada por el hipotálamo. Si esta inhibición se interrumpe (p. ej., por la interrupción del tracto hipotalámico-hipofisario), la secreción de prolactina aumentará, causando galactorrea. La bromocriptina, un agonista de la dopamina, simula la inhibición tónica por la dopamina e inhibe la secreción de prolactina.

85. **La respuesta es D** [capítulo 5, VII A 1; tabla 5-6; figura 5-14]. La descripción es la de una persona normal que se ve privada de agua. La osmolaridad del suero es ligeramente superior a la normal porque la pérdida insensible de agua no está siendo reemplazada por el agua bebida. El aumento de la osmolaridad sérica estimula (a través de los osmorreceptores del hipotálamo anterior) la liberación de la hormona antidiurética (ADH) desde la hipófisis posterior. La ADH circula entonces hacia el riñón y estimula la reabsorción de agua de los conductos colectores para concentrar la orina.

86. **La respuesta es D** [capítulo 3, VIII C-F; tabla 3-3]. Tanto la circulación pulmonar como la coronaria están reguladas por la $P_{O_2}$. Sin embargo, la diferencia crítica es que la hipoxia provoca vasodilatación en la circulación coronaria y vasoconstricción en la circulación pulmonar. Las circulaciones cerebral y muscular están reguladas principalmente por los metabolitos locales, y la circulación cutánea está regulada sobre todo por la inervación simpática (para regular la temperatura).

87. **La respuesta es A** [capítulo 5, IX C 1; tablas 5.9 y 5.11]. La acetazolamida, un inhibidor de la anhidrasa carbónica, se utiliza para tratar la alcalosis respiratoria causada por el ascenso a grandes alturas. Actúa en el túbulo proximal renal para inhibir la reabsorción del $HCO_3^-$ filtrado, de modo que la persona excreta orina alcalina y desarrolla una leve acidosis metabólica.

88. **La respuesta es B** [capítulo 5, IX D 1; tabla 5-9]. Los valores sanguíneos son compatibles con una acidosis metabólica con compensación respiratoria. Dado que la excreción urinaria de $NH_4^+$ está disminuida, la insuficiencia renal crónica es una causa probable.

89. **La respuesta es D** [capítulo 4, IV D 1, tabla 4-4]. En una persona con una derivación cardíaca de izquierda a derecha, la sangre arterial del ventrículo izquierdo se mezcla con la sangre venosa en el ventrículo derecho. Por lo tanto, la $P_{O_2}$ en la sangre arterial pulmonar es más alta de lo normal, pero se espera que la sangre arterial sistémica tenga un valor de $P_{O_2}$ normal o de 100 mm Hg. Durante la crisis asmática, la $P_{O_2}$ se reduce debido al aumento de la resistencia al flujo de aire. A grandes alturas, la $P_{O_2}$ arterial se reduce porque el aire inspirado tiene una $P_{O_2}$ reducida. Las personas con una derivación cardíaca de derecha a izquierda tienen una $P_{O_2}$ arterial disminuida porque la sangre se desvía del ventrículo derecho al izquierdo sin ser oxigenada o «arterializada». En la fibrosis pulmonar, la difusión del $O_2$ a través de la membrana alveolar se ve disminuida.

90. **La respuesta es D** [capítulo 1, II]. El transporte de $H^+$-$K^+$ se produce a través de la $H^+$, $K^+$-adenosina trifosfatasa (ATPasa) en la membrana luminal de las células parietales gástricas, un proceso de transporte activo primario cuya fuente directa de energía es el ATP. El transporte de $Na^+$-glucosa y de $Na^+$-alanina son ejemplos de cotransporte (simporte) que son procesos de transporte activos secundarios y no utilizan el ATP directamente. La captación de glucosa en las células musculares se produce por difusión facilitada. El intercambio de $Na^+$-$Ca^{2+}$ es un ejemplo de contratransporte (antiporte) y es un proceso de transporte activo secundario.

91. **La respuesta es B** [capítulo 6, II A 1 c; IV B 4 a]. Cuando el pH del contenido del estómago es muy bajo, se inhibe la secreción de gastrina por las células G del antro gástrico. Cuando se inhibe la secreción de gastrina, también se inhibe la del HCl gástrico por parte de las células parietales. La secreción pancreática es *estimulada* por el bajo pH del contenido duodenal.

92. **La respuesta es A** [capítulo 6, II A 2 a]. La extirpación del duodeno eliminaría la fuente de las hormonas GI, la colecistocinina (CCK) y la secretina. Dado que la CCK estimula la contracción de la vesícula biliar (y, por lo tanto, la expulsión de ácidos biliares al intestino), la absorción de lípidos se vería afectada. La CCK también inhibe el vaciado gástrico, por lo que la extirpación del duodeno debería acelerar el vaciado gástrico (o disminuir el tiempo de vaciado gástrico).

93. **La respuesta es A** [capítulo 7, III C 1 b]. La hormona antidiurética (ADH) no solo produce un aumento de la reabsorción de agua en los conductos colectores renales (receptores $V_2$), sino que también provoca la constricción del músculo liso vascular (receptores $V_1$).

94. **La respuesta es B** [capítulo 6, V A 2 b]. Los monosacáridos (glucosa, galactosa y fructosa) son las formas absorbibles de los hidratos de carbono. La glucosa y la galactosa se absorben por cotransporte

dependiente de Na+; la fructosa se absorbe por difusión facilitada. Los dipéptidos y las vitaminas hidrosolubles se absorben por cotransporte en el duodeno, y los ácidos biliares se absorben por cotransporte dependiente de Na+ en el íleon (que los recicla al hígado). El colesterol se absorbe de las micelas por difusión simple a través de la membrana celular intestinal.

**95. La respuesta es E** [capítulo 7, III B 3 a (1)]. La somatostatina es segregada por el hipotálamo e inhibe la secreción de la hormona del crecimiento por la hipófisis anterior. En particular, gran parte de la inhibición por retroalimentación de la secreción de la hormona del crecimiento se produce al estimular la secreción de somatostatina (una hormona inhibidora). Tanto la hormona del crecimiento como las somatomedinas estimulan la secreción de somatostatina por parte del hipotálamo.

**96. La respuesta es B** [capítulo 7, X A]. La aromatasa cataliza la conversión de testosterona en estradiol en las células granulosas ováricas. El estradiol es necesario para el desarrollo de los caracteres sexuales secundarios femeninos.

**97. La respuesta es E** [capítulo 3, V; figura 3-15]. El cierre de las válvulas aórtica y pulmonar crea el segundo ruido cardíaco. El cierre de estas válvulas corresponde al final de la eyección ventricular y al comienzo de la relajación ventricular.

**98. La respuesta es C** [capítulo 2, III C 4; figura 2-5]. La luz que incide en una célula fotorreceptora provoca la conversión de retinal 11-*cis* en retinal *todo*-trans; la activación de una proteína G llamada *transducina*; la activación de la fosfodiesterasa, que cataliza la conversión de monofosfato de guanosina cíclico (cGMP) en 5′-GMP, de modo que las concentraciones de cGMP disminuyen; el cierre de los canales de Na+ por la disminución de los valores de GMPc; la hiperpolarización del fotorreceptor; y la menor liberación de glutamato, un neurotransmisor excitador.

**99. La respuesta es D** [capítulo 7, IV A 4]. El acoplamiento de dos moléculas de diyodotirosina (DIT) da lugar a la formación de tiroxina ($T_4$). El acoplamiento de la DIT a la monoyodotirosina (MIT) produce triyodotironina ($T_3$).

**100. La respuesta es E** [capítulo 7, III C 1]. El acontecimiento desencadenante de la diabetes insípida central es la disminución de la secreción de la hormona antidiurética (ADH, *antidiuretic hormone*) por parte de la hipófisis posterior (las lesiones cefálicas interrumpen los axones que transportan la ADH desde el hipotálamo hasta la hipófisis posterior). La disminución de la ADH conduce a una menor reabsorción de agua por el túbulo distal tardío y los túbulos colectores, a un aumento de la excreción de agua y, en consecuencia, a una disminución de la osmolaridad de la orina. El aumento de la excreción de agua conduce a un aumento de la osmolaridad del suero.

**101. La respuesta es C** [capítulo 7, VII B 3]. El acontecimiento desencadenante de la hipercalcemia humoral de origen maligno es el aumento de las concentraciones del péptido relacionado con la hormona paratiroidea (PTH-rp), secretado por el cáncer de pulmón del hombre. El PTH-rp tiene las mismas acciones fisiológicas que la PTH. Así, las concentraciones elevadas de PTH-rp provocan un aumento de la reabsorción ósea y un incremento de la reabsorción renal de $Ca^{2+}$, que juntos dan lugar a la hipercalcemia. Los valores elevados de PTH-rp también causan una disminución de la reabsorción renal de fosfato, lo que conduce a una disminución de la concentración de fosfato en suero. Por último, la hipercalcemia inhibe la secreción de PTH por las células principales de las glándulas paratiroideas.

**102. La respuesta es E** [capítulo 4, IV D]. El hombre sufre hipoxemia a nivel del mar al respirar una mezcla que contiene un 21% de $O_2$, por lo que no puede tener una función pulmonar normal. También se descarta la intoxicación por monóxido de carbono, ya que eso disminuiría el contenido de $O_2$ de la sangre, pero no la $Pao_2$. La fibrosis puede ser descartada porque causaría un defecto de difusión y disminuiría la DLCO. La hipoventilación puede descartarse porque aumentaría la $Paco_2$. La derivación de derecha a izquierda se fundamenta en el cálculo del gradiente A-a de la siguiente manera. $PIo_2 = (760 \text{ mm Hg} - 47 \text{ mm Hg}) \times 0.21 = 150 \text{ mm Hg}$. $P_{Ao_2} = 150 \text{ mm Hg} - 46 \text{ mm Hg}/0.8 = 92.5 \text{ mm Hg}$. El gradiente A-a = 92.5 mm Hg – 58 mm Hg = 34.5 mm Hg, que está aumentado y es compatible con una derivación de derecha a izquierda.

**103. La respuesta es B** [capítulo 6, IV B 3 c, d (1)]. La cimetidina es un inhibidor de los receptores $H_2$ en las células parietales gástricas y bloquea la secreción de H+. El monofosfato de adenosina cíclico (cAMP) es el segundo mensajero de la acción de la histamina, por lo que se esperaría que sus concentraciones disminuyeran, no que aumentaran, con el tratamiento con cimetidina. Esta última bloquea la acción de la acetilcolina para estimular la secreción de H+. El omeprazol bloquea directamente la H+-K+-adenosina trifosfatasa (ATPasa).

# Temas clave de fisiología para el USMLE Step 1

## FISIOLOGÍA CELULAR

Mecanismos de transporte

Base iónica del potencial de acción

Díada excitación-contracción en el músculo esquelético, cardíaco y liso

Transmisión neuromuscular

## FISIOLOGÍA AUTONÓMICA

Receptores colinérgicos

Receptores adrenérgicos

Efectos del sistema nervioso autónomo en el funcionamiento de los sistemas orgánicos

## FISIOLOGÍA CARDIOVASCULAR

Acontecimientos del ciclo cardíaco

Relaciones de presión, flujo y resistencia

Ley de Frank-Starling en el corazón

Circuitos de presión-volumen ventricular

Bases iónicas de los potenciales de acción cardíacos

Fuerzas de Starling en los capilares

Regulación de la presión arterial (barorreceptores y sistema renina-angiotensina II-aldosterona)

Respuestas cardiovasculares y pulmonares al ejercicio

Respuestas cardiovasculares a la hemorragia

Respuestas cardiovasculares a los cambios de postura

## FISIOLOGÍA RESPIRATORIA

Curvas de distensibilidad de los pulmones y de la pared torácica

Ciclo respiratorio

Curva de disociación hemoglobina-$O_2$

Causas de hipoxemia e hipoxia

V/Q, $Po_2$ y $Pco_2$ en el pulmón en posición vertical

Defectos de V/Q

Quimiorreceptores periféricos y centrales en el control de la respiración

Respuestas a las grandes alturas

## FISIOLOGÍA RENAL Y ÁCIDO-BASE

Desplazamientos de líquidos entre los compartimentos de líquidos corporales

Fuerzas de Starling en los capilares glomerulares

Transportadores en varios segmentos de la nefrona ($Na^+$, $Cl^-$, $HCO_3^-$, $H^+$, $K^+$ y glucosa)

Efectos de las hormonas en la función renal

Trastornos ácido-base simples

Trastornos ácido-base mixtos más frecuentes

## FISIOLOGÍA GASTROINTESTINAL

Hormonas gastrointestinales

Motilidad gastrointestinal

Secreciones salivales, gástricas, pancreáticas y biliares

Digestión y absorción de hidratos de carbono, proteínas y lípidos

## FISIOLOGÍA ENDOCRINA Y REPRODUCTIVA

Mecanismos de acción hormonal

Acciones y fisiopatología de la hormona antidiurética

Tiroides: etapas de la síntesis, fisiopatología del hipotiroidismo y del hipertiroidismo

Corteza suprarrenal: síntesis hormonal, fisiopatología de la enfermedad de Addison, síndrome de Cushing y síndromes adrenogenitales

Insulina: secreción, receptores y acciones de la insulina, diabetes mellitus tipo I y II

Hormona paratiroidea: acciones, hiperparatiroidismo, hipoparatiroidismo, PTH-rp, seudohipoparatiroidismo

Acciones de la testosterona y la dihidrotestosterona

Ciclo menstrual

Hormonas del embarazo

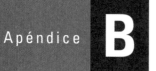

# Ecuaciones clave de fisiología para el USMLE Step 1

Apéndice B

| | |
|---|---|
| Gasto cardíaco (ley de Ohm) | $GC = \dfrac{PAM - \text{Presión auricular derecha}}{\text{Resistencia periférica total}}$ |
| Resistencia | $R = \dfrac{8hl}{pr^4}$ |
| Distensibilidad | $C = \dfrac{V}{P}$ |
| Gasto cardíaco | $GC = VS \times FC$ |
| Fracción de eyección | $FE = \dfrac{VS}{VDF}$ |
| Gasto cardíaco (medición) | $\text{Gasto cardíaco} = \dfrac{\text{Consumo de O2}}{\left[O_2\right]_{\text{vena pulmonar}} - \left[O_2\right]_{\text{arteria pulmonar}}}$ |
| Ecuación de Starling | $J_v = K_f[(P_c - P_i) - (\pi_c - \pi_i)]$ |
| Espacio muerto fisiológico | $V_D = V_C \times \dfrac{P_{A_{CO_2}} - P_{E_{CO_2}}}{P_{A_{CO_2}}}$ |
| Ventilación alveolar | $V_A = (V_C - V_D) \times \text{Respiraciones/min}$ |
| Depuración renal | $C = \dfrac{UV}{P}$ |
| Tasa de filtración glomerular | $TFG = \dfrac{[U]_{\text{inulina}}\, V}{[P]_{\text{inulina}}}$ |
| Depuración de agua libre | $C_{H_2O} = V - C_{osm}$ |
| Ecuación de Henderson-Hasselbalch | $pH = pK + \log\dfrac{A^-}{HA}$ |
| Brecha aniónica en suero | $\text{Brecha aniónica} = Na^+ - (Cl^- + HCO_3^-)$ |

# Concentraciones sanguíneas normales

## CONCENTRACIONES EN PLASMA, SUERO O SANGRE

| Sustancia | Valor promedio normal | Rango | Comentarios |
|---|---|---|---|
| Bicarbonato ($HCO_3^-$) | 24 mEq/L | 22-26 mEq/L | Sangre venosa; medido como $CO_2$ total |
| Calcio ($Ca^{2+}$), ionizado | 5 mg/dL | | |
| Calcio ($Ca^{2+}$), total | 10 mg/dL | | |
| Cloruro ($Cl^-$) | 100 mEq/L | 98-106 mEq/L | |
| Creatinina | 1.2 mg/dL | 0.5-1.5 mg/dL | |
| Glucosa | 80 mg/dL | 70-100 mg/dL | Ayuno |
| Hematócrito | 0.45 | 0.4-0.5 | Hombres: 0.47; mujeres: 0.41 |
| Hemoglobina | 15 g/dL | | |
| Ion hidrógeno ($H^+$) | 40 nEq/L | | Sangre arterial |
| Magnesio ($Mg^{2+}$) | 0.9 mmol/L | | |
| Osmolaridad | 287 mOsm/L | 285-290 mOsm/L | La osmolalidad es mOsm/kg $H_2O$ |
| Saturación de $O_2$ | 98% | 96-100% | Sangre arterial |
| $P_{CO_2}$, arterial | 40 mm Hg | | |
| $P_{CO_2}$, venosa | 46 mm Hg | | |
| $P_{O_2}$, arterial | 100 mm Hg | | |
| $P_{O_2}$, venosa | 40 mm Hg | | |
| pH, arterial | 7.4 | 7.35-7.45 | |
| pH, venoso | 7.37 | | |
| Fosfato | 1.2 mmol/L | | |
| Potasio ($K^+$) | 4.5 mEq/L | | |
| Proteínas, albúmina | 4.5 g/dL | | |
| Proteínas, totales | 7 g/dL | 6-8 g/dL | |
| Sodio ($Na^+$) | 140 mEq/L | | |
| Nitrógeno ureico en sangre (BUN, *blood urea nitrogen*) | 12 mg/dL | 9-18 mg/dL | Varía con la proteína de la dieta |
| Ácido úrico | 5 mg/dL | | |

# Índice alfabético de materias